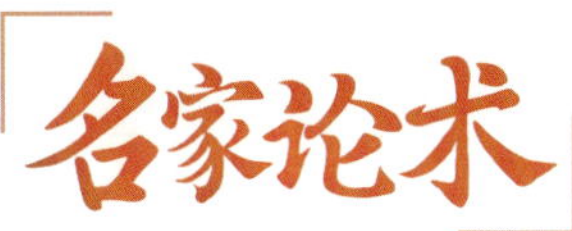

神经外科

围手术期出血防治专家共识病例荟萃

主　编　王　硕

副主编　康德智　张建民　赵元立

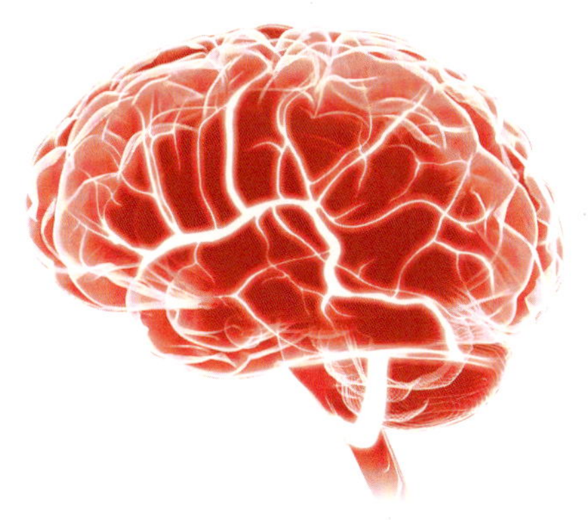

人民卫生出版社

·北　京·

图书在版编目（CIP）数据

神经外科围手术期出血防治专家共识病例荟萃 / 王硕主编．—北京：人民卫生出版社，2022.3

ISBN 978-7-117-32847-0

Ⅰ. ①神… Ⅱ. ①王… Ⅲ. ①神经外科手术 — 围手术期 — 出血 — 防治 — 病案 — 汇编 Ⅳ. ①R651

中国版本图书馆 CIP 数据核字（2022）第 022478 号

神经外科围手术期出血防治专家共识病例荟萃

Shenjing Waike Weishoushuqi Chuxue Fangzhi Zhuanjia Gongshi Bingli Huicui

主　　编：王　硕
出版发行：人民卫生出版社（中继线 010-59780011）
地　　址：北京市朝阳区潘家园南里 19 号
邮　　编：100021
E - mail：pmph @ pmph.com
购书热线：010-59787592　010-59787584　010-65264830
印　　刷：北京盛通印刷股份有限公司
经　　销：新华书店
开　　本：889 × 1194　1/16　　印张：24
字　　数：760 千字
版　　次：2022 年 3 月第 1 版
印　　次：2022 年 4 月第 1 次印刷
标准书号：ISBN 978-7-117-32847-0
定　　价：248.00 元

术　者（以姓氏汉语拼音为序）

包义君　卞留贯　陈　刚　陈　革　陈若琨　陈四方　陈祥荣　陈晓霖　成　睿　程宏伟
崔连旭　狄广福　丰育功　高宇飞　郭　庚　衡立君　黄理金　惠　磊　江玉泉　金　伟
李　兵　李　松　李春德　李瑞岩　林元相　刘　平　刘　伟　刘　永　刘玉光　鲁晓杰
马　辉　潘亚文　迁荣军　钱春发　屈洪涛　苏忠周　孙红卫　汪永新　王　宇　王宝峰
王东海　王建交　王先祥　王业忠　吴　波　肖群根　雪　亮　严正村　杨咏波　游　超
于　剑　于国渊　于宏伟　昝　昕　张洪涛　张建民　张庆九　张世忠　张所军　赵　刚
赵　航　赵元立　周跃飞　朱　巍　左建东

点评专家（以姓氏汉语拼音为序）

卞留贯　车晓明　陈　革　陈劲草　陈谦学　程宏伟　费智敏　丰育功　冯　华　杭春华
吉宏明　江晓春　蒋传路　康　军　康德智　柯以铨　雷　霆　李　刚　李维平　林元相
刘宏毅　刘献志　刘云会　鲁晓杰　吕中强　马文斌　牟永告　屈　延　孙青芳　孙晓川
汪永新　王　硕　王　中　王国良　王海军　王业忠　王占祥　吴　震　徐建国　杨　军
杨树旭　于如同　余新光　岳树源　张建民　赵　刚　赵元立

序

2021年，习近平总书记在看望参加政协会议的医药卫生界委员时指出，要把保障人民健康放在优先发展的战略位置，坚持基本医疗卫生事业的公益性，聚焦影响人民健康的重大疾病和主要问题，加快实施健康中国行动，织牢国家公共卫生防护网，推动公立医院高质量发展，为人民提供全方位全周期健康服务。最新人口普查数据公布，中国人口老龄化程度进一步加深，老年人群的健康问题不容忽视。神经外科疾病在老年人群中发病率明显增高，已成为危害人民健康的重要原因。根据人民群众的健康发展需求，神经外科正向微创及精准医疗模式转化，而各种原因导致的围手术期出血增加了手术创伤，影响术后恢复，同时增加医疗成本，但目前国内关于围手术期出血防治的实践病例解读为数不多。

由首都医科大学附属北京天坛医院神经外科主任医师王硕教授组织编写的《神经外科围手术期出血防治专家共识病例荟萃》，为广大神经外科医生开展颅脑手术提供了真实可借鉴的案例。王硕教授长期从事脑血管病及颅内肿瘤的外科治疗，建立了微创神经外科技术平台及脑血管病复合手术技术平台。同时，我很欣喜地看到了这本病例集中的作者，均为神经外科领域的优秀的中青年医师，他们积极探索、勇于创新，为神经外科事业贡献力量。该书提供了详尽的诊疗思路及止血方法，并附带手术视频，每一个病例后均有专家点评，可以使各阶段神经外科医生得到成长进步。

神经外科手术技术在不断创新，围手术期止血方法也有长足进步，我相信这本书将能为更多的神经外科医生提供帮助。同时，也希望优秀的中青年学者能对神经外科领域进行更深层次、更高质量的探索，守护人民健康。

赵继宗

中国科学院院士

国家神经外科系统疾病临床医学研究中心主任

首都医科大学神经外科学院院长

首都医科大学附属北京天坛医院神经外科

2021年6月

前 言

随着人口老龄化的到来，脑血管及脑肿瘤疾病的发病率逐年增加，尤以老年人群显著。这也促使我国神经外科领域快速发展，新技术、新术式的不断探索，使得颅脑疾病得到了有效治疗，大大提高了患者的生存时间和生活质量。颅脑手术的成功开展与神经外科围手术期管理密不可分，尤其是术中出血的处理更是关键，止血不彻底会影响手术的治疗效果，重者可能造成患者死亡，因此，有效防治围手术期出血尤为重要。中华医学会神经外科学分会对2010版《神经外科围手术期出血防治专家共识》进行修订后，撰写了《神经外科围手术期出血防治专家共识(2018)》，此次再版使得神经外科医生对围手术期出血的防治更系统、更全面、更有效、更规范。若将神经外科出血防治的实战病例以图文的形式整理成书，使得颅脑出血防治的宝贵经验得以完整呈现，则会对神经外科医生临床实践更有借鉴意义，这也是编写本案例解读的初衷。

本书主要内容为神经外科疾病的手术方式及出血防治，其特点是实用性强，对临床实践具有指导意义。书中手术案例的作者均为国内神经外科领域的中坚力量，在疑难病例的诊治及出血防治方面有着独到见解。各位专家通过“术前出血风险评估”以及“止血心得”等方面，对病例进行了全面解析，每个病例均附有“手术视频”，使得病例可以完整地展现，同时在病例的最后更设有神经外科领域老前辈的“专家点评”，相信通过这样的病例呈现形式，无论是神经外科初学者还是中年骨干，都能在本案例集中有所收获，启迪思维。

本书的顺利出版是全国近百位神经外科专家共同努力的结果。特别感谢我的老师赵继宗院士以及各位前辈的支持和鼓励，感谢各位中青年医师毫无保留地分享止血经验。对于有志于从事神经外科事业的青年学者们，一名合格的外科医生正是通过一次次病例的积累，才能成长进步，希望这本病例解读可以提供实践指导、拓宽思路。

尽管我们尽最大的努力来编写这本病例解读，但由于时间仓促、水平有限，难免出现不足之处，请广大读者批评指正！

王 硕
首都医科大学附属北京天坛医院
2021年6月

目录

病例 1　内镜下经鼻翼突扩展入路侵袭海绵窦垂体瘤切除术

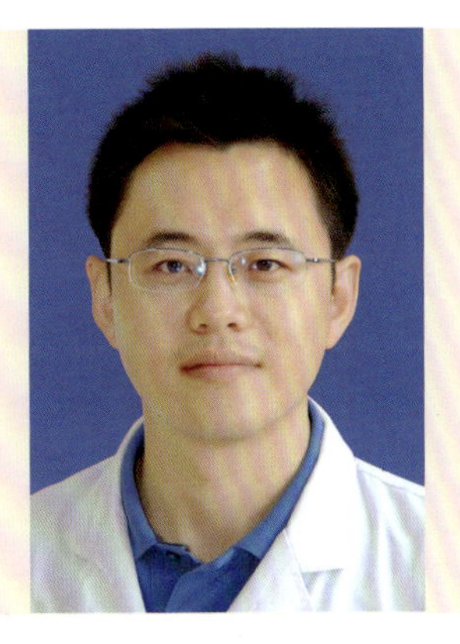

术者：钱春发，副主任医师
南京医科大学附属脑科医院

【病例简介】

患者，女，64 岁。

主诉：头痛头晕，双眼视力下降 3 年。

现病史：患者 3 年前出现头晕、头痛，症状轻微，未予重视及治疗。病程中头痛逐渐加重，持续存在无法缓解，并自觉视物模糊、视力下降。当地医院磁共振提示海绵窦血管瘤，患者为求进一步诊治来院就诊。

查体：双瞳孔等大等圆，直径约 3mm，光反应灵敏；双眼视力：右眼 0.2，左眼 3cm 数指；视野正常；眼球各向活动可；四肢肌力 5 级，肌张力正常。

实验室检查：血常规正常；肝肾功能，总蛋白 63.9g/L、白蛋白 32.0g/L、丙氨酸氨基转移酶 41U/L、天门冬氨酸氨基转移酶 37U/L，其余正常；凝血功能正常；肿瘤标志物未见异常。

既往史：高血压病史 20 年余，口服缬沙坦控制血压，无外伤手术史，无牙龈出血史。

入院诊断：1. 海绵窦垂体瘤；2. 高血压 2 级（高危）。

【术前检查】

1. 术前头颅 MRI（图 1-1）

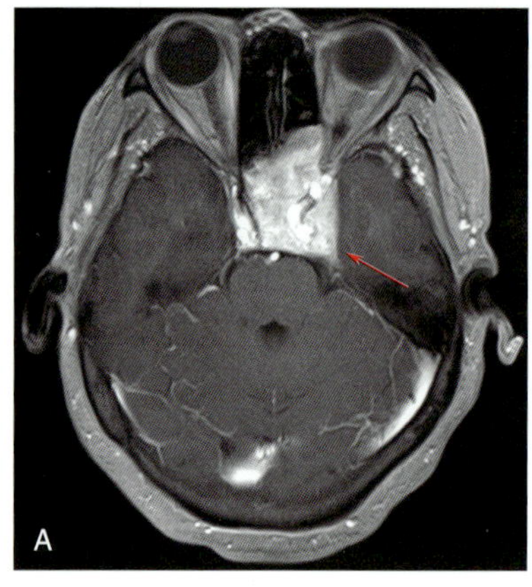

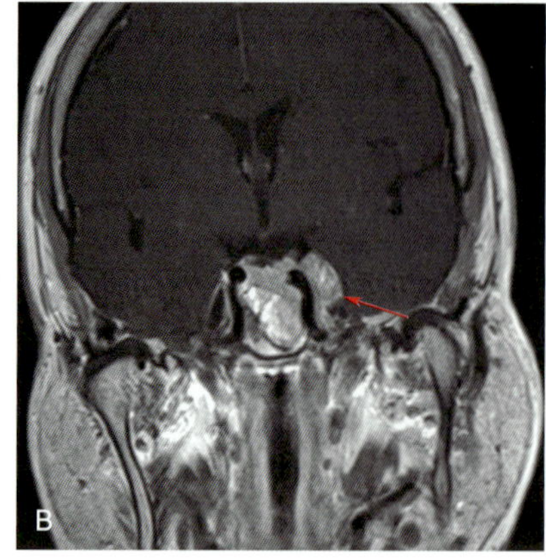

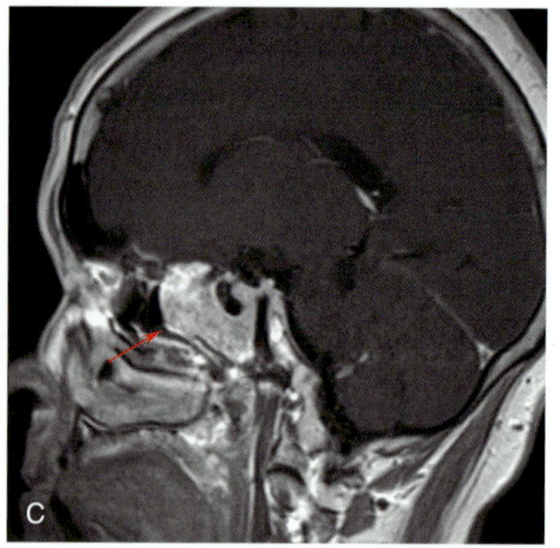

图 1-1 术前磁共振增强扫描

A. 轴位；B. 冠状位；C. 矢状位。提示肿瘤侵袭蝶窦及左侧海绵窦（红色箭头），左侧颈内动脉被肿瘤包绕。

2. 内分泌检查 提示占位为无功能性垂体瘤（图 1-2）。

序	项目名称	结果	提示	参考范围		单位
1	三碘甲状腺素（T3）	1.55		1.3--3.1		nmol/l
2	甲状腺素（T4）	85.55		66--181		nmol/l
3	游离三碘甲状腺素	4.52		3.1--6.8		pmol/l
4	游离甲状腺素	15.70		12--22		pmol/L
5	促甲状腺激素	1.78		0.27--4.2		mIU/L
6	甲状腺球蛋白	1.77	↓	3.5--77		ug/L
7	甲状腺球蛋白抗体	<10.00		<115.0		IU/ml
8	甲状腺过氧化物酶抗体	10.61		<34.0		IU/ml
9	促甲状腺素受体抗体	0.59		<1.75		IU/L
10	卵泡生成素	27.48		卵泡期：3.5--12.5 黄体期：1.7--7.7	排卵期：4.7--21.5 绝经期：25.8--134.8	IU/L
11	促黄体生成素	13.17		卵泡期：2.4--12.6 黄体期：1.0--11.4	排卵期：14.0--95.6 绝经期：7.7--58.5	IU/L
12	垂体泌乳素	315.3		102--496		mIU/L
13	生长激素	0.17	↓	0.378--29.64		mIU/L
14	促肾上腺皮质激素	6.48		上午8-10点：1.32--8.80 午夜24点： 0.00--4.40	下午16点： 0.66--6.60	pmol/L

图 1-2 术前内分泌检查提示肿瘤无分泌功能

【手术方案】

内镜下经鼻翼扩展入路侵袭海绵窦垂体瘤切除术

制定入路依据及策略：

1. 患者肿瘤侵袭左侧海绵窦，故采用左侧内镜经鼻左侧翼突入路，考虑暴露左侧翼突有牺牲左侧蝶腭动脉的可能，故设计右侧鼻中隔黏膜瓣。在单极电凝制作黏膜瓣的过程中，切缘应彻底烧透，避免切缘渗血，避免其影响术中视野，同时减少术后鼻腔出血风险；而左侧蝶腭动脉需要牺牲，故其断端应充分电凝。

2. 肿瘤侵袭蝶窦，故首先切除蝶窦内肿瘤，为暴露鞍底创造空间，蝶窦内渗血予小心止血，为进一步操作创造清晰术野。

3. 充分暴露鞍底，特别是左侧，该患者肿瘤侵袭左侧海绵窦各区及斜坡旁，故应暴露左侧海绵窦前壁，侧方达左侧眶上裂。左下方应暴露斜坡旁，在切除鞍底骨质过程中，使用磨钻蛋壳化技术，然后用 Kerrison 咬骨钳提咬骨质，避免误伤颈内动脉。

4. 术中使用多普勒联合解剖标记定位颈内动脉走行，在安全处切开鞍底硬膜，分离硬膜与颈内动脉，确认安全后充分打开硬膜。硬膜缘若有渗血应主动止血，创造清晰术野，若为动脉性出血，应积极电凝；若为静脉窦出血，可使用流体明胶压迫止血。

5. 分区切除肿瘤，减少创面暴露。首先切除鞍内肿瘤，术野用明胶海绵 + 棉片压迫止血。

6. 切除海绵窦内区肿瘤，通过颈内动脉前曲后方间隙切除海绵窦上区肿瘤，然后切除海绵窦下区及斜坡旁肿瘤；术野用明胶海绵 + 棉片压迫止血，为海绵窦外区暴露创造清晰视野。

7. 进一步暴露海绵窦外区，主动电凝离断颈内动脉下外侧干，避免撕裂出血。

8. 肿瘤切除后，术野严密止血，贴附流体明胶及速即纱（可吸收止血纱布）。人工硬膜、骨片、黏膜瓣多重覆盖左侧海绵窦前壁，保护颈内动脉，减少术后炎性刺激。

9. 考虑到血供问题，带蒂黏膜瓣缘应尽量避免电凝，可使用速即纱压迫止血，并可起到固定作用。

10. 黏膜切缘应仔细止血，并可贴附流体明胶海绵，减少术后鼻腔出血风险。

【术前出血风险评估】

1. 肿瘤侵袭蝶窦，蝶窦内肿瘤切除后会导致创面弥漫性渗血。

2. 需要制作较大黏膜瓣，存在黏膜瓣切缘出血风险，且仍需预防术中、术后蝶腭动脉出血。

3. 肿瘤侵袭左侧海绵窦（knosp 4 级），术中需暴露左侧海绵窦，存在出血风险，同时颈内动脉主干、颈内动脉分支有出血风险，术后颈内动脉可能继发假性动脉瘤导致存在出血风险。

【手术视频】

病例 1 手术视频　内镜下经鼻翼突扩展入路侵袭海绵窦垂体瘤切除术

【术后检查】

术后头颅 MRI T_1 加权像增强扫描（图 1-3）

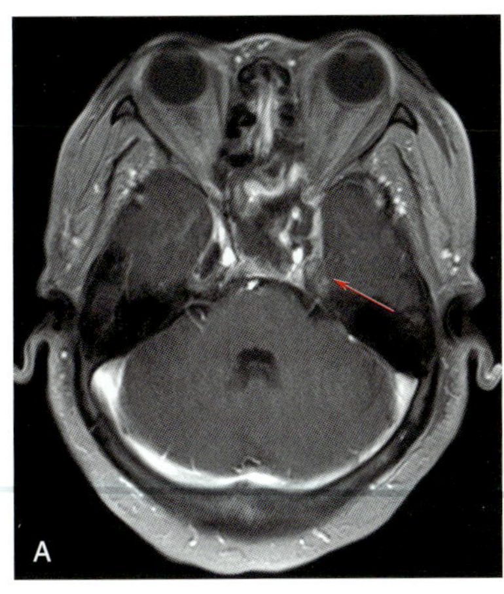

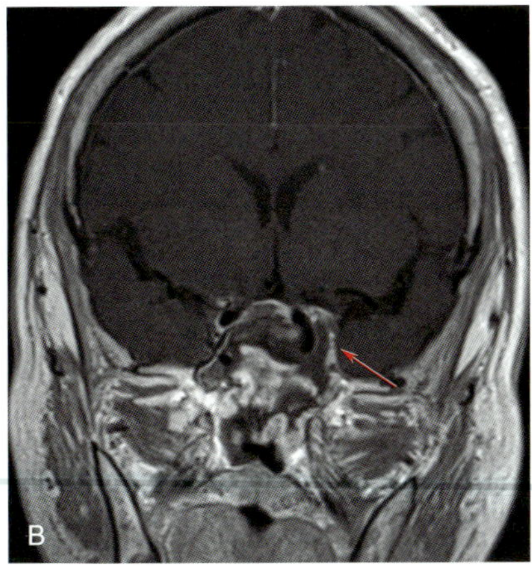

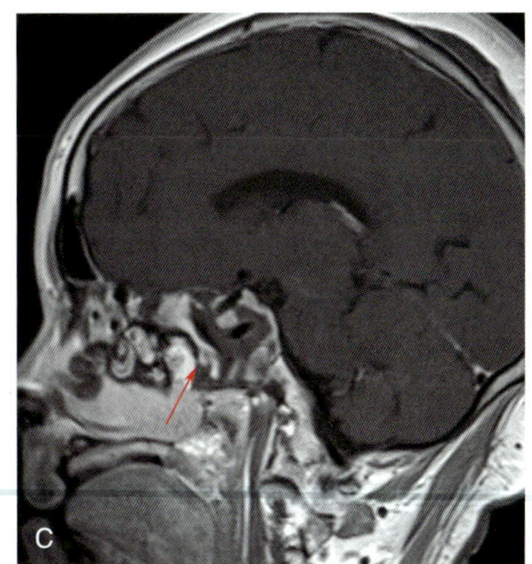

图 1-3　术后磁共振增强扫描

A. 轴位；B. 冠状位；C. 矢状位。提示肿瘤影像学切除，带蒂黏膜瓣覆盖鞍底。

【术后患者恢复情况】

患者术后神志清楚，语言流利，头痛症状较术前稍缓解，无新发脑神经功能障碍（图 1-4）。

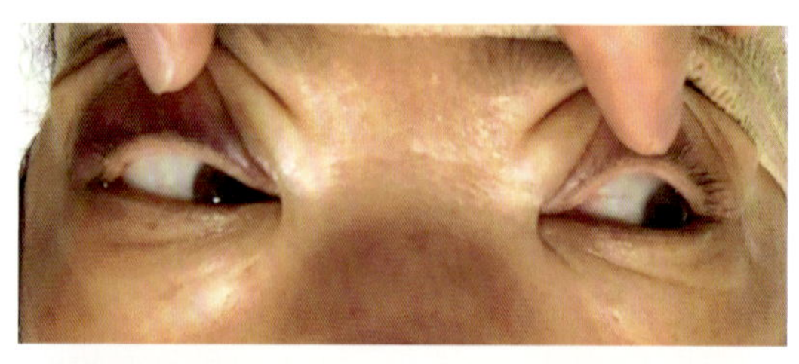

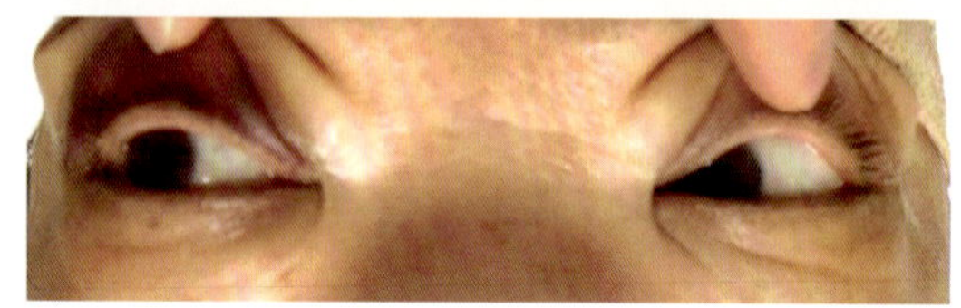

图 1-4 术后眼球各向活动正常

【止血心得】

1. 该患者为侵袭性垂体瘤，对术中渗血有所预计，故术前应加强对出血高风险因素的评估，比如是否有糖尿病，血小板及凝血功能是否正常，有无口服影响凝血功能的药物。

2. 重视患者手术体位对于颅内静脉压的影响，比如曲颈压迫颈静脉、头低位导致颅内压增高等，应及时纠正；该患者术中抬高头部约 30°，促进颅内静脉回流，减少术野及海绵窦渗血。

3. 制作鼻腔黏膜瓣时，应注意烧透，避免术中切缘渗血影响术野，或术后继发鼻腔出血。需要牺牲蝶腭动脉时，应注意电凝，预防术后出血。

4. 术中操作应避免加剧创面出血，针对动脉性出血应积极控制，而静脉出血则根据部位不同，选择电凝或压迫止血。

（1）该患者肿瘤侵犯蝶窦，术中首先需要切除蝶窦内肿瘤，应轻柔操作，避免扩大创面范围，但也不宜盲目深入，避免引起鞍内出血，甚至误伤颈内动脉。

（2）应积极控制蝶窦内弥漫性出血，减少患者手术总出血量，并为进一步手术创造清晰的手术界面。蝶窦黏膜、鞍底硬脑膜动脉活动性出血，应积极电凝止血，骨缘或静脉窦出血适用流体明胶压迫止血。弥漫性出血可以分区予以明胶海绵及棉片压迫止血，这样可以分区进行下一步手术，减少出血范围。

5. 去除鞍底骨质的过程中，应充分使用磨钻蛋壳化骨质，然后使用 Kerrison 咬骨钳提咬骨质，避免误伤颈内动脉。在打开鞍底硬脑膜过程中，应尤其小心，避免误伤颈内动脉。

6. 颈内动脉出血的预防及处理

（1）术中在解剖标志的指引下，联合导航及术中多普勒，可以准确定位颈内动脉，并加以保护。

（2）颈内动脉的分支如下外侧干、单侧的垂体下动脉在需要时可主动电凝、离断，避免从根部撕断，导致出血。而脑膜垂体干往往起源于颈内动脉海绵窦段后曲，不容易止血，所以在颈内动脉后曲附近切除肿瘤时应操作轻柔。

（3）修补鞍底时，应注意加强修补海绵窦前壁，联合人工硬脑膜或自体阔筋膜、自体骨瓣以及黏膜瓣，保护颈内动脉，预防鼻腔炎性导致颈内动脉假性动脉瘤。

7. 带蒂黏膜瓣的供血很重要，故黏膜瓣渗血一般不予以电凝，可使用速即纱压迫止血。术毕前应探查鼻腔，若无活动性出血，可贴附流体明胶，预防围手术期鼻腔出血。

【专家点评】

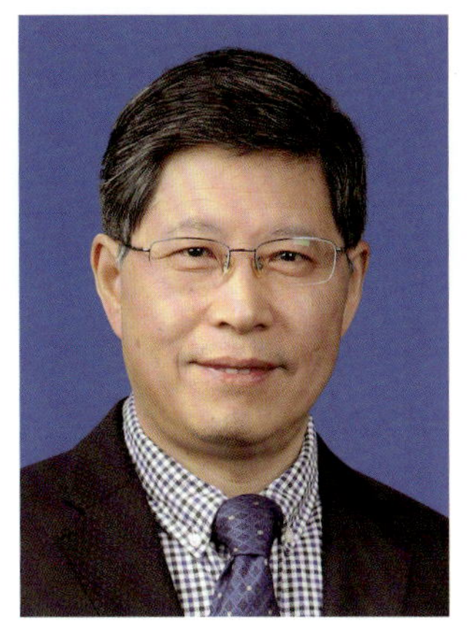

卞留贯　主任医师　上海交通大学医学院附属瑞金医院

侵袭性垂体瘤在经鼻内镜手术中具有一定挑战性，难度往往在于其术中常见大量的术野渗血和存在损伤颈内动脉的风险。因此，这类手术在术前需要做好充分的预案，详细地评估各种术前、术中以及术后引起出血的危险因素。术前术者全面评估了引起患者出血的高风险因素：血小板、凝血功能以及是否口服抗凝药物等。同时，在术中体位摆放阶段最大限度降低静脉压，减少术中的静脉性出血。术中通过对手术区域血管解剖结构的熟练掌握以及血管多普勒的精确定位，有效地避免了颈动脉相关的动脉性出血。术中针对瘤腔和海绵窦区域的静脉性出血，术者灵活运用流体明胶、明胶海绵、脑棉等压迫止血，减少了术中的出血量。术者在术后同样对出凝血相关的并发症进行了有效的预防，影像学显示肿瘤全切的同时，患者无并发症，神经功能完好。术者熟练掌握了内镜经鼻颅底手术的止血技巧，并且对《神经外科围手术期出血防治专家共识(2018)》具有深刻和全面的理解。

病例 2

神经内镜下枕下正中膜帆入路脑桥海绵状血管瘤切除术

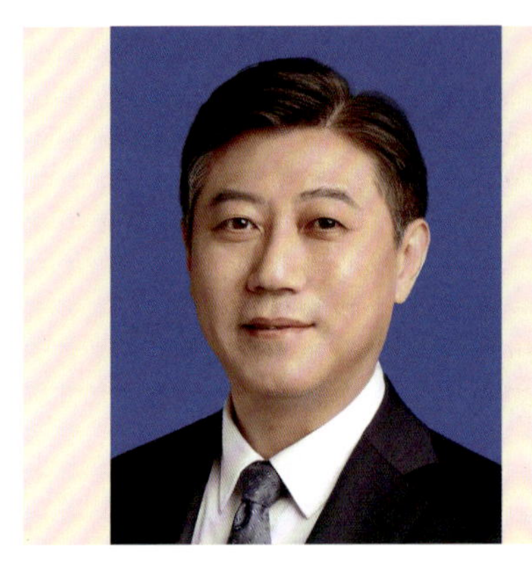

术者：鲁晓杰，主任医师
南京医科大学附属无锡第二医院

【病例简介】

患者，女，27 岁。

主诉：右侧肢体及面部麻木感 1 月余。

现病史：患者于 1 个月前无明显诱因出现右侧肢体及面部麻木，自觉右侧肢体乏力，无恶心呕吐，无肢体抽搐，无视力下降、视物模糊。于当地医院就诊，头颅 CT 检查提示左侧脑桥占位性病变伴出血。为进一步治疗转至我院行手术治疗。

查体：神志清楚，双瞳孔直径 2.5mm，等大等圆，对光反应正常，右侧鼻唇沟稍浅，伸舌居中，右侧面部疼痛觉稍减退、触觉正常，右侧肢体疼痛觉稍减退，肌张力稍减退 5^- 级，右侧巴宾斯基征可疑阴性。

实验室检查：血常规、凝血功能、肝肾功能等均正常。

既往史：患者平素体健，无外伤手术史，无口腔及牙龈出血史。

入院诊断：脑干占位性病变(脑桥海绵状血管瘤伴出血)。

【术前检查】

1. 术前头颅 CT（图 2-1）

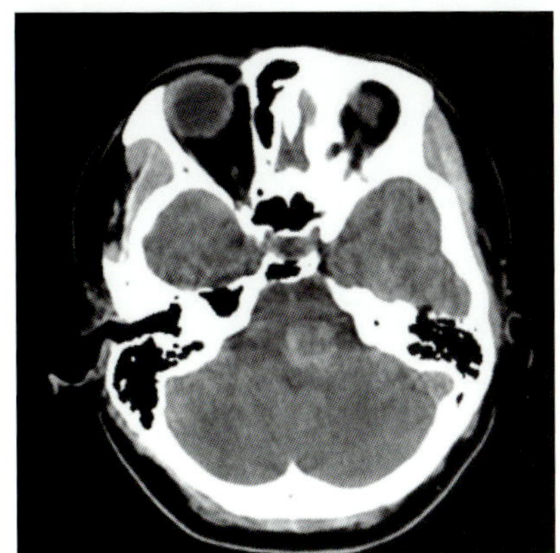
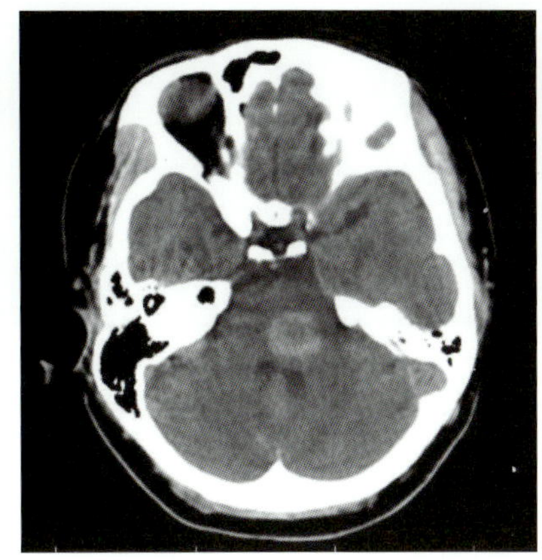
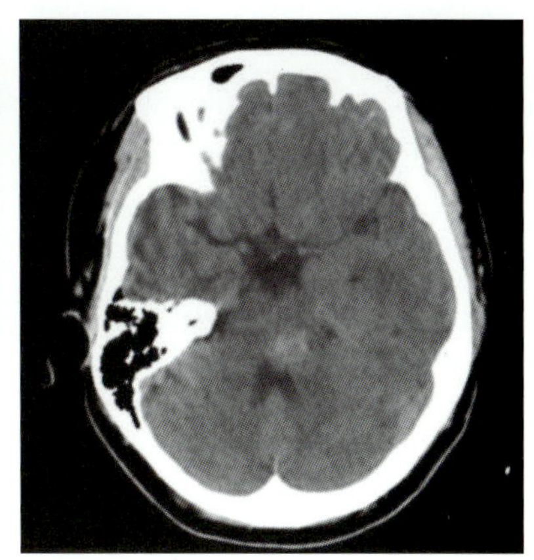

图 2-1　术前头颅 CT
脑桥偏左侧可见一类圆形的混杂稍高密度的占位性病变。

2. 术前头颅 MRI（图 2-2~ 图 2-4）

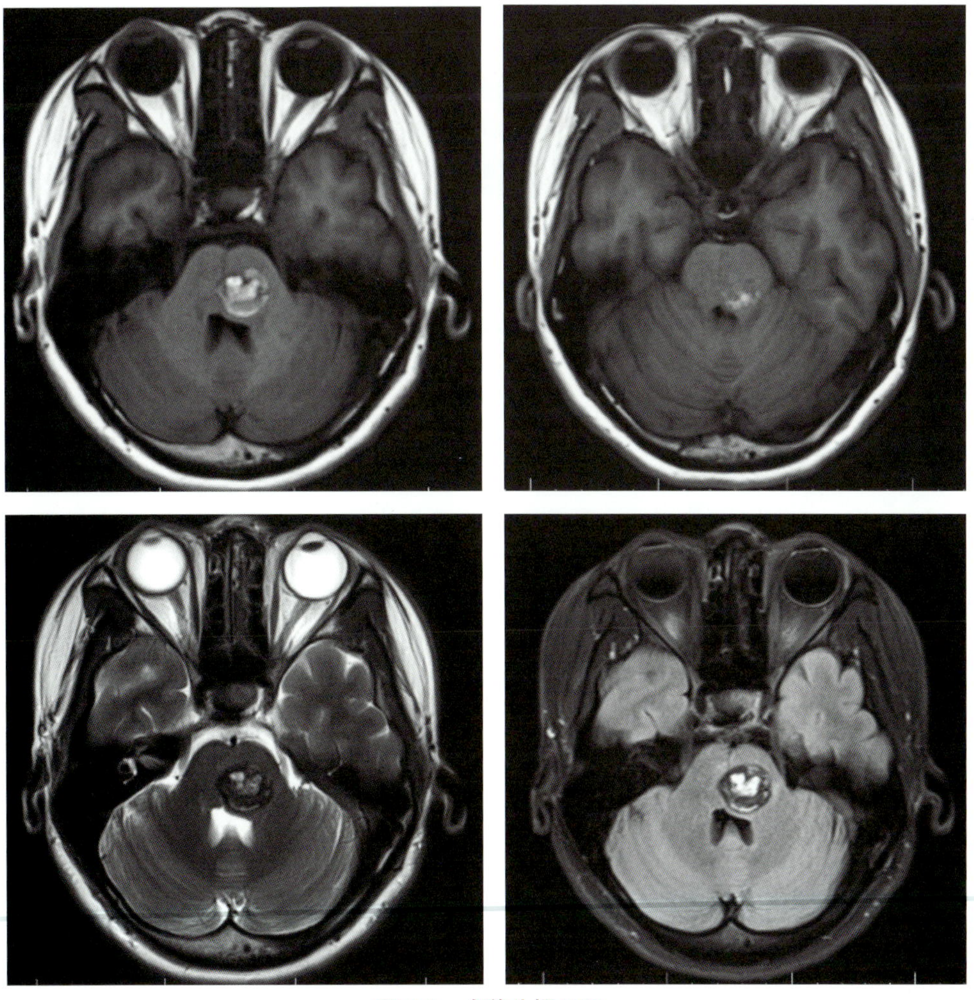

图 2-2　术前头颅 MRI
示脑桥左侧第四脑室底部有一混杂信号占位性病变。

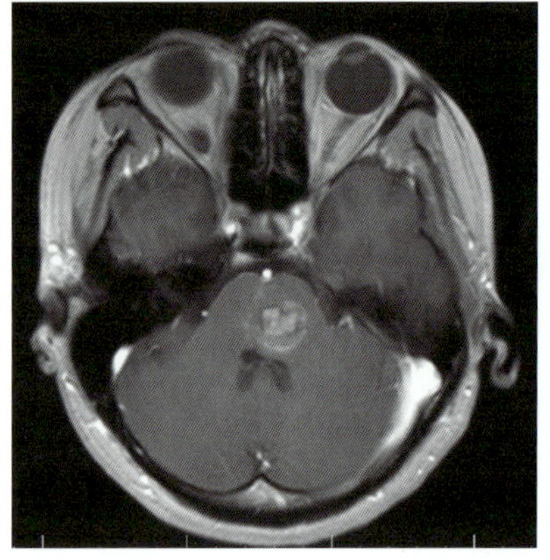
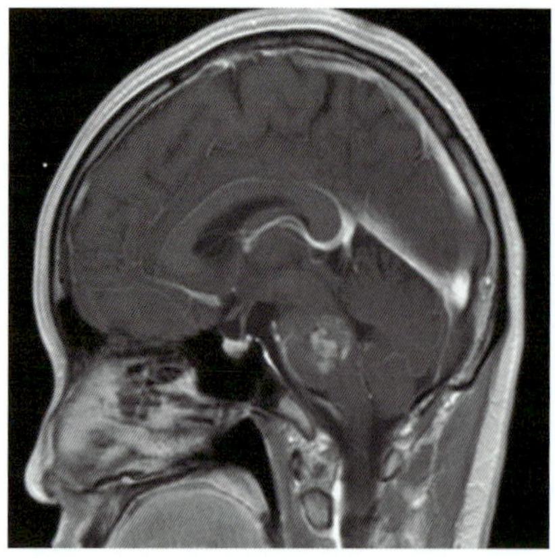
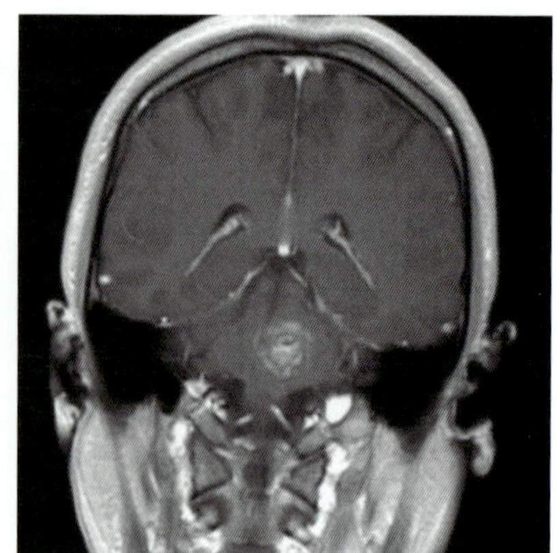

图 2-3 术前头颅 MRI
增强后可见病变部分不均匀强化。

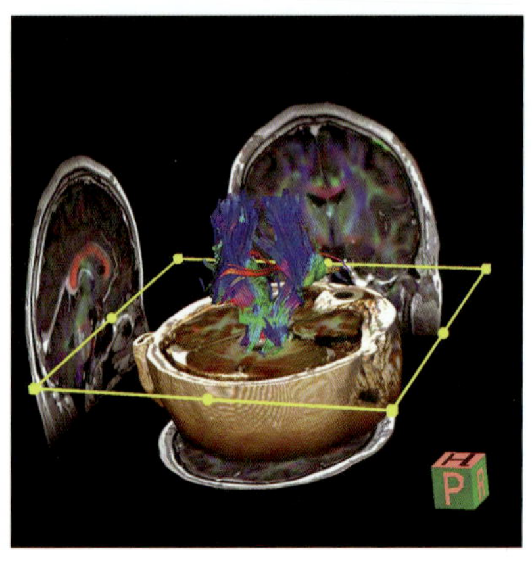
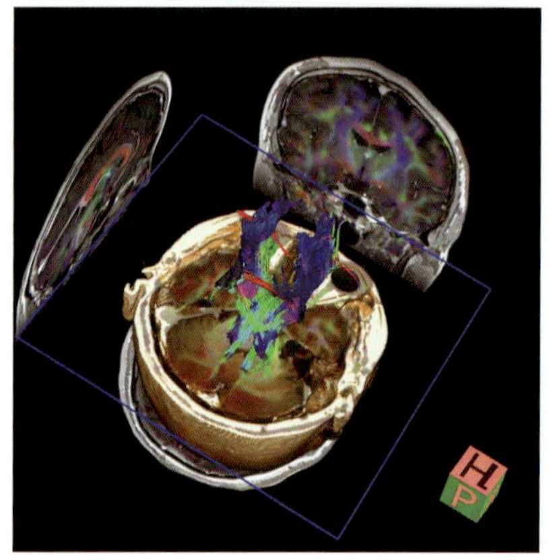
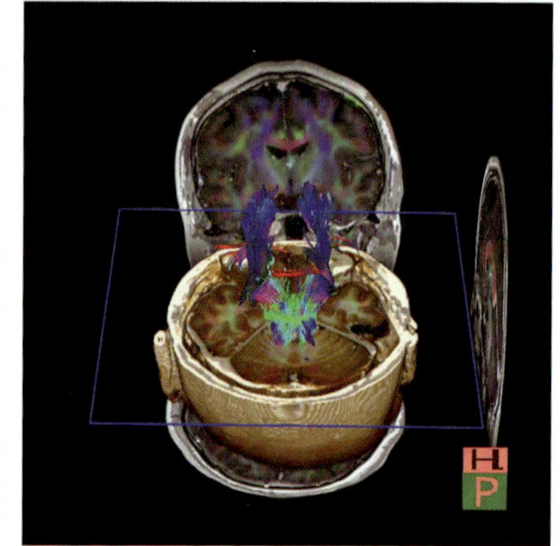

图 2-4 术前头颅 MRI
DTI 显示病变位于纤维束的内侧，病变的前方侧方均有纤维束，对纤维束主要以推挤为主，未见明显破坏。

【手术方案】

神经内镜下枕下正中经膜帆入路脑桥海绵状血管瘤切除术

制定入路依据及策略：

1. 病变位于脑桥背侧，接近第四脑室底，近中线偏左侧面丘上方，伴有混杂信号，CT 表现为混杂密度占位性病变，结合病史及影像特点考虑诊断为脑桥海绵状血管瘤伴出血。

2. 术前 MRI 增强显示病变无明显强化或有血管流空影及低信号，提示病变血供一般。

3. 术前 MRI-DTI 显示病变位于纤维束的内侧，对纤维束主要以推挤为主，未见明显破坏。

4. 颞下入路对纤维束的破坏较大，手术副损伤大，可能造成患者偏瘫，而乙状窦前入路因手术副损伤大，病变位于内侧很难在手术视野中切除病变，枕下正中膜帆入路正好可以避开纤维束并看清重要核团和神经，但如采用手术显微镜时由于位置较深，难以显示病变毗邻重要核团和神经。

5. 本团队有多年神经内镜使用经验，已熟练掌握和开展内镜经颅的各种手术，该入路可充分发挥内镜抵近观察和广视野的特点，清晰显示第四脑室底的重要结构，顺利切除病变，减少手术副损伤。

【术前出血风险评估】

1. 患者术前凝血指标检测均正常。

2. 结合病史及影像学特点，脑桥海绵状血管瘤伴出血，术中操作不当易导致重要结构的损伤。

3. 病灶内创面渗血，电凝止血困难，易引起术后出血风险。

【手术视频】

病例 2 手术视频　神经内镜下枕下正中经膜帆入路脑桥海绵状血管瘤切除术

【术后检查】

1. 术后头颅 CT（图 2-5）

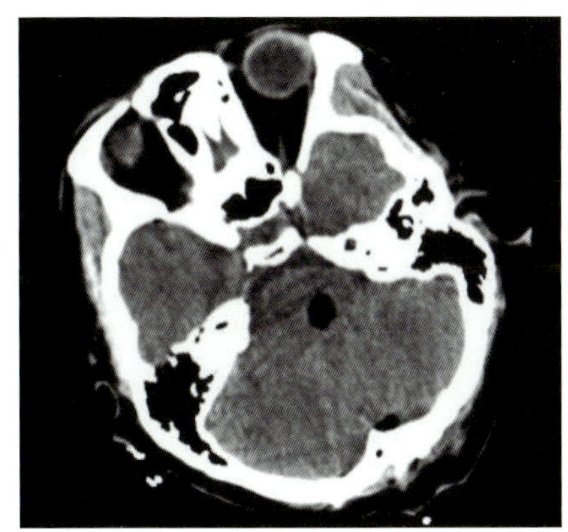
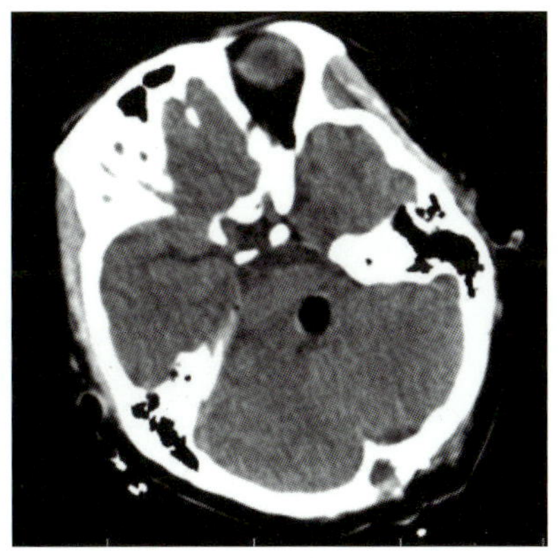
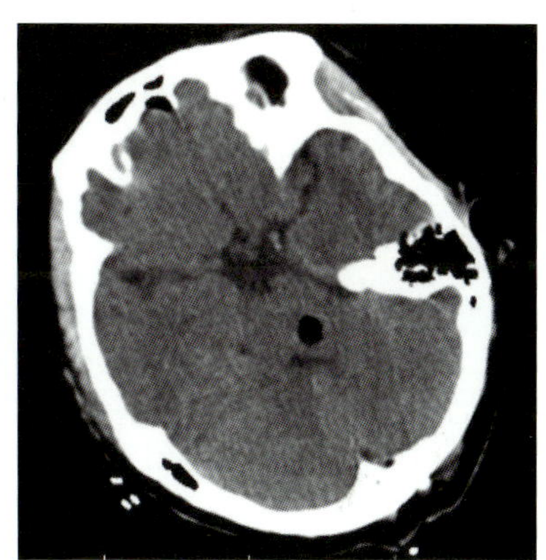

图 2-5　术后头颅 CT
占位性病变完全切除，术区干净无出血。

2. 术后头颅 MRI（图 2-6）

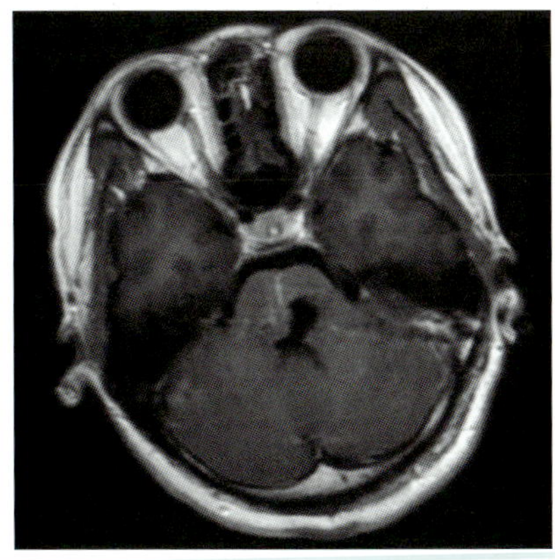
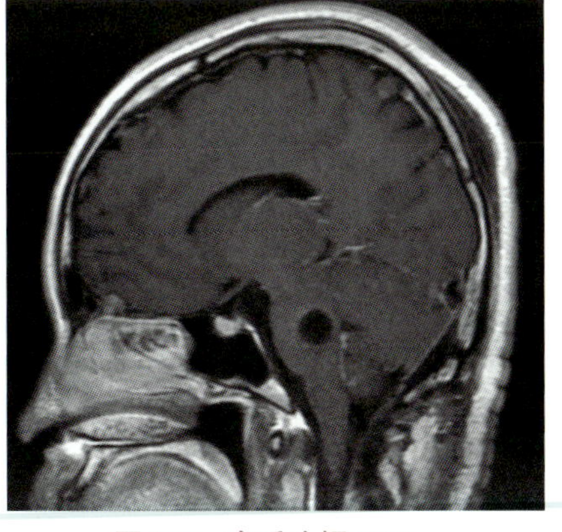
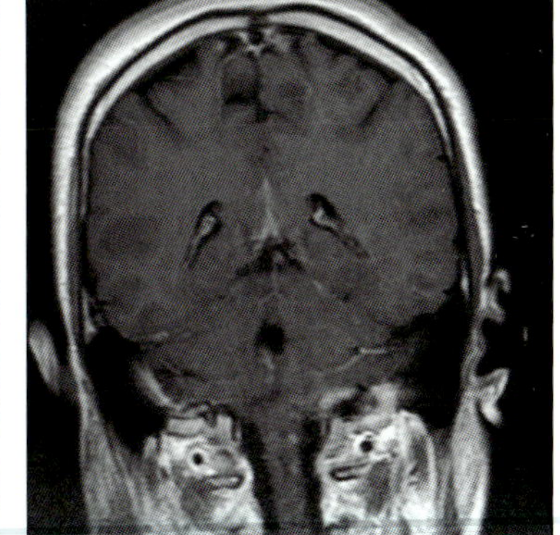

图 2-6　术后头颅 MRI
占位性病变完全切除，术区干净无出血。

3. 术后病理（图 2-7）

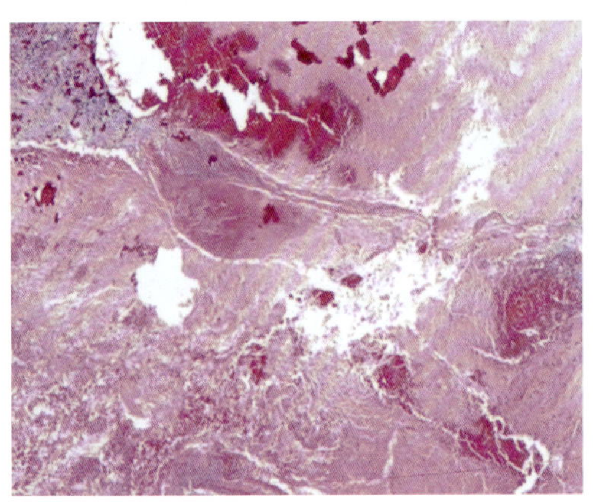
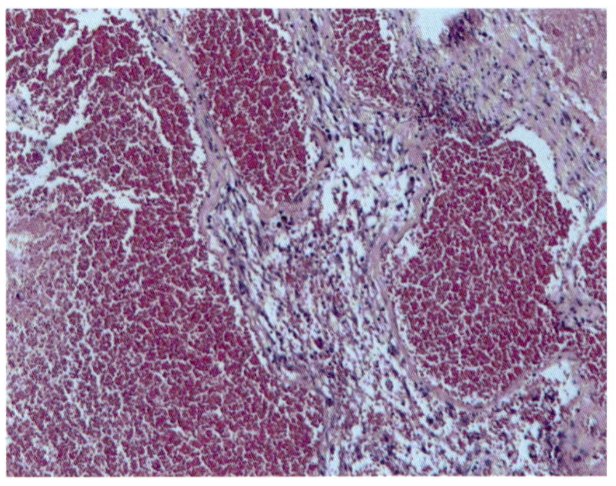

图 2-7 术后病理
镜下可见大小不一的增生血管，管腔大小不一伴充血出血，符合脑干海绵状血管瘤伴出血。

【术后患者恢复情况】

患者术后恢复良好，神志清楚，左侧外展活动受限，左侧 HB 分级轻度Ⅱ级，右侧肢体及面部麻木感消失，四肢肌力正常（图 2-8）。

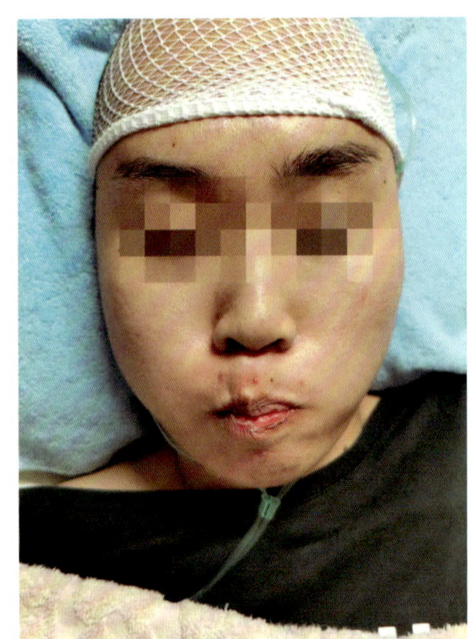
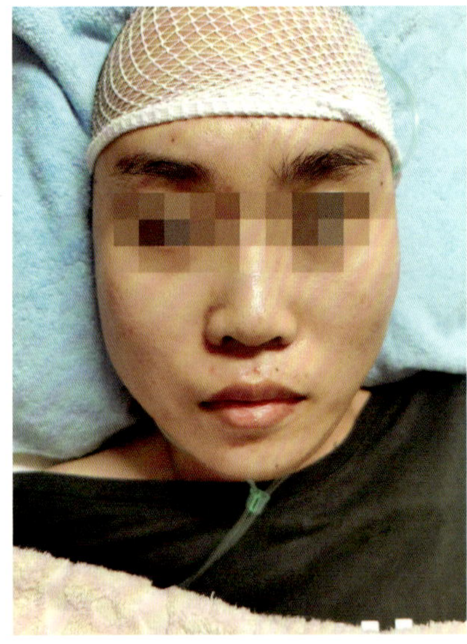
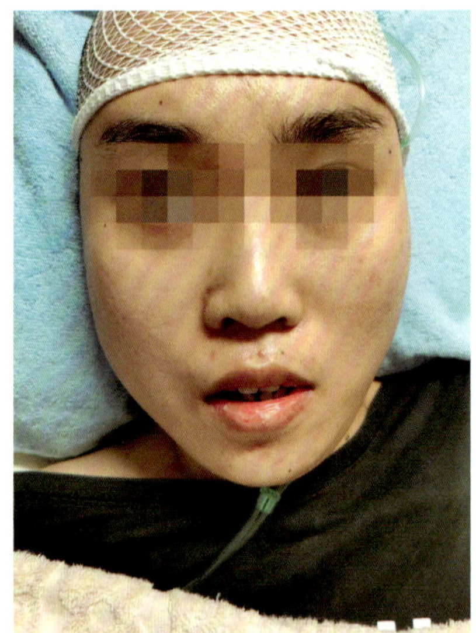

图 2-8 患者术后恢复情况
面部麻木感消失。

【止血心得】

1. 在剪开枕窦和环枕窦时，有静脉窦出血可予以速即纱、流体明胶压迫止血，必要时可予以结扎。

2. 在分离脉络膜和蚓垂时，可锐性分离以减少出血，打开第四脑室顶部下方，移动内镜抵近观察，以减少手术副损伤。

3. 脑干病变清除后创面渗血时，避免电凝和止血材料止血，可采用流体明胶止血，以减少脑干组织损伤并预防发生梗阻性脑积水。

【专家点评】

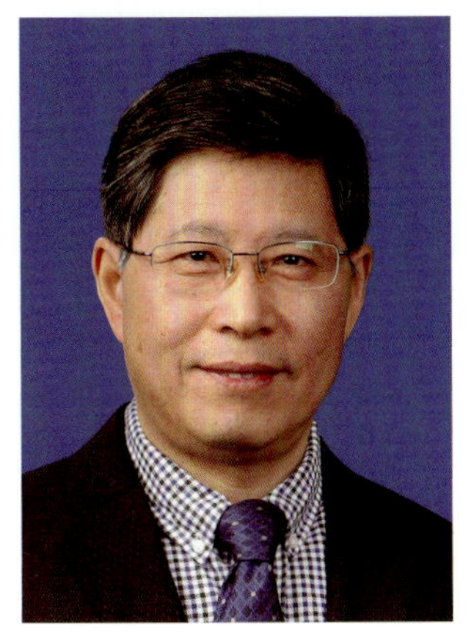

卞留贯　主任医师　上海交通大学医学院附属瑞金医院

对于脑干海绵状血管瘤，术前把握手术指征和选择手术入路尤为重要，因此，术前细致的规划和方案设计是手术成功的关键。在切除病灶过程中，脑干部位常规止血技术受限，病灶内创面渗血时，通常无法通过电凝来止血，也是该手术的难点之一。术者首先在入路选择上根据病灶位于脑桥背侧与脑干室管膜面的距离最小，并在 DTI 影像的辅助下选择了经膜帆入路。同时，由于利用了神经内镜抵近观察和全景视野的优势，该术式很适合切除位于第四脑室底的病变。术者在手术过程中，开颅阶段以速即纱、流体明胶等予以压迫止血控制静脉窦出血。在分离脉络膜和蚓垂时，通过锐性分离减少出血。切除脑干病灶阶段充分发挥了内镜的优势，可以清晰地辨识血肿和病变组织，同时保留周围含铁血黄素的变性胶质组织，减少损伤脑干组织。创面内通过流体明胶的压迫，既有效地起到止血的作用，也避免了过多止血材料填塞引起的梗阻性脑积水，这些都是保证术后满意疗效的重要因素。

病例 3

内镜下经蝶复发垂体瘤切除术

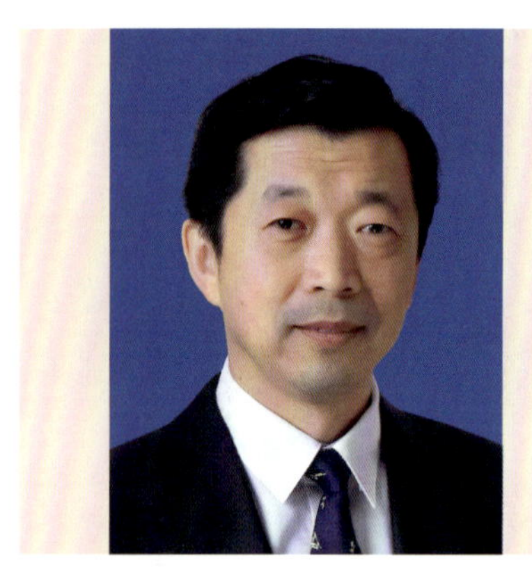

术者：刘伟，主任医师
青岛大学医学院附属医院

【病例简介】

患者，女，38 岁。

主诉：垂体瘤术后 10 年，右眼视物模糊 2 周余。

现病史：患者于 10 年前行垂体瘤切除术，2 周前出现右眼视物模糊，外院头颅 CT 提示鞍区高密度影，患者为求进一步诊治来院治疗。

查体：右眼颞侧视力下降，未见其他阳性体征。

实验室检查：血常规正常；肝肾功能，总蛋白 61.3g/L、白蛋白 28.1g/L，其余正常；凝血功能正常。

既往史：患者 10 年前因垂体瘤于我院行垂体瘤切除术，无高血压、糖尿病病史，无食物药物过敏史，无口腔及牙龈出血史，其余无特殊。

入院诊断：垂体瘤。

【术前检查】

1. 视力检查(图 3-1)

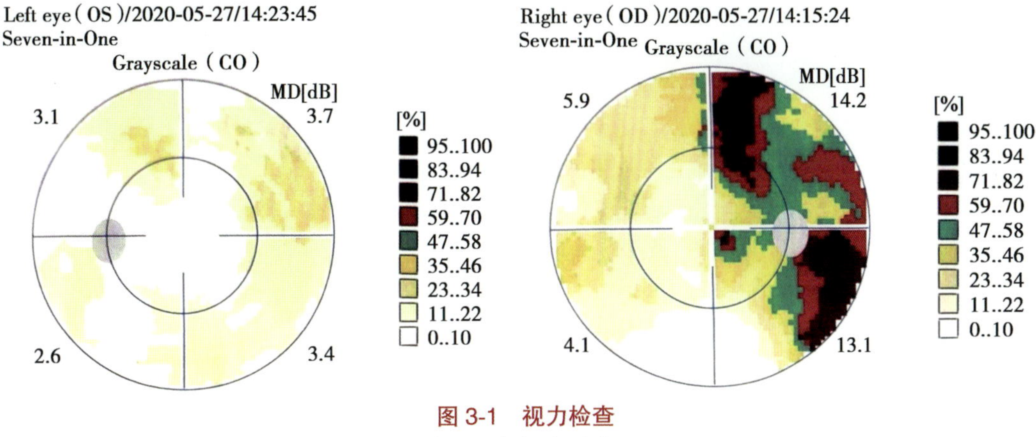

图 3-1　视力检查
右眼颞侧视力下降。

2. 术前头颅 CT(图 3-2)

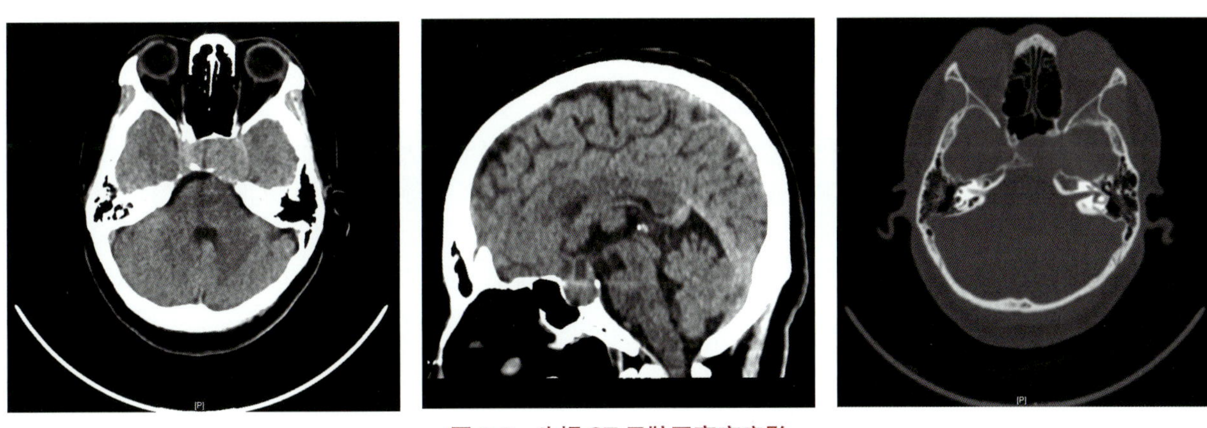

图 3-2　头颅 CT 示鞍区高密度影
病变侵及左侧海绵窦，部分向颅内突入。

3. 术前头颅 MRI(图 3-3~ 图 3-5)

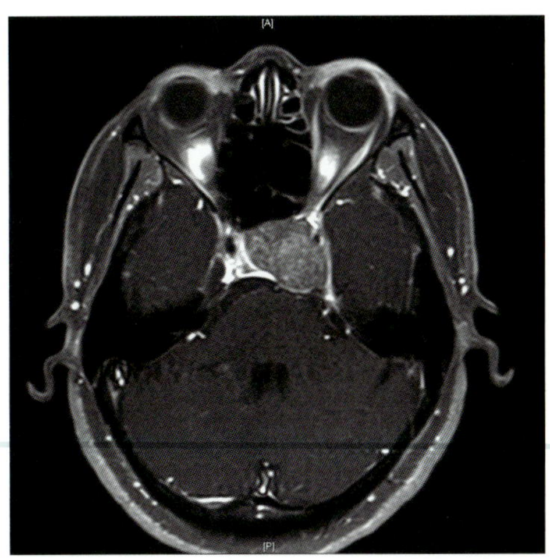

图 3-3　头颅 MRI
肿瘤包绕左侧颈内静脉，侵犯左侧海绵窦。

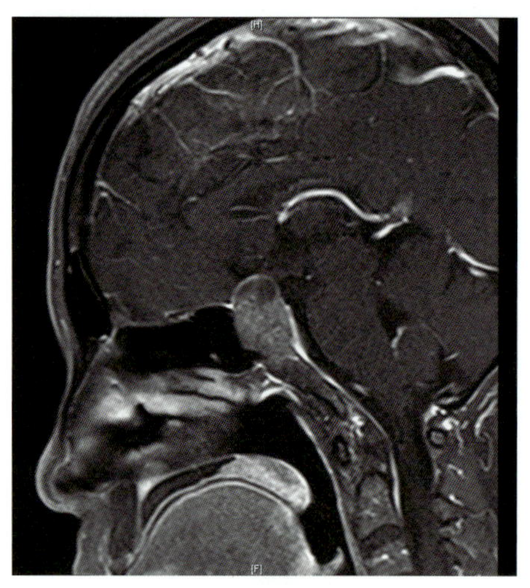

图 3-4 头颅 MRI
下丘脑漏斗底被肿瘤推挤移位，
左侧颈内静脉被肿瘤包绕。

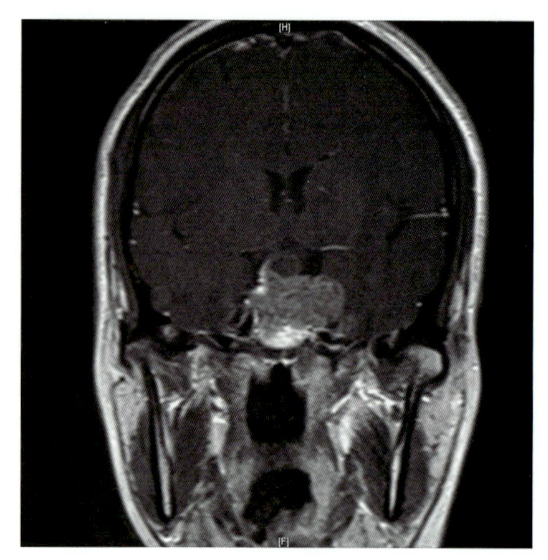

图 3-5 头颅 MRI
肿瘤突破左侧海绵窦进入颅内。

【手术方案】

内镜下经蝶复发垂体瘤切除术

制定入路依据及策略：

1. 形成鼻中隔黏膜瓣。复发肿瘤体积较大，术中脑脊液瘘可能性大，充分的鼻中隔黏膜瓣十分重要。

2. 开放窦前壁、鞍底及海绵窦侧壁。切除鞍内肿瘤的海绵窦内肿瘤，同时防止损伤海绵窦内颈内动脉。

3. 复发肿瘤主体位于鞍内及海绵窦，属于 Knosp 4 级，内镜下经蝶窦入路是首选的入路，不但可以清晰地显露鞍内肿瘤，还可以向左侧打开海绵窦侧壁，切除位于海绵窦内的肿瘤。

【术前出血风险评估】

1. 患者为复发肿瘤，鼻腔黏膜、鞍底以及鞍内结构破坏容易导致出血，仔细分离黏膜并及时止血保持术野的清晰有利于显露。

2. 肿瘤中间呈不均匀强化，考虑可能出血较多，要准备内镜手术的各种止血材料。

3. 争取做到全切肿瘤，要考虑到左侧海绵窦内颈内动脉可能被肿瘤包绕，手术操作要仔细轻柔，以免损伤颈内动脉及其分支，是避免出现严重出血的重要步骤。同时要准备术中出现颈内动脉破裂大出血的应对方案，即显露颈内动脉岩骨段，能阻断颈内动脉。再行颈内动脉支架置入手术的备选方案。

【手术视频】

病例 3 手术视频　内镜下经蝶复发垂体瘤切除术

【术后检查】

1. 术后头颅 CT（图 3-6）

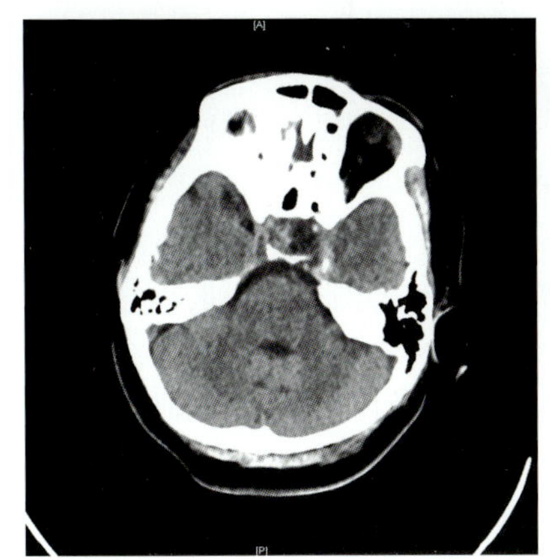

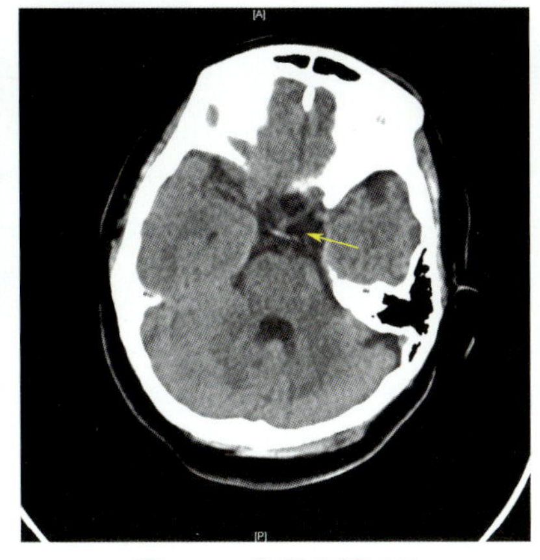

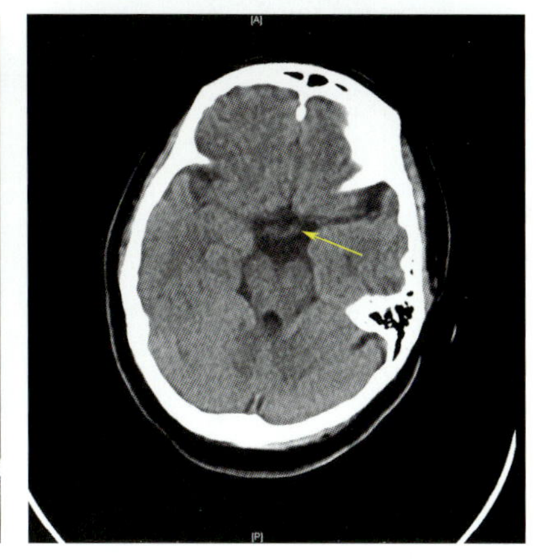

图 3-6　术后头颅 CT

肿瘤全切，视交叉回位，术野干净无出血（黄色箭头示视神经及视交叉）。

2. 术后病理　垂体腺瘤（无功能型）。

【术后患者恢复情况】

患者术后无神经功能缺失表现，复查激素水平正常，无水钠电解质紊乱，2 天后顺利出院，术后 3 个月复查垂体 MRI。

【止血心得】

1. 鼻腔黏膜血供丰富，是容易出血的组织，用 0.1% 的盐酸肾上腺素盐水脑棉浸润鼻腔黏膜是有效的预防手段，常规将浸湿的脑棉填入两侧鼻腔底部 15 分钟。起效后可见鼻腔黏膜变苍白，此时再进一步手术，可减少鼻腔黏膜出血。

2. 形成鼻腔黏膜瓣，是内镜经鼻手术预防脑脊液漏的一个程序，可将单极电刀电量调到较低档位切开黏膜，这样既能切开鼻腔黏膜，又能达到有效的止血效果。在术中发现鼻腔黏膜有挫伤出血时，可以用双极电凝止血，注意电凝时间要短，减少对鼻黏膜的损伤。

3. 剥离鼻底黏膜后，用高速磨钻磨除蝶窦前壁骨质，能有效地止住骨质出血。

4. 切开鞍底硬脑膜时，有时可以遇到海绵间窦的出血，此时最有效的手段是使用流体明胶压迫止血，本例未发生海绵间窦的出血。

5. 切除垂体瘤时往往会有出血，如果没有大量的活动性出血，不建议过度使用电凝，以免热损伤正常垂体，导致垂体功能低下。合理使用吸引器配合各种角度的封圈，快捷准确地吸除肿瘤，肿瘤全切后，出血大多会得到控制。

6. 在吸除海绵窦内肿瘤时，要注意不要损伤颈内动脉及穿支，本例采用术中多普勒探查海绵窦段颈内动脉的位置，采用更仔细轻柔的操作是减少穿支撕脱的重要方法。

7. 海绵窦内肿瘤彻底吸除后，仍有少量的渗血，用速即纱填塞创面，能达到很好的止血效果。

8. 最后还纳鼻中隔黏膜瓣，为预防黏膜出血，可用双极电凝将黏膜瓣周边给予电凝，黏膜瓣外用明胶海绵卷压迫固定。

【专家点评】

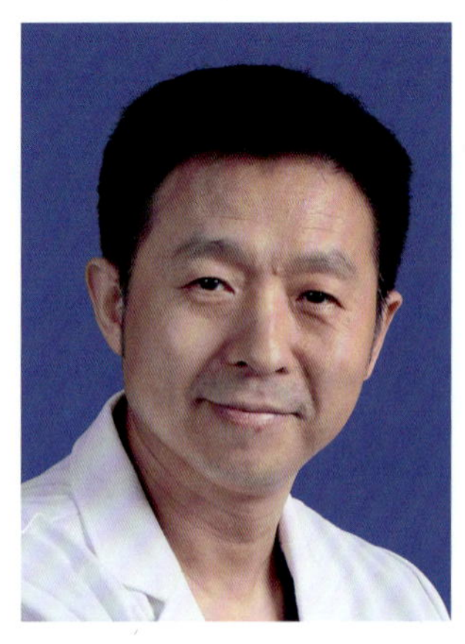

陈 革 主任医师 首都医科大学宣武医院

本例为复发侵袭左侧海绵窦的垂体瘤，属 Knosp 4 级，肿瘤通过 A 通道侵入左侧海绵窦并包绕左颈内动脉。术者在鼻腔黏膜收缩及取鼻中隔黏膜瓣阶段，仔细做好黏膜止血，使整个手术操作不被黏膜出血污染镜面，且手术通道较为干净，使手术流畅进行。术者沿肿瘤边界分块切除鞍内肿瘤，保证全切鞍内部分肿瘤，在全切除鞍内肿瘤后，瘤腔渗血自然停止。术者通过 A 通道进入海绵窦，在切除海绵窦内肿瘤时，视频未显示汹涌的海绵窦内出血，一方面可能因为海绵窦被肿瘤闭塞，另一方面也可能是因为术者通过摆放体位或控制血压很好地控制住了海绵窦出血。术者娴熟地应用各种形状的无创刮匙刮除海绵窦内肿瘤，避免损伤颈内动脉，尤其注意到术者在最后阶段将分离的鼻中隔黏膜复位，使术后鼻腔黏膜快速修复。整个手术画面清晰，内镜下双手操作技术规范且娴熟，止血措施得当。

病例 4

神经内镜下经鼻蝶入路垂体大腺瘤切除术

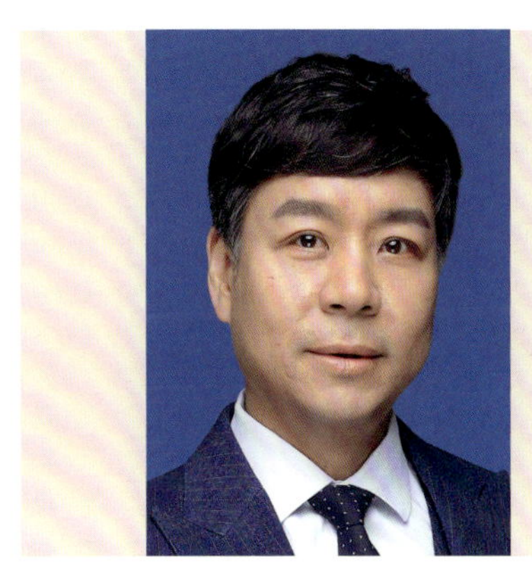

术者：张庆九，副主任医师
河北医科大学第二医院

【病例简介】

患者，男性，42 岁。

主诉：头痛伴视物模糊 7 天余。

现病史：患者于 7 天前无明显诱因出现头痛，呈钝性疼痛，前额及两侧眶部为著，并伴有视力下降，无发热，无肢体无力，无恶心呕吐，就诊于我院，查头颅磁共振提示鞍区肿物，考虑垂体腺瘤。为求进一步治疗遂收入我科。

查体：双眼视力下降，颞侧偏盲。其余查体无明显阳性体征。

实验室检查：患者血常规、肝肾功能及凝血功能均无异常。

既往史：高血压病史 8 年，规律口服降压药物治疗，控制情况良好。无口腔及牙龈出血史。

入院诊断：垂体大腺瘤(无功能型)。

【术前检查】

1. 垂体相关激素水平　血清泌乳素水平稍高，其余激素水平大致正常。

2. 头颅 MRI（图 4-1）

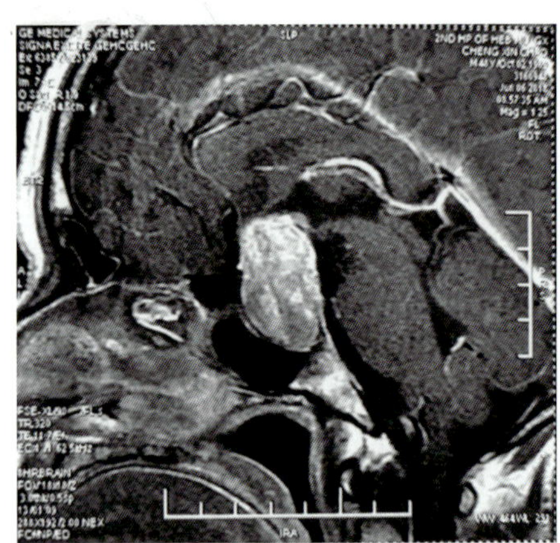
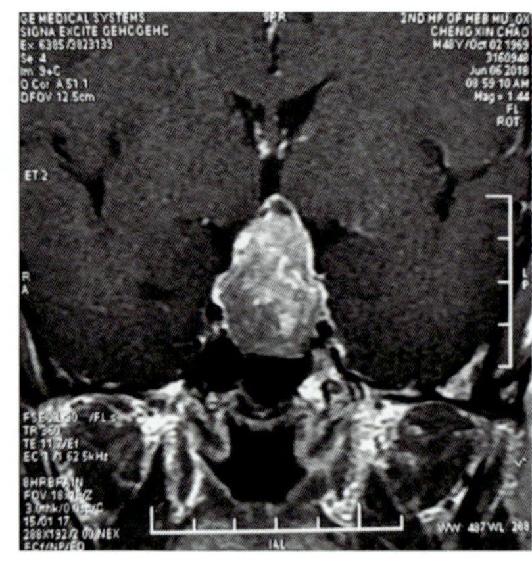
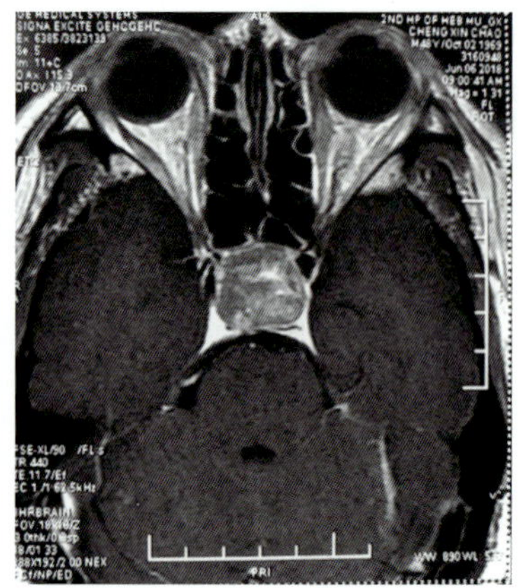

图 4-1 头颅 MRI 增强扫描

鞍区巨大占位性病变，鞍底明显扩大，视交叉受压上抬，考虑垂体大腺瘤。

3. 视力视野检查 OS：0.8；OD：1.0；电视野见图 4-2。

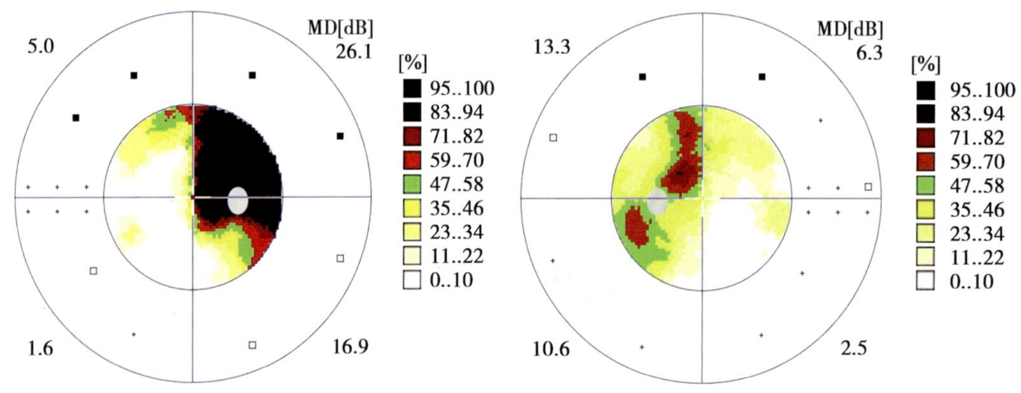

图 4-2 电视野检查

显示双眼颞侧偏盲，右眼为著。

【手术方案】

神经内镜下经鼻蝶入路垂体大腺瘤切除术

制定入路依据及策略：

1. 显露右侧鼻腔，盐酸肾上腺素棉条收敛鼻甲，扩张鼻道，显露并识别蝶窦开口。

2. 弧形切开鼻中隔黏膜，制作带蒂鼻中隔黏膜瓣待用，高速磨钻磨除蝶窦前壁，去除部分蝶窦内黏膜及其分隔，显露并辨识鞍底。

3. 磨除鞍底骨质，十字剪开鞍底硬膜，可见肿瘤，予以切除。

4. 切除顺序先后下，再两边，再上方，以防止鞍膈过早下降，妥善保护被挤压的正常垂体结构，流体明胶及雪花纤丝速即纱辅助止血，术中鞍膈塌陷良好，无脑脊液漏，硬膜补片及鼻中隔骨片重建修补鞍底。

【术前出血风险评估】

1. 肿瘤较大，位于鞍区，与双侧颈内动脉关系密切，损伤后有可能出现灾难性动脉性出血。

2. 肿瘤突破海绵窦内侧壁，术中可能出现静脉性出血。

3. 肿瘤向上推挤鞍膈及大脑前动脉及其分支，若鞍膈塌陷速度过快过大，有可能出现蛛网膜下腔出血。

【手术视频】

病例 4 手术视频　神经内镜下经鼻蝶入路垂体大腺瘤切除术

【术后检查】

患者术后 3 天拔除鼻腔填塞物——高膨胀海绵，鼻内镜复查，鼻腔黏膜愈合良好，少许结痂予以清除。术后 3 个月复查垂体强化磁共振提示鞍区术后改变，无明显复发征象。继续宣教患者半年，1 年后门诊随访。

1. 术后复查头颅 MRI（图 4-3）

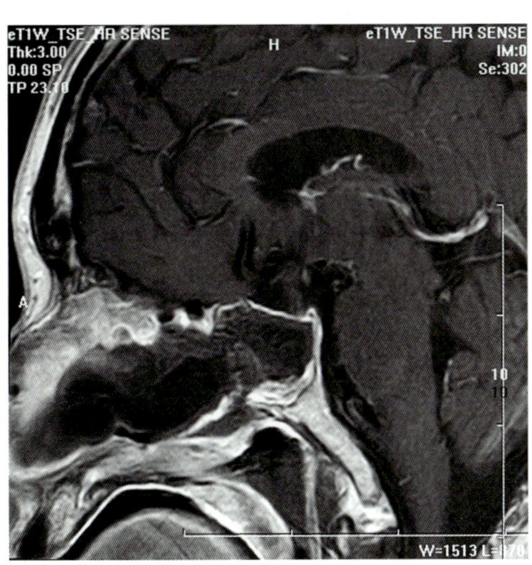

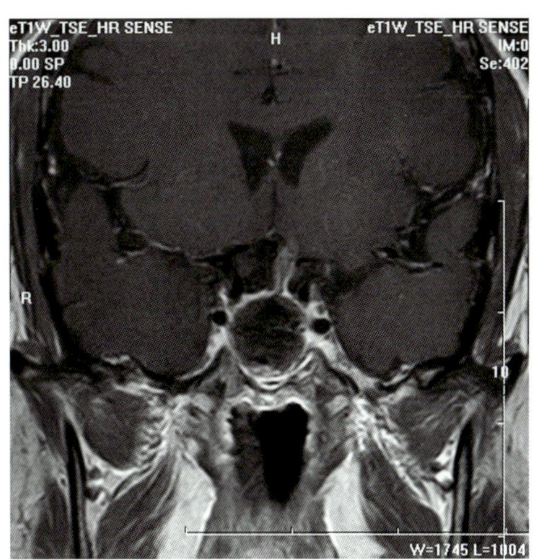

图 4-3　术后复查头颅 MRI
肿瘤完整切除，无明显复发征象。

2. 术后病理提示垂体腺瘤。

【术后患者恢复情况】

术后患者视力、视野较前明显好转，监测电解质及尿量正常，垂体功能各轴系抽血化验无明显异常。

【止血心得】

正确理解侵袭海绵窦肿瘤部分：

1. 准确理解肿瘤起源，遵循肿瘤切除顺序，尽可能做到假包膜外切除，减少肿瘤分离时出血。

2. 鞍底海绵间窦出血，可使用流体明胶辅助压迫辅助止血，当剪开硬膜后可采取小功率双极电凝烧灼止血。

3. 对于颈内动脉海绵窦分支(颈内动脉海绵窦段外侧干)及脑膜垂体干,需要双极电凝仔细电灼后离断。

4. 对于血供丰富、侵袭海绵窦的肿瘤,可采用双吸引器快速切除肿瘤,后辅助雪花纤丝速即纱、明胶海绵卷等压迫止血。

【专家点评】

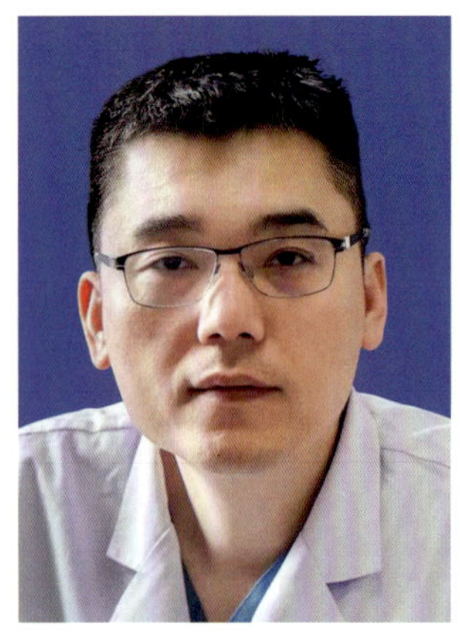

屈 延 主任医师 空军军医大学第二附属医院

(一) 手术亮点

1. 术前诊断明确,手术适应证明确,个体化评估病变位置及团队手术经验后,选择适当的手术入路。

2. 结合病例特点,病变体积较小,边界清楚,位于鞍内,未向两侧海绵窦侵犯,术中脑脊液漏的可能性较小,术中未常规制作黏膜瓣,单鼻孔操作鼻腔黏膜损伤较小。

3. 鞍底磨除范围满意,显露病变范围及解剖标志,为安全、完整切除病变提供良好保障。

4. 遵循恰当顺序切除肿瘤,尽可能做到在假包膜外切除,可以减少肿瘤分离时出血,降低复发率。

5. 手术操作规范,颈内动脉、鞍膈及正常垂体等结构保护适当,锐性及钝性分离相互结合,体现扎实的显微操作功底。

6. 病变全切,止血满意。使用鼻中隔骨质重建鞍底,提供硬性支撑。病变周围解剖结构保护良好,术后无相关神经损伤或并发症,影像学复查显示病变全切。

(二) 建议

1. 保持视野及术野清晰。

2. 术中已充分暴露蝶窦前壁及鞍底骨质,采取双鼻孔操作可提供更充分的操作空间。

3. 术中分块切除最后一部分病变时,钝性分离较多,应采取钝性及锐性结合切除病变,防止鞍膈下降过快导致大脑前动脉及其分支破裂出血。

病例 5

经前纵裂中线入路巨大嗅沟脑膜瘤显微切除术

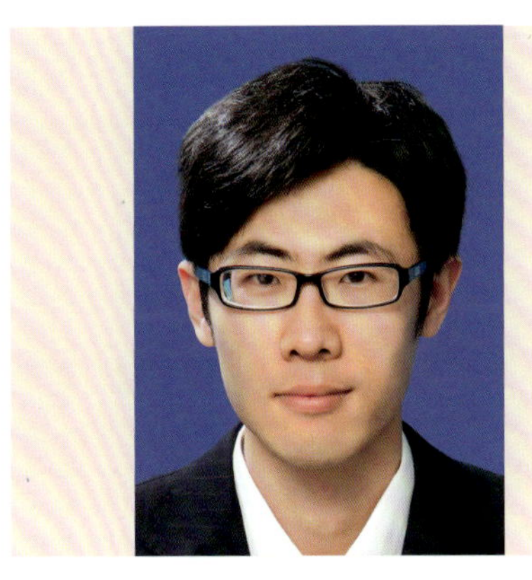

术者：张所军，副主任医师
华中科技大学同济医学院附属同济医院

【病例简介】

患者，女，50 岁。

主诉：头痛伴双侧视力下降半年余。

现病史：患者半年前感有头痛不适，无恶心呕吐，无发热抽搐等，未行特殊处理，逐渐出现双侧视力下降，外院头部 MRI 检查提示前颅窝底巨大占位，门诊以“前颅窝底占位性病变，嗅沟脑膜瘤”收入。

查体：神志清楚，四肢活动可。嗅觉丧失，双眼视力下降，视力 0.5。

既往史：高血压病史 10 余年，药物控制尚可，无口腔及牙龈出血史，其余无特殊。

实验室检查：血常规正常；肝肾功能，总蛋白 61.3g/L、白蛋白 28.1g/L，其余正常；凝血功能正常。

入院诊断：1. 前颅窝底占位性病变，嗅沟脑膜瘤可能性大；2. 高血压 3 级，极高危组。

【术前检查】

1. 术前头颅 MRI（图 5-1）

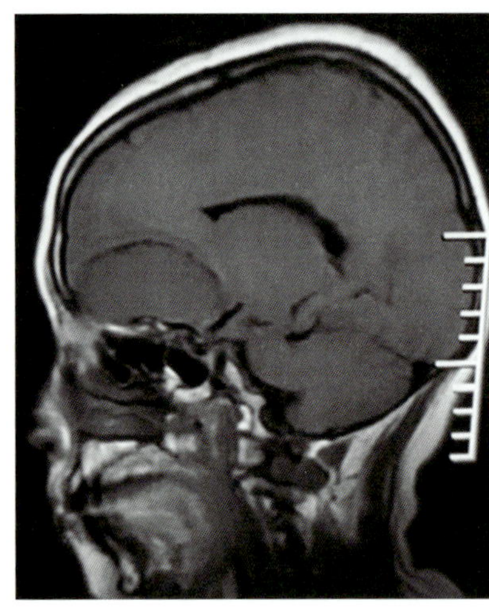
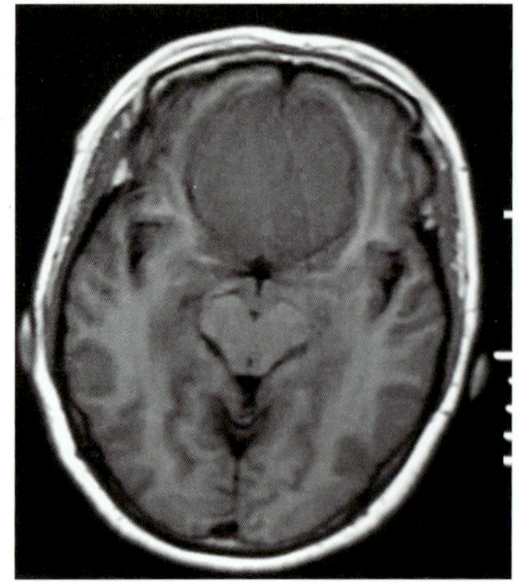
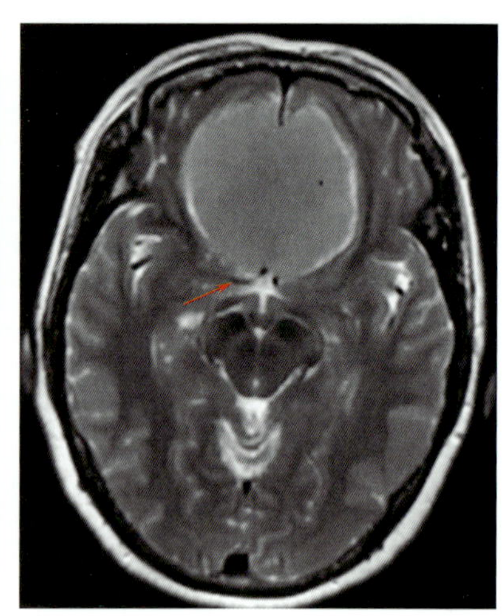

图 5-1　头颅 MRI 平扫

肿瘤位于前颅窝底，向两侧及后方上方挤压脑组织和血管（红色箭头示大脑前动脉断面）。

2. 术前头颅 MRI 增强（图 5-2）

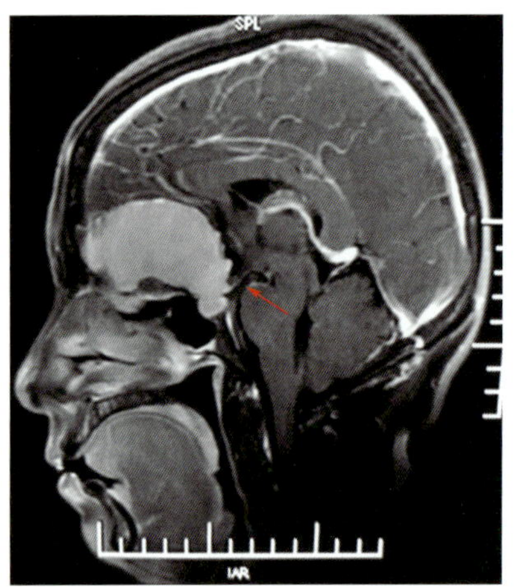

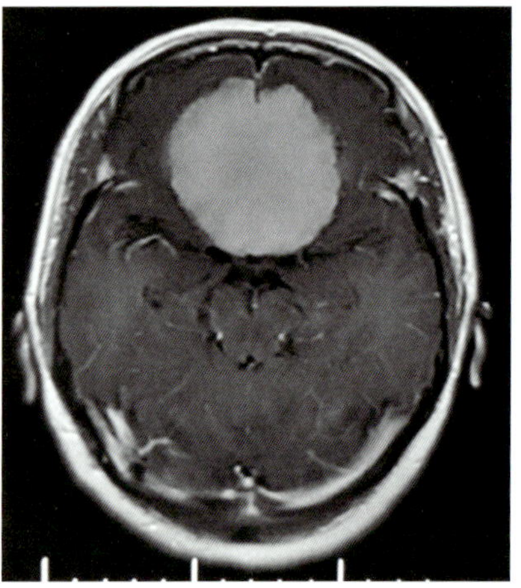
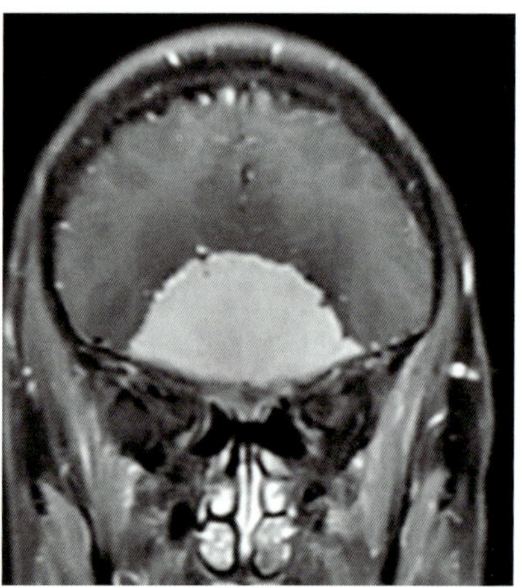

图 5-2　头颅 MRI 增强

肿瘤附着于前颅窝底，显著强化，肿瘤向后压迫视神经（红色箭头示视交叉）。

3. 术前头颅 CTA（图 5-3）

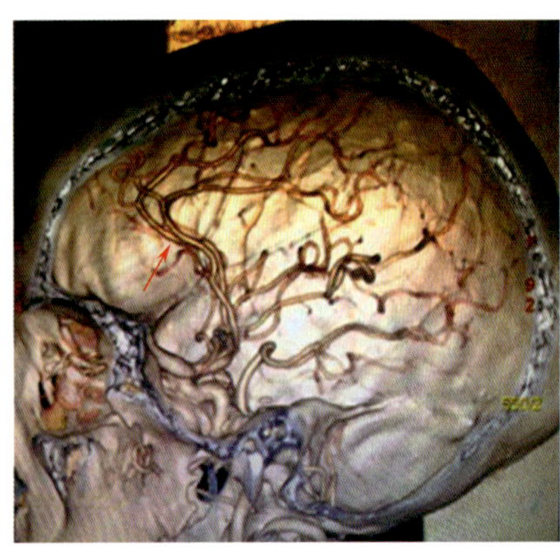
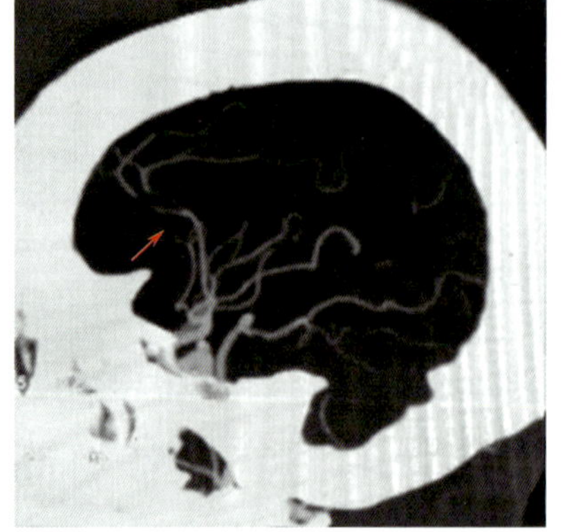
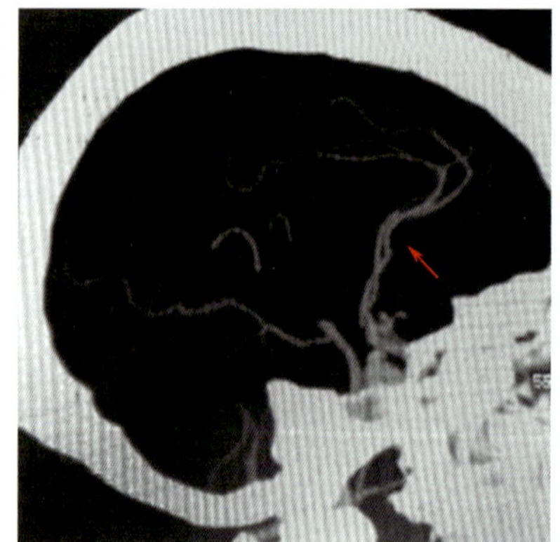

图 5-3　头颅 CTA

双侧大脑前动脉被肿瘤推移向后上方（红色箭头示大脑前动脉）。

【手术方案】

经前纵裂中线入路巨大嗅沟脑膜瘤显微切除术

制定入路依据及策略：肿瘤起源于前颅底中线筛骨的筛板及其与蝶骨交界的骨缝区。考虑肿瘤强化显著，血供丰富，体积巨大（>5cm），采用双侧额瓣经前纵裂中线入路。

1. 减少手术中脑组织的牵拉，术后恢复快。
2. 经中线劈开肿瘤，快速到达颅底控制附着点，术中出血少。
3. 显著缩短手术时间，减少颅内感染概率。
4. 减少额叶神经功能障碍，有助于嗅神经保留。
5. 双额骨瓣距颅底 1~2cm，尽量避免打开额窦。
6. 平行于颅底剪开双侧硬膜，低位结扎矢状窦。
7. 经纵裂劈开肿瘤，快速减压显露肿瘤颅底附着点。
8. 沿颅底附着点分离肿瘤，截断血供。
9. 充分瘤内减压后，带张力锐性分离肿瘤边界。
10. 肿瘤切除至蝶骨平台后方时注意保护神经血管等重要结构。
11. 手术过程尽量减少周边脑组织牵拉（牵拉肿瘤）。

【术前出血风险评估】

1. 瘤体较大，且肿瘤血供丰富，术中容易出现大出血。
2. 肿瘤边界分离较为困难，需彻底止血，需准备各种止血材料。

【手术视频】

病例 5 手术视频　经前纵裂中线入路巨大嗅沟脑膜瘤显微切除术

【术后检查】

1. 术后头颅 CT（图 5-4）

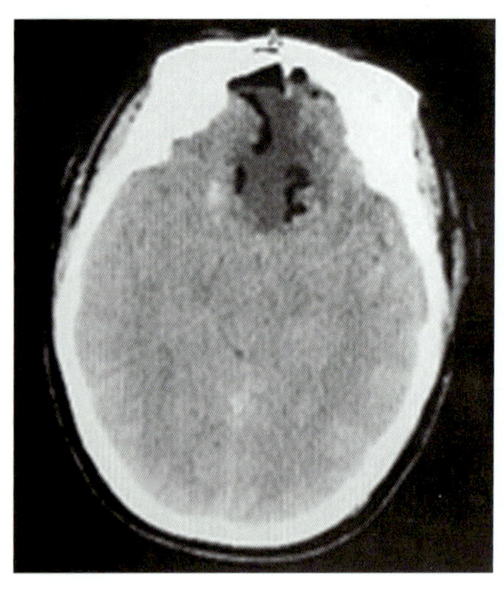
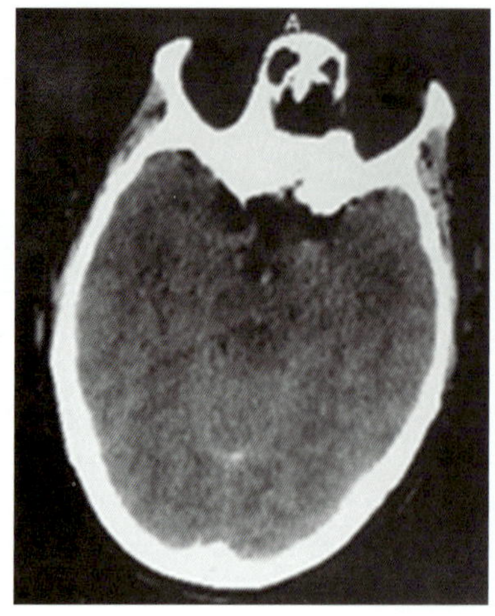
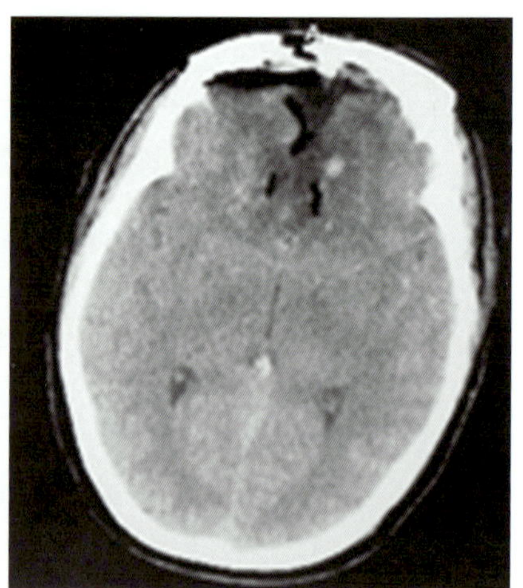

图 5-4 术后第 1 天 CT

肿瘤全切，脑组织回位，术野干净无出血。

2. 术后头颅 MRI（图 5-5）

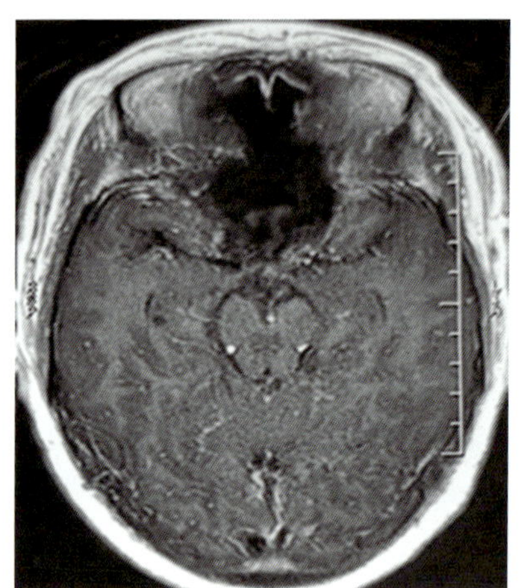
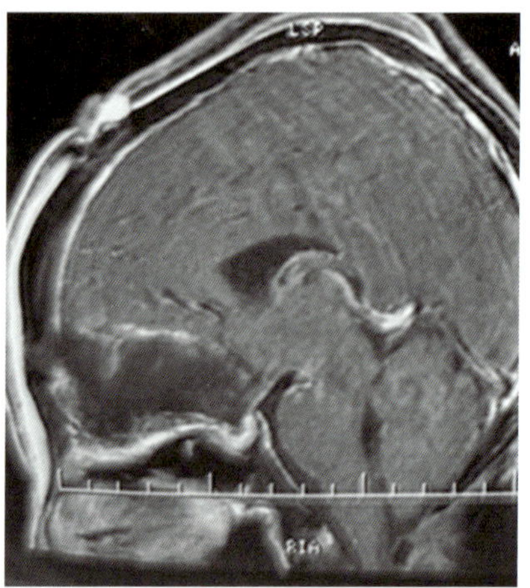
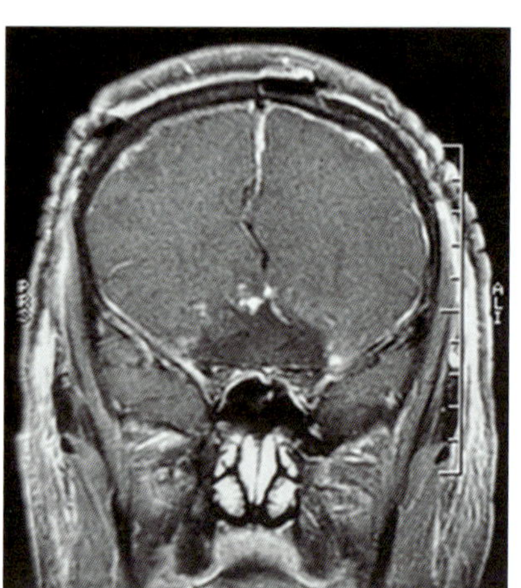

图 5-5 头颅 MRI 增强

肿瘤全切，未见异常强化显影，术野干净无出血。

3. 术后病理（图 5-6）

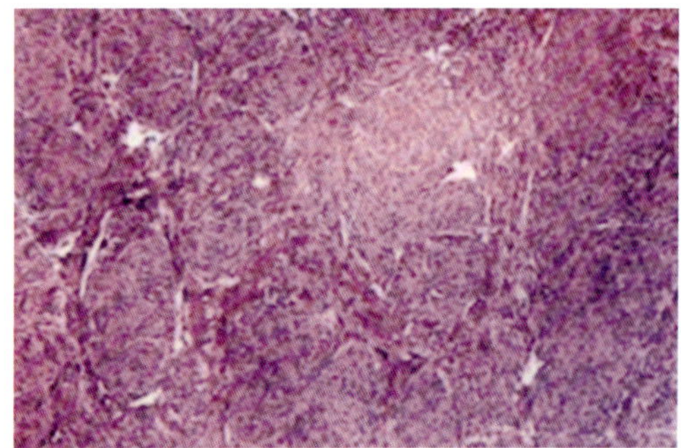
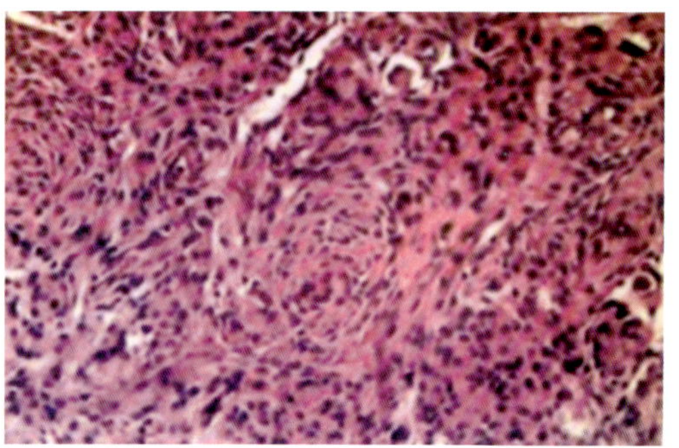

图 5-6 病理切片提示脑膜瘤（WHO Ⅰ级）

【术后患者恢复情况】

患者嗅觉同术前，视力较术前改善，无脑脊液漏，无新增神经功能障碍（图 5-7）。

图 5-7　患者术后 1 个月恢复正常生活

【止血心得】

止血核心——充分理解脑膜瘤血供来源，保护瘤周正常血管。

1. 主要原则是处理基底附着，早期离断基底血供，减少切除肿瘤时的出血。
2. 完善术前血管检查，术中注意辨别肿瘤血供与伴行血管的关系。
3. 靠前缝合结扎矢状窦，避免矢状窦出血。
4. 双极电凝处理肿瘤基底附着，阻断肿瘤血供。
5. 肿瘤分离切除过程中，以纤丝速即纱或明胶海绵覆盖瘤周正常脑组织，发挥保护和止血作用。
6. 颅底硬膜渗血可电凝处理，或辅以速即纱焊凝。
7. 细小血管出血后发生退缩时，用吸引器配合将血管吸出，用功率恰当的双极电凝止血。

【专家点评】

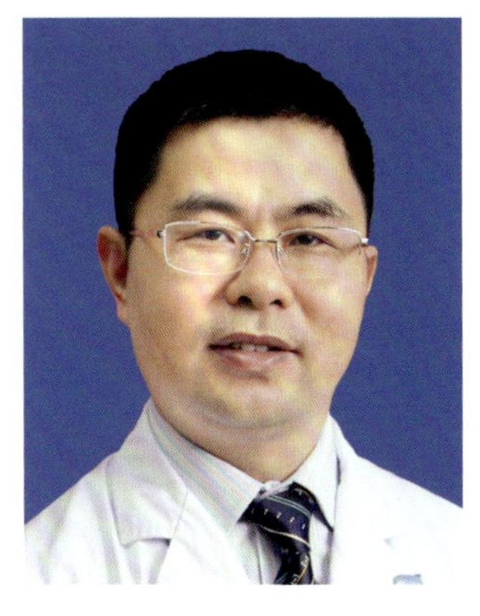

林元相　主任医师　福建医科大学附属第一医院

此病例为一典型“前颅窝底占位性病变，嗅沟脑膜瘤”，女性，50 岁，术前：总蛋白 61.3g/L、白蛋白 28.1g/L，其余正常；凝血功能正常。术前出血风险评估基本到位，未见分析白蛋白偏低原因。

为减少对脑组织的牵拉，术中合理应用电凝处理基底部，显示了术者扎实的显微镜操作功底。

对于较大的颅底脑膜瘤先想办法处理基底附着，早期离断基底血供，减少切除肿瘤时的动脉出血，策略合理、正确。对于静脉出血，术者肿瘤分离切除过程中，以纤丝速即纱或吸收性明胶海绵覆盖瘤周正常脑组织，发挥保护和止血作用。这部分往往是扩张的肿瘤引流静脉，也可以电凝止血、分离。对于创面渗血和其他渗血，颅底硬膜渗血可电凝处理，或辅以速即纱焊凝。

术者对止血材料的选择及应用合理，在肿瘤分离切除过程中，以纤丝速即纱或吸收性明胶海绵覆盖瘤周正常脑组织，发挥保护和止血作用。

术后预防出凝血并发症的管理适当，术后 CT 及 MR 影像显示术野干净、无出血，患者神经功能得到充分保护，恢复良好，显示了术者对《神经外科围手术期出血防治专家共识(2018)》的深刻理解。

病例 6

血泡样动脉瘤切除并载瘤动脉壁修复手术

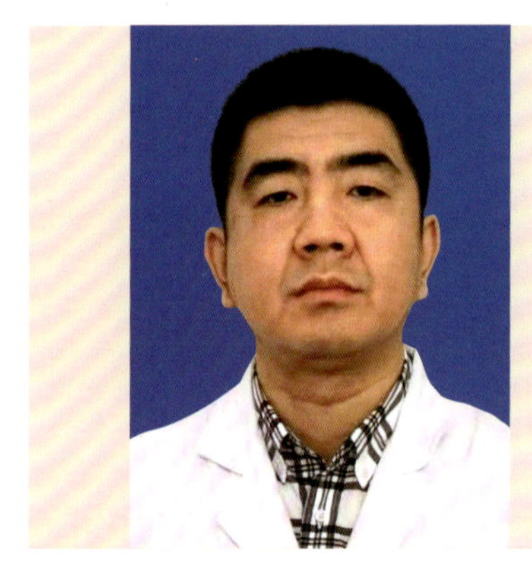

术者：李瑞岩，主任医师
哈尔滨医科大学附属第二医院

【病例简介】

患者，女，56 岁。

主诉：突发头痛 3 小时。

现病史：患者于入院 3 小时前无明显诱因突发头痛，无恶心呕吐等症状，就诊我院，头颅 CT 检查提示蛛网膜下腔出血，收入院进一步治疗。

查体：神志昏迷，脑膜刺激征阳性，颈项强直。

实验室检查：血常规，白细胞 13.4×10^9/L，血红蛋白 110g/L，血小板 107×10^9/L；肝肾功能无明显异常；凝血功能正常。

既往史：既往有长期口服抗血小板药物病史（阿司匹林肠溶片 100mg，每日 1 次）。

入院诊断：蛛网膜下腔出血。

【术前检查】

1. 术前头颅 CT（图 6-1）
2. 术前脑血管造影（图 6-2）

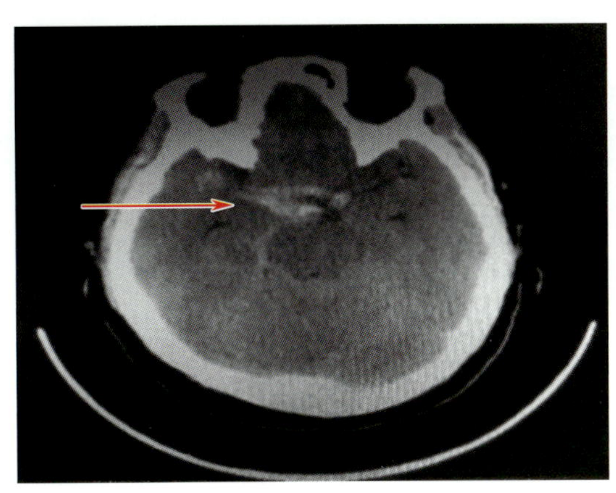

图 6-1　头颅 CT

蛛网膜下腔出血，高密度血肿主要位于右侧侧裂区及鞍上池（红色箭头示出血）。

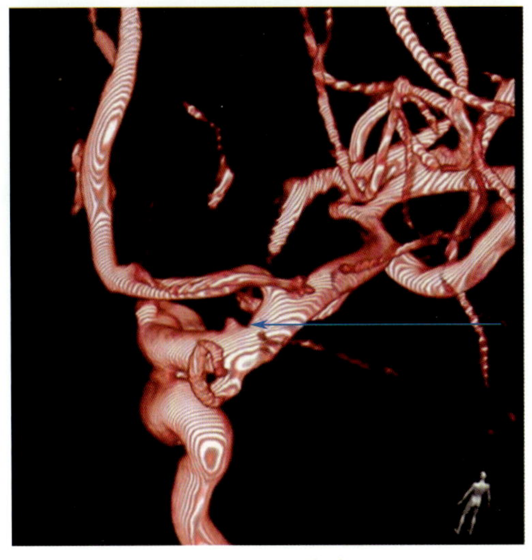

图 6-2　脑血管造影

右侧颈内动脉血泡样动脉瘤，右侧颈内动脉床突上段背侧动脉瘤突起（蓝色箭头所示）。

【手术方案】

血泡样动脉瘤切除并载瘤动脉壁修复手术

制定入路依据及策略：

1. 患者动脉瘤微小，置入弹簧圈十分困难，且血泡样动脉瘤术中破裂风险高，若采取介入治疗，可能将面临闭塞颈内动脉导致大面积脑梗死的严重后果，评估后决定进行开颅手术治疗。

2. 术前脑血管造影显示动脉瘤位于后交通动脉对侧，接近颈内动脉分叉部位，术中可充分显露并有足够空间进行操作。

3. 操作步骤　翼点入路解剖侧裂，释放脑脊液，充分显露动脉瘤、颈内动脉及后交通动脉，阻断颈内动脉及后交通动脉以孤立动脉瘤，切除动脉瘤，将颈内动脉破口缝合以修复载瘤动脉壁。

【术前出血风险评估】

1. 患者既往有长期口服抗血小板药物病史（阿司匹林肠溶片 100mg，每日 1 次），术前化验示血小板数量正常，凝血功能正常。

2. 动脉瘤微小，置入弹簧圈过程中，可能造成动脉瘤破裂，引起出血。

【手术视频】

病例 6 手术视频　血泡样动脉瘤切除并载瘤动脉壁修复手术

【术后检查】

术后头颅 CT（图 6-3）

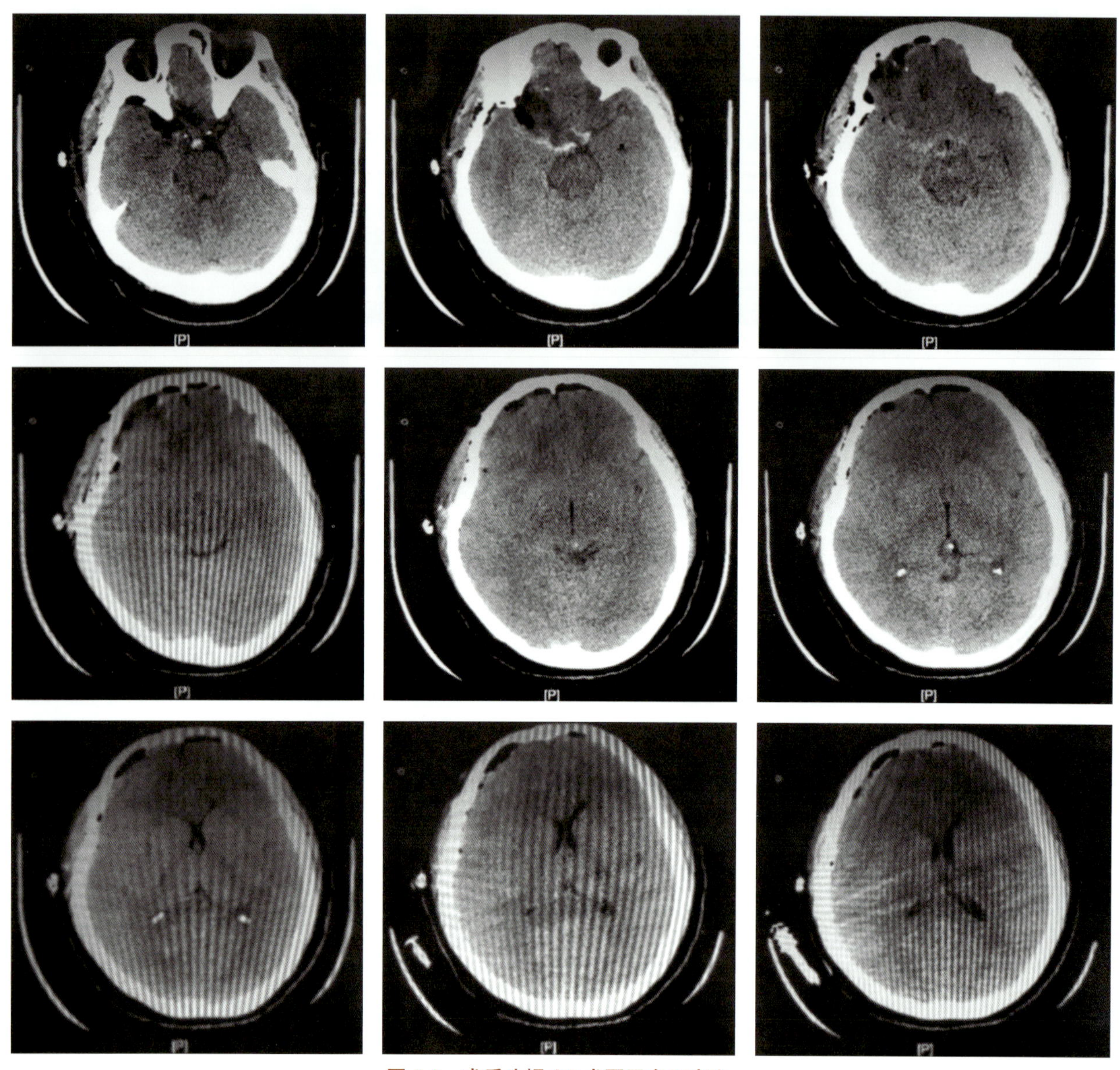

图 6-3 术后头颅 CT 术野干净无出血

【术后患者恢复情况】

患者神志清楚，视力正常，言语流利，肢体活动正常，无发热、头晕头痛等不适，生活正常（图 6-4）。

【止血心得】

（一）术前充分评估，术中精细操作

1. 术前仔细读片，充分判断动脉瘤位置及手术可显露空间，术中充分阻断载瘤动脉后进行动脉瘤切除及动脉破口缝合，预防术中出血。

2. 解剖侧裂过程中避免脑脊液释放速度过快导致脑组织移位而造成远隔部位出血。

3. 细小动脉的出血要做到确切止血，用功率恰当的双极电凝止血。

图 6-4 术后恢复情况

患者神志清楚，肢体活动正常，无神经功能障碍。

4. 术中注意保护静脉，避免静脉损伤导致术后灌注压突破性出血，如术中出现静脉性出血，可使用明胶海绵及速即纱压迫止血。

5. 对于术中创面渗血，合理应用止血材料，使用速即纱覆盖创面止血。

（二）术后密切观察，科学管理

1. 术后监测血压，控制血压在合理范围并保持稳定。

2. 合理应用止血药物，如注射用血凝酶。

3. 术后合理给予镇痛药物，防止疼痛刺激引起血压增高。

【专家点评】

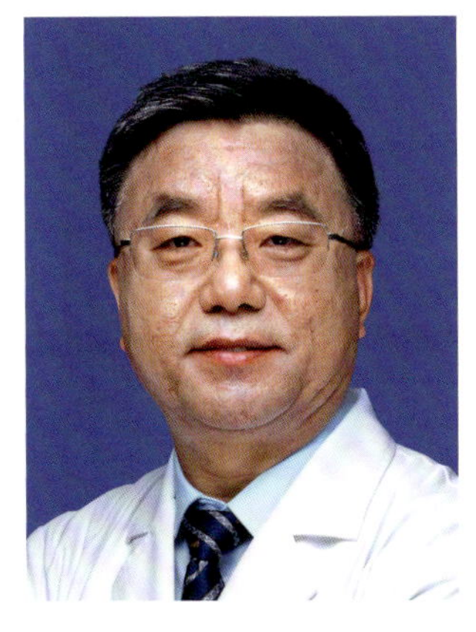

丰育功 主任医师 青岛大学附属医院

本病例患者，女性，56 岁，因突发头痛 3 小时入院，CT 检查显示 SAH，出血主要位于右侧侧裂区深部及鞍池，3D-DSA 显示右 ICA 床突上段上内侧壁微小凸起，诊断为 ICA 血泡样动脉瘤，从影像学分析诊断明确。从目前治疗方案上有开颅直接夹闭、包裹后夹闭、缝合技术及栓塞技术。在介入技术上采取血流导向装置，包括密网支架加弹簧圈栓塞技术。上述治疗方案各有优缺点，应根据每一例的动脉瘤形态、部位实施个性化选择。

本病例术前有长期服用阿司匹林肠溶片史，虽然化验显示血小板数量正常，凝血功能正常。但开颅术中术野内渗血，导致止血困难，理论上应停用阿司匹林肠溶片 1 周后再手术更安全，但动脉瘤破裂属急症，且血泡样动脉瘤更凶险，可用输血小板进行对抗。术中采取翼点入路非常合理。通过充分分离外侧裂池、颈动脉池，释放脑脊液。使脑压下降，充分暴露右 ICA 分叉。显露出动脉瘤颈、瘤体的位置。发现瘤颈范围累及 ICA 上内侧壁很少，不及

1/3，而且 ICA 近心端和远心端有足够空间阻断，术中阻断后，将动脉瘤切除，将破裂口采取间断缝合方式修复 ICA 侧壁，因破裂口小，没有造成 ICA 管腔内明显狭窄，缝合后用速即纱压迫止血。术后患者恢复良好。复查头颅 CT，颅内未见出血及梗死，说明没有发生缺血事件。

本例病例选择手术方式合理，采取手术入路、体位、术中缝合技术合理，术中操作规范，手术视频清晰，术中使用速即纱、明胶海绵恰当，显示了术者对《神经外科围手术期出血防治专家共识（2018）》充分理解并应用，也展示了术中精湛的显微操作技术和吻合技术。

病例 7

左顶枕叶自发性脑内血肿清除术

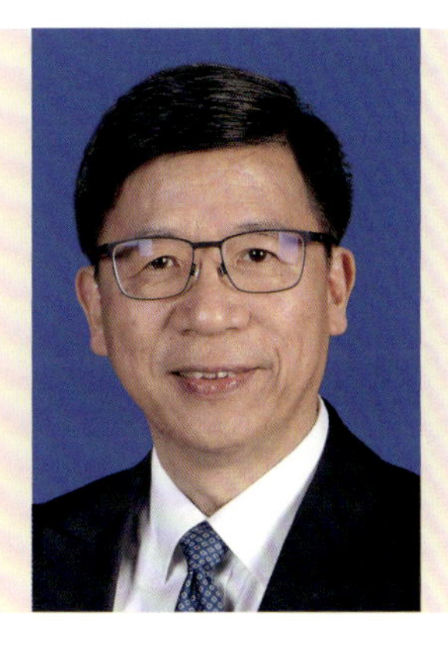

术者：张建民，主任医师
浙江大学医学院附属第二医院

【病例简介】

患者，女，75 岁。

主诉：突发头痛头晕 20 小时。

现病史：患者 2020 年 3 月 24 日晚 7 点左右无明显诱因下出现轻度头痛头晕，未就医。后症状未缓解且有低热，次日在当地医院就诊，急诊查头颅 CT 示左侧顶枕叶脑出血，少量蛛网膜下腔出血。为进一步诊治于 25 日下午 3 点多转至我院。急诊拟诊“左顶枕自发性脑出血”收住入院。

查体：神清，精神欠佳，格拉斯哥昏迷指数评分 15 分，脑神经检查正常，胸部可见一长约 10cm 陈旧性手术瘢痕；心律绝对不齐，心音强弱不定，可闻及机械瓣膜音。左侧肌力 5 级，右上肢肌力 4 级，右下肢肌力 3 级，右侧巴宾斯基征可疑阳性，左侧巴宾斯基征阴性，视野初测右侧同向偏盲，余检查无特殊。

实验室检查：血常规，白细胞 12.7×10^9/L，血红蛋白 120g/L，血小板 113×10^9/L；肝肾功能无明显异常；凝血功能，凝血酶原时间（PT）23.9s，活化部分凝血酶原时间（APTT）50.4s，国际标准值（INR）2.12。

既往史：患者 21 年前曾行主动脉瓣、二尖瓣机械瓣膜置换术，术后常规服用华法林抗凝；1 周前因急性心肌梗死于我院行冠状动脉支架植入术，术后予阿司匹林、氯吡格雷抗血小板治疗。

入院诊断：1. 自发性脑出血、继发性脑室出血、蛛网膜下腔出血（药物相关性）；2. 冠状动脉粥样硬化性心脏病，急性心肌梗死，支架置入术后；3. 风湿性心脏瓣膜病，主动脉瓣、二尖瓣机械瓣置换状态，心房颤动，心功能Ⅲ级；4. 2 型糖尿病。

【术前检查】

1. 头颅 CT 示血肿内部有等低密度影，提示仍有继续出血，血肿增大可能(图 7-1)。

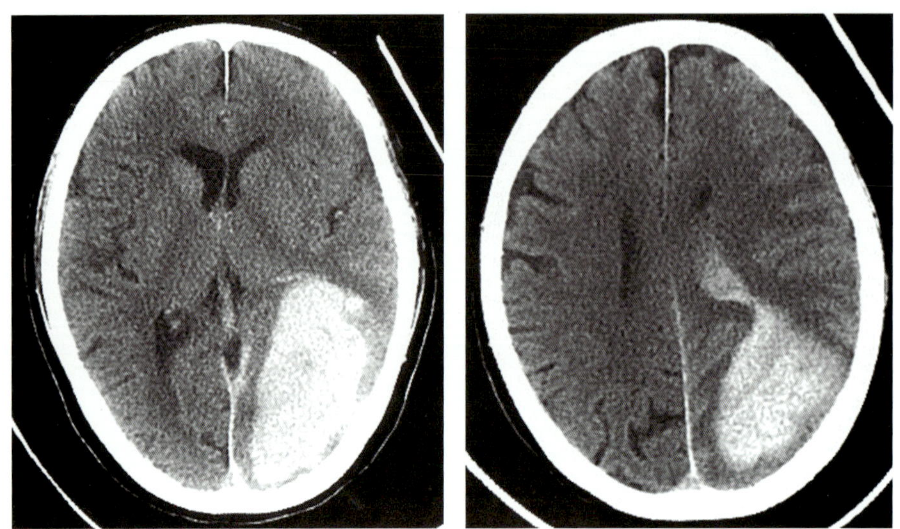

图 7-1 头颅 CT

左侧顶枕叶脑出血，破入左侧脑室。左侧顶枕叶片状高密度影，左侧侧脑室内积血，左大脑半球肿胀，中线稍向右侧移位。

2. 复查头颅 CT 示左顶枕脑出血量较前继续增多，中线移位较前加重，脑沟回模糊，颅内压力明显增高(图 7-2)。

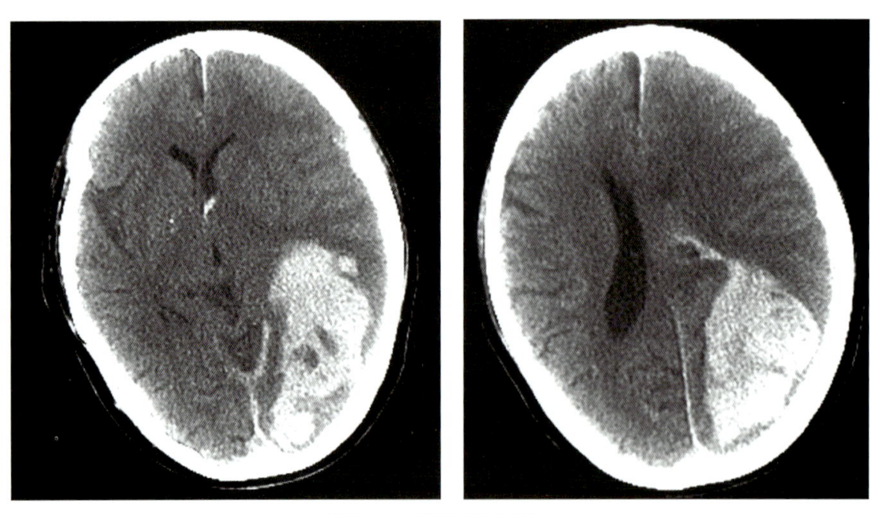

图 7-2 复查头颅 CT

左侧顶枕叶脑出血较前片加重，左侧脑沟明显变窄，中线移位明显。

【手术方案】

左顶枕叶自发性脑内血肿清除术

制定入路依据及策略：患者全麻后右侧卧位，取左侧顶枕部中线旁马蹄形切口，术区常规消毒铺巾，切开头皮，止血，向后枕翻转皮瓣并固定。见切口渗血较多，仔细止血。磨钻钻一小孔后铣刀形成左枕骨瓣，约 4cm × 5cm。悬吊脑膜，并充分止血。见硬膜张力高，予缓慢放射状剪开脑膜，左枕叶血凝块涌出，予棉片适当压迫血肿四周，避免血肿快速外溢而产生新的创面。显微镜下先从血肿中心吸除疏松部分的血凝块，逐步减压，再小心分离血肿四周，粘连紧密处用显微剪剪断，分块取出，严禁大块快速切除血肿。脑组织创面反复冲洗，精准止血。对渗血电凝止血困难，予以明胶压迫止血。取出血凝块及血性液体约 60ml，速即纱、明胶海绵贴敷创面（图 7-3）。血肿清除后颅内压明显降低，可见脑搏动。硬脑膜下血肿腔放置引流管一根，缝合硬膜，骨瓣回纳。再次皮瓣切口冲洗彻底止血后常规缝合头皮，皮下放置负压引流管一根，术毕。手术顺利，出血约 150ml，未输血。

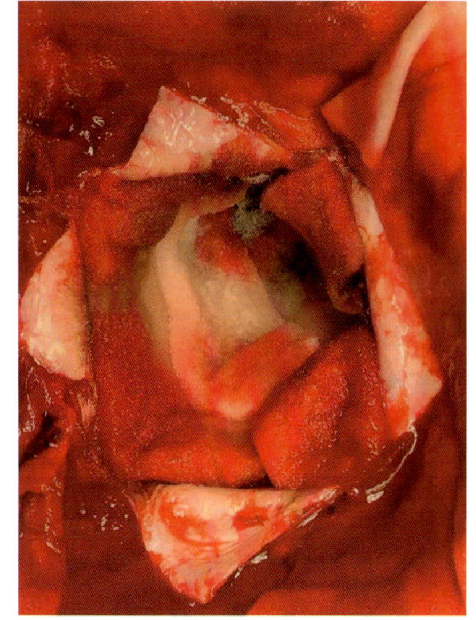

图 7-3　术中照片
血肿清除后大脑创面以明胶海绵压迫，骨窗周围渗血明显。

【术前出血风险评估】

1. 患者服用 3 种抗凝 / 抗血小板药物治疗（华法林抗凝治疗，阿司匹林、氯吡格雷抗血小板治疗），加之凝血功能异常，PT：24.4s ↑，APTT：44.0s（正常，入院时 50.4s），INR：2.18 ↑，患者出血风险增大。

2. 血肿较大，术中操作不当易损伤周围组织导致大出血。

【手术视频】

本病例为急诊手术，未能录制手术视频。

【术后检查】

1. 术后当天复查头颅 CT，见血肿基本清除，残腔回缩，中线复位良好，脑沟及侧裂显示清楚（图 7-4）。患者回病房后意识好转，清醒，双瞳孔等大，对光反应良好。

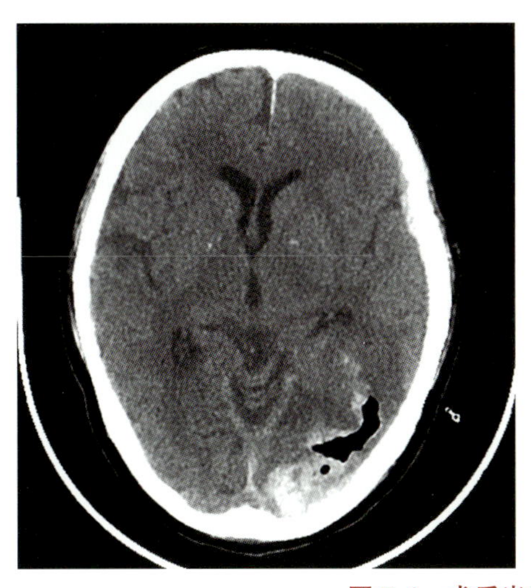
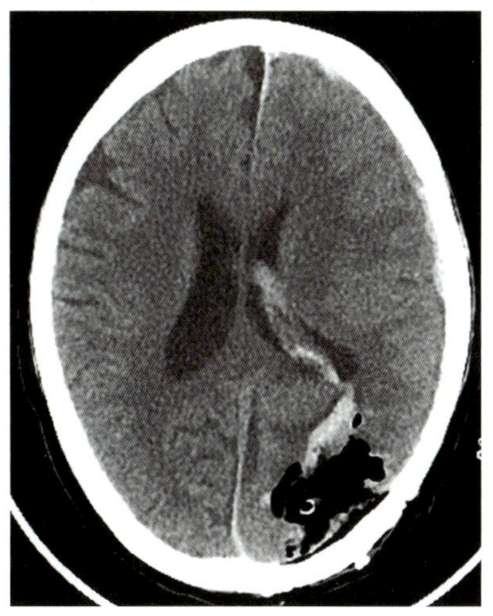

图 7-4　术后当日头颅 CT
血肿清除满意，中线复位良好，脑沟及侧裂显示清楚。

2. 术后当天凝血谱　PT：17.9s ↑，APTT：41.5s（正常），INR：1.49 ↑。

3. 术后病情稳定，意识清，瞳孔光反应灵敏。四肢活动正常。皮下负压引流约 30ml，血肿腔引流管引出血性液不多，于术后第 2 天拔除。

4. 术后 1~3 天头颅 CT 动态复查未见再有新的出血（图 7-5）。

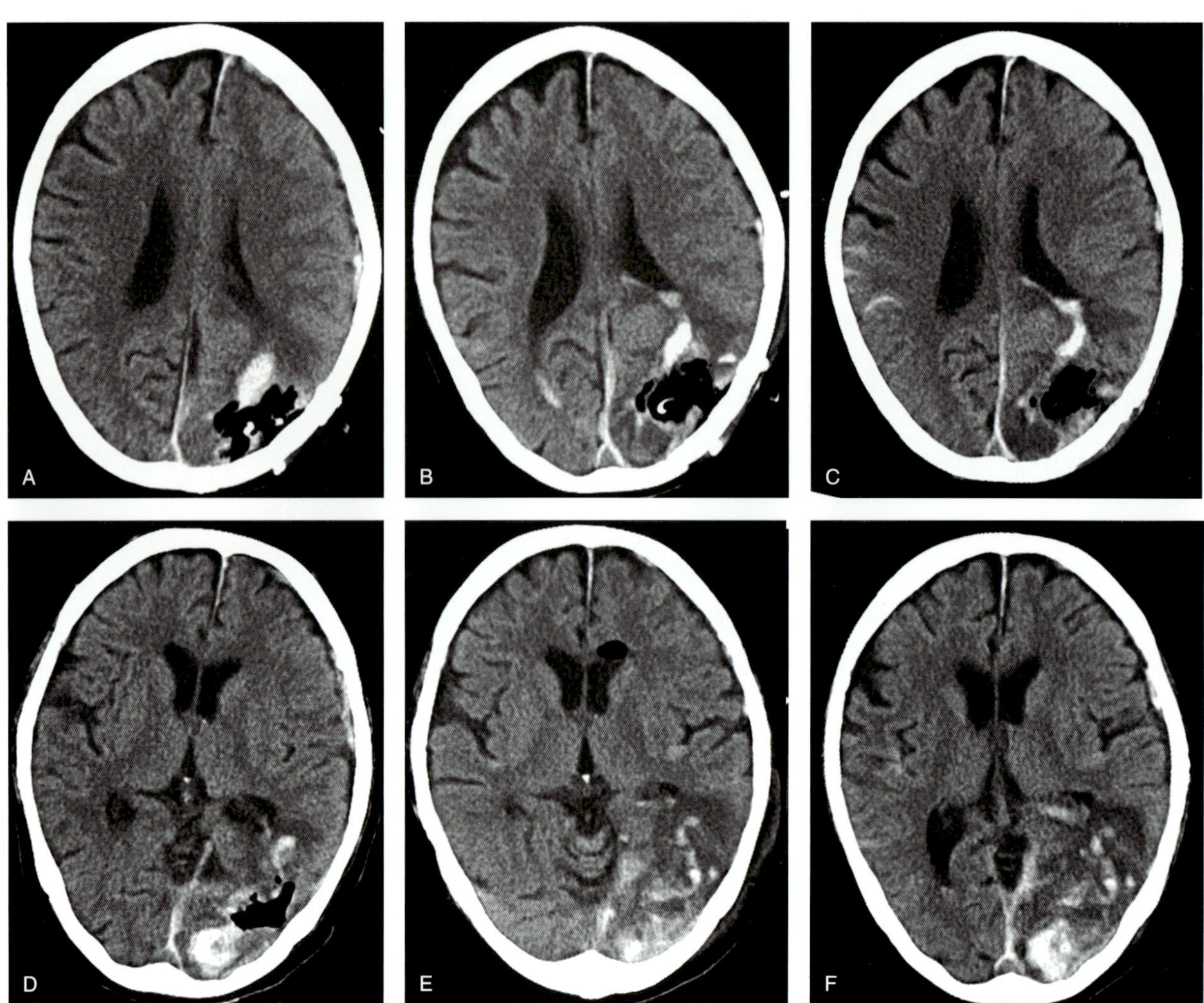

图 7-5 术后 CT
第 1 天(A,D),第 2 天(B,E),第 3 天(C,F)头颅 CT 动态复查未再出血。

5. 术后 3 天凝血谱复查,PT、APTT 及 INR 逐渐下降(表 7-1)。

表 7-1 凝血谱检查

	PT	APTT	INR
术后第 1 天	17.2s ↑	41.3s(正常)	1.41s ↑
术后第 2 天	16.6s ↑	39.0s(正常)	1.35s ↑
术后第 3 天	15.6s ↑	36.1s(正常)	1.25s ↑

鉴于抗血小板药物作用消失需要 5~7 天,故目前冠状动脉支架内血栓风险相对较小,而瓣膜风险相对较大。术后第 5 天再次复查头颅 CT 显示无明显新发出血后(图 7-6),同时复查凝血谱,PT:15.3 ↑,APTT:35.2(正常),INR:1.22 ↑ 。于术后第 6 天开始低分子量肝素 0.4ml 每日 1 次抗凝桥接,暂缓华法林治疗。术后 1 周复查凝血谱已全部正常,PT:13.7s(正常),APTT:33.5s(正常),INR:1.06(正常),术后第 8 天起加用小剂量阿司匹林抗血小板治疗。

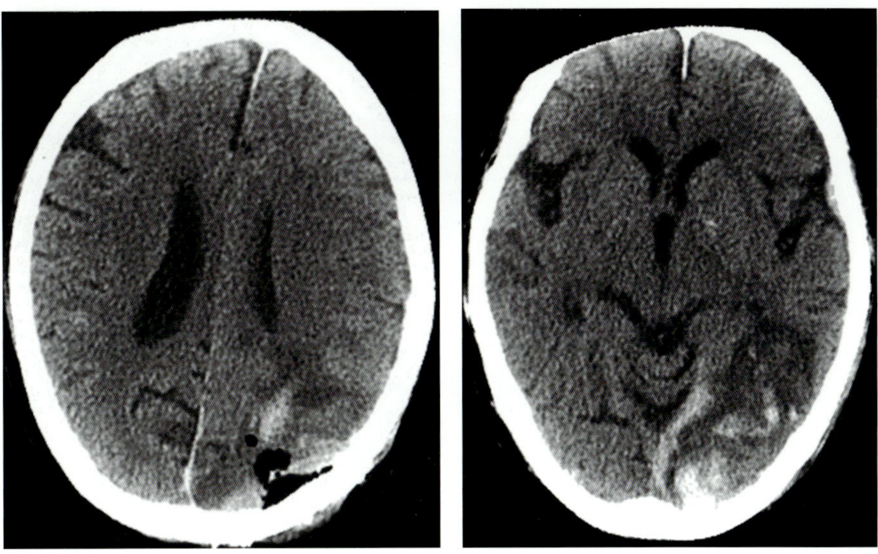

图 7-6 术后第 5 天头颅 CT

无新发出血，中线基本居中，脑沟脑池基本正常。

6. 术后第 12 天再次复查头颅 CT，显示血肿进一步吸收，蛛网膜下腔出血已基本消失（图 7-7）。凝血谱指标也均正常，PT：13.8s（正常），APTT：37.2s（正常），INR：1.08（正常）。至此，使用阿司匹林抗血小板和低分子量肝素 0.4ml 每日 1 次抗凝，INR 1.08（正常），逐渐加用华法令抗凝，监测 INR 1.8~2.5，起始剂量 0.75 片，与低分子量肝素重叠 2 天。

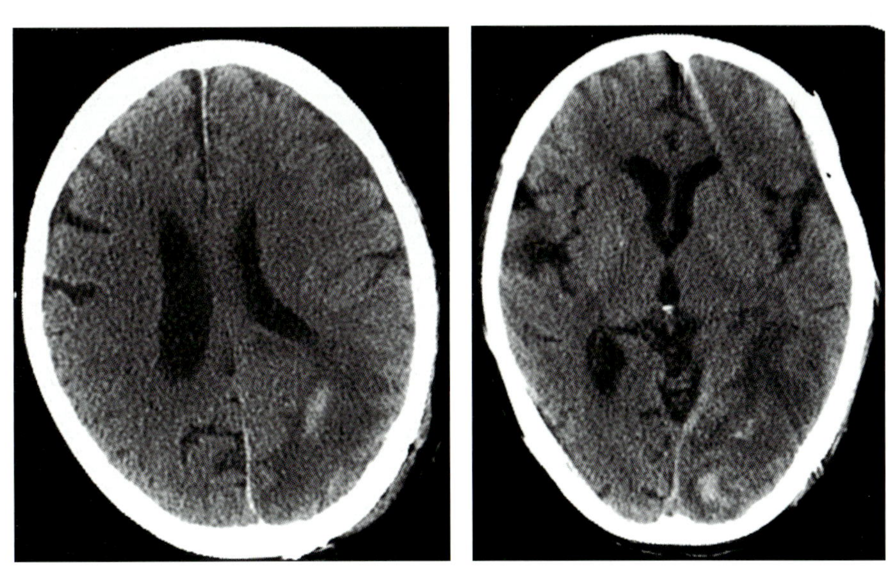

图 7-7 术后 12 天头颅 CT

左侧顶、枕、颞叶脑出血基本吸收，蛛网膜下腔出血消失。

7. 术后第 25 天头颅 CT 复查，血肿已基本完全吸收，占位不明显（图 7-8）。

8. 抗凝治疗过程总结 患者于 2020 年 3 月 25 日脑出血后当天停用双抗药物，予输注维生素 K、新鲜血浆及凝血酶原复合物等治疗改善凝血功能。2020 年 3 月 25 日行脑出血手术治疗后，2020 年 3 月 30 日（术后第 5 天）起予低分子量肝素 40mg，每日 1 次过渡性抗凝治疗；2020 年 4 月 2 日（术后第 8 天）加用阿司匹林 75mg，每日 1 次单药抗血小板治疗（2020 年 4 月 7 日调整为 81mg，每日 1 次）；2020 年 4 月 8 日（术后第 14 天）开始华法林 0.75 片，每日 1 次抗凝治疗（维持 INR 1.8~2.5）；2020 年 4 月 10 日停用低分子量肝素，后华法林根据 INR 监测结果调整为 0.5 片，每日 1 次。

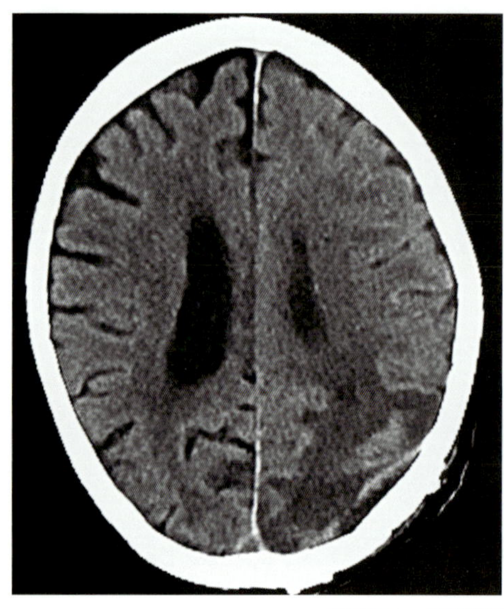
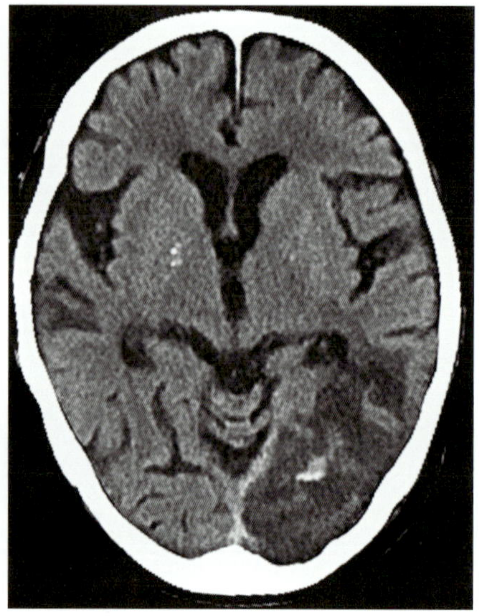

图 7-8 术后第 25 天头颅 CT

血肿已基本完全吸收，占位不明显。

【术后患者恢复情况】

患者出院时，神志清楚，精神良好，一般情况良好，自主呼吸平稳，氧饱和度 99%，四肢肌力 5 级。

【止血心得】

（一）止血的术前防治——全面、系统地评估患者有无出血的高危因素

1. 术前详细询问患者有无出血倾向，有无血液系统疾病史及家族史，有无口服抗血小板药物或抗凝药物，是否已经停药以及停药时间。

2. 凝血谱可以通过凝血酶原时间、活化部分凝血活酶时间和国际标准化比值水平来评估患者的凝血功能。

3. 多学科讨论共同制订围手术期治疗方案。

4. 对于口服阿司匹林或氯吡格雷等抗血小板药物的患者，如需急诊手术，可给予去氨加压素和 / 或血小板输注支持治疗。

5. 对于口服华法林抗凝的患者，如需急诊手术，可给予静脉注射 2.5~5mg 维生素 K，并输注新鲜冰冻血浆或凝血酶原复合物，原则上将 INR 控制在 1.5 以下时可以手术。

（二）止血的术中防治——精细的手术操作及应用止血材料可以大大减少术中、术后出血风险

1. 对于凝血功能异常的脑出血患者，术中应用大小合适的吸引器轻轻地分块刮除血凝块，以减少周围脑组织的牵拉引起的继发性出血。

2. 对于手术中创面的弥漫性渗血，可用明胶或再生氧化纤维素材料覆盖创面，并用生物蛋白胶喷洒创面。由于生物蛋白胶不依赖患者的凝血功能，因此能满足凝血功能障碍患者的围手术期止血需要。

（三）止血的术后防治——合理规范使用止血材料

1. 存在出血高危因素的患者术后应回到监护室严密观察，防止高碳酸血症和缺氧，以免 CO_2 在体内蓄积引起脑血管扩张，导致再出血风险增加。

2. 术后早期避免过度脱水，以免造成低颅内压，诱发或增加颅内出血量。

3. 保持血压稳定在正常水平，避免血压突然升降引起的再出血。

4. 对于需要抗凝药物治疗的脑出血手术患者，术后应组织多学科讨论，评估抗凝药物的恢复时间及剂量。

【专家点评】

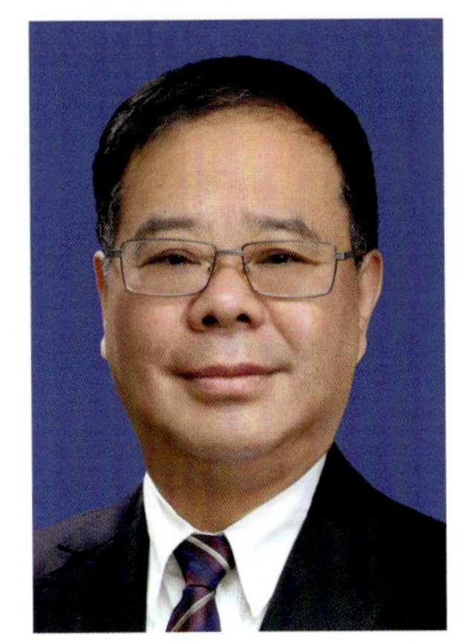

冯　华　主任医师　陆军军医大学第一附属医院(西南医院)

1. 疾病特点　病患高龄(75 岁),有服用双抗药物的病史,出血部位为脑叶,动态 CT 复查示血肿扩大,是典型服用双抗致脑出血的病例。

2. 术前处理非常规范、到位　主要体现在术前行凝血功能检查及动态复查;根据结果采用输注新鲜血浆及维生素 K 10mg 静滴拮抗华法林抗凝,同时停用所有抗凝及抗血小板药物;如果能进行血栓弹力图(thromboela-stogram,TEG)检查,可更客观地评估患者的凝血状况。

3. 手术时机非常恰当,兼顾了调整患者凝血功能及病情加重的状况,果断地选择了合适的时机进行手术治疗。

4. 术中血肿清理操作规范,处理有序得当;术中未出现难以处理的出血情况,主要归因于正确制定手术策略,其次在血肿清除创面合理使用止血材料进行止血操作;术中整体出血情况也提示患者凝血功能情况不是特别差,所以术前的 TEG 检查能更客观地评价患者的凝血功能状况;随着手术技术的发展,若 TEG 提示患者凝血功能很差,可采取微创方式,如内镜下锁孔清除血肿等。

5. 此患者因患有心脏瓣膜病,所以术后存在非常高的血栓形成风险,对启动抗凝抗血小板时机的选择非常符合专家共识,低分子量肝素和华法林中间治疗的过渡期桥接合理。

总体来说,疾病的治疗非常规范、科学,符合专家共识,术后效果理想,值得大家学习借鉴。

病例 8

经胼胝体-穹窿入路第三脑室肿瘤切除术

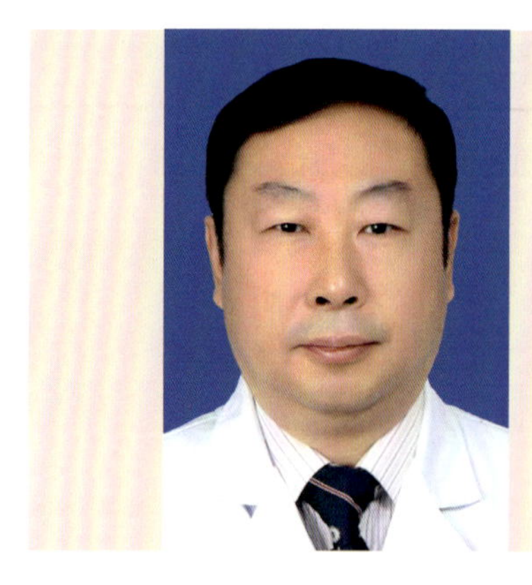

术者：汪永新，主任医师
新疆医科大学第一附属医院

【病例简介】

患儿，女，8 岁。

主诉：全身水肿、多尿 1 月余。

现病史：患者家长诉患者 1 个月前无明显诱因出现水肿及多尿，主要表现为全身水肿，每天尿量增多，尿液为白色清亮液体，具体尿量未知，患儿就诊于当地医院，行头颅 MRI 检查示鞍区占位，考虑颅咽管瘤可能性大，现患者为进一步诊治来我院治疗。

查体：神志清楚，心肺听诊未及异常，病理征阴性，无特殊阳性体征。

实验室检查：血常规、电解质、肝肾功能、凝血功能均未见异常。

既往史：无心肺功能异常病史，无肾病史，既往无口腔及牙龈出血史，未服用抗血小板及抗凝药物。

入院诊断：颅内占位性病变（鞍区占位）：颅咽管瘤？生殖细胞瘤？

【术前检查】

1. 术前头颅 CT(图 8-1)

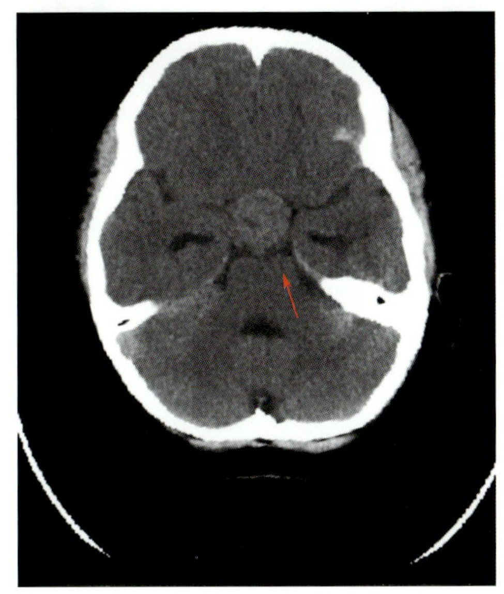

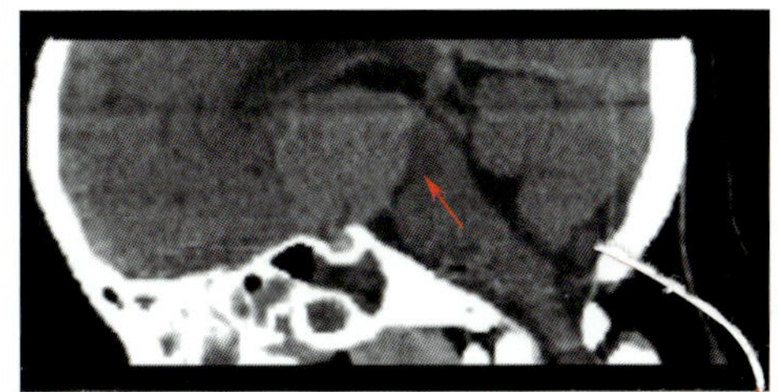

图 8-1　头颅 CT

示鞍区占位性病变，轴位截面大小约 2.36cm × 3.17cm，肿瘤呈类圆形软组织密度灶，可见稍低密度结节影(红色箭头示肿瘤)。

2. 术前头颅 MRI(图 8-2)

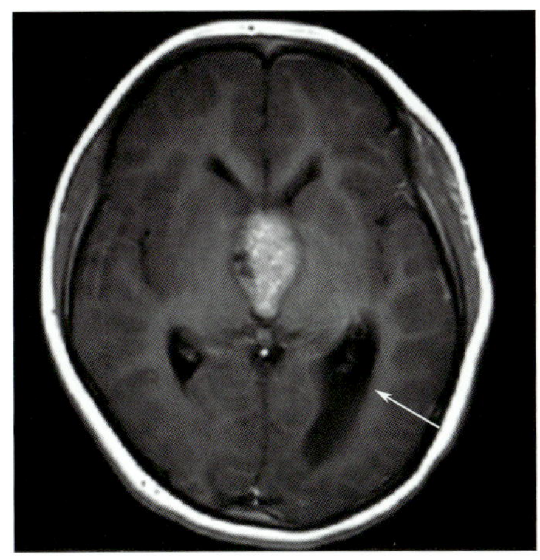

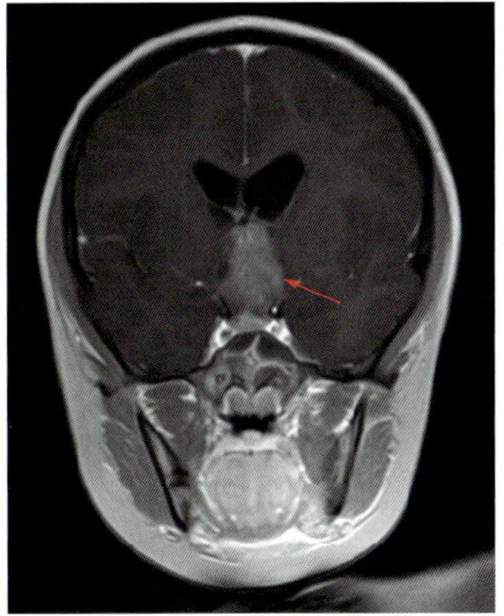

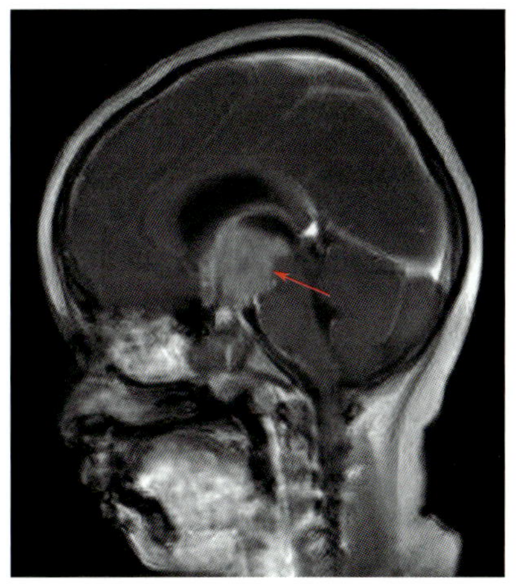

图 8-2　头颅 MRI

轴位增强后可见类圆形肿瘤不均匀强化，大小约 2.76cm × 2.50cm；冠状位示鞍上区及第三脑室占位，继发性幕上脑室积水；矢状位示肿瘤向前侵及视交叉后缘，向后侵及中脑被盖顶部，向上侵及第三脑室顶部(白色箭头示左侧扩大侧脑室后角，红色箭头示肿瘤)。

【手术方案】

经胼胝体 - 穹窿入路第三脑室肿瘤切除术

制定入路依据及策略(图 8-3)：

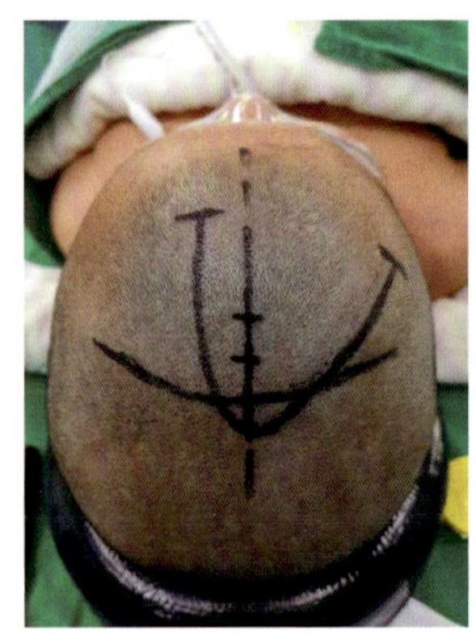
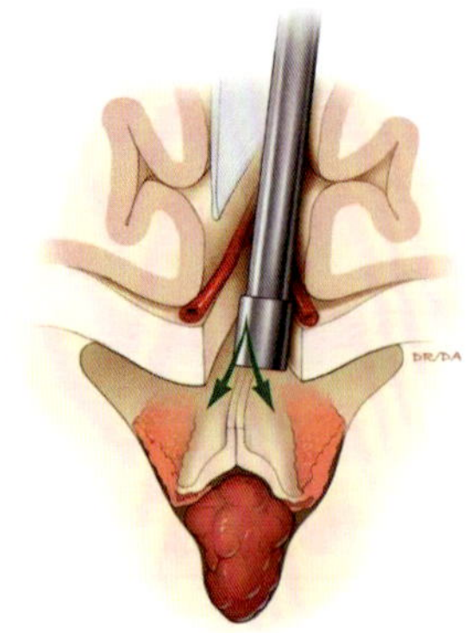
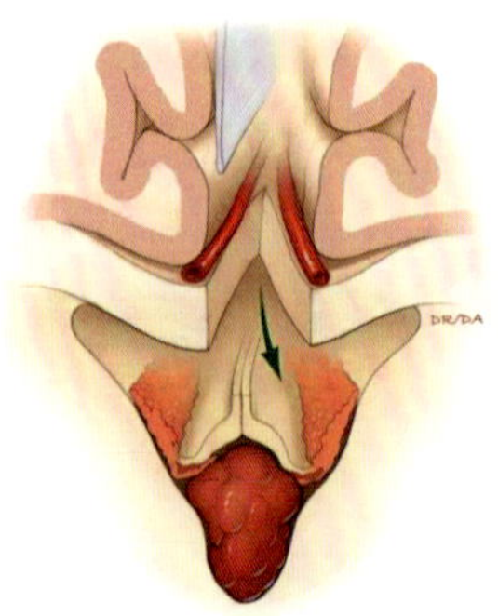
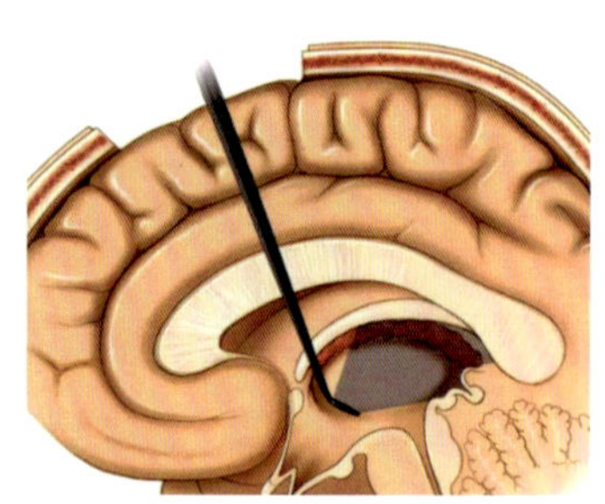

图 8-3 颅切口及入路设计

经胼胝体 - 穹窿间入路暴露并切除肿瘤。

1. 肿瘤前下方达视交叉后缘，两侧紧贴丘脑内侧壁，底部的前方达鞍上池及脚间池，底部的后方达中脑，顶部达穹窿。

2. 术前 MRI-T_2 像显示肿瘤内部有高低不均匀信号影，提示肿瘤质软。

3. 在使用铣刀铣下骨瓣时，内侧尽量不要形成骨檐，且尽量暴露矢状窦右侧缘。

4. 一般硬脑膜采用弧形剪开，若颅内压较大需要增加暴露时可十字剪开。弧形硬脑膜剪开时须注意避免损伤矢状窦、大脑皮质和皮质引流静脉。

5. 胼胝体应沿中线钝性分离，方向垂直于两侧外耳道连线，其目的是进入透明隔间腔，但有时肿瘤的存在会造成透明隔间腔移位，应根据影像学进行术中调整。

6. 有时由于胼胝体切开方向问题，切开后会进入一侧侧脑室，若脉络丛和丘纹静脉位于室间孔的右侧，则说明进入了右侧侧脑室，反之则进入左侧侧脑室。

7. 从前向后双侧大脑内静脉之间无交通支，且两者之间的并拢前部较后部疏松，对于第三脑室前部的肿瘤，往往分离至肿瘤后极拥有回位空间后，大脑内静脉的暴露才相对容易；而对于第三脑室后部的肿瘤往往早期即可见到大脑内静脉，且其与肿瘤之间有不同的粘连程度，故此成为肿瘤全切的一个重要因素。

8. 第三脑室肿瘤切除过程中，打通导水管是解决梗阻性脑积水的关键步骤，术毕应探查导水管上口，该病例患者导水管形态并无异常。

【术前出血风险评估】

肿瘤切除过程中需注意胼周动脉、大脑内静脉，瘤内减压后沿着肿瘤与脑室壁全切肿瘤存在出血风险。

【手术视频】

病例 8 手术视频　经胼胝体 - 穹窿入路第三脑室肿瘤切除术

脉性的弥漫性出血效果较好，且对于术野的影响较小。

3. 在肿瘤创面较大，有广泛渗血时，应用流体明胶有意想不到的止血效果；但切记，流体明胶使用后，务必仔细检查创面，如发现有动脉性出血，须再次双极电凝止血。

【专家点评】

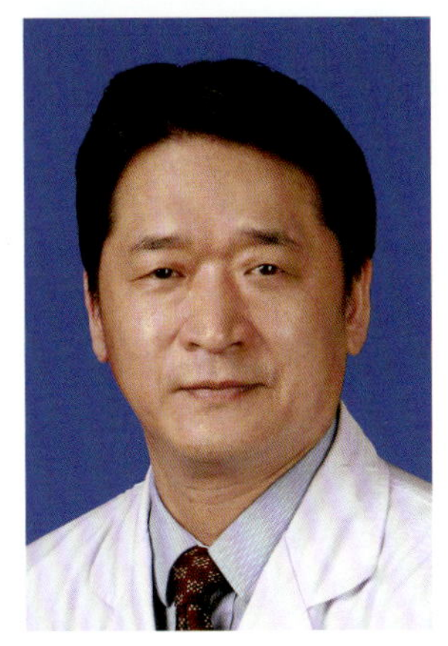

蒋传路 主任医师 哈尔滨医科大学附属第二医院

第三脑室是一个位置深在、与下丘脑等重要结构关系密切的比较特殊的手术区域，需要良好的解剖知识和显微手术技巧。对于该区域肿瘤，有经终板、经室间孔、经脉络裂、枕部经小脑幕、幕下小脑上以及经胼胝体 - 透明隔 - 穹窿间入路等。应根据肿瘤的大小、位置、生长方向及术者比较熟悉的手术路径选择手术入路。

本病例向前将视交叉顶起，向后到达中脑被盖，向上到达第三脑室顶部，两侧紧贴丘脑内侧壁。术者采用经胼胝体 - 透明隔 - 穹窿间入路，在手术前制定了详细的手术计划，考量到术中每个步骤可能出现的风险以及应对策略。开颅切口及入路设计合理，骨窗显露充分考虑到回流静脉的保护，肿瘤切除过程中注意保护胼周动脉、大脑内静脉及穹窿，瘤内减压后沿着肿瘤与脑室壁全切肿瘤，术中巧妙利用双极电凝和吸引器减少手术创面，合理使用流体明胶等止血材料。手术视野清晰，脑组织及血管保护良好，术后影像显示肿瘤切除满意，患者无明显神经功能缺失，取得良好治疗效果。体现出术者正确的手术决策和扎实的显微手术技巧。

病例 9

复合手术治疗左颞叶颅内动静脉畸形

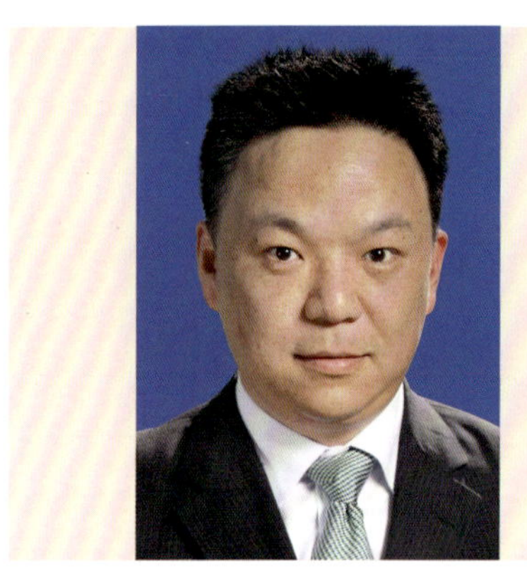

术者：赵元立，主任医师
首都医科大学附属北京天坛医院

【病例简介】

患者，女，31 岁。

主诉：间断性头痛伴耳鸣 9 月余。

现病史：患者自述 9 月余前无明显诱因出现间断头痛，为切割痛，难以忍受，伴恶心、喷射样呕吐，呕吐物为胃内容物，量不详，伴右耳间断耳鸣，无言语不利，无肢体活动障碍，无意识丧失，无头晕。患者就诊于吉林当地医院，行头部 CT（2019 年 6 月 27 日）提示脑肿胀，脑沟变浅、消失；脑内血管密度增高。当地医院给予止痛等对症治疗，症状无明显缓解，上述症状间断发作 3 月余。患者 5 月余前上述症状突发加重，伴头晕，不能行走，于吉林当地医院急诊行头部 CT 检查（2019 年 10 月 1 日）提示蛛网膜下腔出血；行头部 MRI 检查（2019 年 10 月 1 日）提示蛛网膜下腔出血、脑内多发纡曲血管增粗血管影，待除外血管畸形；右侧乙状窦、上矢状窦血管壁异常信号，左侧颞叶团片状异常信号影。于 2019 年 10 月 5 日进一步行脑动脉造影明确颅内动静脉畸形，于 2019 年 10 月 8 日行“颅内动静脉畸形栓塞术”，术后患者自述上述症状有所缓解。患者 1 个月前再次发作上述症状，且较前加重，头晕不能行走，再次前往吉林当地医院急诊行头部 CT 检查（2020 年 2 月 12 日）提示脑出血，蛛网膜下腔出血。患者为求进一步诊治，来我院就诊。

病理征：阴性。

既往史：2019 年 10 月 8 日行“颅内动静脉畸形栓塞术”，余无特殊。

入院诊断：颅内动静脉畸形（左颞叶，部分栓塞术后）。

【术前检查】

1. 术前头颅 CT（图 9-1）

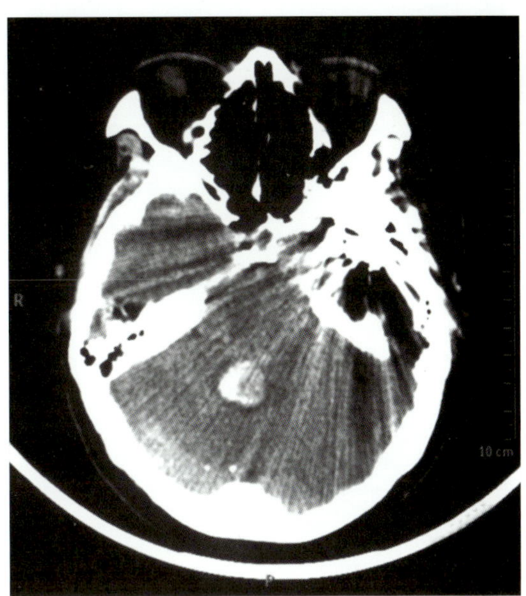

图 9-1　患者动静脉畸形部分栓塞术后出血头颅 CT

可见蛛网膜下腔出血，第四脑室后可见圆形不均密度高密度影，为静脉球，局部可见血栓，左颞叶动静脉畸形部分栓塞术后伪影，右侧横窦较左侧发达。

2. 术前头颅 MRI（图 9-2）

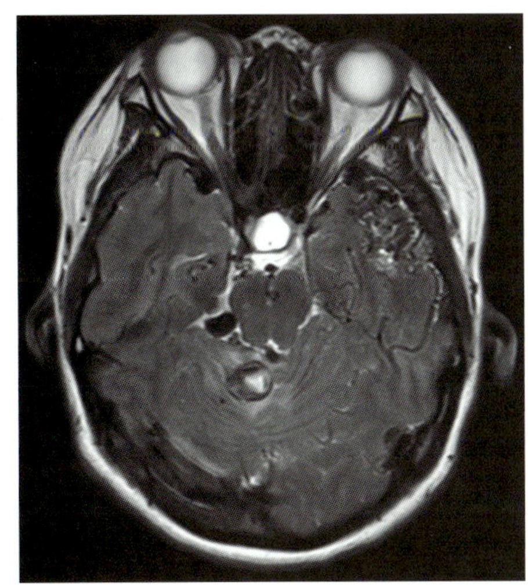

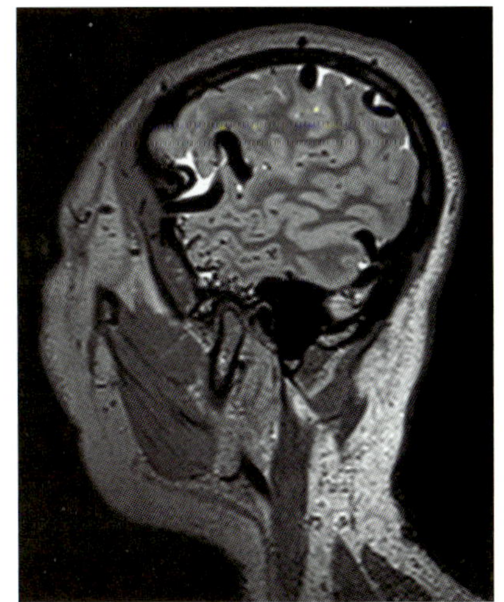

图 9-2　头颅 MRI 示左颞部动静脉畸形

轴位可见脑干右侧一支粗大引流静脉，第四脑室后可见静脉球结构，局部血栓形成；冠状位可见二支引流静脉向上矢状窦引流。

3. 术前 DSA（图 9-3）

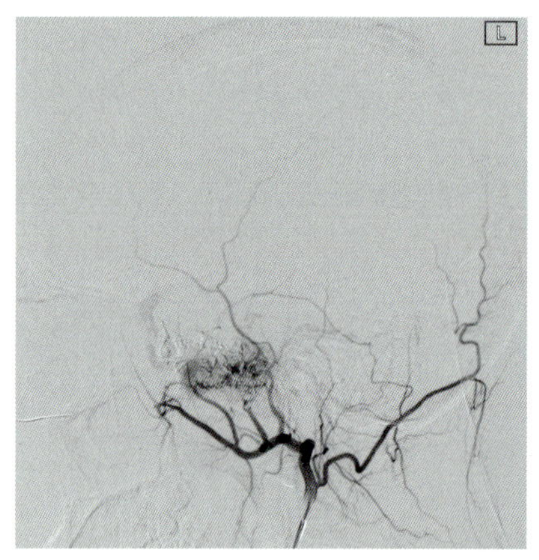
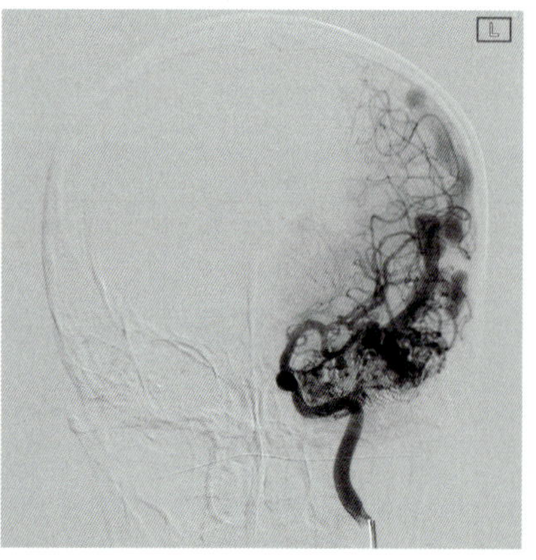
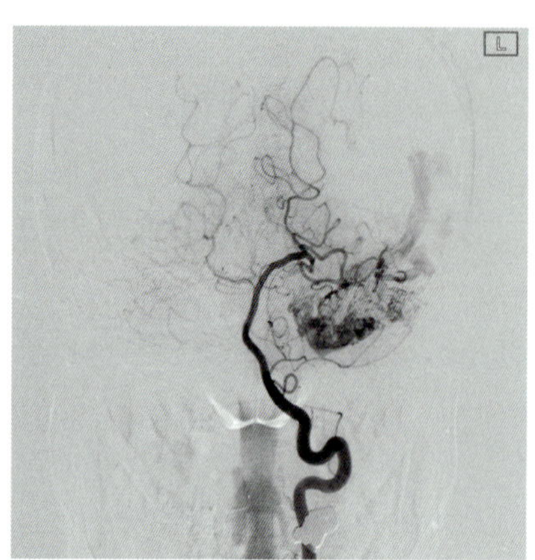
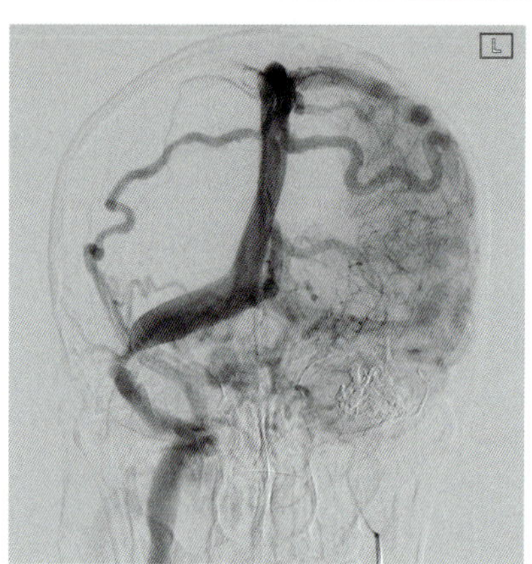
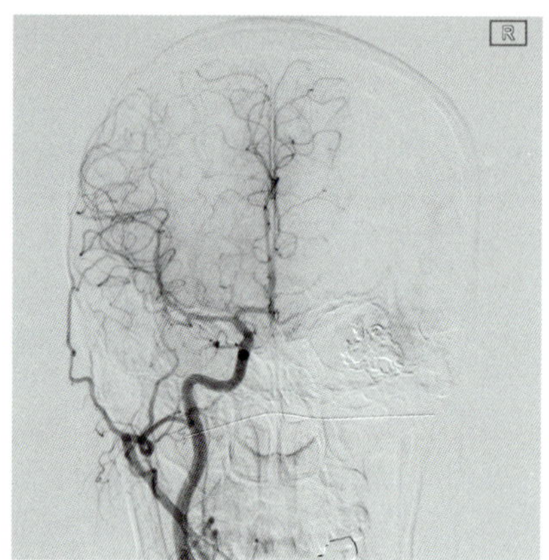

图 9-3 术前 DSA 示畸形团供血动脉丰富，血流量大

左侧大脑中动脉、颈外动脉、大脑后动脉参与畸形团供血，向上引流至上矢状窦，向右侧脑干后方引流，左侧大脑前动脉由右侧颈内动脉经前交通动脉供血，左侧横窦以远闭塞，右侧横窦矢状窦交汇处狭窄。

【手术方案】

复合手术治疗左颞叶颅内动静脉畸形（颅内动静脉畸形栓塞术 + 左颞开颅颅内动静脉畸形切除术）

制定入路依据及策略：

1. 患者畸形团较大，位于左颞部，邻近功能区，供血动脉丰富，血流速度快，左侧大脑中动脉盗血明显，引流静脉血流速度快，单纯手术切除风险较大；患者既往于外院行动静脉畸形部分栓塞术，畸形供血动脉仍较多，畸形团中有动静脉畸形和动静脉瘘结果，单纯介入栓塞不能完全栓塞畸形结构，故考虑复合手术治疗。

2. 畸形团后界供血动脉栓塞较为完全，出血风险降低，可在畸形团内边界切除，栓塞后相对安全，术中可优先处理；下界与硬脑膜相邻，存在颈外动脉供血的硬脑膜动静脉瘘，术前栓塞降低血流量；上界与前界则无明显栓塞，主要为畸形团与脑组织混合，需注意边界，在畸形团外边界切除，充分止血。

3. 手术先由吕明教授行畸形栓塞术，后由赵元立教授行畸形切除术。

【术中检查】

术中 DSA（图 9-4）

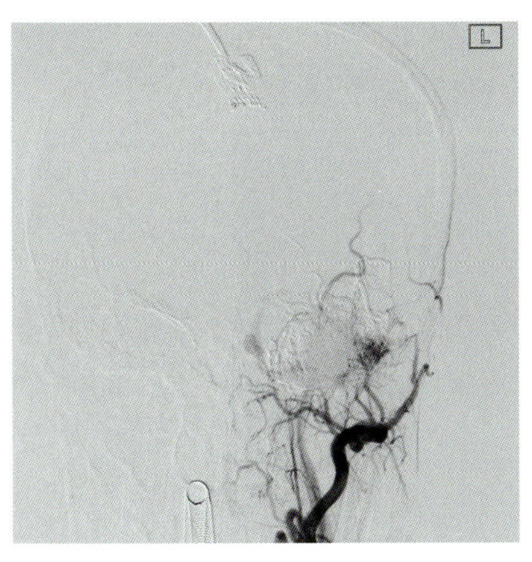
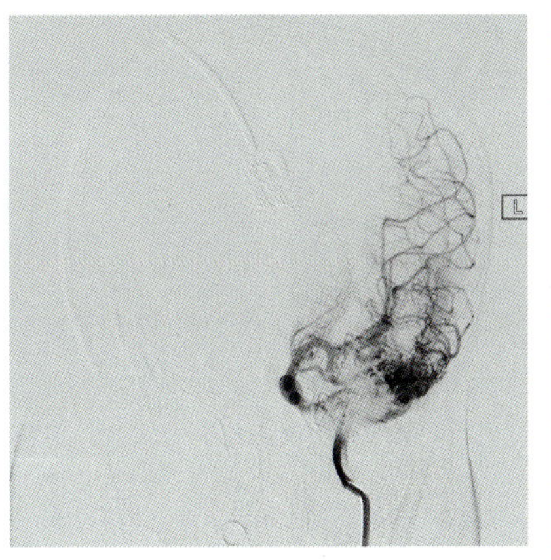
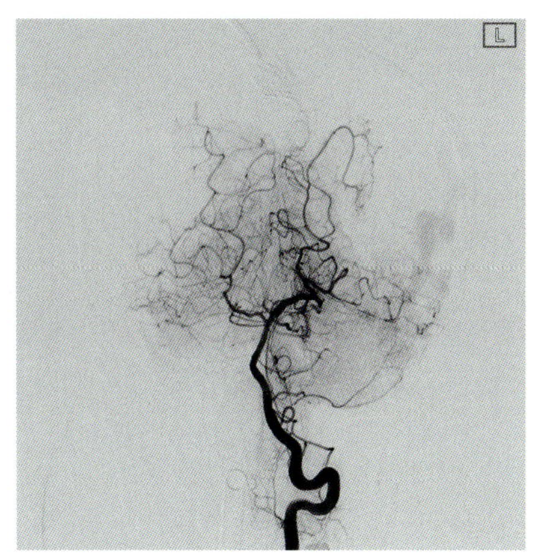

图 9-4　栓塞后 DSA

大脑后动脉供血栓塞较为完全，颈内动脉、颈外动脉造影仍可见畸形团显影。

【术前出血风险评估】

1. 患者颅内畸形团较大，且邻近功能区，供血动脉丰富，易发生出血。
2. 患者多次出现脑出血说明动静脉畸形较为脆弱，术中操作不当易引发再次出血。

【手术视频】

病例 9 手术视频　复合手术治疗左颞叶颅内动静脉畸形

【术后检查】

1. 术后 DSA（图 9-5）

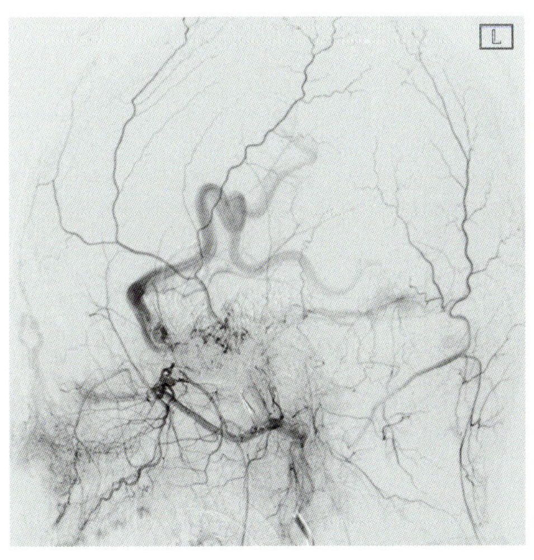
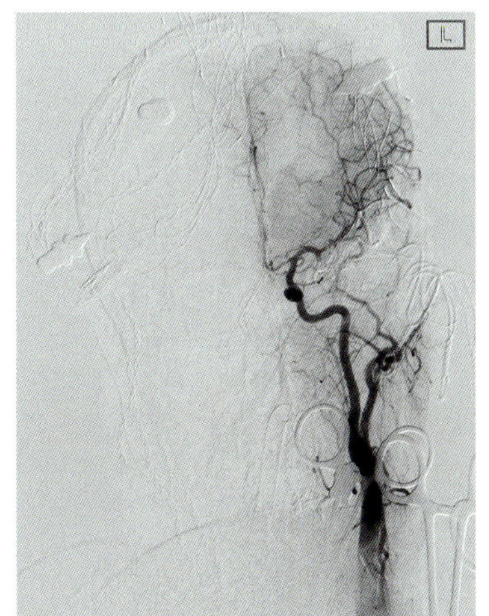
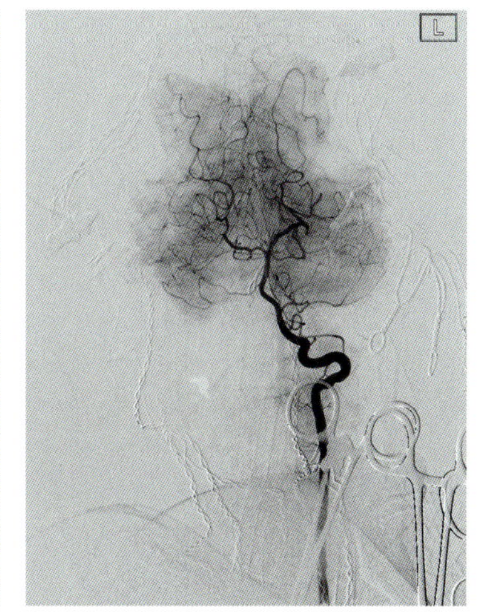

图 9-5　手术切除后即刻 DSA

畸形团不显影，可见粗大引流静脉，盗血减轻，血流重新分配，左侧颈内动脉造影可见左侧大脑前动脉显影。

2. 术后头颅 CT（图 9-6）

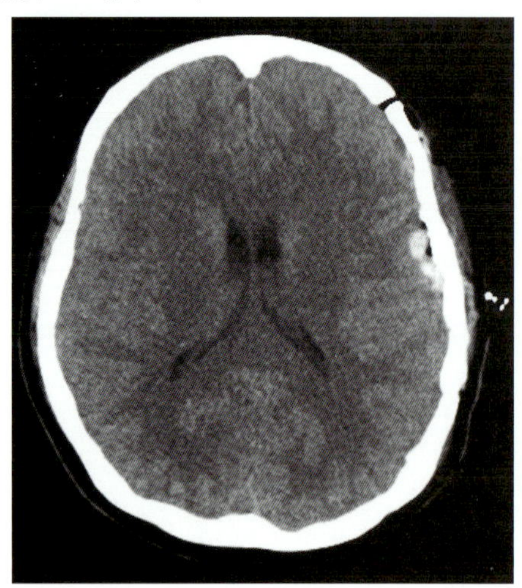

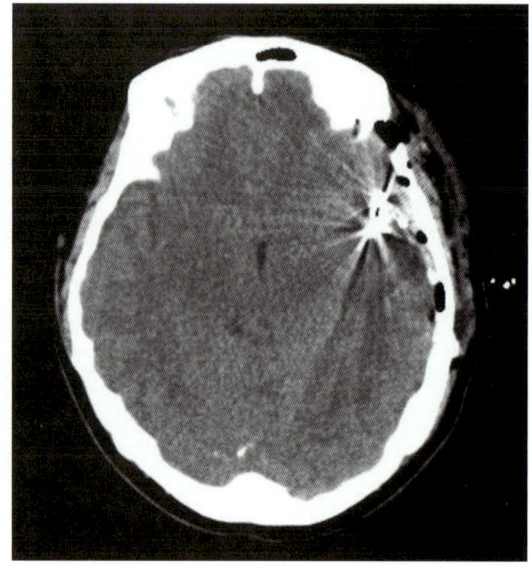

图 9-6 术后 6 小时头颅 CT

畸形切除完全，无颅内出血，左颞部颅骨下可见引流静脉。

3. 术后头颅 MRI（图 9-7）

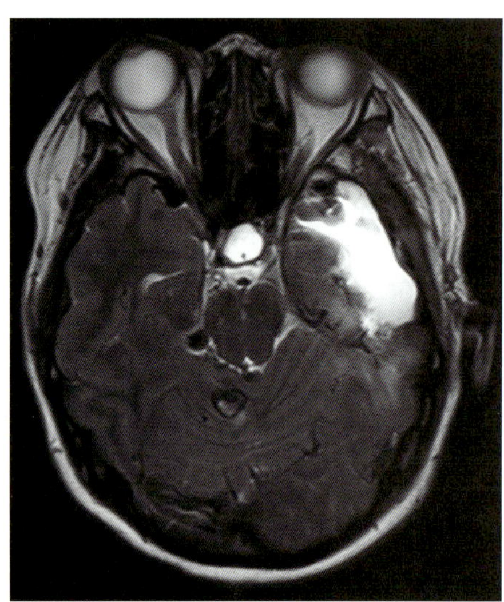

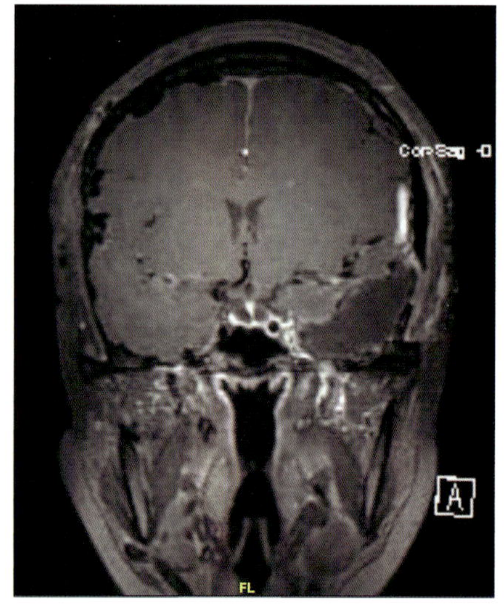

图 9-7 术后 10 天头颅 MRI

畸形切除完全，第四脑室右后方静脉球较术前变小。

4. 术后病理（图 9-8）

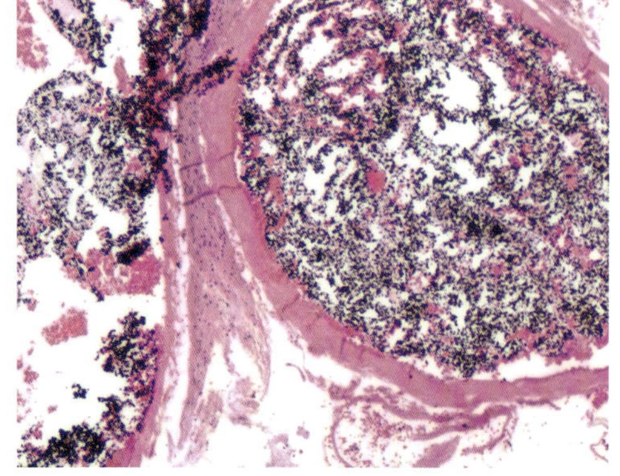

图 9-8 术后病理 HE 染色

送检脑组织中可见大量畸形的血管，管壁厚薄不一，周围脑组织胶质细胞增生，符合脑动静脉畸形。

【术后患者恢复情况】

颅内动静脉畸形切除完全，术后患者神志清楚，语言及运动功能良好。患者头痛及耳鸣症状已完全缓解，但较术前明显减轻，生活质量得到了改善（图 9-9）。

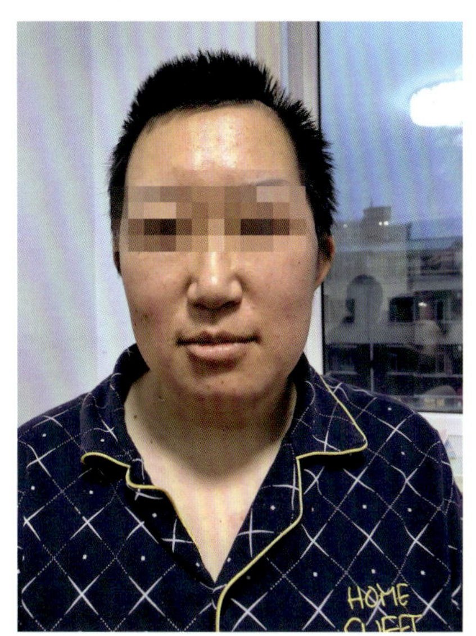
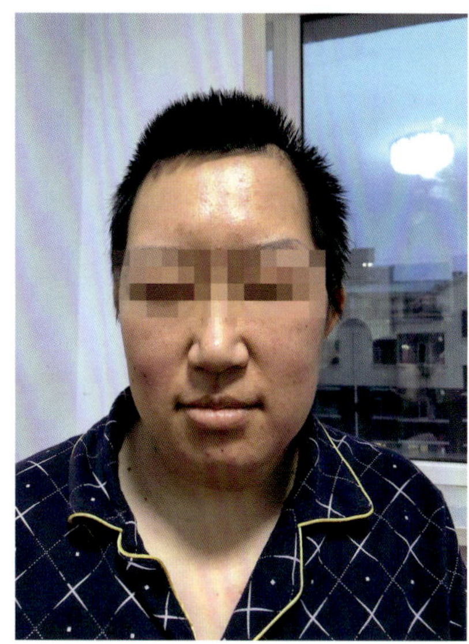

图 9-9　患者术后 2 个月照片

术后 2 个月随访，患者头痛及耳鸣症状消失，言语及肢体活动正常。

【止血心得】

1. 术前仔细阅片，了解畸形团血供，制定手术方案及步骤，切除前栓塞有助于减少切除术中出血，锐性分离畸形团与脑组织边界，双极适度烧灼，保护正常血管。血管分支小出血点，可以用速即纱按压出血部位，外覆盖棉片按压，纤丝速即纱单位面积的纤维丝为血小板黏附和凝聚提供物理支架作用，以及其良好的贴附性，止血效果好，如发现还有出血，可在速即纱表面电凝止血后再次铺垫速即纱。

2. 寻找畸形团供血来源及引流静脉，畸形团整体分离切除，配合速即纱压迫协助止血。

3. 术中采用速即纱、流体明胶配合止血，流体明胶使用后需冲洗水冲洗，使用流体明胶后无法使用术中自体血回收。注意，铺垫速即纱后，需仔细观察数分钟有无潜在出血点，可采用提升血压或过度通气协助明确有无出血点，如发现出血，可在速即纱表面电凝，或再次双极电凝止血后再次铺垫速即纱。

【专家点评】

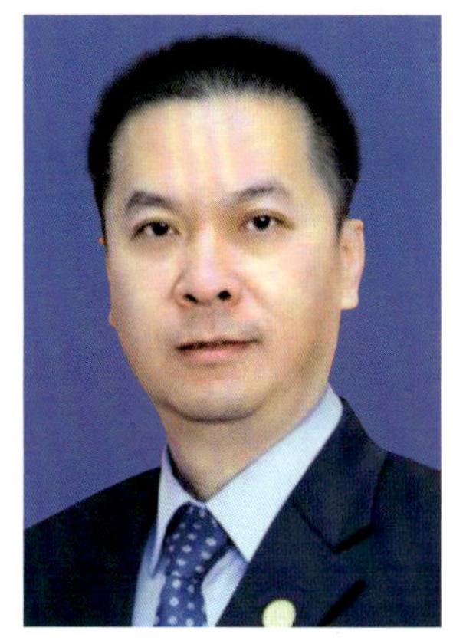

康德智　主任医师　福建医科大学附属第一医院

这是一例左颞部颅内动静脉畸形出血经部分栓塞术后再出血的患者，女，31 岁，术前无论是影像学对于 AVM 还是出血风险评估，都比较全面、详尽和到位，手术方案策略合理，采取复合手术条件下治疗。

本案例充分展现了术者对术中出血的预防和有效控制，术中使用电凝得当，AVM 切除完美，显示了术者扎实的显微镜操作功底。

对于动脉出血，术前仔细阅片判断，切除前栓塞有助于减少切除术中动脉出血，锐性分离畸形团与脑组织边界，双极适度烧灼，保护正常血管。对于静脉出血，寻找畸形团供血来源并予电凝，以减少引流静脉的出血，畸形团整体分离切除，配合速即纱压迫协助止血。血管分支小出血点，用速即纱按压出血部位，外覆盖棉片按压，尽量避免高功率电凝，以免出血更为凶猛。对于创面渗血和其他渗血，铺垫速即纱后，需仔细观察数分钟有无潜在出血点，可采用提升血压或过度通气协助明确有无出血点，如发现出血，可在速即纱表面电凝，或再次双极电凝止血后再次铺垫速即纱，这是非常好的措施。

术者对止血材料的选择及应用合理，术中采用速即纱、流体明胶配合止血，流体明胶使用后需用冲洗水冲洗，使用流体明胶后无法使用术中自体血回收，这是合理应用而又极好的提醒。

术后及时复查 DSA、CT 及 MR 影像，预防出凝血并发症，管理得当，结果显示术野干净、无出血，患者颅内动静脉畸形切除完全，术后患者神志清楚，语言及运动功能良好。症状消失，恢复良好，显示了术者对《神经外科围手术期出血防治专家共识(2018)》的深刻理解。

病例 10

右额颞开颅鞍区复发垂体瘤切除术

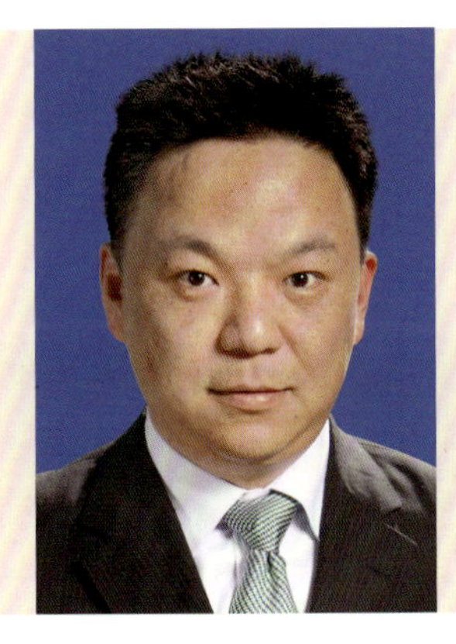

术者：赵元立，主任医师
首都医科大学附属北京天坛医院

【病例简介】

患者，男，50 岁。

主诉：右眼视力下降 10 余年，垂体瘤术后 8 年。

现病史：患者 10 余年前无明显诱因出现右眼视力下降，无头晕头痛，无恶心呕吐，未予以重视。8 年前检查发现鞍区占位，于当地行手术治疗，术后病理提示垂体瘤，具体不详。病变未完全切除，术后患者右眼视力进行性下降，有光感，未规律复查头部 MRI。现患者无头晕、头痛，无恶心、呕吐，无癫痫发作，复查头部 MRI 示肿瘤复发，为求进一步诊治就诊于我院门诊，门诊以“鞍区占位”收入我科。

查体：神清语利，对答切题，遵嘱活动。眼球运动正常，双侧瞳孔等大同圆，光反射存在，右眼光感，左眼视力 0.6，左眼上方、下方、颞侧视野缺损，双侧鼻唇沟对称，示齿口角不偏，面部感觉正常，伸舌居中。四肢感觉正常，双侧肢体肌力肌张力正常，病理征阴性。

实验室检查：血常规、肝肾功能、凝血功能无异常，术前激素水平见表 10-1。

表 10-1　激素水平

游离甲状腺素	10.4 ↓	pmol/L
游离三碘甲状腺原氨酸	2.9 ↓	pmol/L
三碘甲状腺原氨酸	1.4	nmol/L
甲状腺素	77.0	nmol/L

续表

甲状腺球蛋白抗体	<10.0	IU/ml
甲状腺过氧化物酶抗体	14.0	IU/ml
促甲状腺素受体抗体	<0.30	IU/L
皮质醇 8AM	11.87	μg/dl
皮质醇 4PM	4.03	μg/dl
生长激素	0.030	ng/ml
促黄体生成素	1.19	U/L
卵泡刺激素	4.46	U/L
雌二醇	<10.00	pg/ml
孕酮	<0.10	ng/ml
泌乳素	5.14	ng/ml
睾酮	2.90 ↓	nmol/l
胰岛素样生长因子 1	82.90	ng/ml

注：患者游离甲状腺素、游离三碘甲状腺原氨酸、睾酮降低。

既往史：8 年前曾行鞍区垂体瘤切除术，无其他特殊病史。

入院诊断：1. 颅内占位性病变（鞍区复发垂体瘤）；2. 垂体瘤术后；3. 视力下降；4. 垂体功能减退。

【术前检查】

1. 术前头颅 CT（图 10-1）

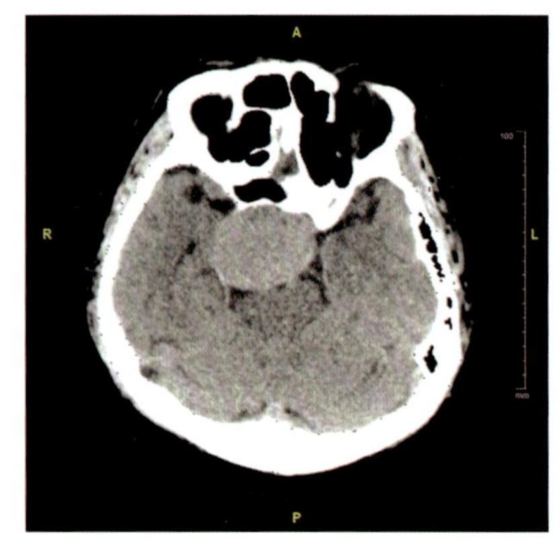

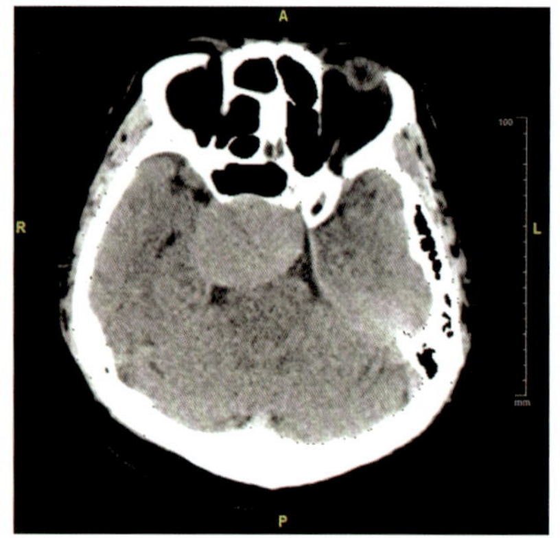

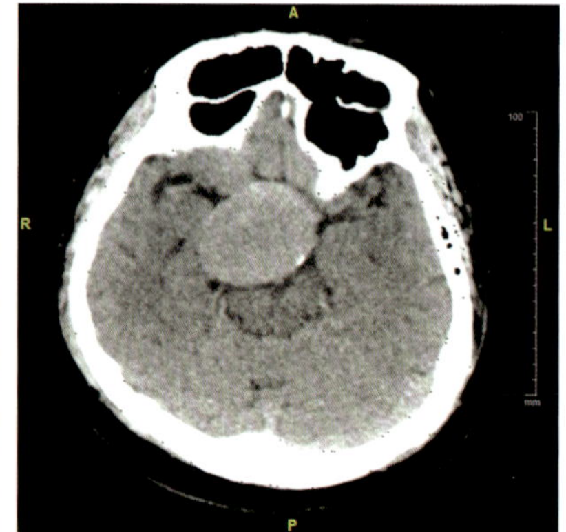

图 10-1 头颅 CT

肿瘤自鞍内向上生长侵犯右侧海绵窦。

2. 术前头颅 MRI（图 10-2）

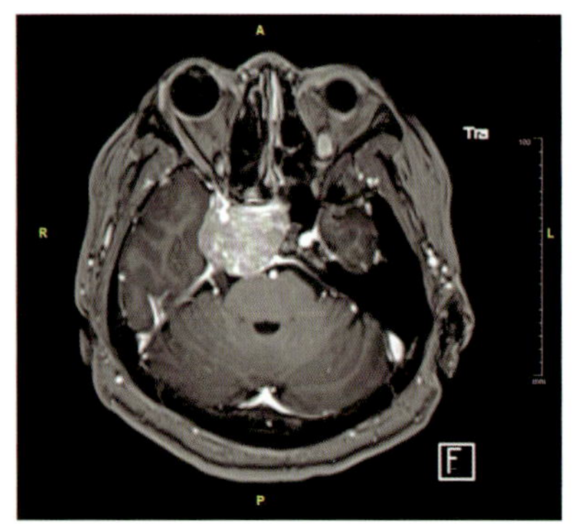

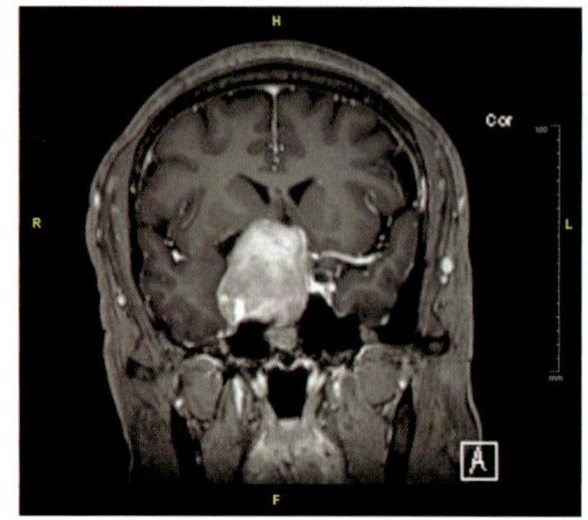

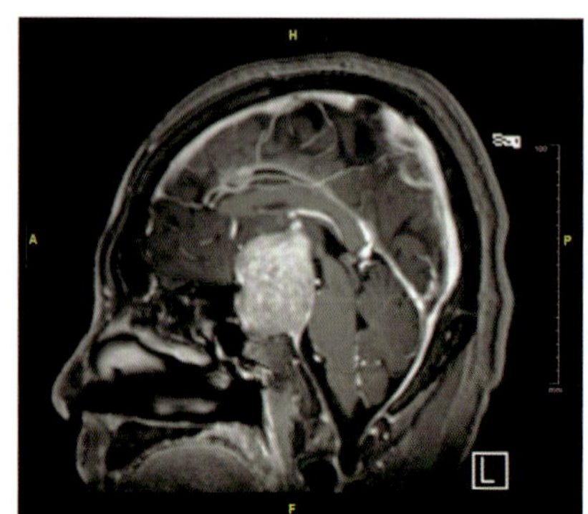

图 10-2 头颅 MRI

肿瘤包裹右侧视神经、右侧颈内动脉向后挤压脑干。

3. 术前头颅 CE-MRA（图 10-3）

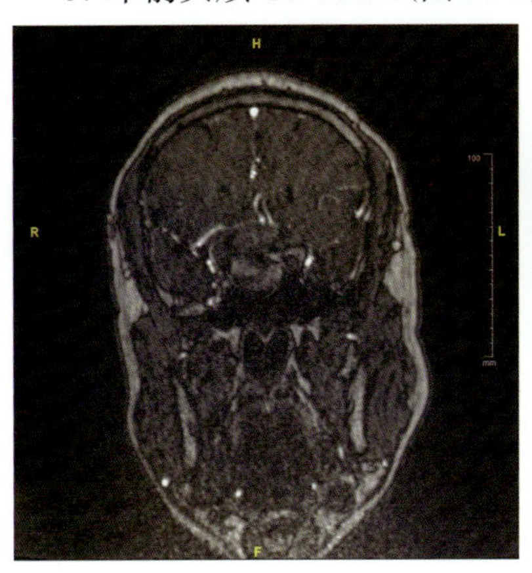
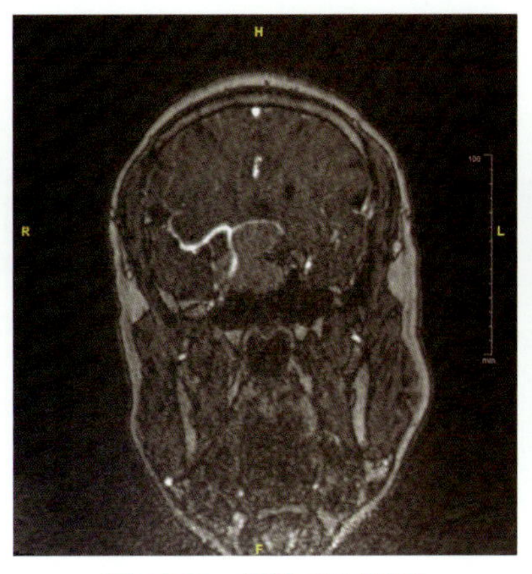
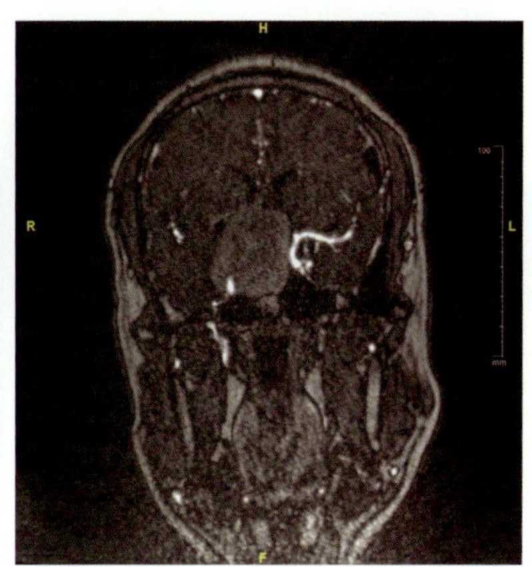

图 10-3　头部 CE-MRA

肿瘤包裹右侧颈内动脉，向上推挤右侧大脑中动脉、前动脉，后方与基底动脉粘连。

【手术方案】

右额颞开颅经额底入路鞍区占位切除术

制定入路依据及策略：

1. 患者肿瘤自鞍内向上生长，侵犯右侧海绵窦，包裹右侧颈内动脉、右侧视神经，肿瘤巨大，包裹重要动脉及神经，手术困难。

2. 术前 CE-MRA 提示肿瘤包裹右侧颈内动脉，向上推挤右侧大脑中动脉、前动脉，后方与基底动脉粘连，复发垂体瘤质地较韧，术中血管保护操作复杂，肿瘤血供丰富，如无法全切术后极易出血。

3. 显微镜下经鼻蝶入路无法全切病变，海绵窦出血止血困难，患者既往 8 年前曾行经蝶窦鞍区病变切除术，此次开颅手术术后出现脑脊液漏可能性较大。

4. 本次手术入路采用右额颞开颅经额底入路鞍区占位切除术，因肿瘤包裹右侧颈内动脉，可先经第一间隙、第二间隙切除肿瘤，仔细分离肿瘤与右侧颈内动脉粘连部分，再经第三间隙切除颈内动脉外侧病变，可全切肿瘤。

5. 术中密切注意止血，注意保护重要动脉，海绵窦内明胶海绵填塞压迫止血，因视野局限，术中磁共振扫描查看肿瘤切除程度，力争一次全切病变。

6. 患者额窦极度发达，术中不可避免开放，开放后注意消毒并严密修补，预防术后脑脊液漏。

【术前出血风险评估】

1. 患者术前未服用抗凝药物，术前凝血功能未见异常。

2. 患者病变复杂，包裹颈内动脉，术中动脉损伤可能出现大出血，如肿瘤无法全切，术后残留肿瘤导致术区出血风险较高，术后可给予止血药物预防出血，注意围手术期血压平稳，定期复查头部 CT。

【手术视频】

病例 10 手术视频　右额颞开颅鞍区复发垂体瘤切除术

【术后检查】

1. 术后头颅 CT（图 10-4）

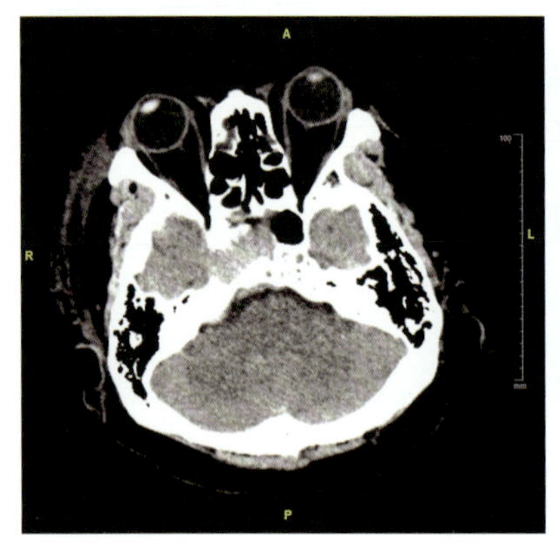

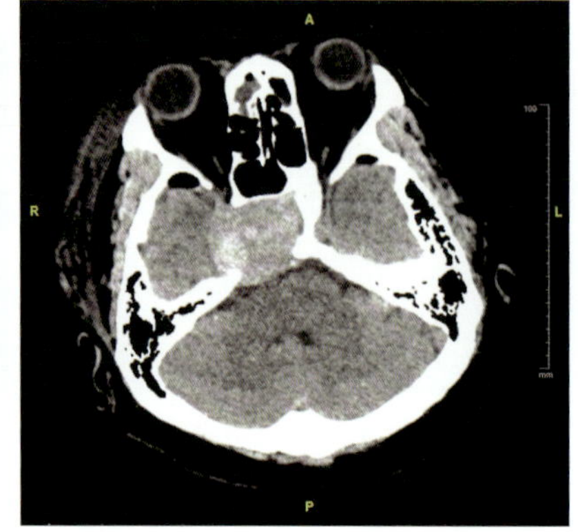

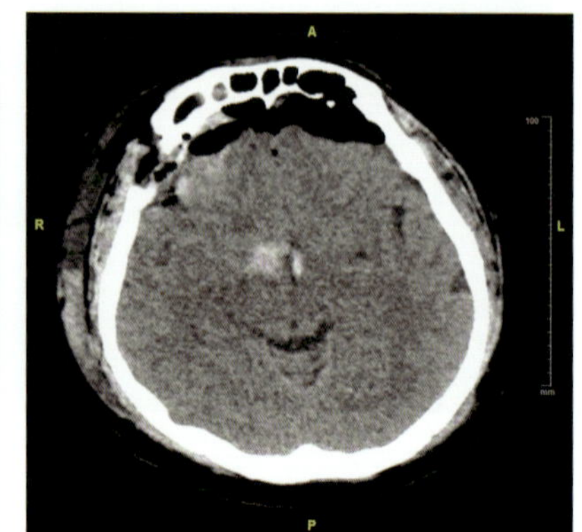

图 10-4 头颅 CT

术后瘤腔少量出血，追踪复查无增多。

2. 术后头颅 MRI（图 10-5）

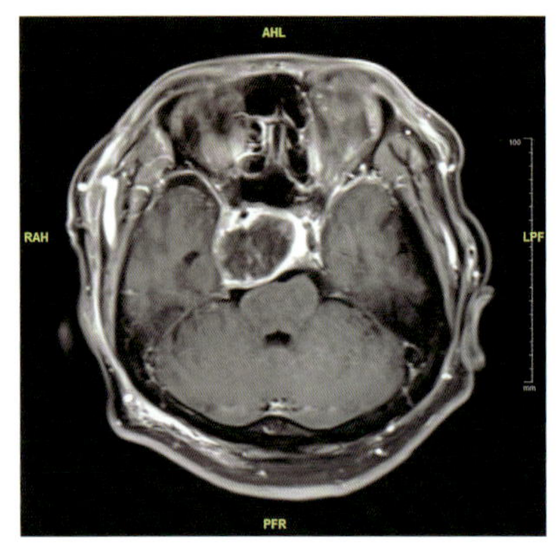

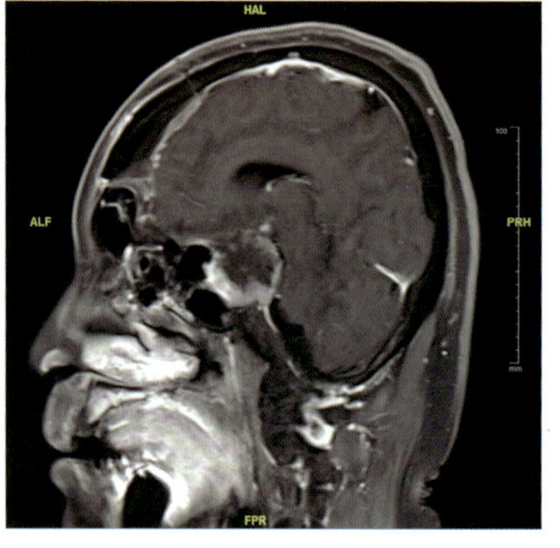

图 10-5 头颅 MRI

术后复查 MRI 提示肿瘤近全切除。

3. 术后激素水平（表 10-2）

表 10-2 激素水平

卵泡刺激素	3.71	U/L
促黄体生成素	0.93	U/L
雌二醇	15.00	pg/ml
孕酮	<0.10	ng/ml
泌乳素	6.08	ng/ml
睾酮	0.54 ↓	nmol/l
游离甲状腺素	12.7	pmol/L
游离三碘甲状腺原氨酸	3.6	pmol/L
三碘甲状腺原氨酸	1.5	nmol/L
甲状腺素	105.4	nmol/L

续表

促甲状腺素	2.61	μIU/ml
甲状腺球蛋白抗体	<10.0	IU/ml
甲状腺过氧化物酶抗体	20.5	IU/ml
促甲状腺素受体抗体	<0.30	IU/L
皮质醇 8AM	10.62	μg/dl
皮质醇 4PM	5.16	μg/dl
生长激素	0.090	ng/ml
促肾上腺皮质激素	1.90	pg/ml

注：患者游离甲状腺素、游离三碘甲状腺原氨酸已恢复正常水平、睾酮降低。

4. 术后病理（图 10-6）　术后病理提示：（鞍区）垂体腺瘤，结合免疫组化结果，不除外促性腺激素细胞腺瘤，请结合临床，送检组织总体积约 2cm × 1.2cm × 0.8cm。免疫组化结果：GFAP（-），Syn（+），ACTH（-），TSH（-），FSH（少数 +），GH（-），hLH（-），PRL（-），Cam5.2（+），T-PIT（-），PIT-1（-），SF-1（弱 +），ER（-），P53（野生型），Ki-67（约 2%+）。特殊染色结果：网织纤维（局灶 +）。

【术后患者恢复情况】

患者生活正常，右侧动眼神经麻痹，神清语利，对答切题，双瞳孔等大等圆，直径 3mm，对光反应灵敏，右侧眼上睑下垂，右眼光感，左侧视力视野粗侧同术前，双侧肢体活动好，肌力 5 级（图 10-7）。术后偶有尿崩，口服去氨加压素（弥凝）控制尿量。

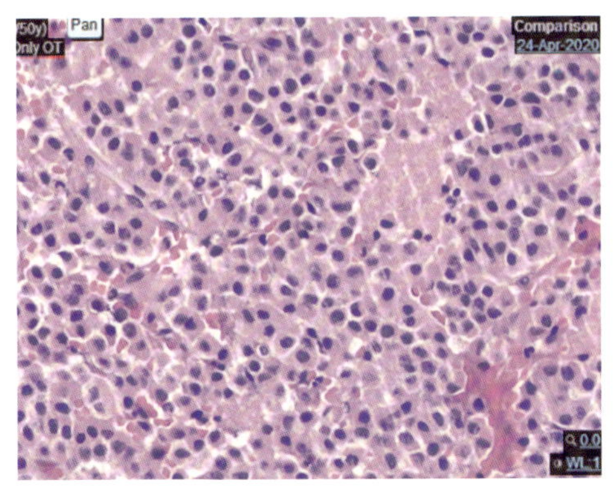

图 10-6　术后病理
鞍区垂体腺瘤，结合免疫组化结果，不除外促性腺激素细胞腺瘤。

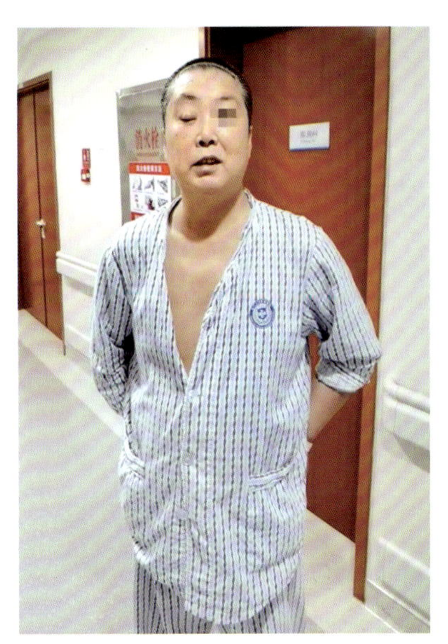

图 10-7　患者术后恢复情况
神清语利，对答切题，右侧动眼神经麻痹，右侧眼上睑下垂，右眼光感，左侧视力视野粗侧同术前，双侧肢体活动好。

【止血心得】

（一）肿瘤切除中的血管保护

1. 术前仔细阅片，根据肿瘤与血管的毗邻关系，制定手术方案及步骤，术中导航协助确定血管位置，从肿瘤安全部位瘤内切除减压，增加视野及空间，协助寻找及暴露血管。

2. 寻找到血管后，锐性分离肿瘤与血管边界，减少双极烧灼，保护血管。

3. 血管分支小出血点，可采取低功率双极电凝止血，配合速即纱压迫止血，速即纱单位面积的纤维丝为血小板的黏附和凝聚提供物理支架，贴附性好，止血效果好。

（二）术中止血操作

1. 寻找肿瘤供血来源，瘤内分块切除减压增加视野，降低止血难度，配合速即纱压迫协助止血。

2. 海绵窦内止血可采用流体明胶填充止血，流体明胶独特的流体性质，可以填充到不规则腔隙，止血迅速，不必过多追求电凝止血。

3. 垂体瘤血供丰富，全切病变可降低术后出血风险，残留肿瘤易导致术后血肿发生。

（三）止血材料使用及注意事项

1. 术中采用速即纱、流体明胶配合止血，流体明胶使用后需冲洗水冲洗，使用流体明胶后无法使用术中自体血回收。

2. 深部止血应先采用电凝止血，配合速即纱压迫，无明显渗血后再铺垫止血材料。

3. 铺垫止血材料后，需仔细观察数分钟有无潜在出血点，可采用提升血压或过度通气协助明确有无出血点，如发现出血，需再次双极电凝止血后再次铺垫速即纱。

【专家点评】

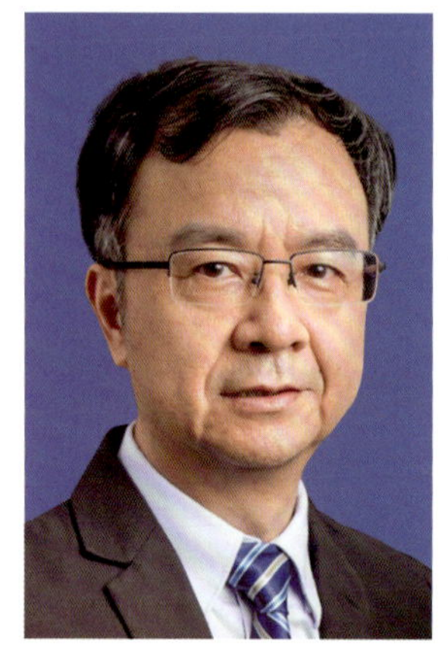

雷 霆 主任医师 华中科技大学同济医学院

临床上侵袭性垂体瘤的病例并不少见。这类患者病变复杂，包绕颈内动脉，如肿瘤无法全切，术后残留肿瘤出现术中止血困难、术后再次出血等情况的风险较大，因此临床处理非常困难。术者术前充分评估了该患者肿瘤的生长方式，侵袭海绵窦，包裹重要的动脉和神经，同时结合患者的具体病情和 MRI 影像学表现（增强时强化明显），制定了详细的诊疗计划，其手术体位的选择、摆放、切口的设计合理，手术方案合理。手术视频资料显示术者操作手法轻柔，没有对颞叶及肿瘤周围脑组织产生破坏，止血策略采取术中尽量切除肿瘤，结合速即纱 + 电凝局部压迫相结合的方法，最后使用流体明胶来达到充分止血的目的。术中止血彻底，止血器械应用熟练，止血材料使用合理。该病例显示了术者对《神经外科围手术期出血防治专家共识（2018）》较深入的理解，也展示了术者较扎实的操作能力和止血技巧。

病例 11

标准式左侧颈动脉内膜斑块切除术

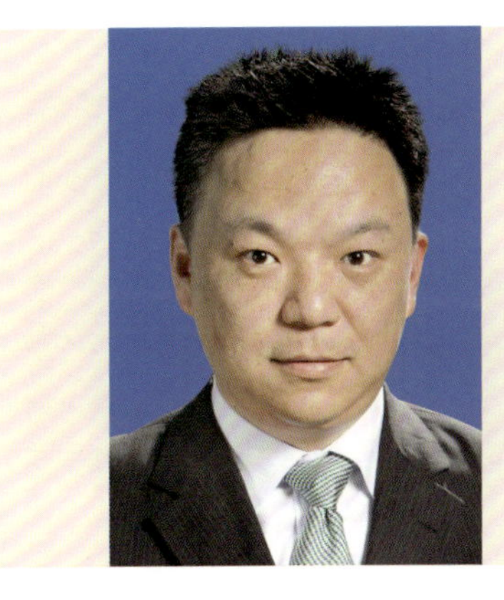

术者：赵元立，主任医师

首都医科大学附属北京天坛医院

【病例简介】

患者，男，69 岁。

主诉：发现左侧颈动脉狭窄半年余。

现病史：患者于 2017 年夏天无明显诱因突然出现右下肢为著的右侧肢体活动欠灵活伴言语不利，急诊就诊于当地医院(具体诊疗过程不详)，诊断为“急性脑梗死”，行静脉内溶栓治疗，后上述症状较快好转，对症治疗后恢复良好，适时出院。患者于 2019 年间断出现颈肩部不适及左侧头面部麻木感，后行相关辅助检查发现左侧颈动脉狭窄，于 2019 年 11 月就诊我科，入院后心脑联合 DSA 期间发现冠状动脉狭窄严重，心内科医师予以冠状动脉支架植入治疗，过程顺利，适时出院，建议 1 个月左右继续治疗颈动脉狭窄，因疫情拖延至今，术后至今口服阿司匹林 100mg/d、氯吡格雷(波立维)75mg/d，患者近 1 个月间断出现右上肢抬高无力，现为进一步治疗收入我科病房。

查体：神清语利，基本生命体征平稳，双瞳孔等大等圆，直径 2.5mm，对光反射灵敏，眼动充分，视力视野粗测正常，面纹对称，伸舌居中，面部感觉正常，颈软、无抵抗，肢体活动正常，肌力 5 级，肌张力正常，躯体感觉未见明显异常，病理征阴性。

实验室检查：

1. 心肌酶　脑钠肽(BNP)、肌酸激酶同工酶 MB(CK-MB)、肌红蛋白(MB)、高敏肌钙蛋白Ⅰ(hsTn Ⅰ)均处于正常范围内。

2. 凝血分析　PT、PT-A、PT-INR、APTT、APTT-R、TT、PIB 均处于正常范围内。

3. 血栓弹力图 普通检测结果显示凝血因子活性正常，纤维蛋白原功能正常，血小板功能正常，R 值 8min，MA 值 62.4mm；血小板图检测结果显示 AA 抑制率 54.3%，ADP 抑制率 44.2%，ADP 的 MA 值 36.6mm。

既往史：高血压病史 7 年左右，口服替米沙坦 4~5 年，控制尚可；2017 年急性脑梗死病史，恢复良好；2019 年 11 月我院行冠状动脉支架植入治疗。

入院诊断：1. 左侧颈动脉狭窄（分叉部位）；2. 冠状动脉支架植入术后；3. 脑梗死；4. 短暂性脑缺血发作（transient ischemic attack，TIA）；5. 动脉粥样硬化；6. 高血压。

【术前检查】

1. 头颈部动脉 CTA、心脑联合 DSA（含冠状动脉介入诊疗）（图 11-1~ 图 11-3）

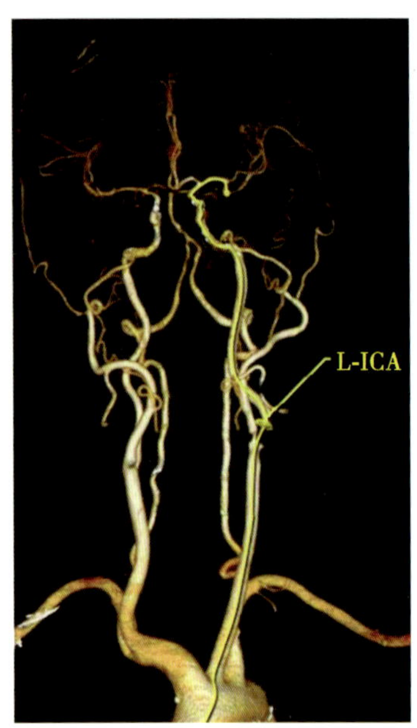

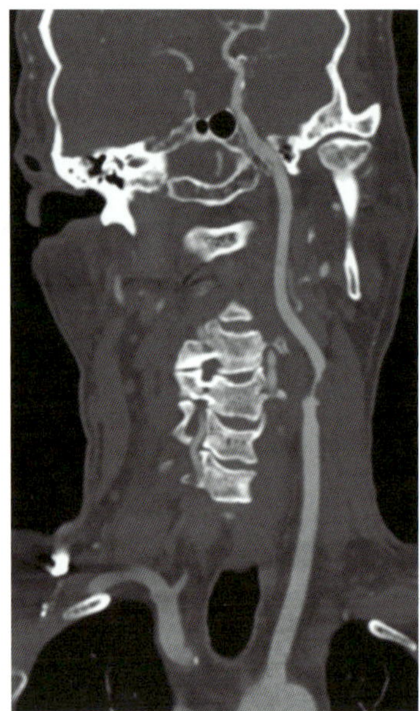
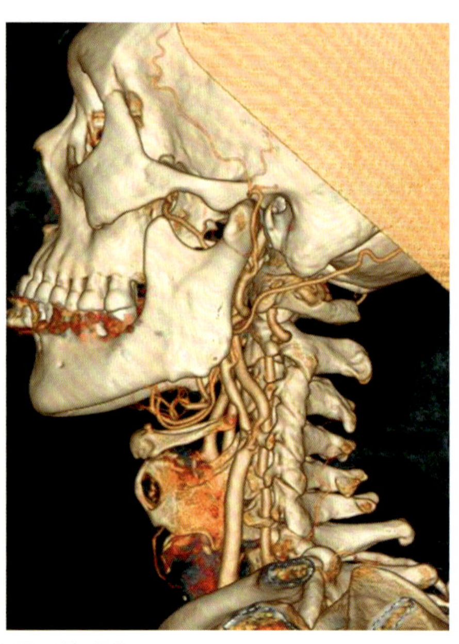

图 11-1 CTA 示左侧颈内、外动脉起始部局限性狭窄

左侧颈内、外动脉起始部位重度狭窄，颈动脉分叉部位位于 C4 椎体水平，颅内外血管动脉粥样硬化表现。

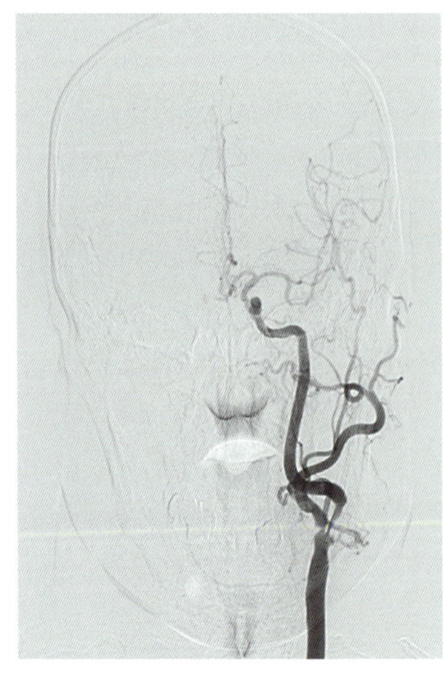
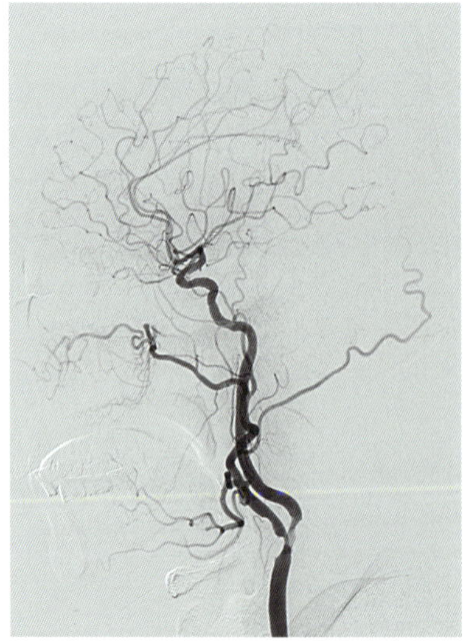

图 11-2 左侧颈动脉 DSA 示颈内、外动脉起始部狭窄

左侧颈内、外动脉起始部位重度狭窄，结合右侧颈动脉 DSA 显示双侧的大脑前动脉左侧共干，动脉粥样硬化表现。

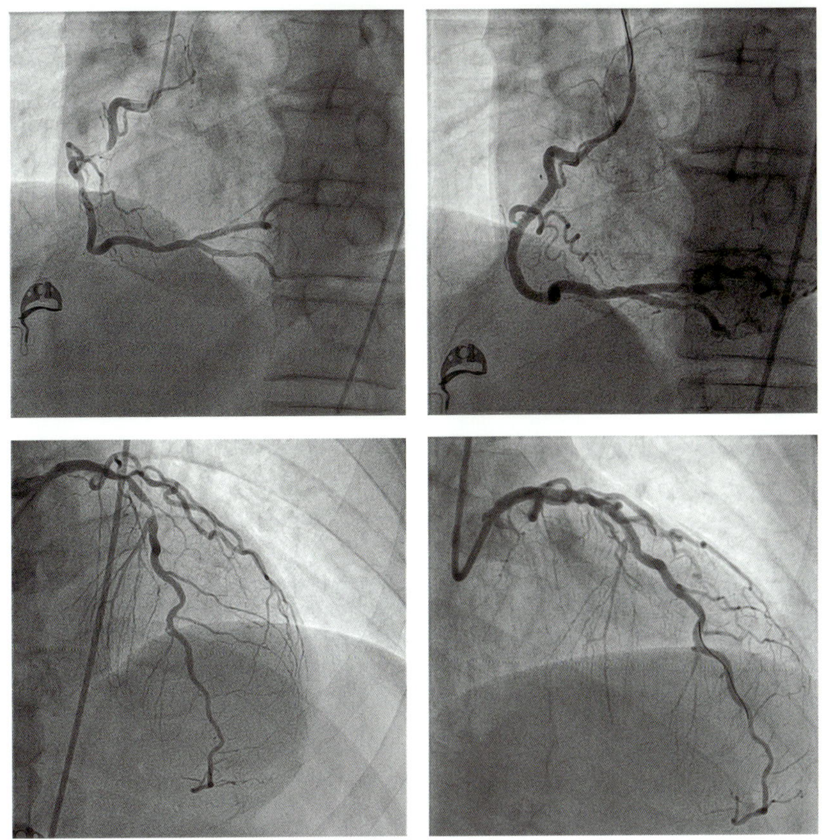

图 11-3　冠状动脉 DSA

右冠中段治疗前狭窄度为 99%、支架置入后形态改善；前降支近段治疗前狭窄度为 90%、支架置入后形态改善。

2. 头部 MRI（图 11-4）

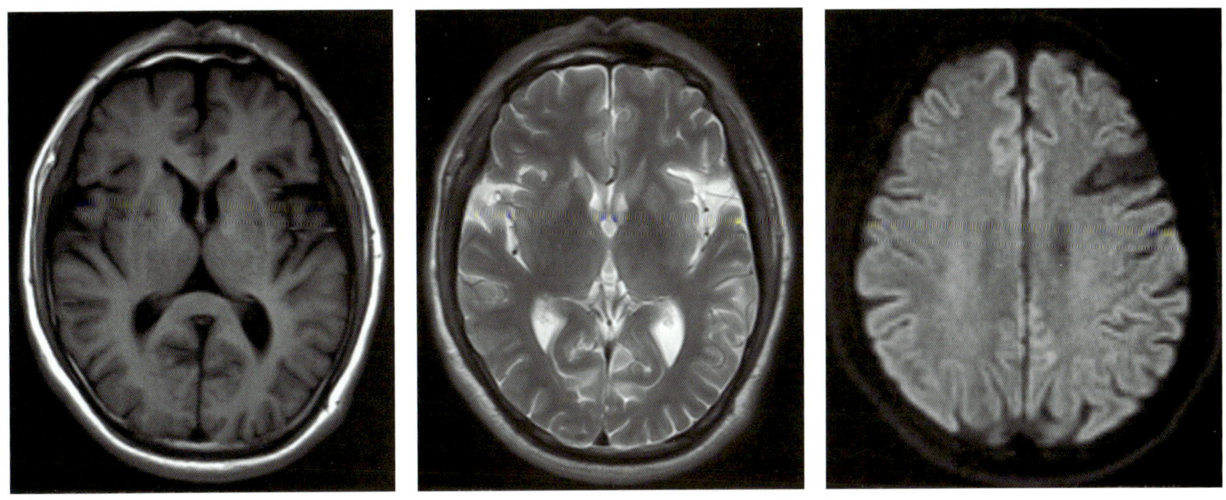

图 11-4　MRI 示多发腔隙性脑梗死、脑软化灶

脑内散在缺血灶，右图 DWI 显示左额叶脑软化灶，考虑同患者既往急性脑梗死有关，未及颅内近期新发脑梗死出现。

3. 超声心动图检查　左室射血分数：75.1%（≥55%），左室舒张功能减退。

【手术方案】

心脑联合造影 + 标准式左侧颈动脉内膜斑块切除术

制定入路依据及策略：

1. 影像学检查支持左侧颈内动脉起始部位重度狭窄，颈外动脉起始部位狭窄。

2. 患者存在间断 TIA 症状，结合临床症状及既往同侧急性脑梗死病史，考虑和该侧颈内动脉狭窄斑块脱落导致颅内血流异常有关；患者存在左颞面部感觉发凉等异常，倾向同该侧颈外动脉狭窄致头面部供血减少有关（颈动脉支架成形术有可能导致颈外动脉供血进一步变差）。

3. 患者半年前行冠状动脉支架植入术，此次麻醉前心脑联合 DSA 造影，不仅能够复查冠状动脉支架植入部位的血管形态及血流状况，而且能够了解左侧颈内、外动脉狭窄的进展情况，有助于评估全身麻醉的风险性，同时术中能够实时评估颈动脉内膜斑块切除后狭窄部位的改善情况。

4. 患者术前近半年每日口服阿司匹林、波立维双联抗血小板药物，术前凝血分析结果正常，术前血栓弹力图检查示 AA 抑制率 54.3%，ADP 抑制率 44.2%，ADP 的 MA 值 36.6mm，两种药物处于正常的药效状态，我科术前不为患者调整抗血小板药物。

5. 术前超声心动图检查示左室射血分数正常，心肌酶结果正常，头部磁共振检查未及新发脑梗死征象，为全麻手术提供了心脏及颅内方面的评估资料，无颈动脉内膜斑块切除术禁忌证。

6. 术中冠状动脉 DSA 成像（图 11-5）

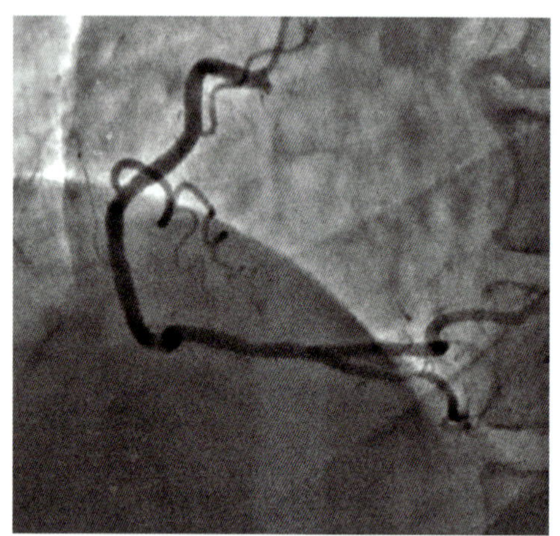
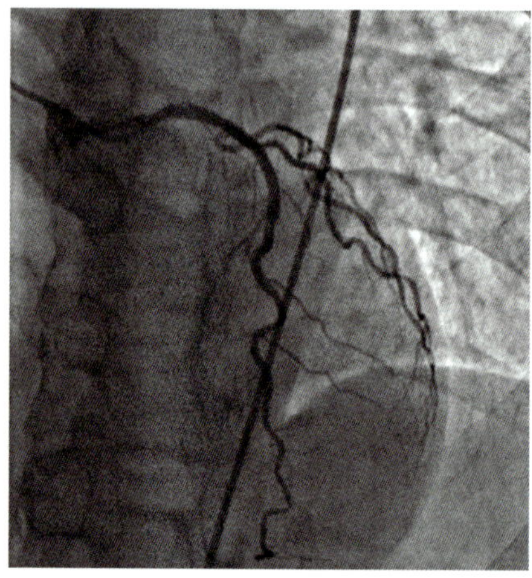

图 11-5 麻醉前冠状动脉 DSA

右侧冠状动脉动脉支架置入部位复查 DSA 血流通畅、未及再狭窄，
右图示前降支动脉支架置入部位复查 DSA 血流通畅、未及再狭窄。

7. 术中颈动脉 DSA（图 11-6）

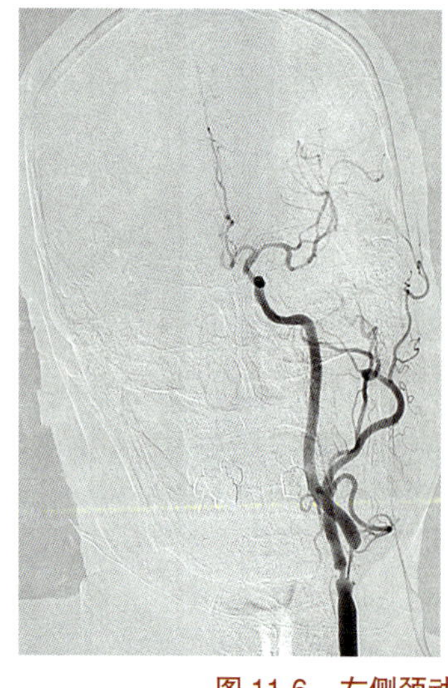
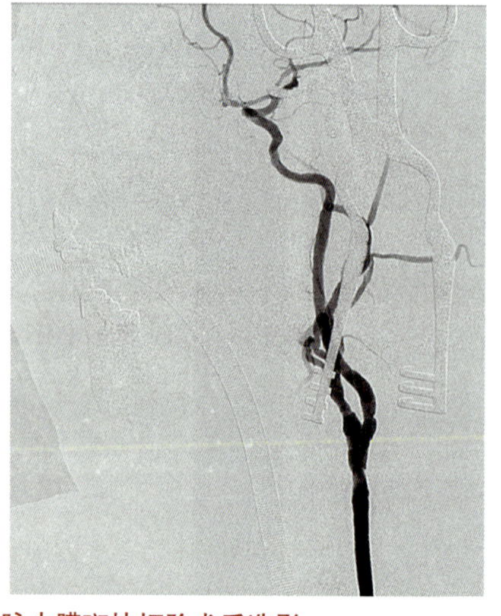

图 11-6 左侧颈动脉内膜斑块切除术后造影

左侧颈内、外动脉起始部位重度狭窄，手术彻底切除斑块，
颈、内外动脉狭窄改善满意，颅内血管显影正常。

【术前出血风险评估】

1. 患者服用阿司匹林、波立维等抗血小板药物，易诱发切口渗血。
2. 既往有脑梗死病史及冠状动脉支架植入史，患者全身血管情况不佳。
3. 左侧颈内动脉起始部位重度狭窄，颈外动脉起始部位狭窄，剥离斑块过程中容易导致动脉壁破裂出血。
4. 术中止血不彻底，易导致术后颈部切口血肿。

【手术视频】

病例 11 手术视频　标准式左侧颈动脉内膜斑块切除术

【术后检查】

1. 术后 3 个月复查颈动脉 CTA 检查（图 11-7）
2. 术后病理（图 11-8）

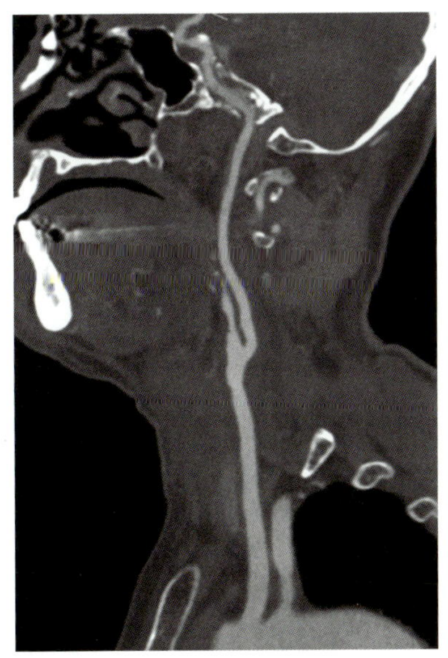

图 11-7　左侧颈动脉 CTA
左侧颈动脉内膜剥脱术后，狭窄改善良好，血流通畅。

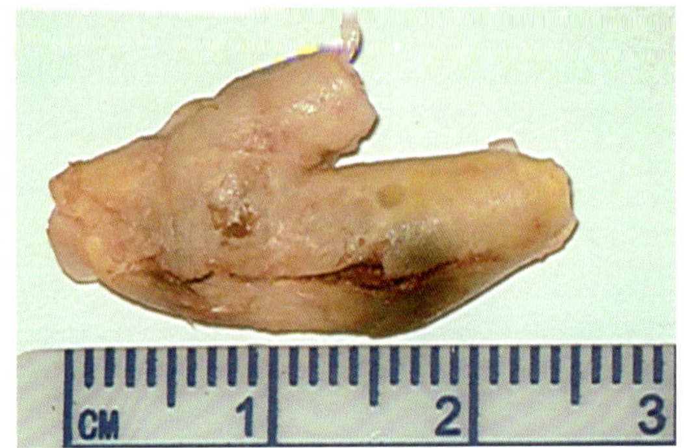

图 11-8　颈动脉内膜斑块
手术切除长约 2.5cm 颈动脉内膜斑块，实性，质韧，动脉粥样硬化性斑块。

【术后患者恢复情况】

患者术后 6 天出院，神清语利，基本生命体征平稳，声音无嘶哑，饮水无呛咳，转颈、耸肩有力，诉左头面部发凉感较术前明显改善，左颈部伤口无红肿热痛，愈合良好，皮内缝合无需拆线，四肢肌力肌张力正常，下床活动良好，躯体感觉正常，病理征阴性（图 11-9）。

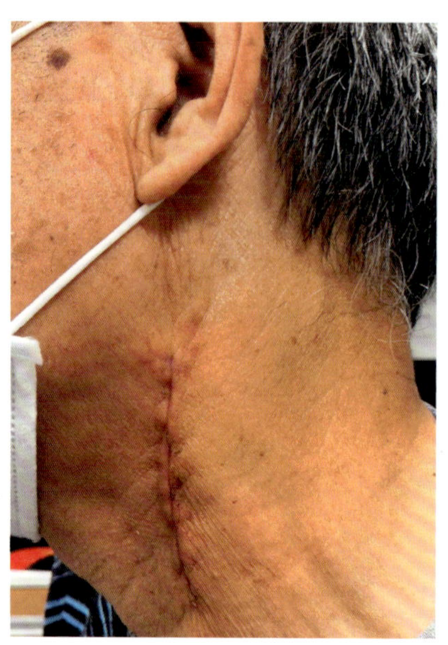

图 11-9 术后伤口（皮内缝合）
患者神清语利，声音无嘶哑，饮水无呛咳，
肢体运动良好，颈部切口愈合良好。

【止血心得】

颈动脉内膜切除术（carotid endarterectomy，CEA）围手术期出血的处理遵循神经外科围手术期出血的防治原则：术前系统评估、预防为主，术中彻底有效止血，术后严密观察、及时处理。

神经外科围手术期出血的防治原则

1. 术前系统评估 颈内动脉内膜剥脱手术的抗凝及抗血小板仍存在争议，大部分研究认为，CEA 围手术期服用双抗（阿司匹林 100mg/d + 氯吡格雷 75mg/d）较单独使用阿司匹林能减少术后血栓事件的发生，而并不增加出血风险，并且可以降低术后再狭窄率。结合凝血功能、凝血药物指标检查结果，该患者术前并未调整双抗药物，排除凝血障碍性疾病等，保证了术后用药的一致性和延续性。

2. 术中彻底有效止血

（1）术中显露颈动脉分叉部位的手术技巧：沿胸锁乳突肌前缘斜切口入路，锐性切开皮肤后，电刀切开皮下脂肪及颈阔肌层，并沿颈阔肌下间隙暴露胸锁乳突肌前缘，严格沿胸锁乳突肌前缘的筋膜组织向颈动脉搏动方向游离，其间双重结扎静脉属支后离断；在颈总动脉上方切开颈动脉鞘，严格按照颈动脉鞘在动脉上方的走行向颈内动脉及颈外动脉方向逐次剪开，期间不要刻意暴露颈静脉及迷走神经，4-0 小针细线将剪开的颈动脉鞘向两侧软组织悬吊；上述显露颈动脉分叉部位过程中的层次感同术中及术后软组织渗血程度相关性极高，需充分结合解剖知识及临床实践逐步积累经验。

（2）术中颈动脉切开部位缝合出血的处理：动脉缝合时应当选择合适的缝线，常规 6-0 或 5-0 圆针缝合，不建议使用角针缝合血管壁，缝合时应当注意针间距，缝合至最后一针备打结时，建议由该针间距内向缝合段血管内注入肝素盐水，有助于预判血管缝合情况；去除各阻断夹，确定了动脉性出血点后，可采用明胶海绵覆盖出血部位，外覆盖棉片压迫止血点，当确定局部动脉出血可以压迫止住后，渗血再用速即纱覆盖，速即纱可为血小板的聚集提供物理支架，有效止血，棉片辅助压迫观察，该方法可处理大部分缝合部位的出血点，必要时可在止血不理想部位间断缝合修补。但动脉的压迫止血有术后再出血的风险，需动态观察，积极对症处理。

（3）创面渗血：手术创面渗血是常见情况，同暴露颈动脉分叉部位的手术技巧相关性较大，创面组织自身具有良好的止血能力，只需对明显的小动脉出血进行电凝和对无明显解剖结构的静脉性出血速即纱辅助纱布压迫止血。同时,术中体温控制亦有助于改善凝血功能,建议由麻醉医师辅助患者处于正常生理体温值,有助于保证各凝血机制的正常功能。

3. 术后严密观察、及时处理　术后对患者血压、呕吐、疼痛、管路等管理都在减少围手术期出血中扮演十分重要的角色,比如尽早拔除尿管、深静脉置管、伤口引流管等,有助于患者摆脱心理负担,为早期下床活动提供保障。

【专家点评】

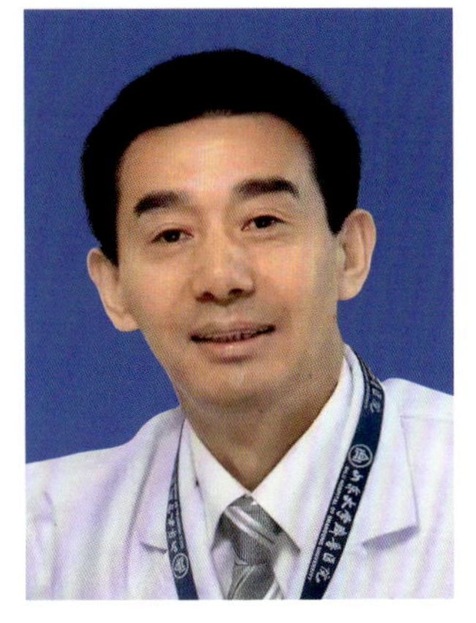

李　刚　主任医师　山东大学齐鲁医院

临床上冠状动脉支架植入术后发现颈动脉狭窄的患者并不鲜见,因冠状动脉支架植入后需较长时间服用双抗,而往往此时颈动脉狭窄需要外科干预,因患者此时停用双抗有较高风险,所以会选择颈动脉支架植入术治疗颈动脉起始部狭窄。然而此患者合并颈外动脉起始部位狭窄,且存在左颞面部感觉发凉等异常,倾向同该侧颈外动脉狭窄致头面部供血减少有关,颈动脉支架成形术有可能导致颈外动脉供血进一步变差。术者通过缜密的术前文献查阅(CEA 围手术期服用双抗较单独使用阿司匹林能减少术后血栓事件的发生,而并不增加出血风险,并且可以降低术后再狭窄率)并结合凝血功能、凝血药物指标检查结果,为患者制定了颈动脉内膜剥脱手术的手术方式,同时术前并未调整双抗药物。术者术中逐层显露血管,层次感明显,最大限度降低了术区渗血;显微镜下缝合动脉间距合适,松紧适度,松开阻断后对于动脉出血点选择合适的止血材料,止血效果明显确切,ERAS 理念管理使患者术后 6 天顺利出院。

此病例显示了术者对《神经外科围手术期出血防治专家共识(2018)》深入的理解,也展示了术者扎实的显微操作功底及止血技术。

病例 12

经右侧三角区入路侧脑室巨大脑膜瘤切除术

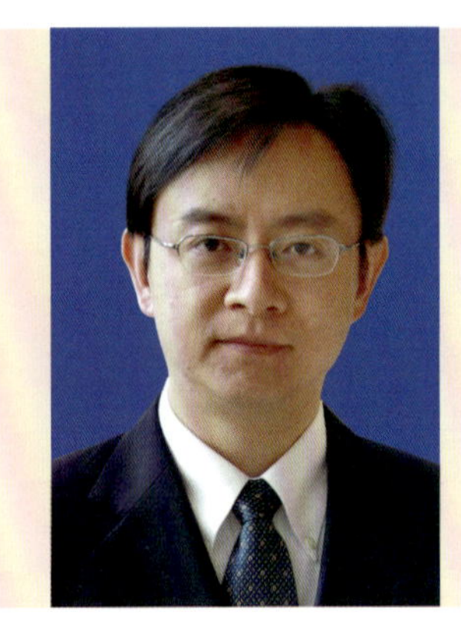

术者：朱巍，主任医师
复旦大学附属华山医院

【病例简介】

患者，男，22 岁。

主诉：间歇性头痛 2 周。

现病史：患者 2 周前无明显诱因下出现间歇性头痛，无呕吐昏迷，开始未予重视，后逐渐加重，于外院行头颅 MRI 提示“右侧侧脑室三角区脑膜瘤”。患者患病以来无四肢抽搐，无意识不清，精神状况良好，睡眠情况良好，大小便正常，无体重明显下降，遂来我院就诊，为进一步手术治疗收入院。

查体：神志清楚，发育正常，营养状况良好，格拉斯哥昏迷指数评分 15 分，龙贝格征（闭目难立征）阴性。

实验室检查：血常规、肝肾功能、凝血功能均正常。肿瘤标志物无异常。

既往史：否认高血压、糖尿病病史，否认外伤、手术史，既往无口腔及牙龈出血史，未服用抗血小板及抗凝药物。

入院诊断：右侧侧脑室巨大脑膜瘤。

【术前检查】

1. 术前 CT（图 12-1）

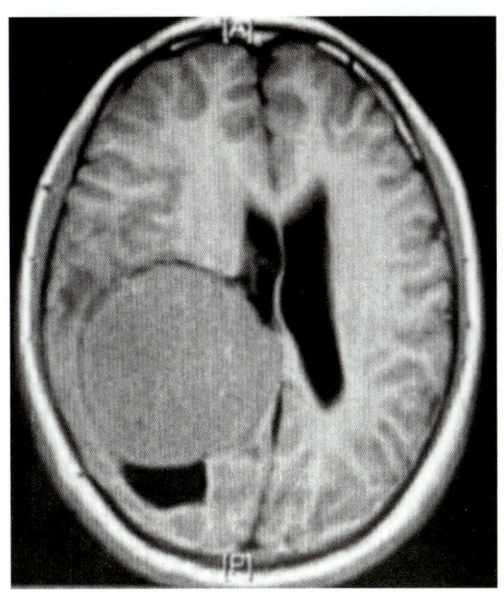

图 12-1　术前头颅 CT

右侧侧脑室巨大占位，脑膜瘤可能。

2. 术前头颅 MRI（图 12-2、图 12-3）

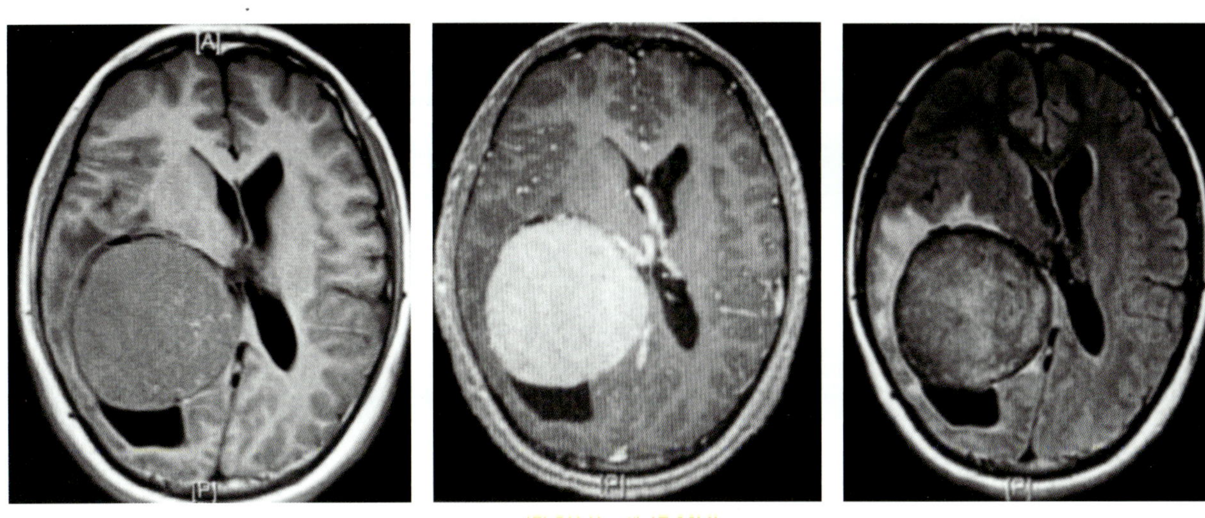

图 12-2　头颅 MRI

提示肿瘤血供较丰富，供血主要来源于脉络丛动脉，肿瘤质地较硬。

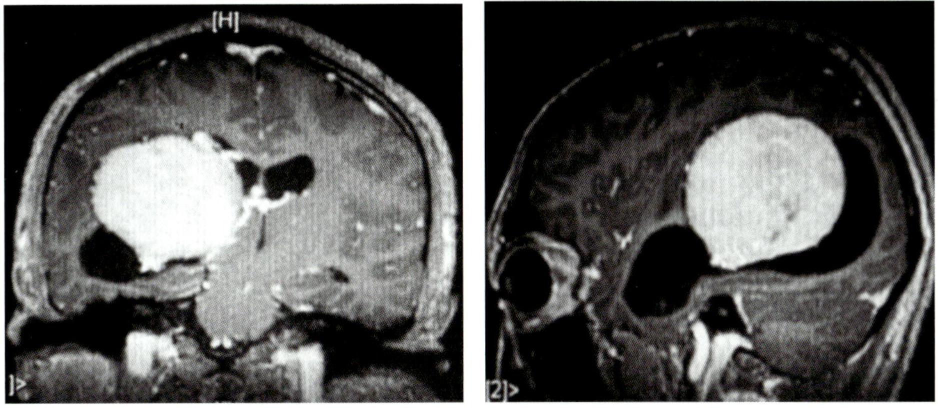

图 12-3　头颅 MRI

冠状位和矢状位提示肿瘤较大，与周围组织关系密切。

【手术方案】

经右侧三角区入路侧脑室巨大脑膜瘤切除术

制定入路依据及策略：

1. 右颞枕部直切口，皮瓣向两侧牵拉。

2. 十字剪开硬膜向四周翻开，见脑压不高，在右颞上沟切开皮质，于颞上回及颞中回皮质造瘘，逐步深入至打开侧脑室，见脑脊液涌出。

3. 切开皮质造瘘后，显露肿瘤。见肿瘤黄白色，大小约 7cm × 7cm × 8cm，边界不清楚，质地较韧，血供丰富，由侧脑室体部及颞角脉络丛供血。

4. 沿肿瘤周围逐渐分离，瘤内减压，分块切除肿瘤，逐步切断肿瘤血供及周围粘连。术中肿瘤血供丰富，与脉络丛粘连不清，逐步电凝止血，分块分离肿瘤使之完全游离，最终肿瘤全切除。术后脑组织张力不高，搏动良好。彻底止血后覆盖速即纱保护，在左侧脑室内置 F2 脑室引流管一根，置于侧脑室体部。

5. 硬膜严密缝合，骨瓣复位，以钛帽和连接片固定，分层缝合帽状腱膜和头皮，术毕(图 12-4)。

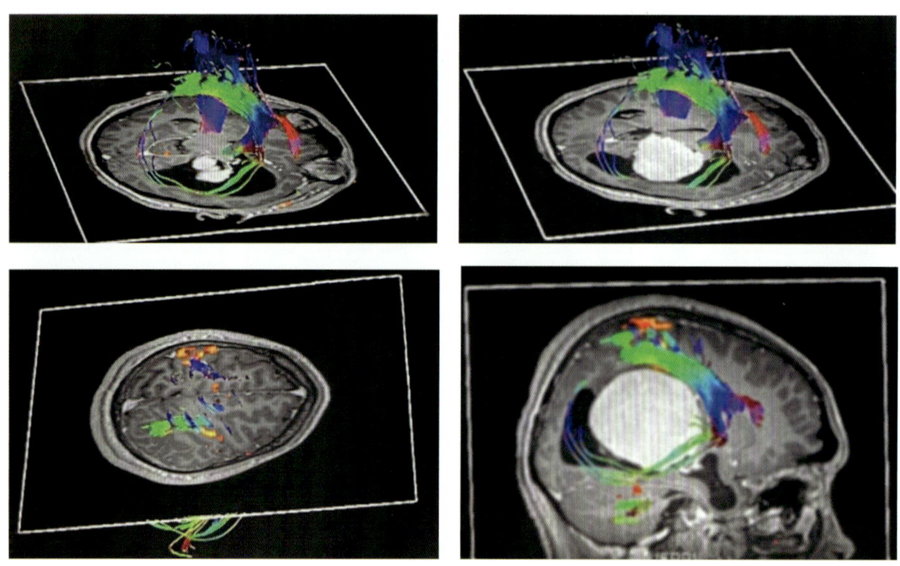

图 12-4 功能导航

提示肿瘤与锥体束关系。

【术前出血风险评估】

1. 患者术前凝血指标检查均正常。
2. 肿瘤体积巨大且质地坚韧，与周围组织关系密切，分离时容易导致出血。
3. 肿瘤的供血主要来源于内侧脉络膜动脉，容易导致出血和止血困难。

【手术视频】

病例 12 手术视频 经右侧三角区入路侧脑室巨大脑膜瘤切除术

【术后检查】

1. 术后头颅 CT（图 12-5）

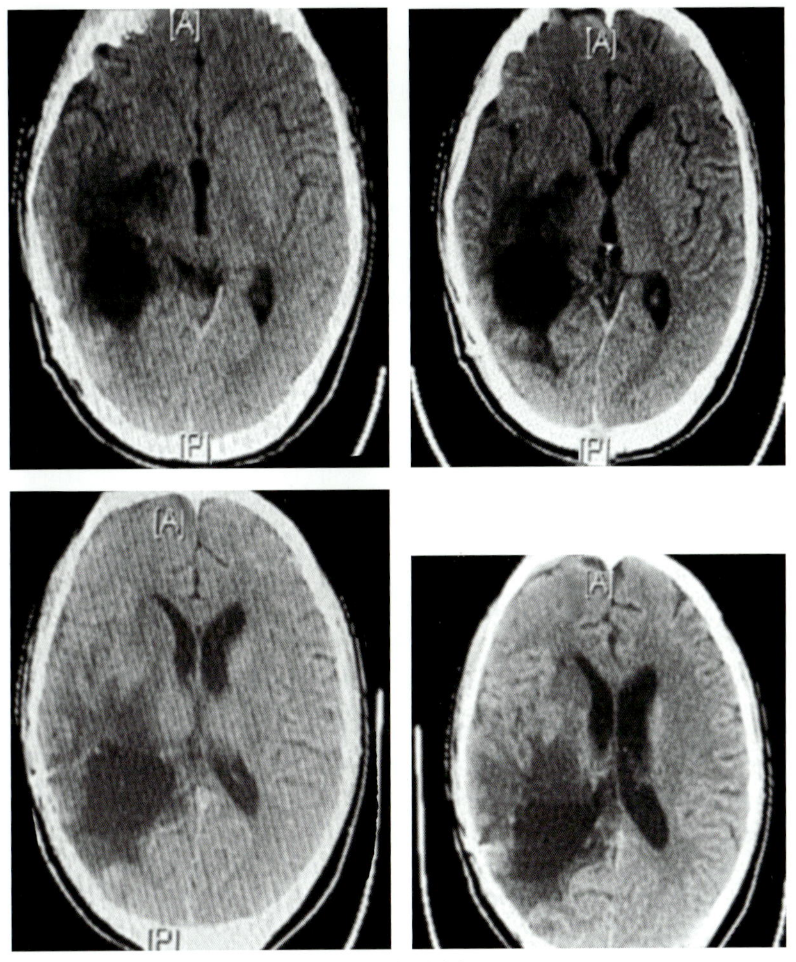

图 12-5 术后头颅 CT
颅内巨大肿瘤完全切除。

2. 术后病理提示纤维型脑膜瘤（WHO Ⅰ级）。

【术后患者恢复情况】

患者术后恢复顺利，一般状况良好，语言及肢体运动未受影响（图 12-6）。

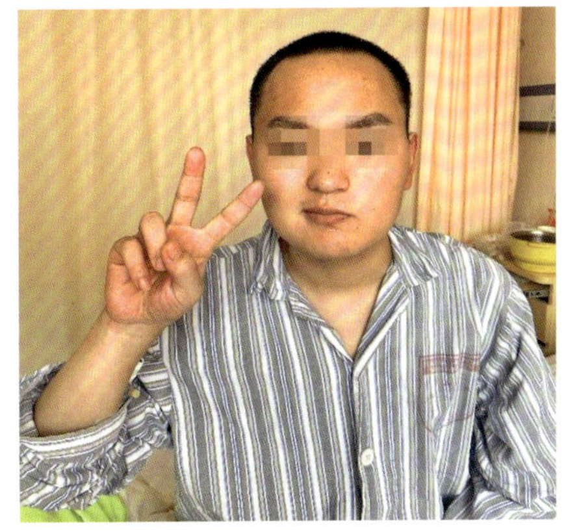

图 12-6 患者术后恢复情况
患者一般情况良好，语言及肢体运动良好。

【止血心得】

1. 围手术期止血操作规范化心得　术前系统评估预防为主、术中彻底有效止血、术后密切观察，及时处理。

2. 术中不同出血情况的处理

(1) 动脉出血：首先要明确出血来源，动脉性出血需仔细寻找出血点，本病例中出血主要来源于脉络丛动脉，双极电凝可靠止血。

(2) 静脉出血：颅内静脉承担着血液回流的作用，静脉血管损伤后会导致术中、术后脑肿胀，颅高压甚至脑膨出，产生严重后果，因此对静脉的保护非常重要。术后静脉性出血大多数以压迫为主，可以用明胶海绵、脑棉以及止血效果更好的流体明胶进行压迫，大多均能取得良好的止血效果，本病例中由于侧脑室开放，脑脊液释放后脑组织塌陷，脑表面静脉撕裂引起出血。予明胶海绵、脑棉、流体明胶压迫止血，避免对静脉的烧灼。

(3) 创面渗血：瘤床创面渗血的处理方法和静脉性出血相似，以止血材料压迫为主。

3. 术后出血并发症的预防

(1) 术后静脉压升高的处理：术后呼吸、血压、疼痛、癫痫、管道管理，避免颅内压增高。

(2) 术后深静脉血栓的形成处理：双下肢弹力袜、鼓励患者早期活动、定期监测 D- 二聚体以及双下肢深静脉超声。

(3) 术后药物的使用：术后常规使用止血药 2 天、监测 24 小时出入液量、避免使用活血药物。

4. 止血器械的应用技巧　合理使用双极电凝、激光刀、喷水刀、氩气刀等多种器械。

5. 止血材料的合理应用　根据情况合理使用再生氧化纤维素、明胶海绵、流体明胶、纤维蛋白粘合剂、骨蜡等材料。

【专家点评】

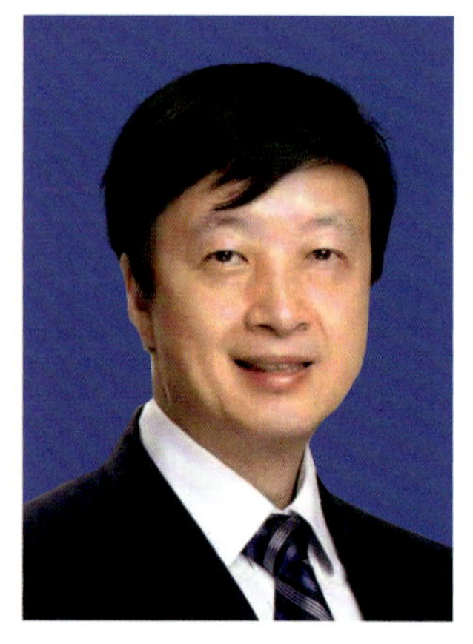

刘宏毅　主任医师　南京医科大学附属脑科医院

侧脑室三角区是脑膜瘤的好发位置之一，80% 的脑室内脑膜瘤都位于侧脑室三角区。因该部位毗邻重要的神经传导束(如视放射)和功能区，同时肿瘤的供血主要来源于内侧脉络膜动脉，术中不能首先观察到此血管，容易导致出血和止血困难，因此，临床处理仍有较高风险。此例肿瘤体积巨大且质地坚韧，术者通过逐步减压，增加操作空间，有利于处理出血和观察出血点，进行精准止血。对于静脉渗血的处理，止血措施得当。术后复查影像提示肿瘤切除满意，患者状态良好。此病例显示了术者对《神经外科围手术期出血防治专家共识(2018)》较深入的理解，展示了术者较扎实的显微操作技术和对病变的处理策略及止血技术。

病例 13

左侧颞顶枕叶血肿清除术

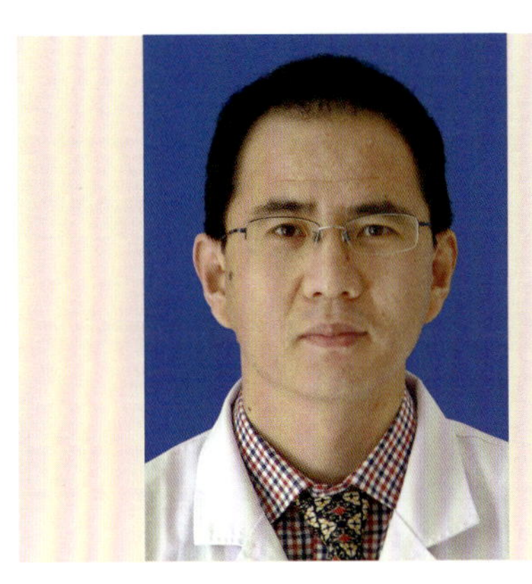

术者：刘永，副主任医师
南京医科大学附属脑科医院

【病例简介】

患者，男，79 岁。

主诉：胡言乱语 10 小时。

现病史：患者于 10 小时前无明显诱因突发胡言乱语，无恶心呕吐，无肢体抽搐，无肢体无力。急诊行头颅 CT 示“左侧颞顶枕叶血肿，中线结构居中”，进一步诊治收入院。

查体：神志清楚，精神萎靡，查体欠合作，感觉性失语，四肢肌力肌张力正常。

实验室检查：凝血功能检查，PT 16.60s，APTT 50.00s，INR 1.64，D- 二聚体 706.00ng/ml。

既往史：既往有房颤史和长期服用华法林史，否认高血压、糖尿病病史，否认外伤手术史。

入院诊断：1. 左侧颞顶枕叶出血；2. 房颤。

【术前影像检查】

1. 急诊头颅 CT 示(图 13-1)

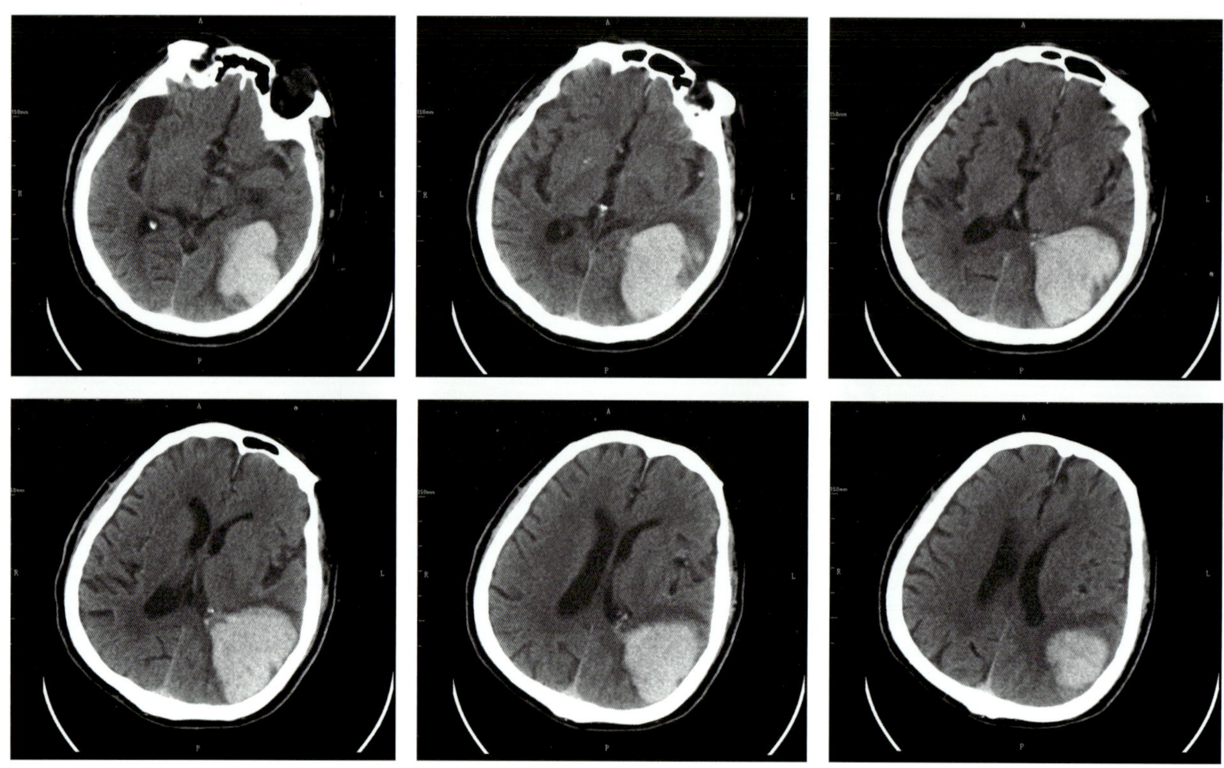

图 13-1 急诊头颅 CT

左侧颞顶枕叶血肿,左侧侧脑室受压,中线结构居中。

2. 入院第 4 天头颅 CT(图 13-2)

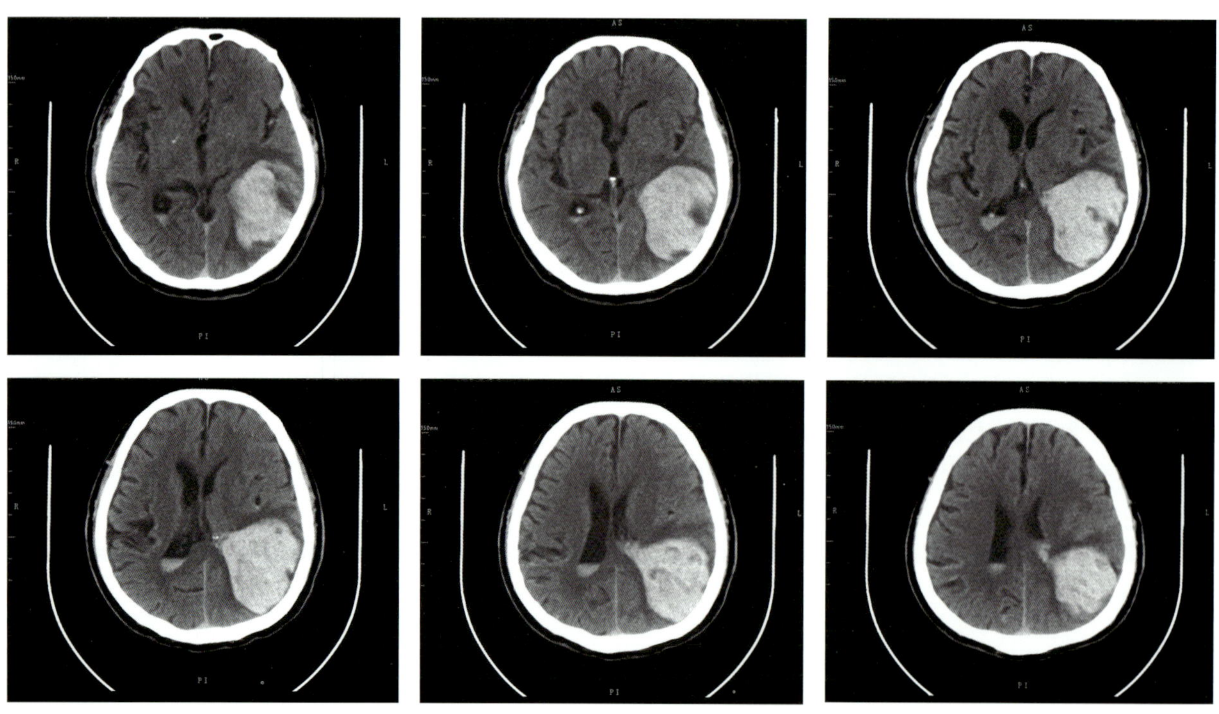

图 13-2 入院第 4 天头颅 CT

左侧颞顶枕叶血肿量较前增大并破入脑室,右侧脑室后角见少量积血;左侧侧脑室受压,中线结构轻度左偏。

【手术方案】

左侧颞顶枕叶血肿清除术

制定入路依据及策略：

1. 左侧颞顶枕马蹄形切口成形骨瓣(图 13-3)。
2. 切开皮质清除血肿，避免损伤侧裂血管。
3. 清除血肿后，在手术显微镜下彻底止血，对于无明确出血，仅渗血的界面采用覆盖再生氧化纤维素，防止术后术腔内出血。

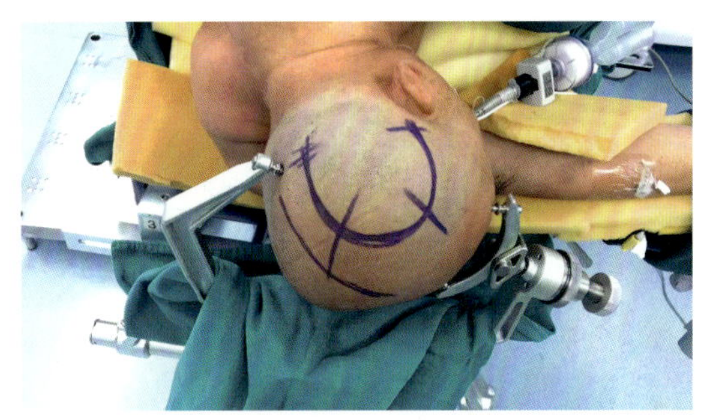

图 13-3　手术切口

右侧卧位，取左侧颞顶枕马蹄形切口。

【术前出血风险评估】

1. 综合考虑患者有长期房颤并服用抗凝药华法林的病史、凝血功能障碍、CT 提示脑萎缩明显且中线结构居中、意识清醒。选择在严密观察下保守治疗，立即停用华法林，同时给予维生素 K_1 10mg 每日 2 次肌内注射，纠正凝血功能。
2. 术后第 4 天，意识下降至昏睡，伴高热，CT 示血肿破入脑室。凝血功能复查 INR 1.42，予以急诊开颅血肿清除手术。

【手术视频】

病例 13 手术视频　左侧颞顶枕叶血肿清除术

【术后检查】

1. 术后 2 小时复查 CT(图 13-4)

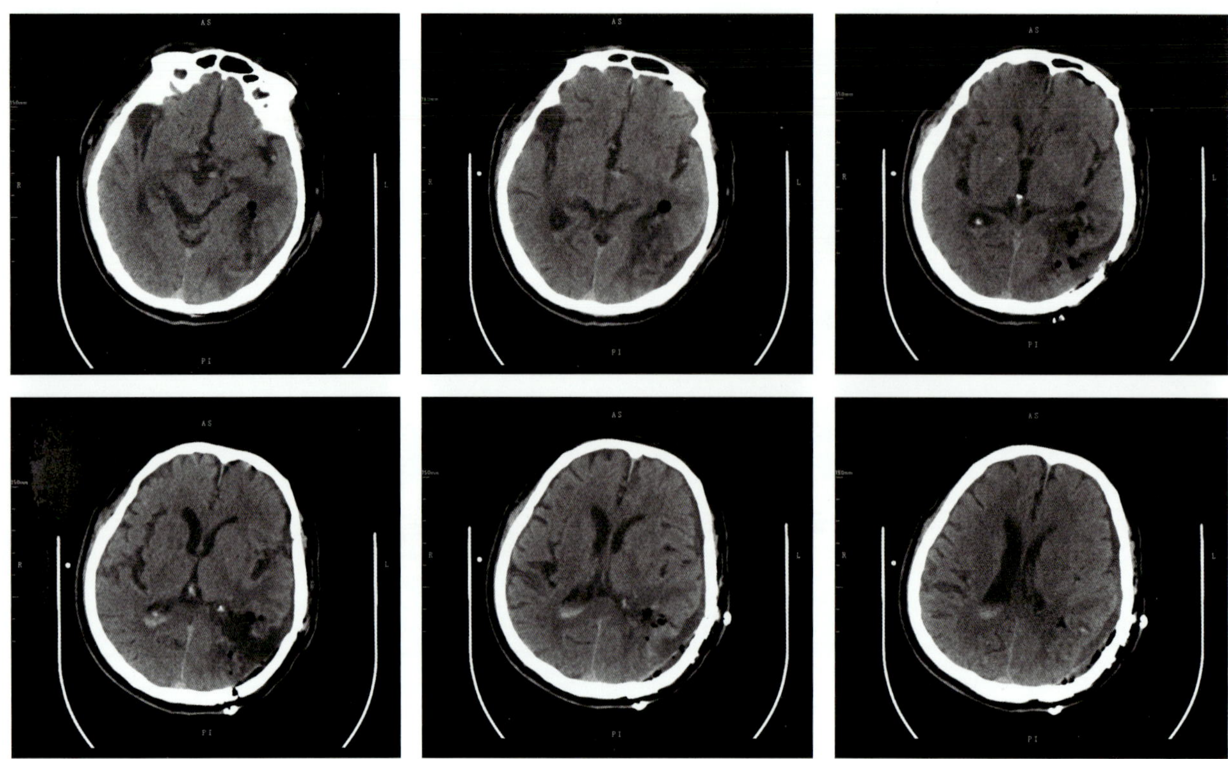

图 13-4 术后 2 小时复查 CT

左侧颞顶枕叶血肿清除干净，血肿腔创面无渗血。

2. 术后第 5 天复查 CT（图 13-5）

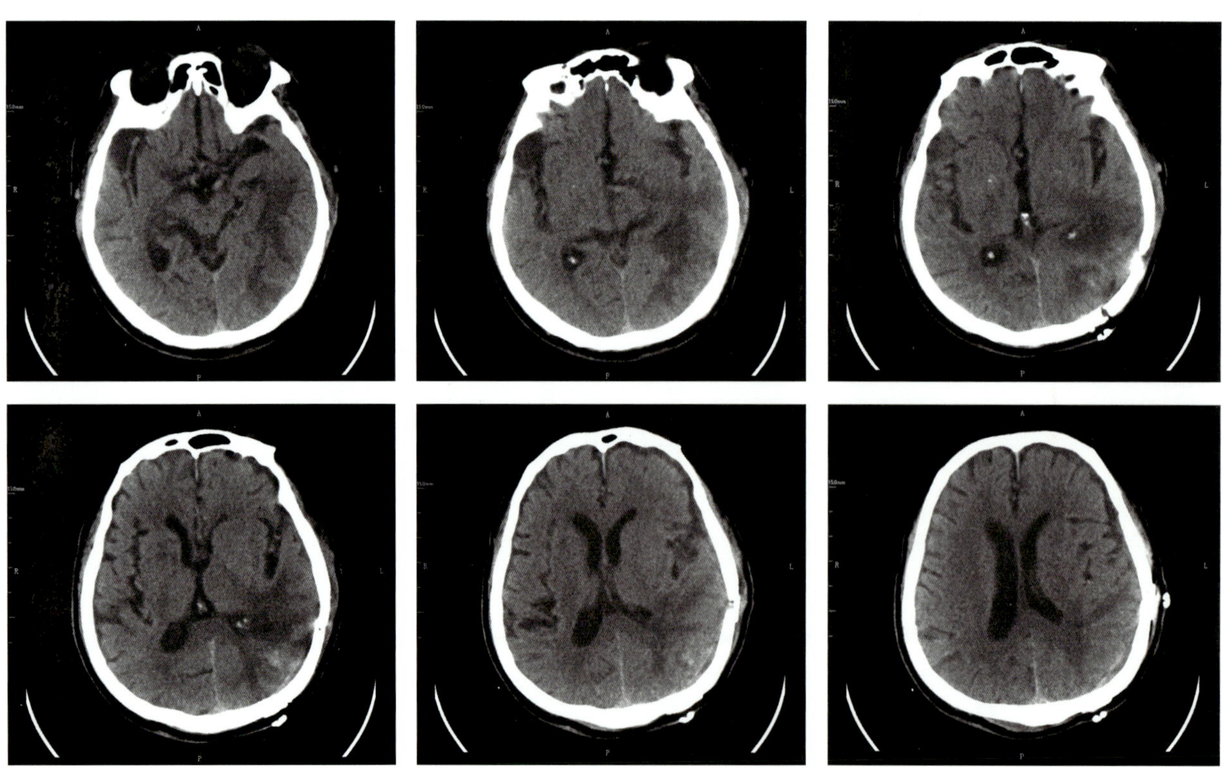

图 13-5 术后第 5 天复查 CT

左侧颞顶枕叶血肿清除干净，中线居中，右侧脑室后角血肿消失。

【术后患者恢复情况】

患者术后恢复良好，生活正常，四肢活动正常，无明显神经功能障碍。

【止血心得】

（一）术前评估——综合系统地评估患者出血的危险因素

1. 综合患者有长期房颤并服用抗凝药华法林病史、凝血功能障碍、CT提示脑萎缩明显且中线结构居中、意识清醒。选择在严密观察下保守治疗，立即停用华法林，同时给予维生素K_1 10mg每日2次肌内注射，纠正凝血功能。

2. 术后第4天，意识下降至昏睡，伴高热，CT示血肿破入脑室。凝血功能复查INR 1.42，予以急诊开颅血肿清除手术。

（二）术中防治

1. 用吸引器在血肿中间吸除大部分后，再逐步吸除周边血肿。双极与吸引器要配合使用，双极可以起到动态牵拉，便于看清出血点，止血时双极尖端间断滴水。一方面有降温作用，另一方面有防止粘连的作用。

2. 电凝时必须用吸引器吸净，看清出血位置，有明确的细小动脉出血时，用吸引器吸住细小动脉，再用双极电凝精准电凝。

3. 控制吸引器吸力，避免损伤血肿周围的正常脑组织。

4. 对于无明确出血、仅渗血的界面，覆盖再生氧化纤维素有助于控制弥漫性渗血。

5. 在手术血肿腔止血结束时，屏气1~2次（每次1分钟），观察创面有无渗血，确认无渗血后关颅。

（三）术后防治

1. 术后抬高床头促进静脉回流，降低静脉压。

2. 给予穿弹力袜和下肢气压护理，降低下肢血栓的形成概率。

3. 术后24~48小时内暂停抗凝药物，48小时后予以低分子量肝素钠（2 500IU皮下注射，每日1次）维持，出院后恢复常规口服华法林。

【专家点评】

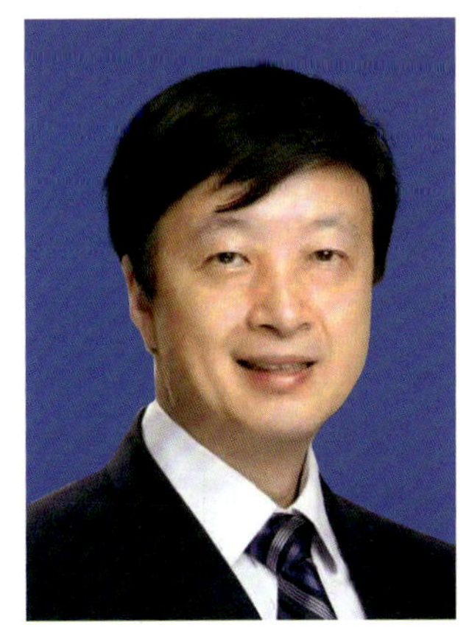

刘宏毅　主任医师　南京医科大学附属脑科医院

临床上长期服用阿司匹林、华法林等抗凝药物合并颅内出血的病例并不少见。这类患者存在术中止血困难、术后再出血可能性较大等风险，因此临床处理非常棘手。华法林是维生素K的拮抗剂，通过影响凝血因子Ⅱ、Ⅶ、Ⅸ和Ⅹ的合成而产生抗凝作用。一般口服10小时开始发挥作用，1~3天后达到高峰，停药后其抗凝作用维持2~5天。术者充分评估了该例患者长期服用华法林对凝血功能的影响，同时结合患者具体病情、意识状态、影像学表现等，制订了详细的诊疗计划，其手术体位的选择、摆放、切口的设计亦合理。手术视频资料显示术者操作轻柔，没有对血肿周边的水肿脑组织产生破坏；止血策略及止血材料的运用、选择合理。术后影像复查血肿清除满意，围手术期抗凝药物的调整合理。此病例显示了术者对《神经外科围手术期出血防治专家共识（2018）》较深入的理解，也展示了术者较扎实的显微操作能力和止血技巧。

病例 14

左额颞开颅颞下入路颅底占位切除术

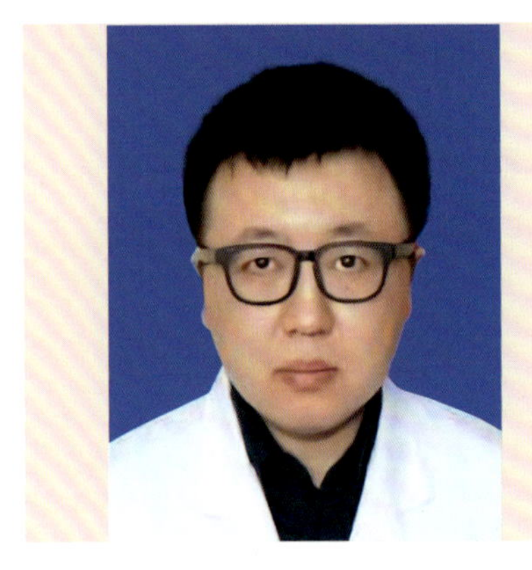

术者：陈若琨，副主任医师
郑州大学第一附属医院

【病例简介】

患者，女，39 岁。

主诉：头痛 1 月余，左侧面部麻木 20 天。

现病史：患者 1 个月前无明显诱因出现顶枕部疼痛，间歇性发作，持续数十分钟至数小时不等。20 天前左侧上唇麻木，后逐渐出现舌前、左侧嘴角、口周、左面颊麻木不适，无头晕，无恶心呕吐，无发热咳嗽，无心慌胸闷。3 天前就诊于外院，查 MRI 示“左侧桥前池、鞍旁跨颅窝占位性病变，符合三叉神经鞘瘤”。为求进一步诊治，来我院就诊。自发病以来，食欲正常，睡眠正常，大小便正常，精神正常，体重无减轻。

查体：生命体征平稳，神志清楚，心肺听诊未及异常，四肢感觉运动正常，病理征阴性。

实验室检查：患者血常规、肝肾功能、凝血功能均正常；肿瘤标志物无异常。

既往史：既往体健，否认高血压、糖尿病病史，否认外伤手术史，既往无口腔及牙龈出血史，未服用抗血小板及抗凝药物。

入院诊断：左侧中后颅窝占位，考虑三叉神经鞘瘤。

【术前检查】

1. 术前颞骨 CT（图 14-1）

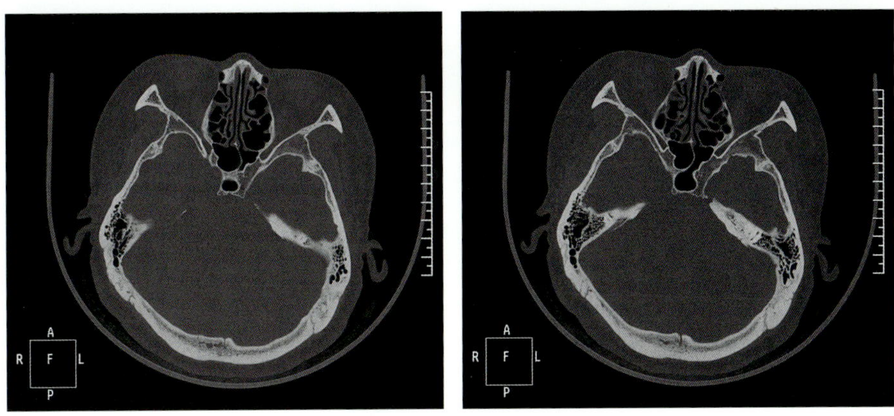

图 14-1　颞骨 CT
颞骨 CT 未见明显异常。

2. 术前头颅 MRI（图 14-2）

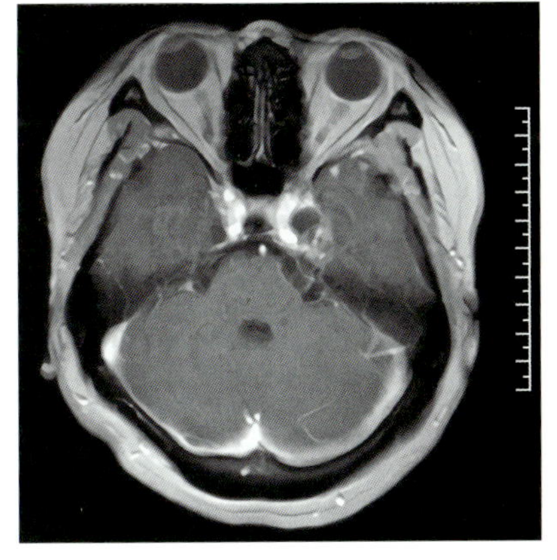

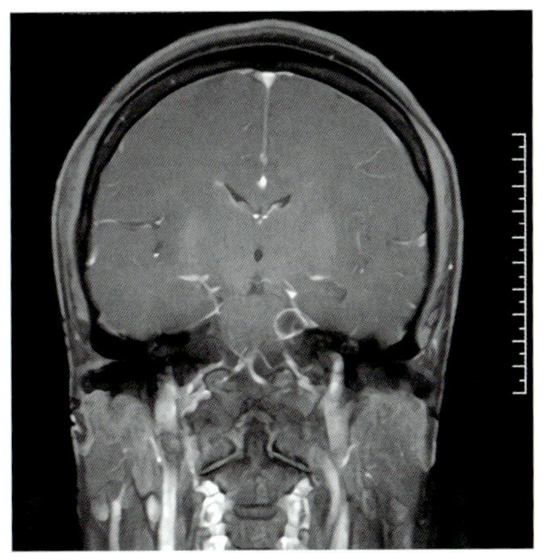

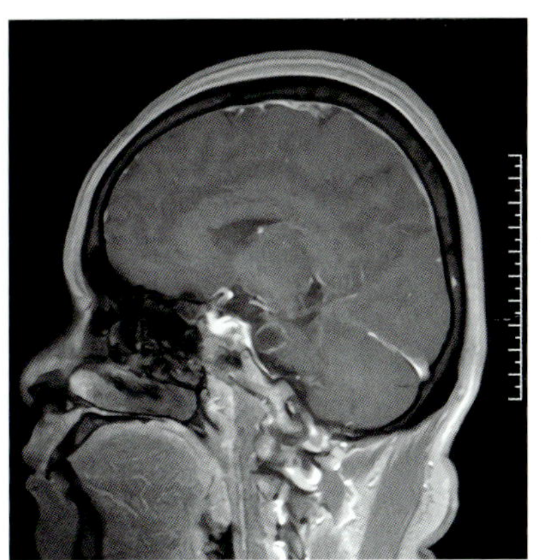

图 14-2　头颅 MRI
肿瘤横跨中后颅窝，沿三叉神经走行，毗邻脑干及颈内动脉。

【手术方案】

左额颞开颅颞下入路颅底占位切除术

制定入路依据及策略：

1. 肿瘤横跨中后颅窝，沿三叉神经走行，毗邻脑干及颈内动脉。

2. 肿瘤大部位于扩大的麦氏囊内，部分沿三叉神经主干位于颅后窝水平，经颞下入路可有效减少脑部神经组织损伤，减少术中出血。

3. 第一步分层切开皮肤及皮下组织，颞肌筋膜下游离皮瓣，剥离颞肌，暴露颧弓及额骨角突及耳上嵴水平，悬吊固定，铣刀开颅，游离骨瓣。咬骨钳及磨钻扩大骨窗，磨平蝶骨嵴达眶上裂水平，后方平颅中窝底。

4. 第二步选择颞下入路，硬膜外分离硬膜与颅底的粘连，达棘孔，离断脑膜中动脉，继续向下方游离，分离出岩浅大神经，分离海绵窦外层硬膜，继续向内侧游离，进一步达岩尖水平。沿三叉神经走行方向剪开麦氏囊，即可见肿瘤。肿瘤呈灰褐色，质软，囊实性，大部位于扩大的麦氏囊内，部分沿三叉神经主干位于颅后窝水平（图 14-3）。

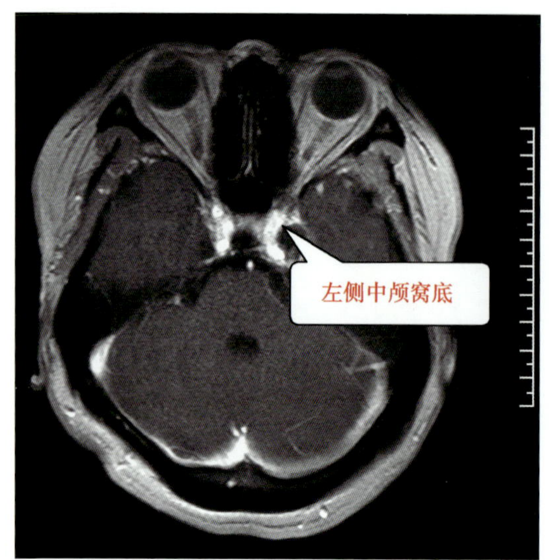

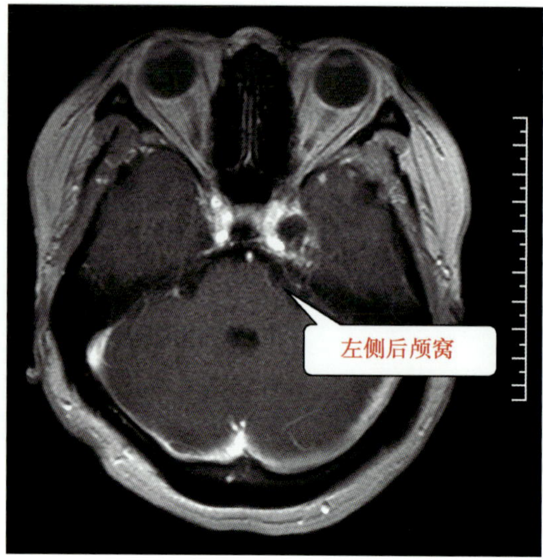

图 14-3 开颅切口及入路设计
分别暴露左侧中颅窝底、后颅窝。

5. 第三步于 kawase 三角沿麦氏囊磨除部分岩骨，进一步暴露颅后窝。游离肿瘤与三叉神经的粘连，可见肿瘤与三叉神经第三支中一神经联系密切，推测为其发出，充分电凝后肿瘤端离断；继续游离肿瘤周边，其内侧可见颈内动脉。镜下完整切除肿瘤。术后术野充分止血，并使用速即纱止血纱布及可吸收止血流体明胶处理脑组织表面渗血处，见冲洗液体颜色清亮，无明显渗血点，逐层关颅。

【术前出血风险评估】

1. 无既往服用抗凝药物病史，无基础疾病史。
2. 术前血常规、凝血功能、肝肾功能均正常。
3. 肿瘤横跨中后颅窝，沿三叉神经走行，毗邻脑干及颈内动脉，术中操作不当可能引起出血风险。

【手术视频】

视频 14 手术视频　左额颞开颅颞下入路颅底占位切除术

【术后检查】

1. 术后头颅 CT（图 14-4）

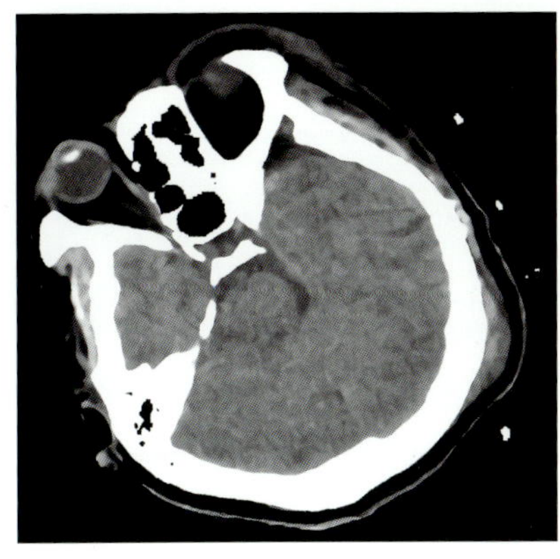
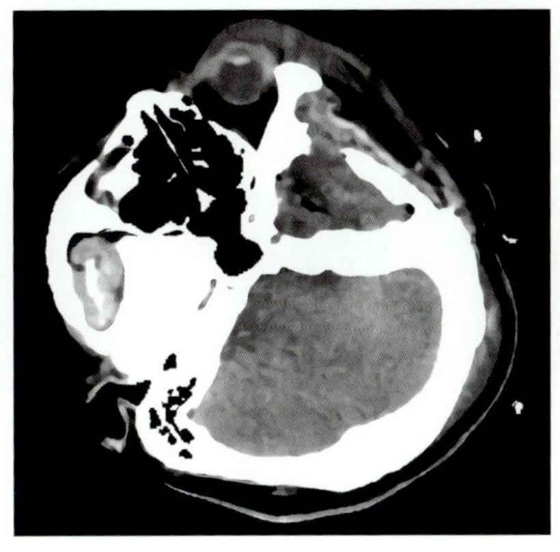
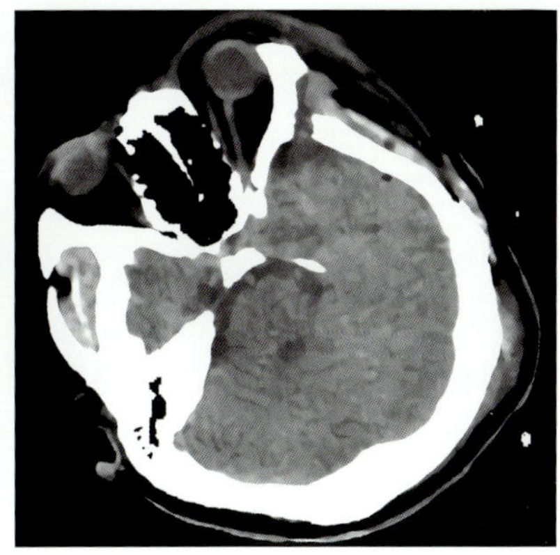

图 14-4　术后头颅 CT
肿瘤全切，术野干净无出血。

2. 术后病理（图 14-5）

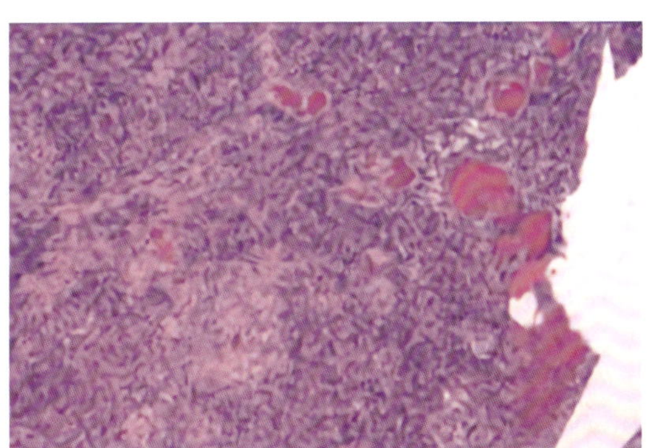

图 14-5　术后病理切片
术后病理提示为神经鞘瘤。

【术后患者恢复情况】

1. 患者术后恢复情况良好，头痛症状消失，无面瘫、面部麻木、听力障碍、吞咽功能障碍、肢体活动障碍等症状。

2. 患者生活工作恢复正常。

【止血心得】

（一）术前详细讨论及评估

1. 术前结合影像学结果，讨论并选择合适手术入路。可有效减少组织创伤及术中出血情况。

2. 术前仔细阅片，评估肿瘤供血血管及周围毗邻动静脉，同时判断肿瘤质地及瘤内血供情况。对术中可能出现的出血情况提前做好预判，可有效减少术中止血时间。

3. 开颅过程中需注意充分暴露手术视野，并逐层悬吊止血，防止外层血液流入术腔深部，影响手术视野及深部止血操作。

4. 术中根据肿瘤与周围血管关系，小心分离肿瘤及周围正常组织，有序截断肿瘤与周围血管联系，同时贴近肿瘤方向剪断血管，防止血管残端挛缩入脑组织深部后止血困难。

5. 颅底深处出血，可先行压迫填塞出血处，逐层撤离压迫物，并彻底阻断明显出血点。

（二）止血器械的协同应用

1. 术前根据手术入路选择不同规格双极及吸引器，并检查双极滴水流畅性及吸引器末端平整性，调整功率及双极滴水滴速，降低热传导损伤。

2. 止血时用吸引器吸去术区血液后，快速寻找出血点并用双极充分止血。

3. 术中不可长时间踩止血踏板，防止无意烧灼正常组织，加重创伤。

4. 术中注意清洁双极尖端，防止滴水口阻塞、粘连牵拉正常组织血管、止血效果不理想等情况。

5. 止血过程中需用双极尖端止血，对静脉窦等止血困难的出血点，除常规压迫止血外，可应用小块明胶海绵贴敷出血点后再行烧灼，有时可起到良好的效果。

（三）止血材料合理规范使用

1. 针对术后瘤腔内无明显出血点的小范围少量渗血，可选用速即纱止血纱布、明胶海绵、医用胶等做进一步止血操作，盐水冲洗后见颜色清亮时可结束止血。

2. 根据出血部位及出血组织不同，可单用或组合选用骨蜡、不同规格明胶海绵及棉片等填塞压迫止血。

3. 速即纱止血纱布及可吸收止血流体明胶可有效控制毛细血管、静脉和小动脉的出血，尤其对于脑组织表面的渗血有良好止血作用，在止血的同时能够减少过分灼烧对脑组织的损伤。

【专家点评】

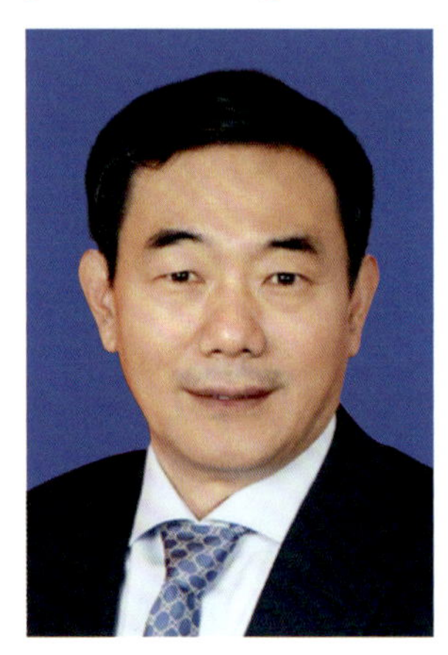

刘献志　主任医师　郑州大学第一附属医院

该手术采用颞下硬膜外入路，在完整切除肿瘤的同时，减少了对周围组织的损伤。本病例起源于麦氏囊内，横跨中颅窝及后颅窝。术者在手术前制定了详细的手术计划，采用左侧颞下入路，减少了术中神经组织的损伤。选用合适的手术体位及皮肤切口设计，手术视野暴露充分，肿瘤切除完整。术者术前详细了解该患者的肿瘤类型、位置、大小、走行、血供等特点，术中合理有序使用双极、吸引器、脑压板等器械，并采用速即纱等多种止血材料，与助手搭配流畅。根据出血组织及位置的不同，单用或联合使用多种止血方法，有效降低了术中出血量，术野干净清晰，周围神经及血管保护良好，术后达到 Simpsons Ⅰ级切除，术后病史资料显示，患者无神经功能缺失表现，生活正常，治疗效果满意。该手术在完整切除肿瘤的同时，减少了术后并发症对患者的困扰，体现了一名优秀神经外科医师对手术策略及止血方式的深入体会。

病例 15

右侧额颞硬膜外入路海绵窦脑膜瘤切除术

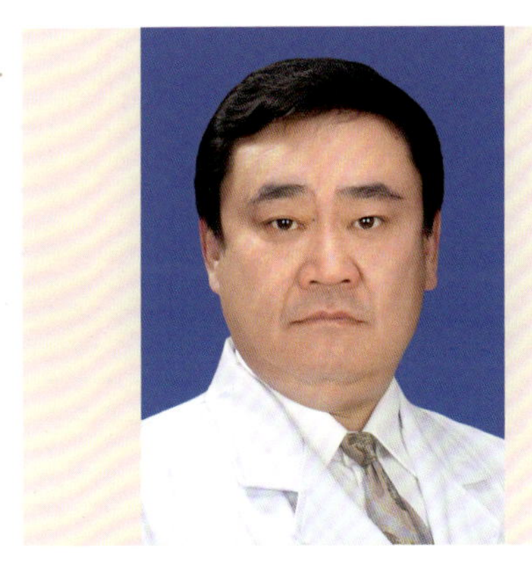

术者：赵刚，主任医师
吉林大学第一医院

【病例简介】

患者，女，46 岁。

主诉：间断性头痛 1 年伴复视 1 月余。

现病史：患者于 1 年前无明显诱因出现头痛，呈间断性钝痛，以右侧前额及眼眶部为重，未予以重视及治疗。1 个月前出现视物重影，遂于当地医院行头部 CT 检查提示"右侧鞍旁占位性病变"，患者为求进一步诊治来我院，门诊以"右侧鞍旁占位性病变"收入院。

查体：右眼外展受限，余未见明显神经系统阳性体征。

实验室检查：血常规正常；肝肾功能：总蛋白 61.8g/L、白蛋白 31.7g/L、乳酸脱氢酶 116U/L，其余正常；凝血功能正常。肿瘤标志物无异常。

既往史：既往体健，否认乙肝、结核病史。否认高血压、糖尿病病史。既往无口腔及牙龈出血史，未服用抗血小板及抗凝药物。

入院诊断：右侧海绵窦区占位性病变(考虑脑膜瘤)。

【术前检查】

术前头颅 MRI(图 15-1、图 15-2)

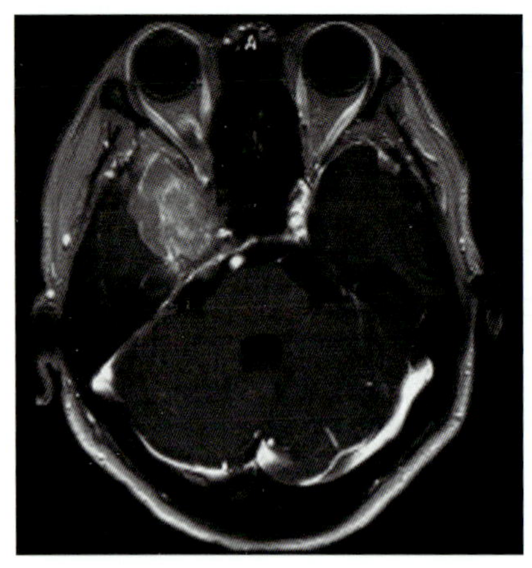
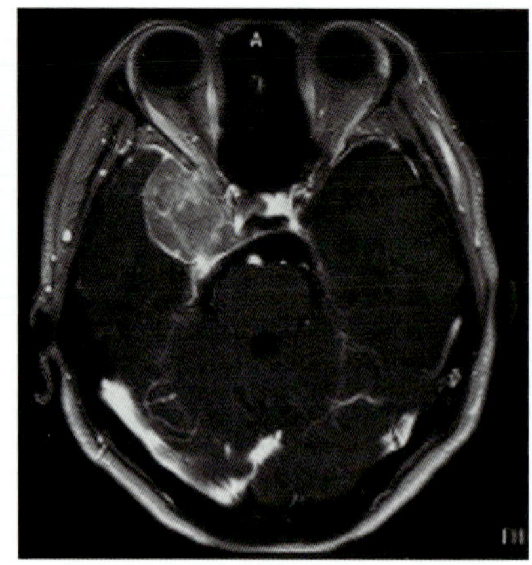
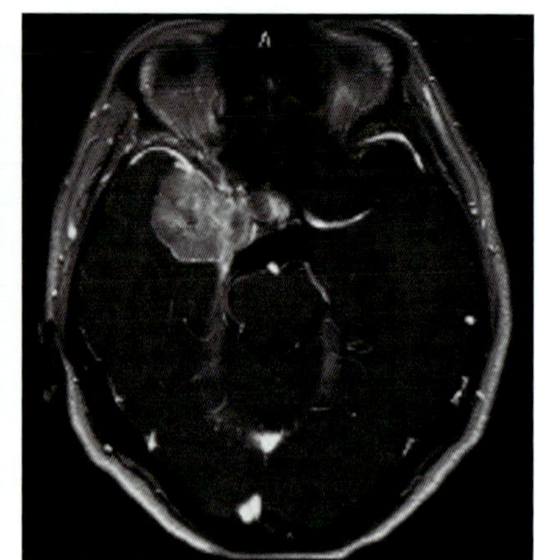

图 15-1 术前头颅 MRI
病变位于右侧海绵窦区，累及右侧前床突，并向蝶骨大翼方向扩展。

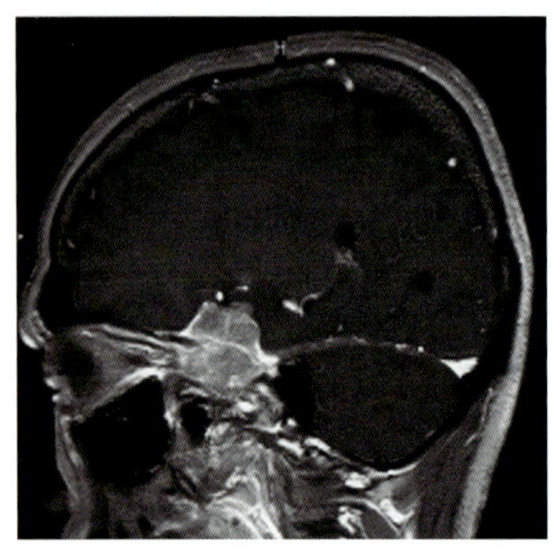
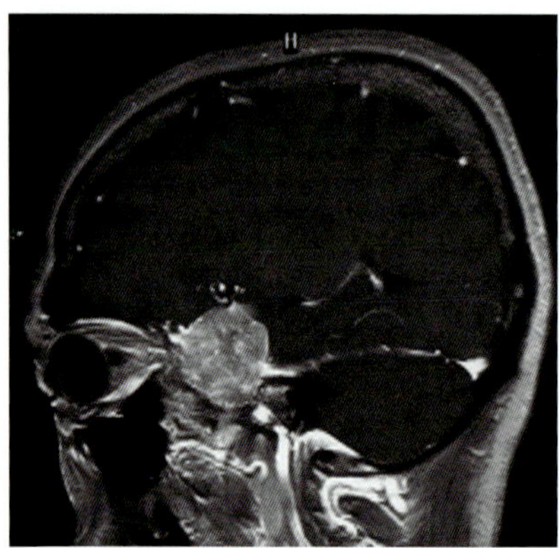
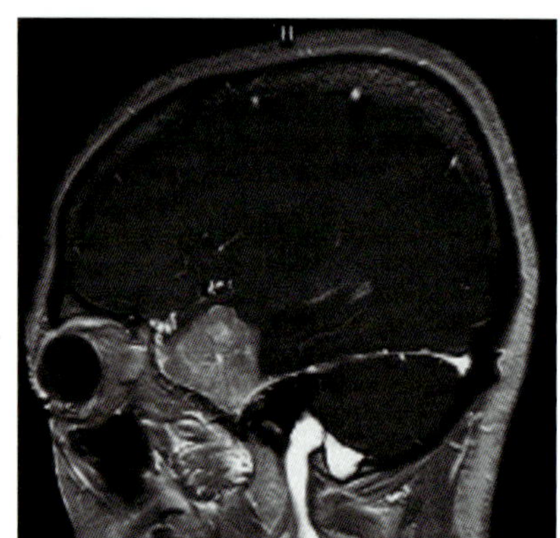

图 15-2 术前头颅 MRI
肿瘤累及右侧海绵窦，与颈内动脉关系密切。

【手术方案】

右侧额颞硬膜外入路海绵窦脑膜瘤切除术

制定入路依据及策略：

1. 肿瘤范围累及右侧前床突及蝶骨大翼，故选择右侧额颞断颧弓入路（图 15-3）。

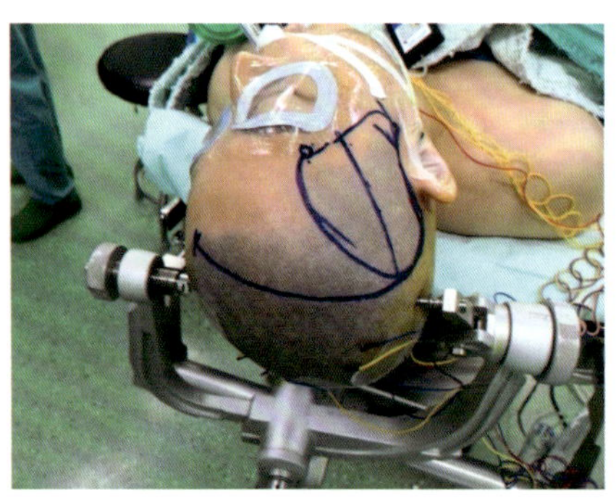
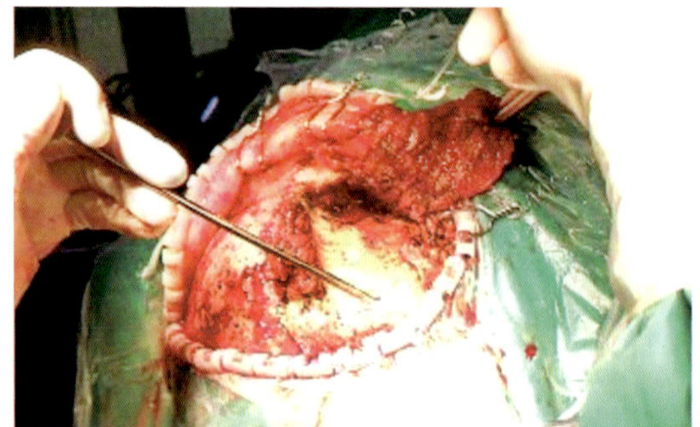

图 15-3 开颅切口及入路设计
头位及切口情况，翻开皮瓣及肌肉瓣。

2. 以海绵窦外侧壁为界，将肿瘤分为外侧及内侧两部分，首先切除肿瘤的外侧部分，获得操作空间后，再切除内侧部分的肿瘤。

3. 肿瘤内侧部分处理的关键是海绵窦内结构的保护，磨除前床突及解剖颈内动脉套环是切除颈内动脉海绵窦段周边肿瘤的必要步骤，松解神经表面硬膜环可以明显增加神经的自由度，更有利于神经的保护。

4. 肿瘤切除的重要原则是严格遵循蛛网膜界面进行锐性分离。

【术前出血风险评估】

1. 肿瘤与右侧颈内动脉关系密切,存在动脉破裂导致致命性大出血的风险。
2. 肿瘤侵及右侧海绵窦,存在海绵窦静脉系统出血的风险。
3. 术后药物的使用　在术中止血确切的前提下,不会额外给予止血药物。

【手术视频】

视频 15 手术视频　右侧额颞硬膜外入路海绵窦脑膜瘤切除术

【术后检查】

1. 术后头颅 MRI(图 15-4)

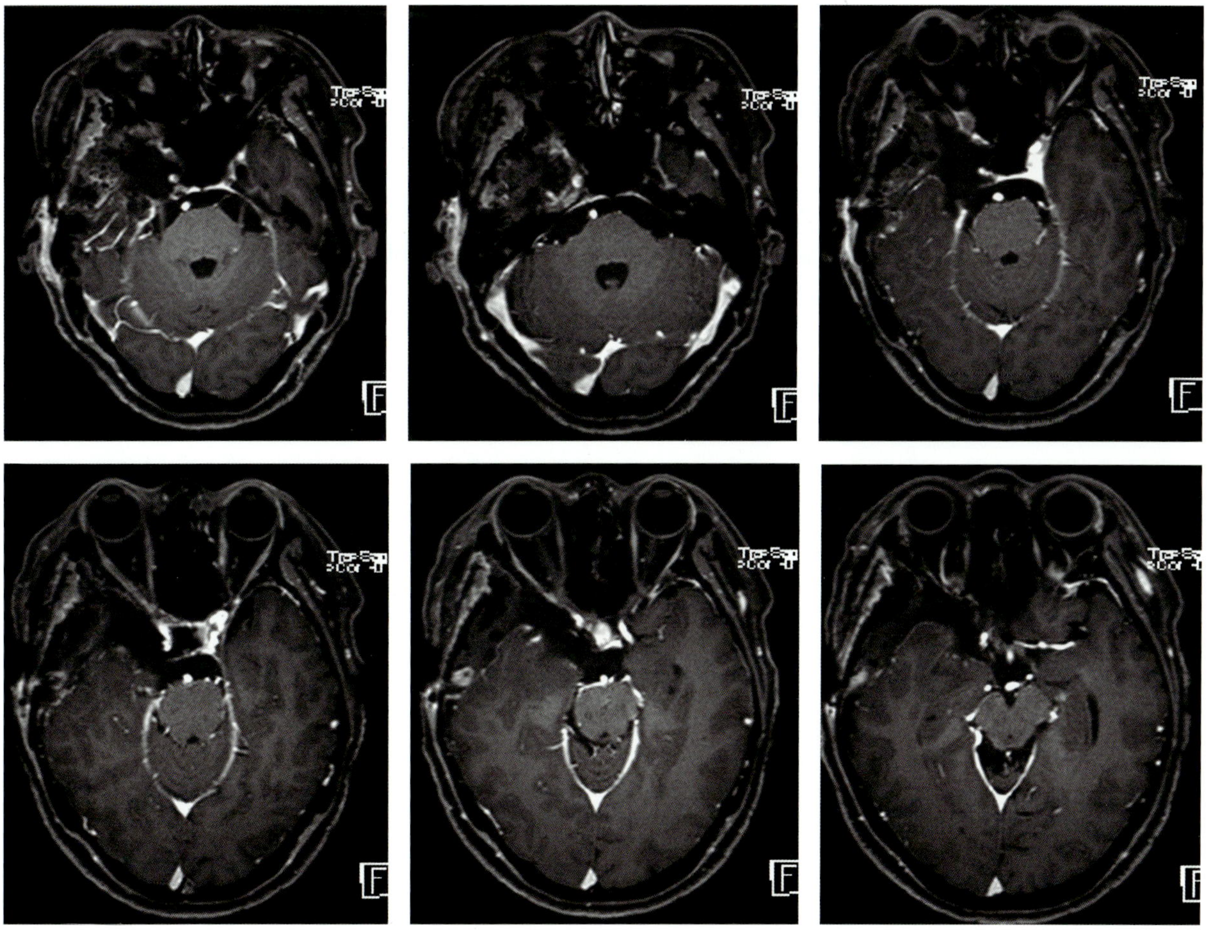

图 15-4　术后头颅 MRI
肿瘤完全切除,脑组织没有挫伤及水肿。

2. 术后病理提示脑膜瘤（过渡型） WHO 分级：Ⅰ级。

【术后患者恢复情况】

术后患者意识清楚，四肢活动良好。术后出现一过性的右侧动眼神经麻痹，3 个月随访时该症状明显改善。

【止血心得】

1. 动脉出血　供应肿瘤的颈内动脉分支动脉应先确切电凝再行切断，避免从血管发自颈内动脉的根部撕裂，若发生颈内动脉撕裂性出血，应在良好的近端控制下行动脉破口的缝合，尽量避免直接电凝颈内动脉（遭遇小动脉出血时，首先应评估动脉的供应部位及其重要性。大多数小动脉出血可加以确切电凝获得止血）。

2. 静脉出血　对于海绵窦来源的静脉性出血，可用流体明胶或速即纱止血，对于在完成入路的过程中三叉神经第二支及第三支包裹的硬膜间静脉出血，可用双极电凝止血（在静脉出血点采用再生氧化纤维素、流体明胶或明胶海绵进行压迫，通常可以有效控制出血。静脉窦出血同样可以采用压迫止血的方式，方法类似大静脉出血的控制）。

3. 创面渗血　肿瘤基底处的硬膜出血给予双极电凝止血，基底处的骨质出血可用小功率单极电凝及骨蜡止血，脑组织的创面可贴敷速即纱止血。创面敷以再生氧化纤维素、流体明胶，生物蛋白胶等止血材料可减少术后创面渗血的机会。

【专家点评】

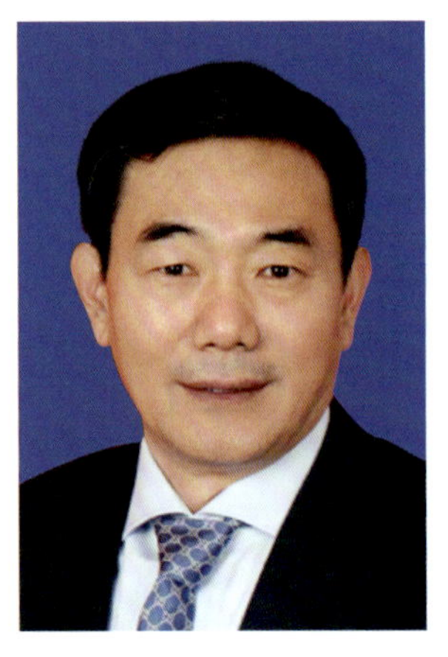

刘献志　主任医师　郑州大学第一附属医院

该病例患者肿瘤位置特殊，位于海绵窦且与右侧颈内动脉关系密切，存在风险，可能会造成海绵窦出血和颈内动脉破裂大出血。术者在手术前有充分的出血预判，手术中措施准确恰当，选择的速即纱、流体明胶等止血材料合理可靠，解剖清晰，对重要血管（小血管）有效保护。术者是《神经外科围手术期出血防治专家共识（2018）》的优秀践行者，有很好的示范效果。

病例 16

枕下正中入路第四脑室病损切除术

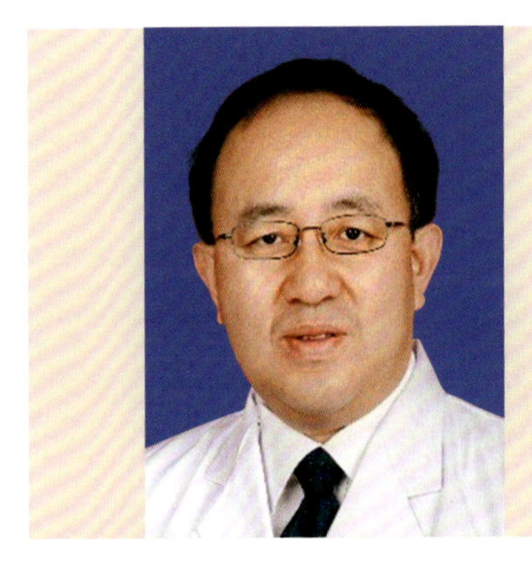

术者：潘亚文，主任医师
兰州大学第二医院

【病历简介】

患儿，男，5 岁。

主诉：间断呕吐 2 月余。

现病史：患儿于入院 2 个月前无明显诱因出现恶心、呕吐，伴乏力，后间断发作，每 2~4 天呕吐一次，呕吐物为胃内容物，无头晕头痛，无面部疼痛，无饮水呛咳，无步态不稳，无肢体抽搐，未进行诊治。入院前 5 天患者就诊于当地医院，行 MRI 检查提示“小脑蚓部占位性病变”，为行进一步诊治，患者遂就诊于我院，门诊以“小脑蚓部占位性病变”收住院，病程中，患者神志清楚，精神可，食欲减退，睡眠可，大小便正常，体重无明显增减。

查体：双眼裂等大，眼睑无下垂，双眼球向各方向活动正常，双眼底视盘边界清，未见出血及水肿，双侧瞳孔等大等圆，直径约 2.5mm，对光反射存在。四肢肌张力正常，双侧肌力正常。

实验室检查：血常规、电解质、凝血功能未见明显异常。

既往史：患儿自出生以来体健，无外伤手术史，既往无口腔及牙龈出血史，未服用抗血小板及抗凝药物。

入院诊断：小脑蚓部占位性病变。

【术前检查】

术前头颅 MRI（图 16-1）

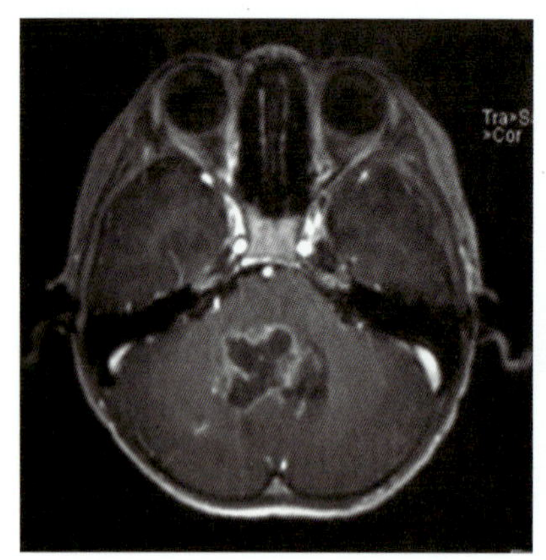

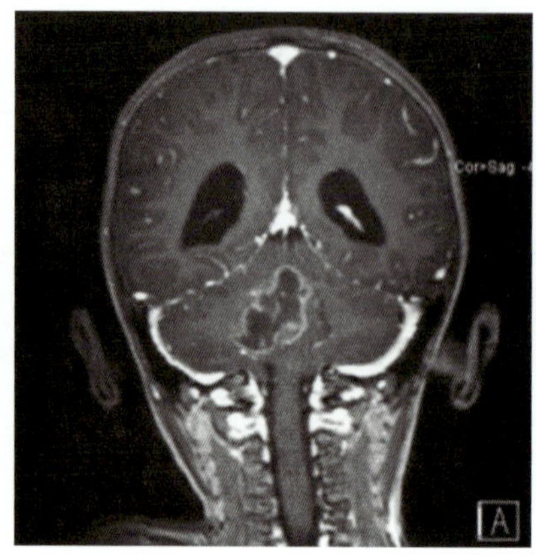

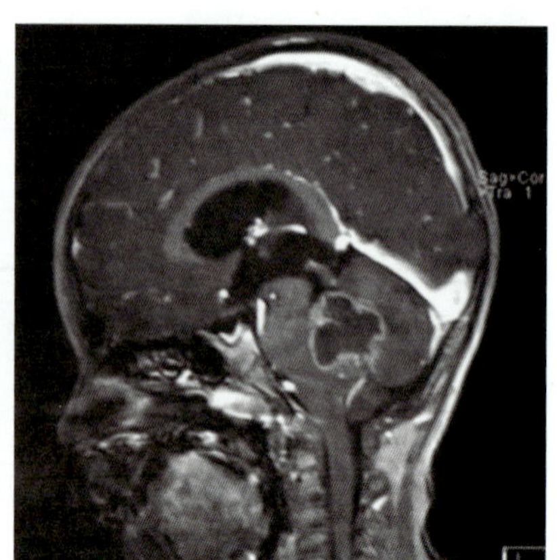

图 16-1 术前头颅 MRI

肿瘤呈斑片样轻中度强化，可见囊变坏死区，幕上脑室扩张积水。

【手术方案】

枕下正中入路第四脑室病损切除术

制定入路依据及策略：

1. 肿瘤位于后颅窝中线位置，位于第四脑室，幕上脑室扩张积水。
2. 常规开颅，释放枕大池脑脊液，明胶海绵棉片保护脑组织。
3. 分离表面蛛网膜，保护脑表静脉，定时湿润脑表血管，显微游离肿瘤组织与脑组织界面。
4. 中线部位有潜在自然间隙，距离肿瘤最近，分块切除肿瘤，手术创面止血纤丝速即纱压迫止血。

【术前出血风险评估】

1. 患儿无抗凝 / 抗血小板药物服用史，术前凝血功能正常。
2. 该肿瘤血供较丰富，与周围组织关系紧密，分离时存在出血风险。

【手术视频】

病例 16 手术视频 枕下正中入路第四脑室病损切除术

【术后检查】

1. 术后头颅 MRI（图 16-2）

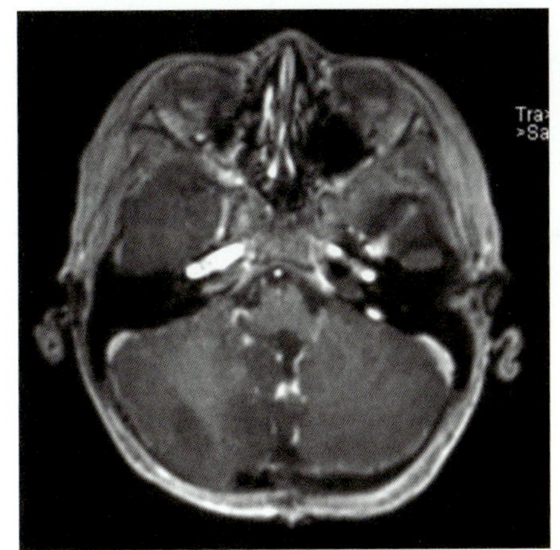

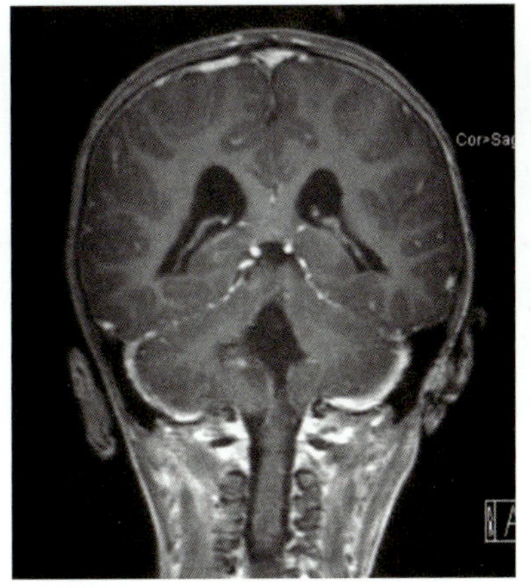

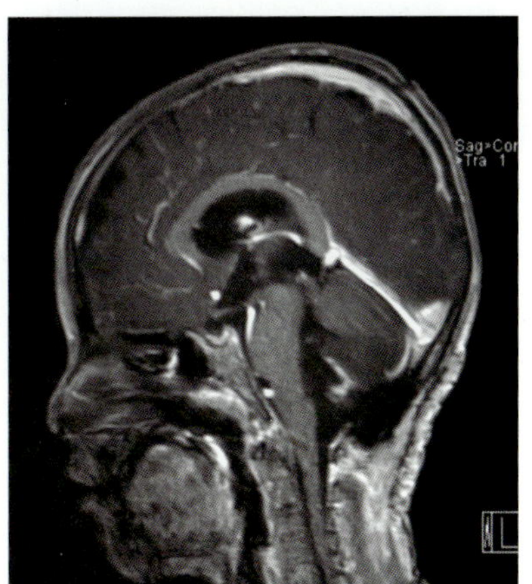

图 16-2　肿瘤术后复查增强 MRI

提示肿瘤全切，幕上脑室积水缓解。

2. 术后病理（图 16-3）

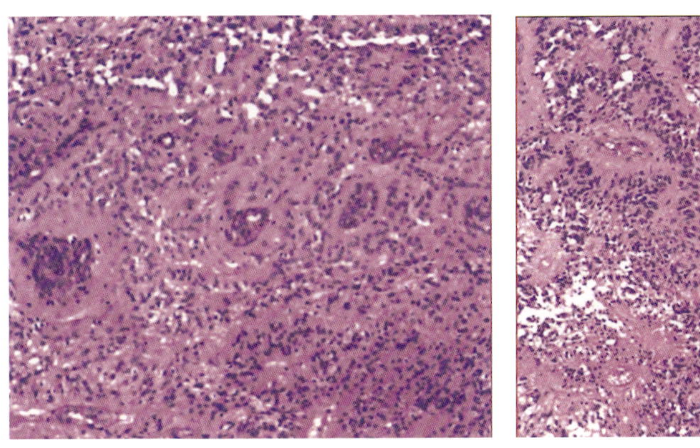

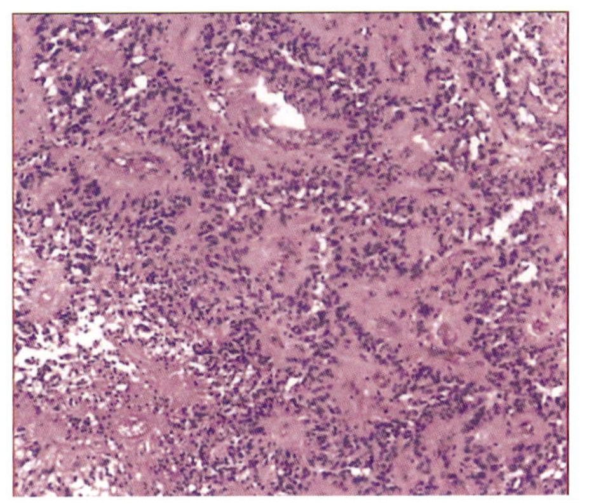

图 16-3　病理切片

肿瘤呈放射状分布在血管周围，瘤细胞较丰富，部分区域伴坏死，血管增生，诊断为间变型室管膜瘤，WHO Ⅲ级。

【术后患者恢复情况】

患儿术后恢复顺利，神志清楚，精神可，饮食睡眠良好，无恶心呕吐症状，肢体运动良好。

【止血心得】

1. 对于脑内病变，部分肿瘤血供丰富、手术时间较长、肿瘤累及重要结构等因素增加了手术难度以及术中、术后出血的风险。

2. 对于后颅窝肿瘤手术，体位很重要，头部略高过心脏平面等较好地保证脑静脉引流，尽可能拉开后方肌肉，延中线开颅，能增加显露，减少损伤。

3. 术中最大限度地保护脑组织，找到肿瘤边界，保护小脑后下动脉及其分支，保护小脑下蚓静脉，动态牵拉能更好地保护神经组织，减少术后出血概率。

4. 对于创面渗血，可采用明胶海绵压迫，创面覆盖纤丝速即纱，加强止血效果。

【专家点评】

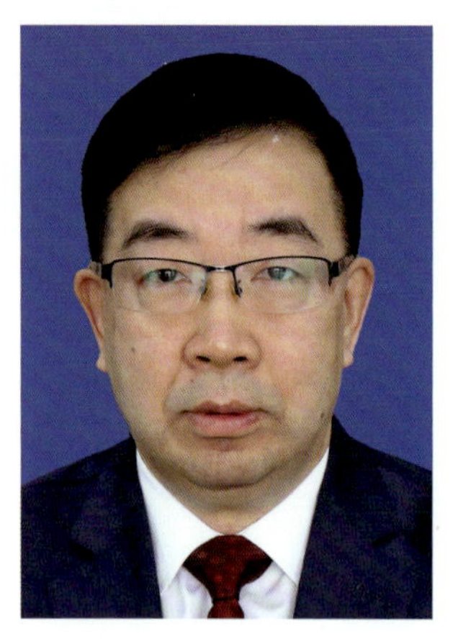

刘云会 主任医师 中国医科大学附属盛京医院

第四脑室管膜瘤在儿童很常见，手术难度高。切除肿瘤时的止血操作往往决定患者的预后。小脑后下动脉既可能是肿瘤的供血血管，也可能被肿瘤侵蚀包绕，保护该动脉完整和通畅至关重要。术前评估脑积水的程序、肿瘤与脑干的关系、小脑后下动脉与肿瘤的关系及动脉的保护、术中失血量对小儿生命体征影响等至关重要。术者术中操作轻柔，尽量保持术野干净、界面清晰，体现了深厚的显微神经外科功底。手术视频显示术中对小动脉出血采取电凝止血，小静脉少量渗血使用明胶海绵压迫，创面渗血用纤丝速即纱压迫止血，避免对脑干创面的牵拉与过度压迫。术后影像复查肿瘤切除满意，脑干水肿轻微。围手术期对患者采取半坐位体位，适当给予脱水药和止血药物，患者恢复良好。此病例充分体现了术者对《神经外科围手术期出血防治专家共识(2018)》的理解和实践，同时也展示了术者深厚扎实的显微神经外科功底与止血技巧。

病例 17

内镜经鼻颅咽管瘤切除术

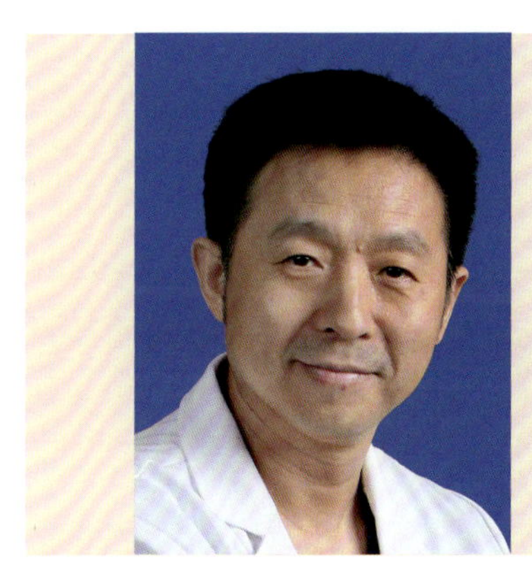

术者：陈革，主任医师
首都医科大学宣武医院

【病例简介】

患者，女，37 岁。

主诉：头痛伴双眼视力减退 2 月余。

现病史：患者 2 个月前无明显诱因出现头痛，伴双眼视物模糊，病程中无多饮、多尿、闭经、泌乳、乏力等症状。行头颅 MRI 检查提示“鞍上池占位”。为进一步治疗收入院。

查体：左眼视力 0.05，右眼视力 0.05，双眼颞侧偏盲、右眼鼻侧下方视野缺损。

实验室检查：血常规、肝肾功能、凝血功能正常；肿瘤标志物无异常。

既往史：否认高血压、糖尿病病史，否认外伤手术史，既往无口腔及牙龈出血史，未服用抗血小板及抗凝药物。

入院诊断：颅咽管瘤（鞍上垂体柄型）。

【术前检查】

1. 术前头颅 CT（图 17-1）

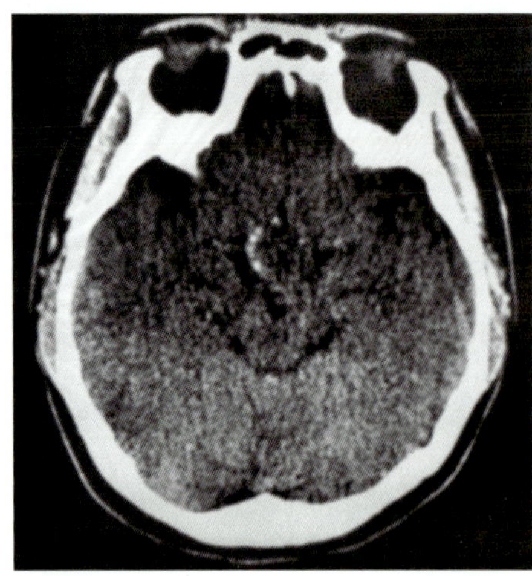

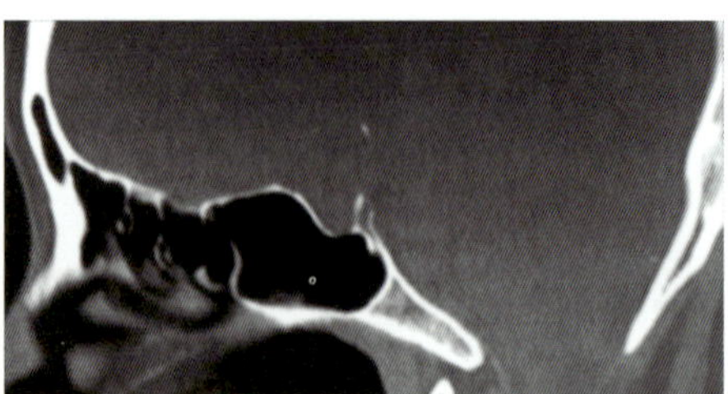

图 17-1 术前头颅 CT

鞍上池病变，周围有环形钙化。

2. 术前头颅 MRI（图 17-2、图 17-3）

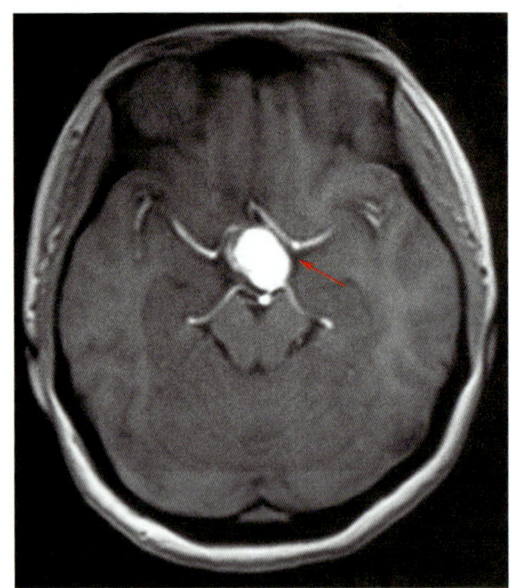

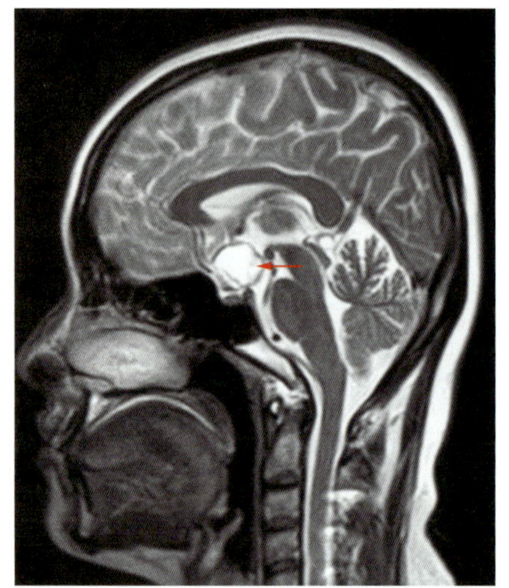

图 17-2 术前头颅 MRI

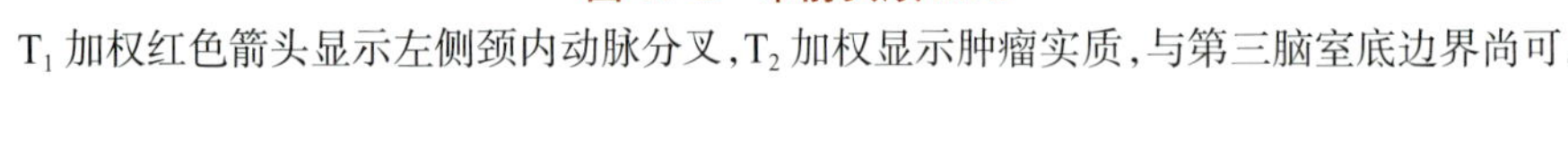

T_1 加权红色箭头显示左侧颈内动脉分叉，T_2 加权显示肿瘤实质，与第三脑室底边界尚可。

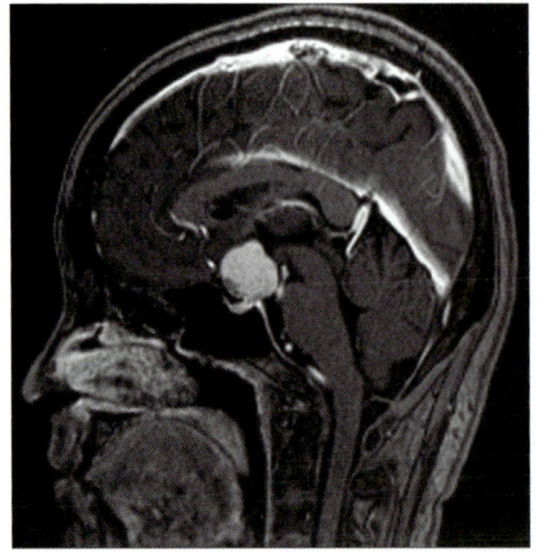

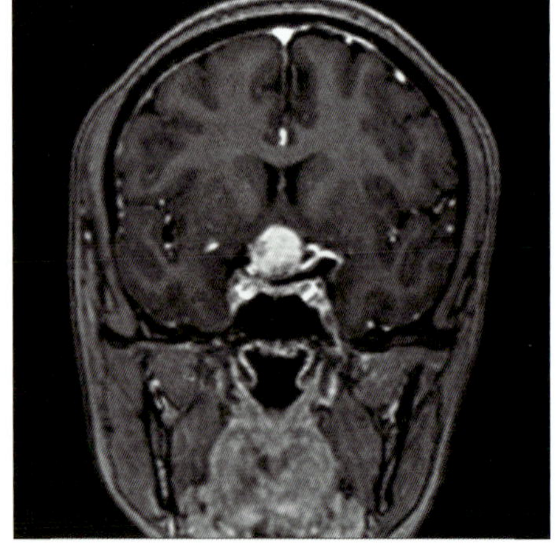

图 17-3 增强 MRI

矢状位增强 MRI 见鞍上垂体柄结构不清，基底动脉分叉位于肿瘤正后方；冠状位增强 MRI 可见肿瘤邻近双侧颈内动脉。

【手术方案】

内镜经鼻颅咽管瘤切除术

制定入路依据及策略：

1. 患者肿瘤起源于鞍上垂体柄，沿中线向上方生长至第三脑室底，肿瘤与双侧颈内动脉及基底动脉尖部关系密切，内镜下可以沿着垂体 - 垂体柄 - 漏斗这个轴清晰地显示中线及侧方结构，视野较好；内镜下双手显微操作可以安全地对肿瘤与下丘脑、颅内动脉及其分支的粘连进行锐性及钝性分离。

2. 蝶窦气化较好，暴露鞍底、鞍结节和蝶骨平台骨质，可以充分显露鞍上池、视交叉下方的结构，手术通路较好。

3. 经颅手术难以直视视交叉下方和下丘脑漏斗区域，在此区域对肿瘤与第三脑室底粘连处进行分离时，有可能增加下丘脑损伤的风险，或在第一、第二间隙操作切除肿瘤过程中损伤视交叉和视神经及其滋养血管，在非直视区域还有残留肿瘤的可能。

4. 术中首先取带蒂的鼻中隔黏膜瓣，注意保护黏膜瓣基底部的鼻中隔动脉血供，用于术后颅底重建。

5. 取原位骨瓣，上至蝶骨平台后方，下至鞍底，两侧以内侧视神经 - 颈内动脉隐窝，即中床突为界，暴露鞍底、鞍结节、蝶骨平台后方的硬膜，在海绵间窦之间横行切开硬膜。电凝前，下海绵间窦，“工”字切开硬膜，在视交叉 - 垂体间隙暴露肿瘤。

6. 内镜直视下将肿瘤与周围神经血管的边界仔细分离，尽可能保护好垂体上动脉、颈内动脉和后交通动脉的穿支。本例因肿瘤已完全侵蚀垂体柄，无法分辨垂体柄和肿瘤，因此在垂体上方切断完全受累的垂体柄以求全切肿瘤。肿瘤与第三脑室底粘连紧密，采用锐性分离技术，将肿瘤从第三脑室底完整切除，减少对下丘脑的牵拉、挫伤，对其穿支动脉加以保护。切除肿瘤后，可见基底动脉、双侧大脑后动脉（posterior cerebral artery，PCA）、小脑上动脉（superior cerebellar artery，SCA）及动眼神经，将残留在蛛网膜下腔的血液冲洗干净。

7. 由内向外采用可吸收人工硬脑膜（DuraGen）、自体脂肪组织、原位骨瓣及带蒂鼻中隔黏膜瓣重建颅底，修补脑脊液漏。

【术前出血风险评估】

1. 鼻腔阶段鼻黏膜渗血导致术野不干净会影响手术操作，并有潜在导致其他重要神经血管和结构损伤的风险。
2. 扩大暴露鞍底骨质，尤其在内侧视神经颈内动脉隐窝附近操作时有损伤颈内动脉的风险。
3. 打开硬膜时发达的海绵上下间窦有出血风险。
4. 肿瘤外界与颈内动脉关系密切，分离肿瘤外界时有损伤颈内动脉的风险。
5. 肿瘤周边有过路的重要小血管供应视交叉和下丘脑，损伤后可导致视力下降和下丘脑损伤。
6. 肿瘤侵及下丘脑，分离下丘脑部位的肿瘤时有损伤下丘脑和第三脑室内引流静脉的风险。

【手术视频】

病例 17 手术视频 内镜经鼻颅咽管瘤切除术

【术后复查】

1. 术后头颅 MRI（图 17-4）

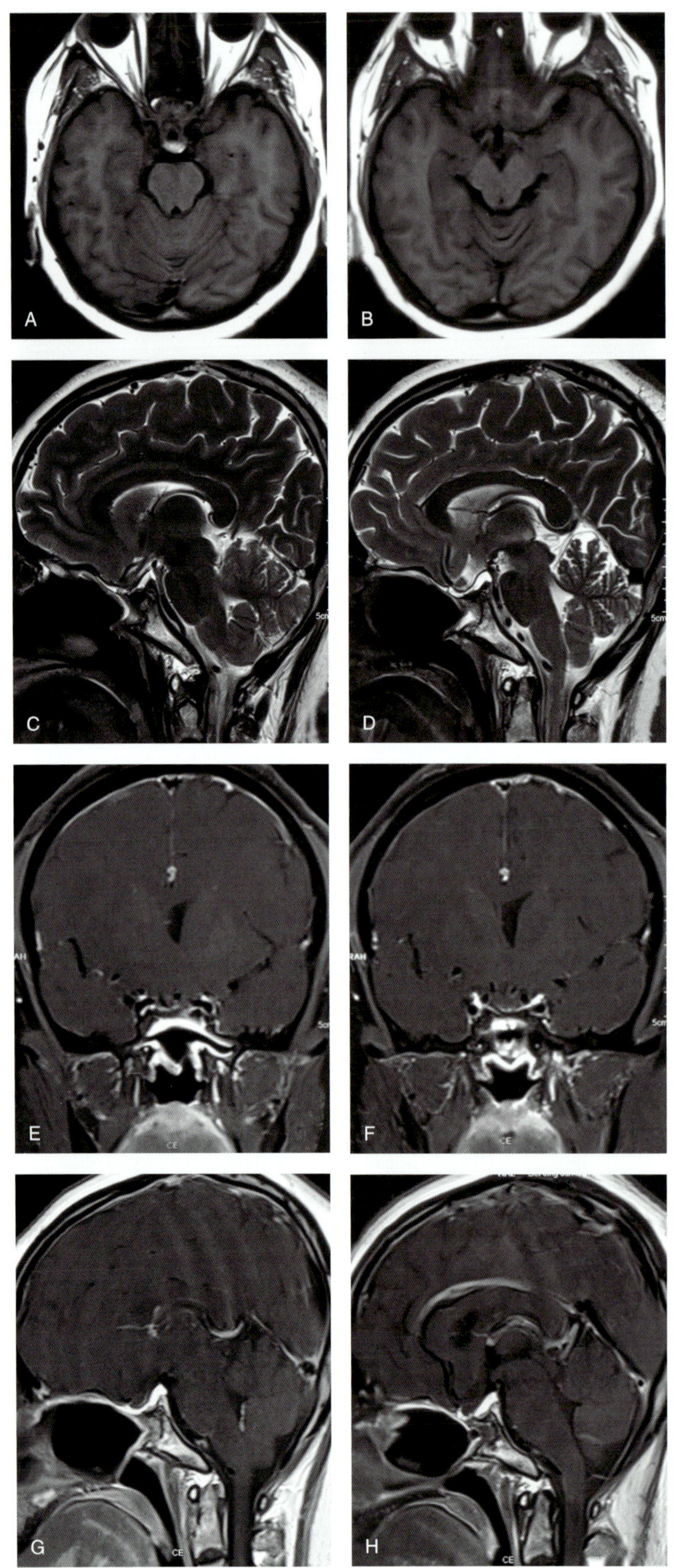

图 17-4 术后复查 MRI
A~D. 肿瘤全切，鞍上池结构清晰；E~H. 海绵窦段颈内动脉，垂体结构完整，肿瘤全切。

2. 术后病理(图 17-5)

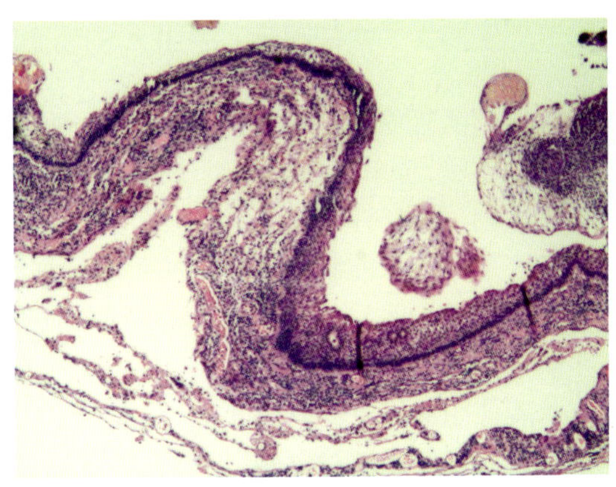

图 17-5 肿瘤病理切片

术后病理回报为造釉细胞型颅咽管瘤,WHO Ⅰ级。

【术后患者恢复情况】

患者术后 18 天出院,出院时无神经功能损伤,仍有尿崩,每日口服弥凝 0.1~0.2mg;强的松(泼尼松)早 8 点 10mg,下午 5 点 5mg;优甲乐早 8 点 50μg。出院后半年恢复工作和正常生活。术后 2 年随访,内分泌功能评估显示肾上腺轴、甲状腺轴和性腺轴功能减退,予强的松每天 2.5mg,优甲乐每天 50μg 替代治疗。

【止血心得】

最好的止血方法是预防出血,尤其对颈内动脉等重要血管。本例术中涉及止血有 4 个阶段,包括取鼻中隔黏膜瓣阶段、取原位骨瓣阶段、切开硬膜阶段和分离肿瘤阶段。

1. 取鼻中隔黏膜瓣阶段　在处理黏膜瓣靠近中线处的基底时,应该仔细保护鼻中隔动脉,以避免损伤黏膜瓣的血供。黏膜瓣边缘也要彻底止血以保持术野干净。取黏膜瓣时以针状单极凝血功能模式(能量 20)烧灼切割黏膜,黏膜瓣边缘止血可用射频等离子刀或单极电刀,冲洗干净术野,对鼻腔黏膜表面渗血以等离子刀或单极烧灼止血。根据蝶腭动脉与其分支的走行方位,提前辨认鼻中隔动脉。

2. 取原位骨瓣阶段　以直径 3mm 金刚砂磨头磨出骨槽,尤其在内侧视神经 - 颈内动脉隐窝即中床突处磨除时尤其要小心,此区域与颈内动脉隆突紧邻,不要磨透骨质,残余薄层骨质以 2mm 椎板钳咬除,小心掀开原位骨瓣,防止颈内动脉出血。

3. 切开硬膜阶段　"工"字形在海绵间窦上下切开硬膜。当前下海绵间窦发达时不可避免会出血,有时出血汹涌,严重影响手术操作。此时可抬高手术床头呈 30°,降低头部静脉的压力。此外,低功率双极电凝可以辅助烧灼硬膜边缘进行止血。对于难以控制的海绵间窦、海绵窦出血,可以使用流体明胶,注意要将注射管头紧贴出血口,将流体明胶直接注射进静脉窦腔隙,再用棉片压迫 2~3 分钟,可以有效止血。

4. 分离肿瘤阶段　肿瘤与颈内动脉及其分支、后交通动脉及其穿支、基底动脉发出的血管存在不同程度的粘连,这些血管均供应视神经、下丘脑等重要结构,损伤后可能引起神经功能障碍,所以在切除肿瘤的过程中应该加以保护。双手显微操作,可采用锐性分离技术,用显微剪、圆形剥离子(类似 Rhoton2、3 号剥离子)、直头或弯头针状剥离子(类似 Rhoton9、10 和 12 号剥离子)将动脉从肿瘤表面完整剥离,最大限度地减少其损伤。尽量保留垂体上动脉,但对于明确的肿瘤供血动脉,可用双极电凝电灼阻断。

【专家点评】

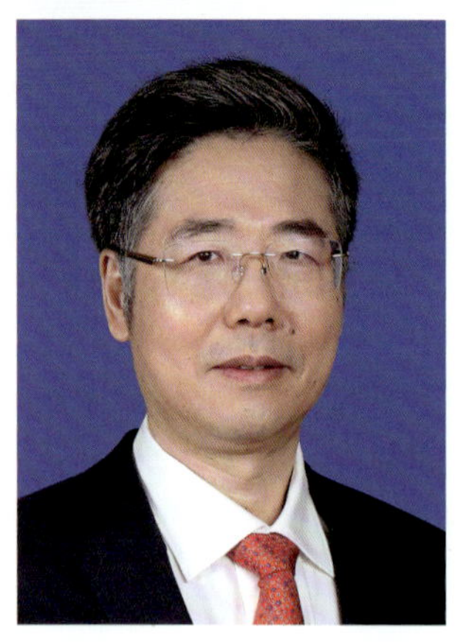

王海军 主任医师 中山大学附属第一医院

颅咽管瘤既往都是以开颅为主，随着内镜手术的发展和颅底修补技术的成熟，越来越多的神经外科医师选择经鼻蝶入路进行手术。该入路有微创、手术时间短、术后康复期短等特点，但所面临的手术出血风险增加。术者在术前制定了详细的手术计划和出血风险评估，选用了内镜下经鼻蝶手术入路，手术视野暴露充分，肿瘤切除完整。术者术前详细了解该患者的肿瘤类型、位置、大小、血供等特点，术中下方海绵间窦出血，术者使用双极电凝有效止血，左侧海绵窦出血，术者采用流体明胶止血。术者有序使用双极电凝、吸引器等器械，并合理采用明胶海绵、脑棉等止血材料，操作流畅有序。囊内减压后，增大肿瘤与周围血管间隙，术者沿肿瘤边界锐性分离，有效降低了术中出血量，术野干净清晰，肿瘤周围小血管保护良好，术后早期复查示肿瘤达到全切除，术后 2 年未见肿瘤复发。患者术前双眼视力 0.05，术后视力在病例中若能体现将更好。总体来说，该手术体现了一名优秀神经外科医师对手术策略及止血方式的深入体会。

病例 18

内镜下经鼻蝶鞍结节脑膜瘤切除术

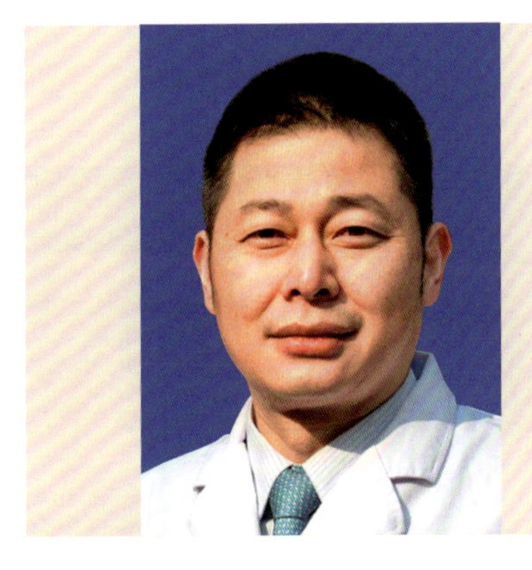

术者：程宏伟，主任医师
安徽医科大学第一附属医院

【病例简介】

患者，女，52 岁。

主诉：间歇性头晕半年，加重 10 天。

现病史：患者半年前无明显诱因下出现间歇性头晕，不伴视物旋转，无眩晕，无恶心呕吐，无视力减退，无视野缺损。患者未予重视及治疗，近一月来头晕症状加重，故前来就诊。

查体：神志清楚，对答切题，步入病房，双侧视力粗测正常，双侧瞳孔等大等圆，对光反射正常。双肺呼吸音清，心律齐，四肢肌力肌张力正常。

实验室检查：患者血常规、肝肾功能及凝血功能均无异常。

既往史：患者平素体健，无高血压、糖尿病病史，无外伤手术史，既往无牙龈出血症状。

入院诊断：鞍结节脑膜瘤。

【术前检查】

1. 术前头颅 MRI（图 18-1）

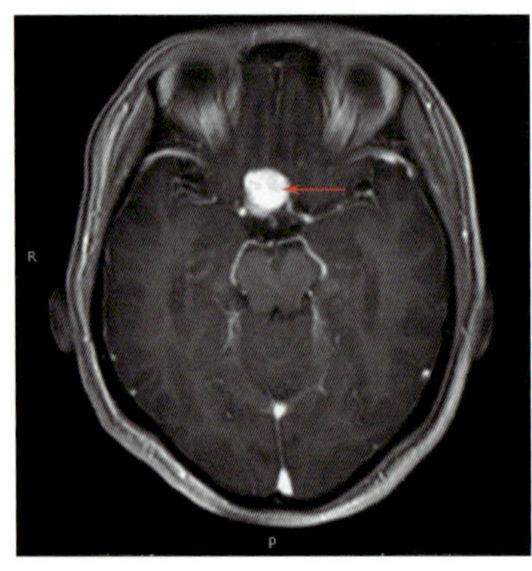

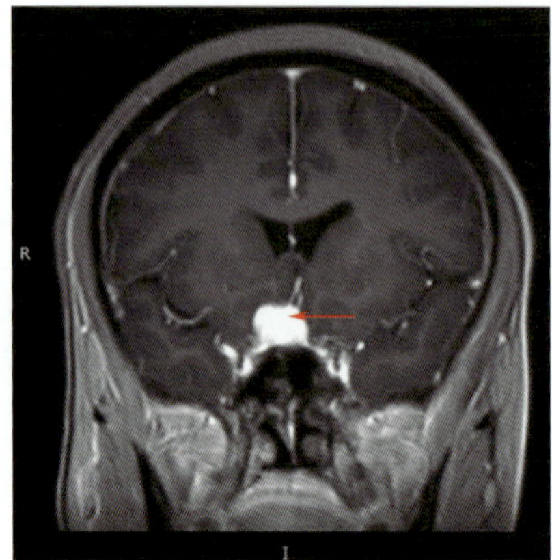

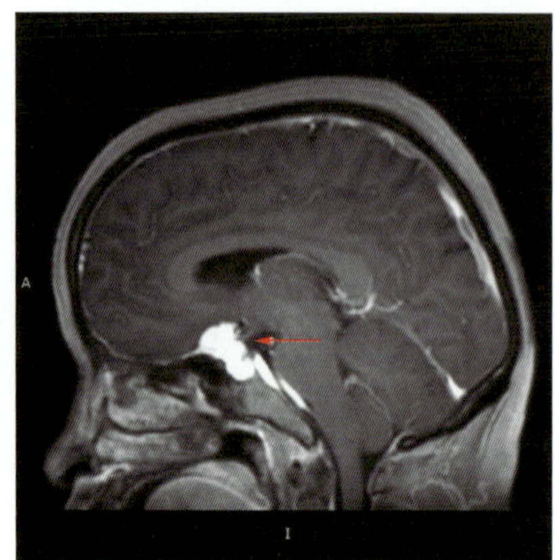

图 18-1 头颅 MR 示肿瘤位于鞍内鞍上

红色箭头示肿瘤，广基底位于蝶骨平台、鞍结节、鞍内，与双侧海绵窦关系密切。

2. 术前头颅 CT（图 18-2）

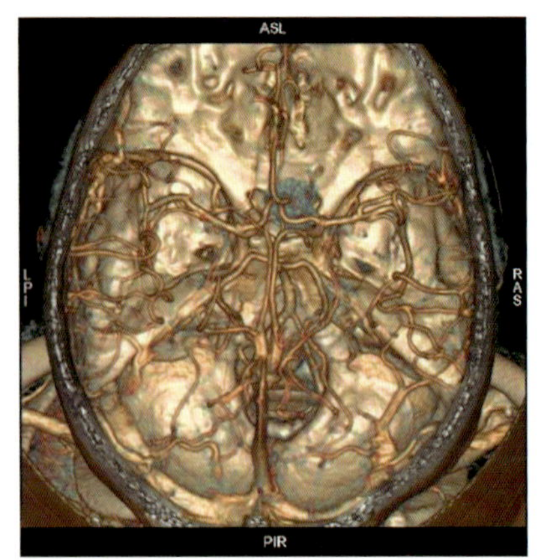

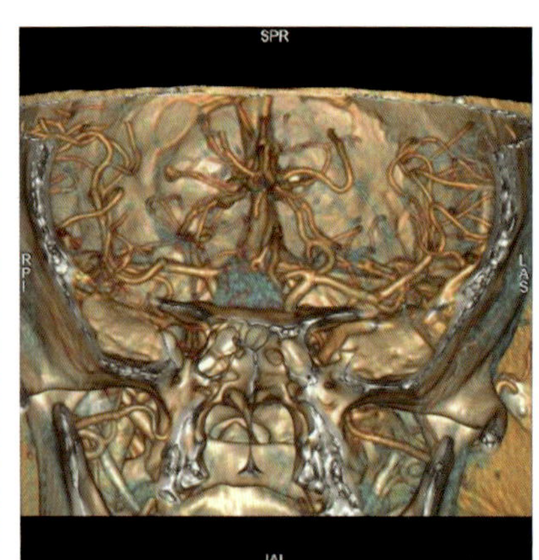

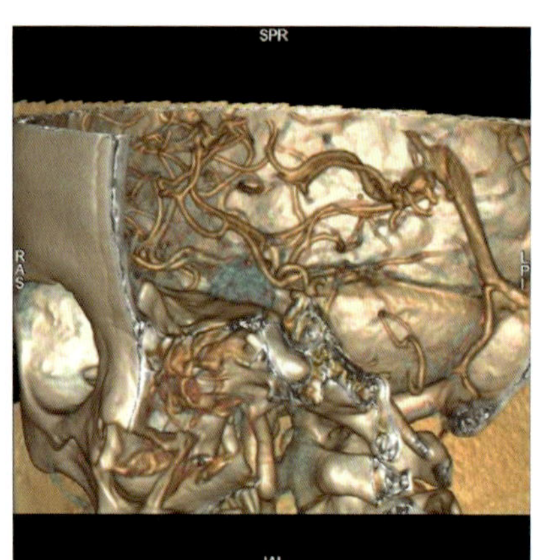

图 18-2 头颅 CT 示肿瘤

鞍上可见高密度区，骨窗像可见鞍结节骨质密度增高。

【手术方案】

内镜下经鼻蝶鞍结节脑膜瘤切除术

制定入路依据及策略：患者全身麻醉，取仰卧位，经双侧鼻腔入路。经蝶窦开口，磨除鞍底、蝶骨平台及鞍结节骨质结构，充分显露颅底。暴露肿瘤基底硬膜，电凝后切除肿瘤基底附着部分硬膜，分块切除中心部位肿瘤，肿瘤切除完毕后，使用流体明胶及速即纱对瘤腔填塞止血。确认无出血后进行颅底重建，避免脑脊液漏。

【术前出血风险评估】

1. 内镜下手术可以充分处理肿瘤基底，但肿瘤组织与双侧海绵窦关系密切，操作不当则易诱发出血。

2. 肿瘤组织滋养血管较丰富，切除后瘤体残腔可发生出血，需仔细彻底止血。

【手术视频】

病例 18 手术视频　内镜下经鼻蝶鞍结节脑膜瘤切除术

【术后检查】

术后头颅 CT（图 18-3）

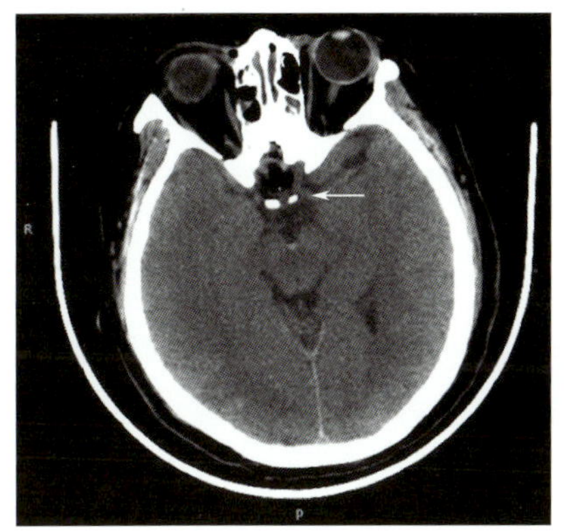

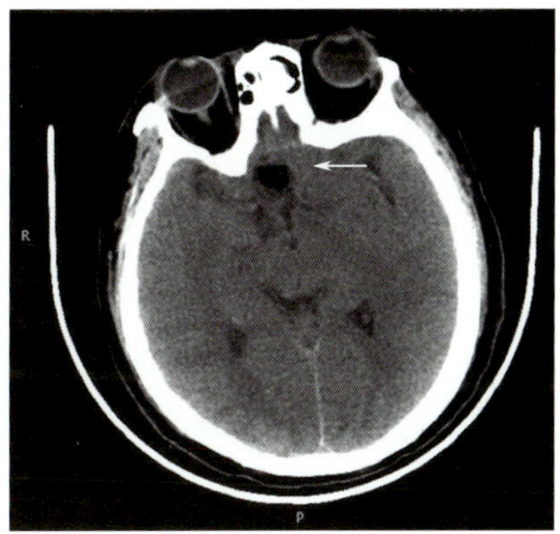

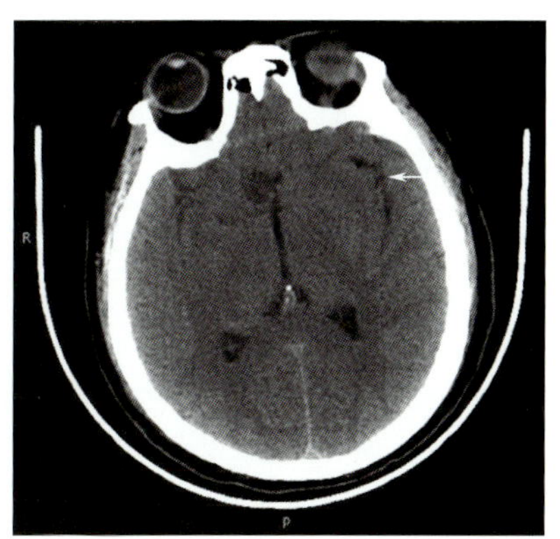

图 18-3　术后头颅 CT
肿瘤全切，术野干净无出血及梗死（白色箭头）。

【术后患者恢复情况】

患者神志清楚、言语流利、肢体活动正常，未发生脑脊液漏，无发热，无头痛头晕等不适，恢复正常生活（图 18-4）。

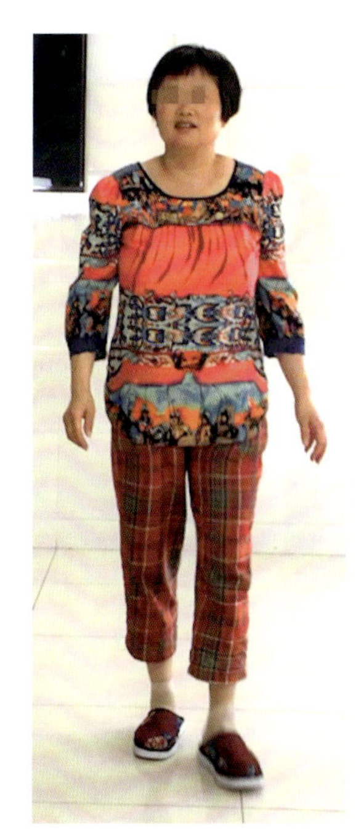

图 18-4　患者术后恢复情况
患者视力、视野显著改善，头痛症状消失，语言及运动功能正常。

【止血心得】

1. 术中不同渗血情况的处理

动脉出血：蝶腭动脉、硬膜动脉出血首选电凝确切止血。

静脉出血：海绵窦海绵间窦以压迫止血为主，首选流体明胶及速即纱。

创面渗血：瘤体界面以锐性解剖分离为主，避免牵拉出血。

2.《神经外科围手术期出血防治专家共识（2018）》理解　共识在 ERAS 方面给予了充分的地位，在本病例中，因患者需长期卧床，早期床上锻炼预防深静脉血栓尤为重要。

【专家点评】

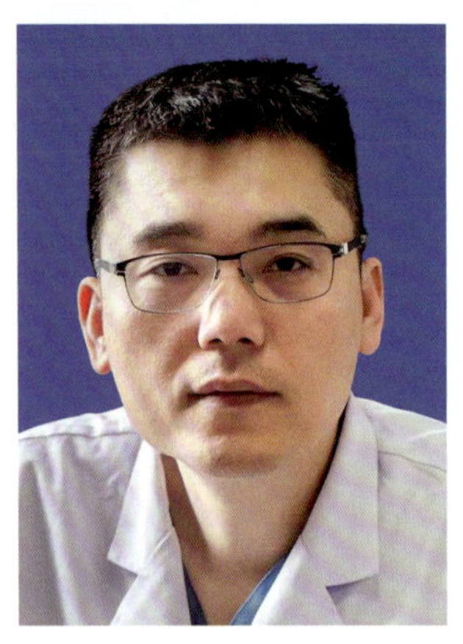

屈 延 主任医师 空军军医大学第二附属医院

术前诊断明确，能根据影像学特点个体化选择手术入路。并能行三维重建技术充分评估肿瘤与血管关系，增加手术安全性。鼻腔处理规范，带蒂黏膜瓣制作规范，肿瘤显露良好，切除满意。术者能根据不同出血部位灵活选择电凝或流体明胶彻底止血，方案得当、有效。术中操作轻柔，灵活采用锐性和钝性分离技术切除肿瘤。采用多层技术及缝合技术重建鞍底，可有效防止脑脊液漏。鞍底骨质磨除不充分，经鼻内镜的优势在于对视神经管和颈内动脉处肿瘤的显露、探查和切除，病例中向两侧的显露不充分。经鼻蝶骨平台扩大入路，术后是否关注患者嗅觉问题。

病例 19

后正中右拐开颅后颅窝占位切除术

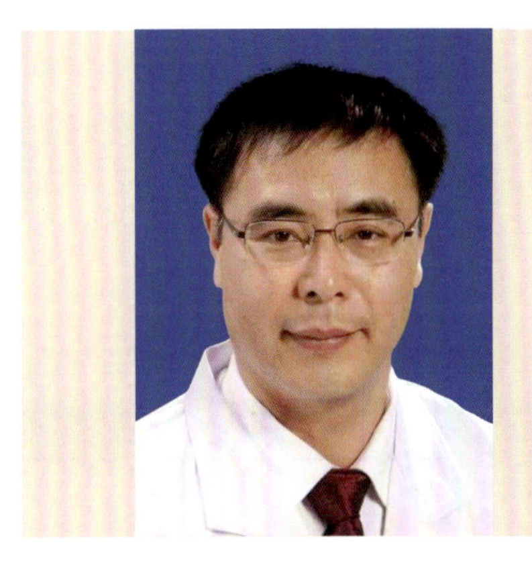

术者：李春德，主任医师
首都医科大学附属北京天坛医院

【病例简介】

患儿，男，5 岁。

主诉：头痛伴恶心呕吐 13 天。

现病史：患儿从 13 天前开始出现头痛，无肢体抽搐，无视物不清，后出现头痛伴随恶心呕吐，就诊于当地医院，行头部检查提示“颅内占位”，未见当地影像资料。当地医院告知患儿需手术治疗，但手术风险较大。后患者家属为进一步就诊，院门诊以“小脑占位，继发性脑积水”收入我科。

查体：一般状况良好，生命体征正常。神清语利，双侧瞳孔等大正圆，直径 3mm，对光反射灵敏，眼动充分。视力粗测正常，视野无法配合检查。四肢肌力正常，肌张力正常。颈软，病理征阴性，生理反射正常。

实验室检查：血常规，血红蛋白 125g/L；血生化，钠 136mmol/L；凝血功能正常；术前免疫八项全阴性。余无明显异常。

既往史：顺产出生，既往体健，否认外伤手术史，既往无口腔及牙龈出血史，未服用抗血小板及抗凝药物。

入院诊断：1. 后颅窝占位；2. 梗阻性脑积水。

【术前检查】

1. 术前头颅 CT（图 19-1）

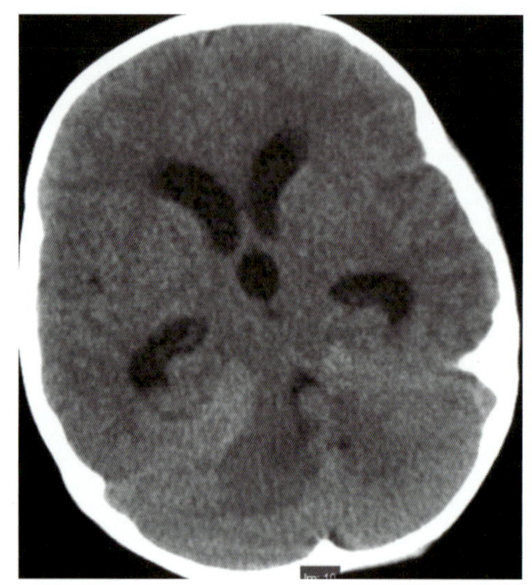

图 19-1 头颅 CT 后颅窝占位压迫脑干
肿瘤压迫脑干，向左侧推挤脑干，导致梗阻性脑积水，幕上脑室增大。

2. 术前头颅 MRI（图 19-2）

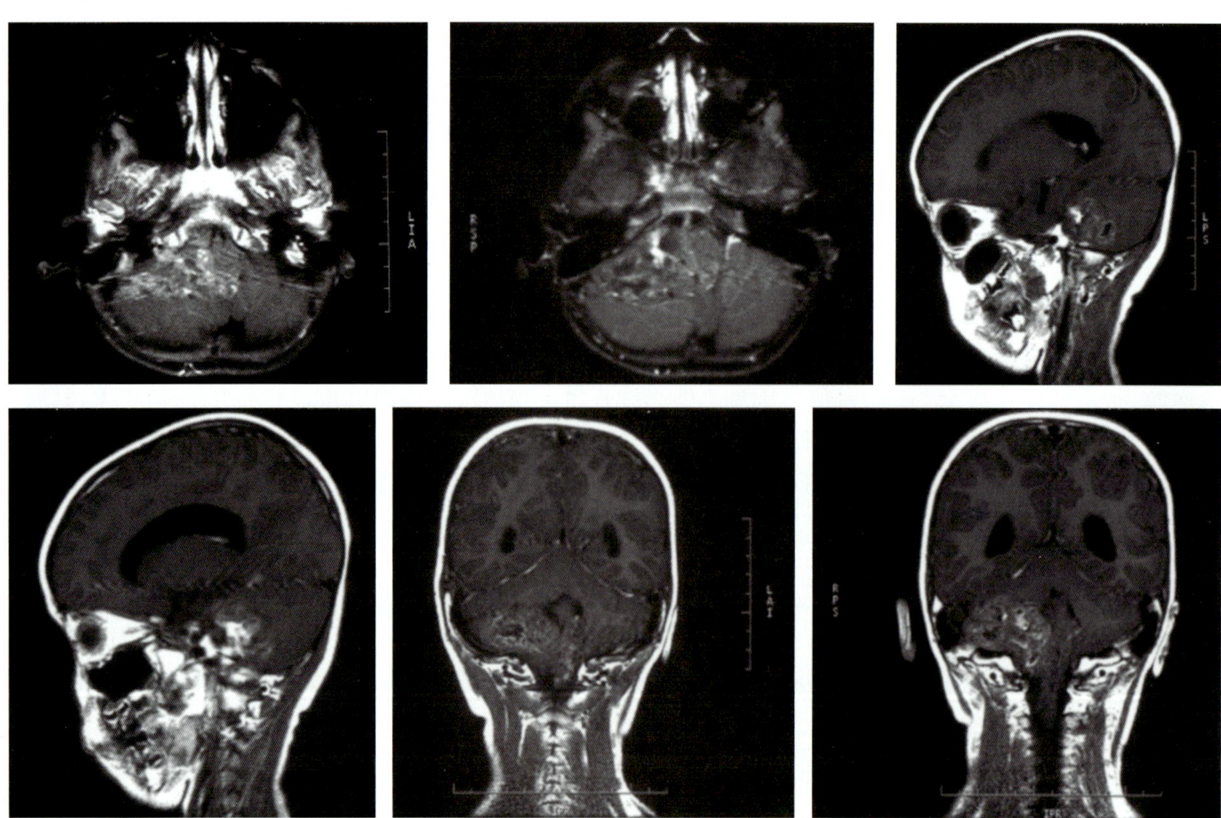

图 19-2 术前头颅 MRI
肿瘤不均匀增强，与脑干界限尚清，肿瘤下界到枕骨大孔。

【手术方案】

后正中右拐开颅后颅窝占位切除术

制定入路依据及策略：

1. 患儿肿瘤较大，主要位于 CPA 区，但向下、向中线生长明显。内侧对脑干挤压严重，术前无法明确与脑干关系，是否粘连紧密。

2. 儿童开颅手术较成人相对容易，本患儿后正中开颅，向右侧外拐，打开枕大孔至枕髁，不需磨除枕髁，稍微上抬小脑扁桃体即可见肿瘤，且随着肿瘤切除可获得更大操作空间。

3. 该手术难点在于处理肿瘤包绕的后组脑神经及分离与脑干相邻的肿瘤组织。术前通过磁共振可大致判断被肿瘤挤压的脑干部位，及被肿瘤包绕的脑神经，术中减少误伤。

【术前出血风险评估】

1. 患儿年龄、体重小，少量出血也危险极大。
2. 开颅过程中可能遇到板障静脉、导静脉、枕窦出血。
3. 肿瘤包绕小脑后下动脉切除肿瘤过程中可能损伤出血较多，也是止血难点，需要尽量保留该动脉。

【手术视频】

病例 19 手术视频　后正中右拐开颅后颅窝占位切除术

【术后检查】

1. 术后 4 小时头颅 CT（图 19-3）

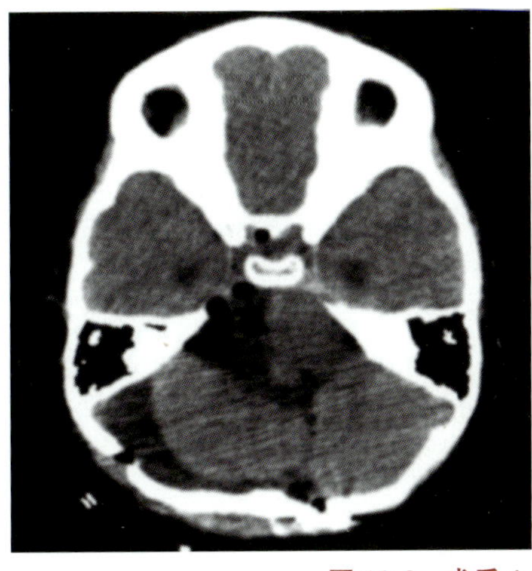
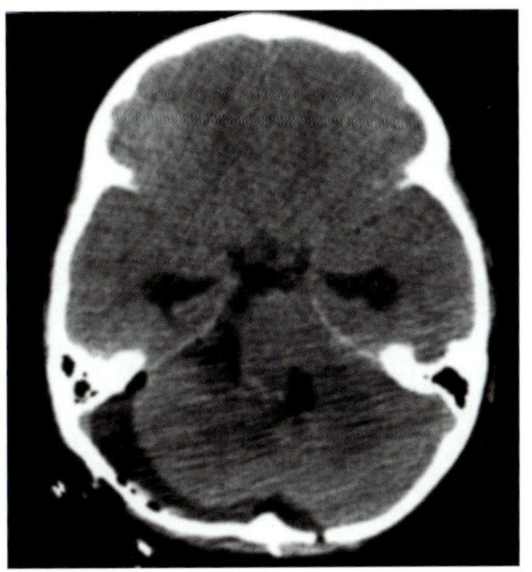

图 19-3　术后 4 小时头颅 CT 平扫

术区无渗血，脑干尚未回位，后颅窝减压充分，第四脑室明显较术前变大。

2. 术后头颅 MRI(图 19-4)

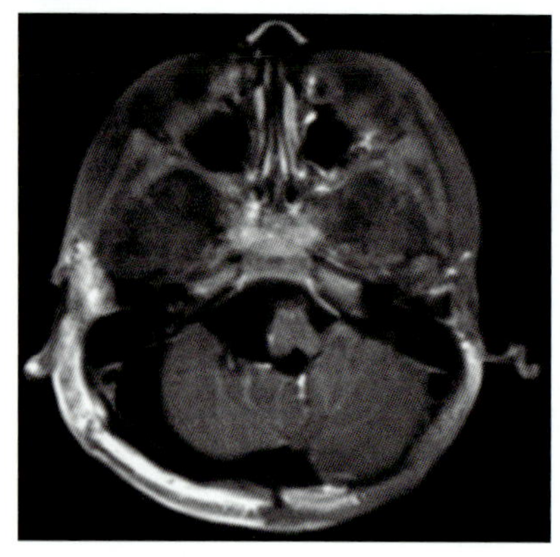
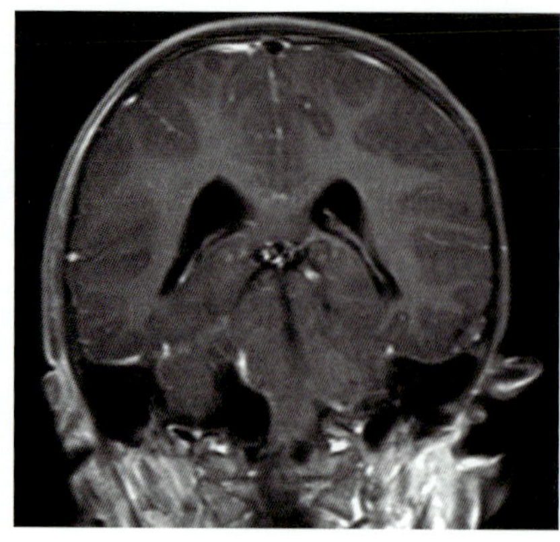
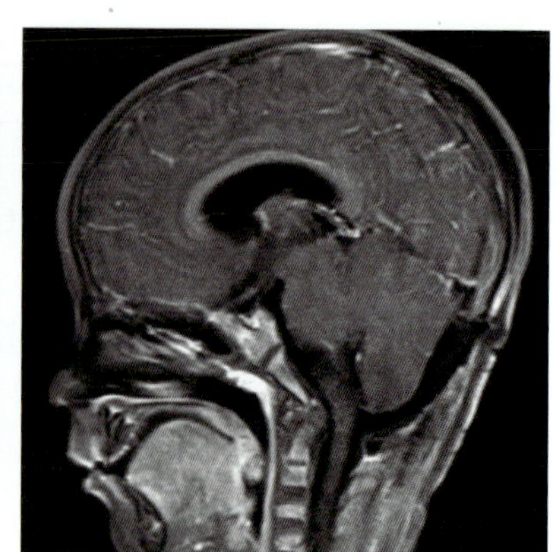

图 19-4 术后头颅 MRI
肿瘤切除满意,后颅窝减压充分。

3. 术后病理(图 19-5)

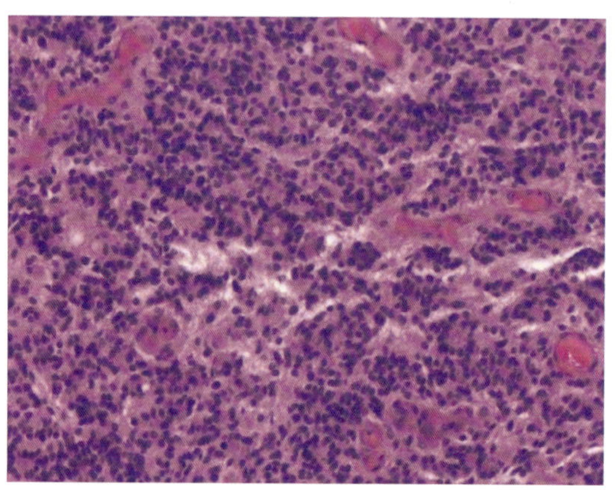

图 19-5 肿瘤病理切片
术后病理提示间变型室管膜瘤,WHO Ⅲ级。

细胞增生活跃,核分裂象约 3~5 个 /10HPF,并可见血管内皮细胞增生及片状坏死,送检肿瘤总体积约 6cm × 5cm × 2cm,建议必要时进行室管膜瘤相关基因检测以助诊。免疫组化结果:GFAP(+),Olig2(部分 +),NeuN(–),IDH1R132H(少数 +),ATRX(+),CD34(血管 +),Ki-67(热点区约 20%),P53(–),CK(–),EMA(+),Syn(–)。

【术后患儿恢复情况】

肿瘤全切,患儿无明显神经功能障碍,肢体活动正常,无发热,生活正常。

【止血心得】

1. 减少切除肿瘤出血的重点是严格按照肿瘤边界切除。正如该病例,肿瘤与脑组织边界较清楚,严格分离肿瘤边界过程中出血极少。

2. 对大部分儿童肿瘤患者,尤其是靠近脑干处的肿瘤,切除过程中,双极功率需要调小(小于成年人),以减少正常脑组织的热损伤。

3. 切除肿瘤过程中主要依靠双极电凝止血,确切止血后再进行下一步切除,否则导致多处出血,会导致术野混乱,容易损伤正常组织。且容易导致术者疲劳、急躁。如发生多处出血,可用速即纱暂时压迫出血点,再地毯式逐一电凝出血点,始终保持术野清晰干净,可增加术者信心。

4. 如遇到暂时难以电凝的出血点，先应用速即纱轻微按压止血，此时压迫止血效果显著，还可以在速即纱的基础上电凝止血，待止血确切后进行后续操作。

5. 完全切除肿瘤后，对于瘤腔壁的渗血可先应用流体明胶填充止血，再覆盖速即纱，上面再覆盖脑棉按压，约 2 分钟后生理盐水冲洗即可达到妥善止血目的。

【专家点评】

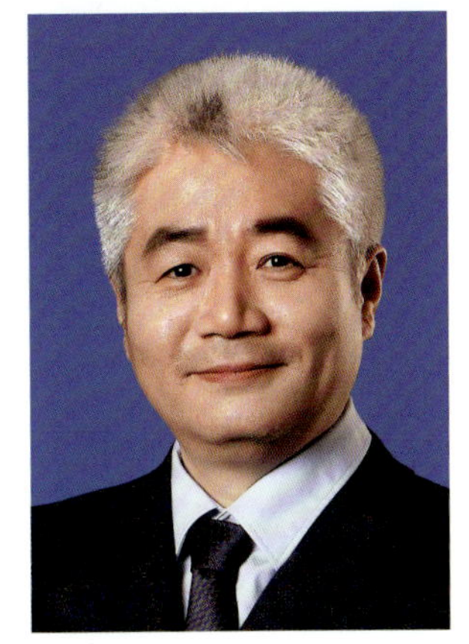

吕中强　副主任医师　河北医科大学第二医院

此病例为一后颅窝肿瘤，患儿 5 岁，体重较轻，存在出血风险。肿瘤部位深在，毗邻脑干及重要的神经血管，术者对出血风险进行了充分评估。小脑后下动脉的出血利用小功率电凝，分层次推进，并使用流体明胶和速即纱来辅助处理。静脉出血利用小功率电凝，至脑干区采用明胶海绵可以较好地保护静脉、神经。该病例出血控制比较精细。创面渗血同样采用小电凝并配合双极设备，符合规范，应用速即纱和凝胶海绵辅助止血。

手术体位及切口设计合理，骨窗显露充分，小功率电凝保护血管恰到好处，分块切除肿瘤后，逐步增加操作空间，步骤合理。术者对速即纱及明胶海绵的应用合理，止血技巧娴熟，可见显微操作基本功扎实，脑干血管及后组神经得到充分保护。术后影像显示肿瘤全切除，术野干净，脑积水得到缓解，脑干回位良好，神经功能无缺失，显示了术者扎实的显微操作功底及对《神经外科围手术期出血防治专家共识(2018)》的深刻理解。建议可将寰椎打开，这样小脑后下动脉的整体走行就更加清晰。

病例 20

右侧桥小脑角区及舌下神经管内占位切除术

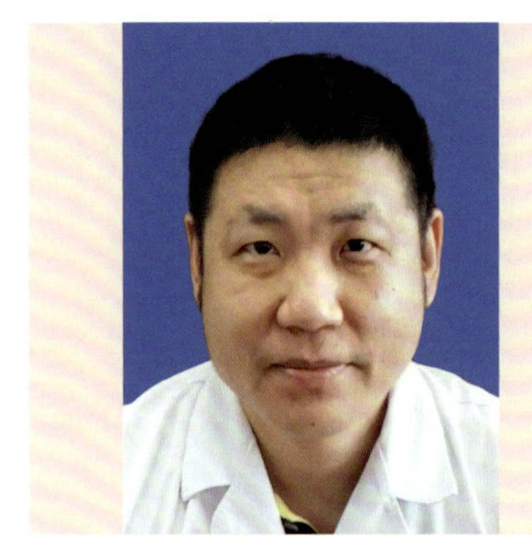

术者：王宝峰，副主任医师
华中科技大学同济医学院附属同济医院

【病例简介】

患者，女，34 岁。

主诉：头痛呕吐 1 月余。

现病史：患者于 1 个月前无明显诱因突发头晕、呕吐和步态不稳，逐渐加重，病程中无面瘫、听力下降、声音嘶哑、吞咽困难和肢体无力。于当地医院行头颅 MRI 平扫和增强提示“右侧桥小脑角区占位，右侧枕骨受累，考虑神经鞘瘤”。患者来我院就诊，查头部磁共振示“肿瘤未见明显变化，头部三维 CT 示舌下神经管扩大”。

查体：生命体征平稳，神志清楚，心肺听诊未及异常，无明显后组脑神经功能障碍，病理征阴性。

实验室检查：血常规、电解质、肝肾功能、凝血功能未见异常。

既往史：患者无高血压、糖尿病病史，否认外伤手术史，既往无口腔及牙龈出血史，未服用抗血小板及抗凝药物。

入院诊断：右侧桥小脑角区及舌下神经管神经鞘瘤。

【术前检查】

1. 术前头颅 CT（图 20-1）

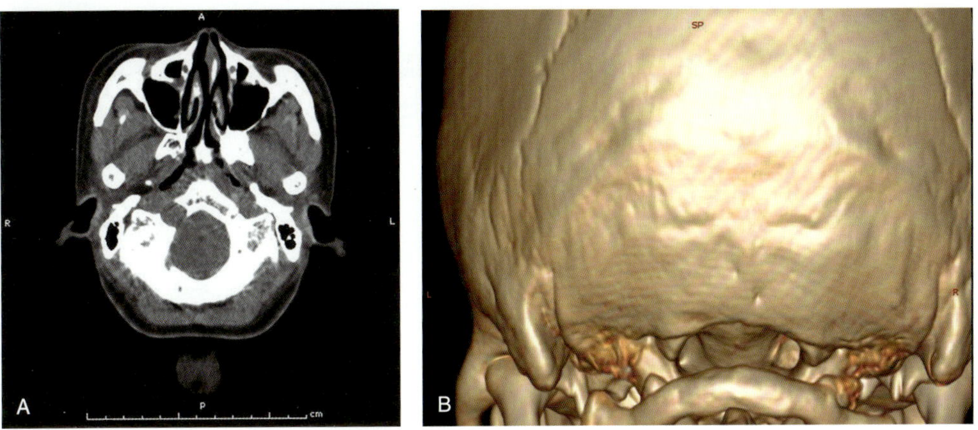

图 20-1　术前头颅 CT

A：肿瘤长入舌下神经管；B：枕骨破坏。

2. 术前头颅 MRI（图 20-2）

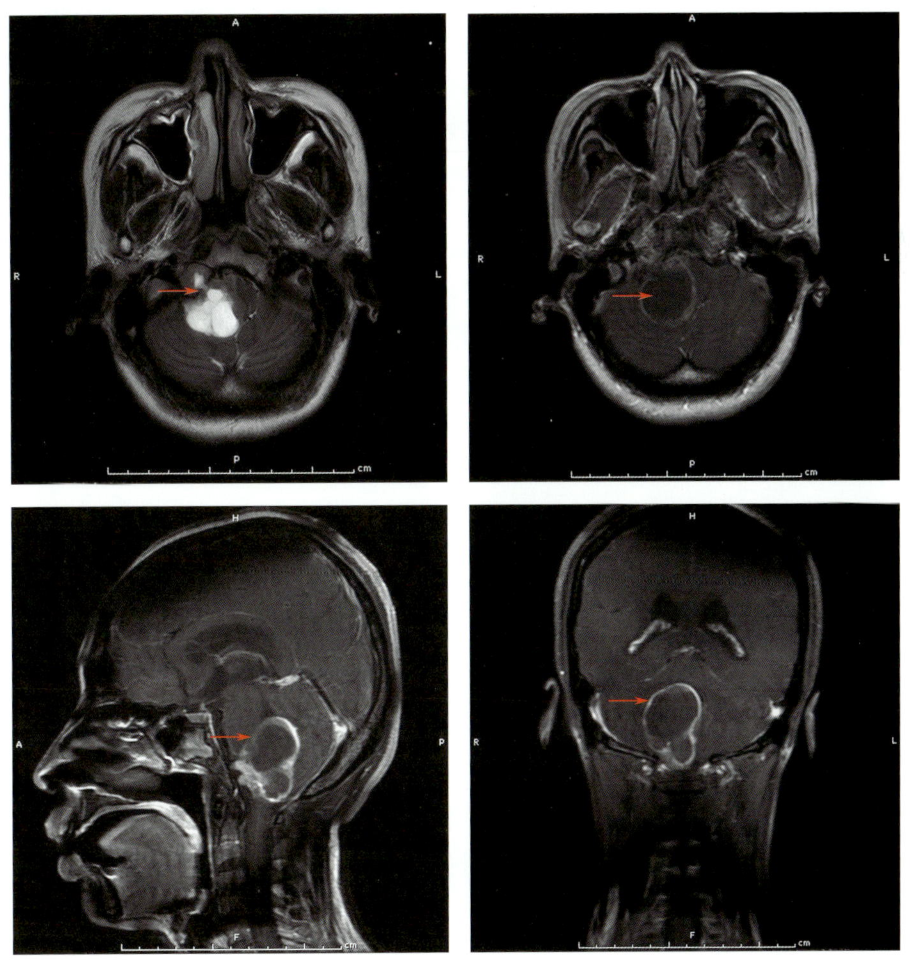

图 20-2　头颅 MRI

红色箭头示肿瘤压迫脑干长入舌下神经管。

【手术方案】

右侧桥小脑角区及舌下神经管内占位切除术

制定入路依据及策略：

1. 肿瘤从侧方将小脑及脑干朝上方和中间推挤，CT 显示舌下神经管明显扩大，T_2 及增强 MRI 显示肿瘤呈囊实性，并长入舌下神经管，舌下神经管内肿瘤为实性。

2. 桥小脑角区肿瘤为囊性，最好在直视下切除。枕后正中入路如需在直视下切除上方肿瘤，可能需切除部分小脑组织或者对小脑牵拉程度较大。

3. 考虑本患者肿瘤未长到颅外，位于颅内和舌下神经管，以颅内居多，无须暴露颈静脉孔区，因此采用了远外侧髁上入路。拐杖形切口（图 20-3），通过磨除少部分枕髁，可以更好显露肿瘤颅内部分。磨开枕髁上方舌下神经管，即可显露舌下神经管内肿瘤。从项上线处切断肌肉附着处，肌肉整层向后外翻开，可减少 C 形切口分层暴露对肌肉损伤，有利于术后恢复。无须进行椎动脉移位，因此未显露椎动脉，紧贴骨质推开骨膜及外层软组织，可减少椎静脉丛出血。

4. 后组脑神经囊性鞘瘤最好先辨别出肿瘤与蛛网膜之间的界面，神经和血管都位于蛛网膜层面外。因此尽量避免先将囊壁打破，张力降低后可能会导致界面辨别困难。

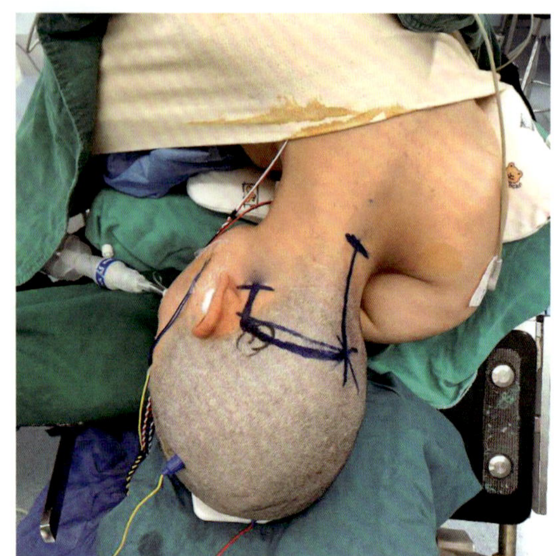

图 20-3 开颅切口及入路设计

拐杖形切口通过磨除少部分枕髁，可以更好显露肿瘤颅内部分。

【术前出血风险评估】

1. 此入路中需要注意保护椎动脉，如损伤椎动脉出血非常凶猛，不利于手术安全，可以通过触摸动脉搏动，或者在术中应用超声探头辨别椎动脉并予以保护。

2. 在处理枕髁处会遇到髁后导静脉，有时导静脉发达，出血会较多，需要采用双极电凝或者明胶海绵止血。

3. 乳突导静脉从乙状窦中部引出，经过乳突孔，围绕乳突后缘。有时导静脉较大，开颅时有撕裂乙状窦的风险。有时颅骨与乙状窦粘连厉害，如若去除骨瓣不当，或开颅器械操作不当，可能撕裂乙状窦造成大出血。

4. 神经鞘瘤一般不会包绕周边正常血管，但是存在囊变的鞘瘤可能与周边正常血管粘连，切除肿瘤时需要注意不要损伤正常血管，尽量直视下锐性将血管从肿瘤上分离。

【手术视频】

病例 20 手术视频 右侧桥小脑角区及舌下神经管内占位切除术

【术后检查】

1. 术后头颅 CT(图 20-4)

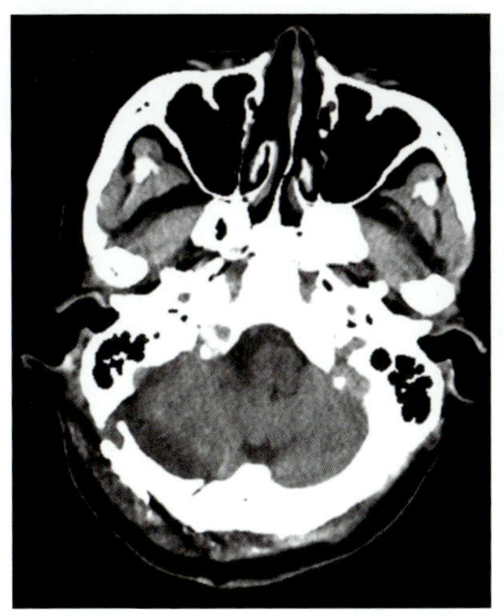

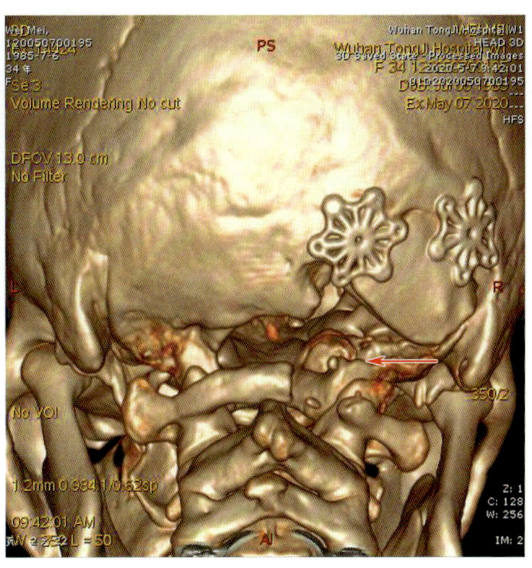

图 20-4　术后头颅 CT 及三维成像

术区干净无出血，红色箭头示枕髁磨除范围。

2. 术后头颅 MRI(图 20-5)

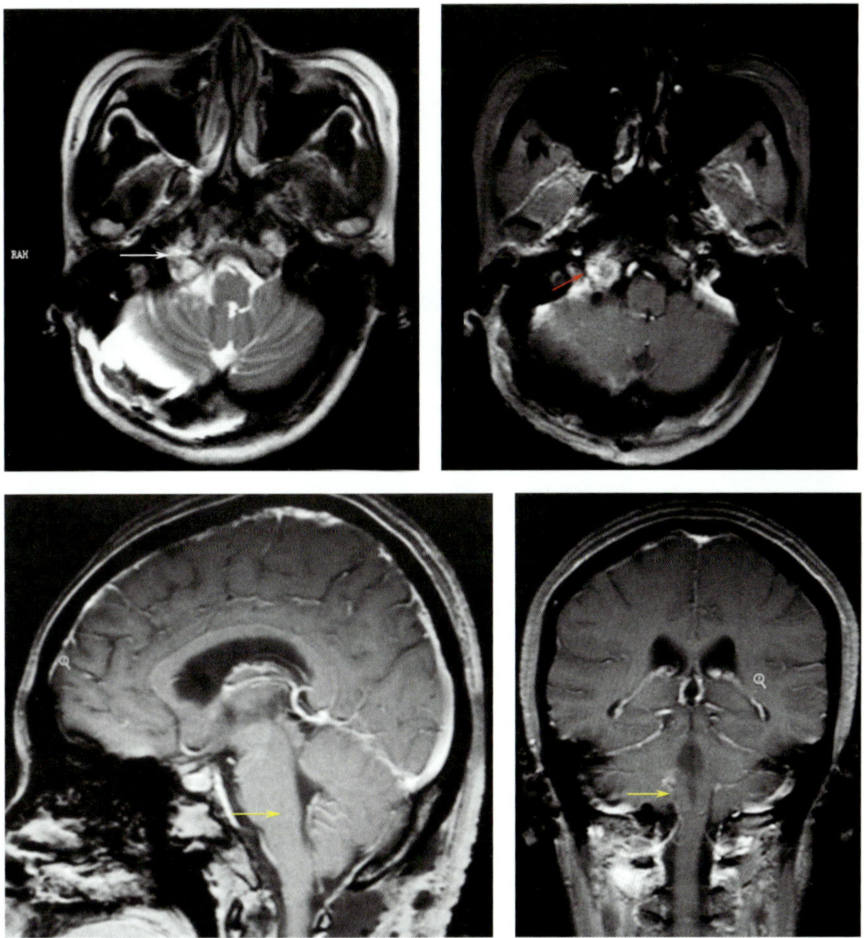

图 20-5　术后 2 周头颅 MRI

白色箭头显示舌下神经管内肿瘤已切除；红色箭头显示舌下神经管内填塞的脂肪；黄色箭头显示肿瘤切除，脑干复位。

3. 术后病理(图 20-6) 术后病理提示神经鞘瘤。

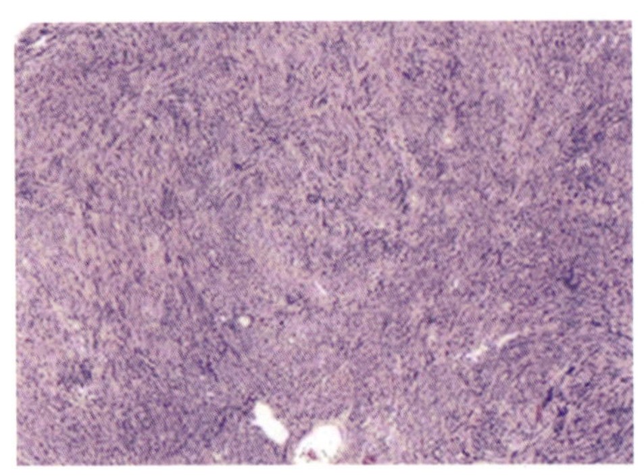
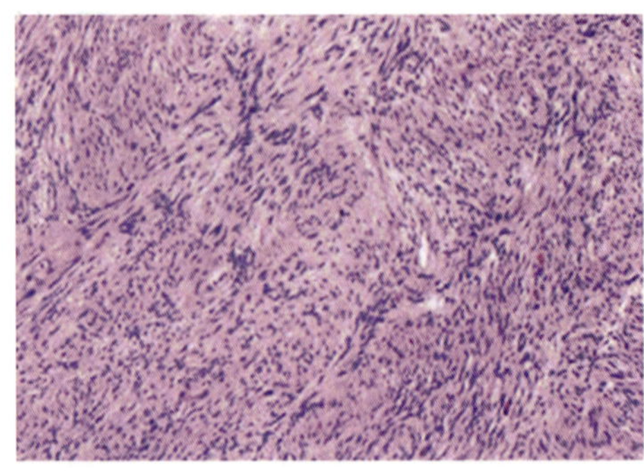

图 20-6 肿瘤病理切片
提示神经鞘瘤。

【术后患者恢复情况】

患者术后第 1 天伸舌稍右偏,术后第 3 天拔出经鼻插管,现患者恢复正常生活,无神经功能障碍(图 20-7)。

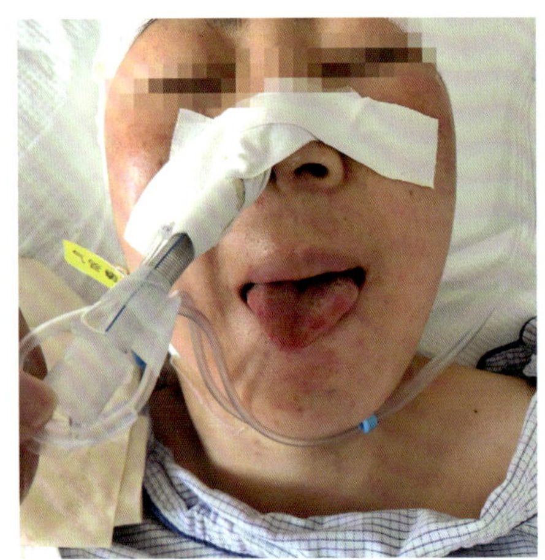
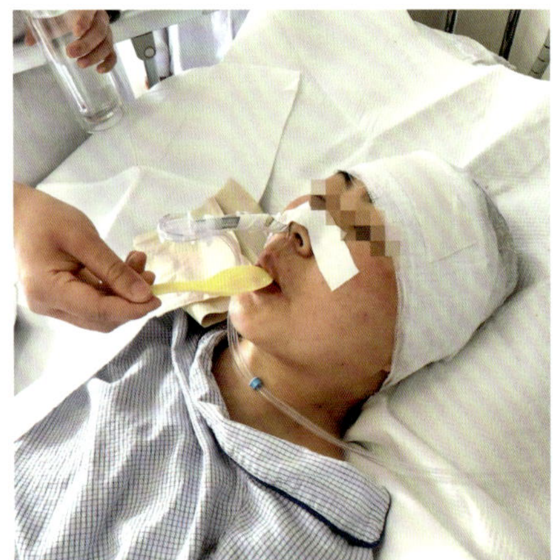
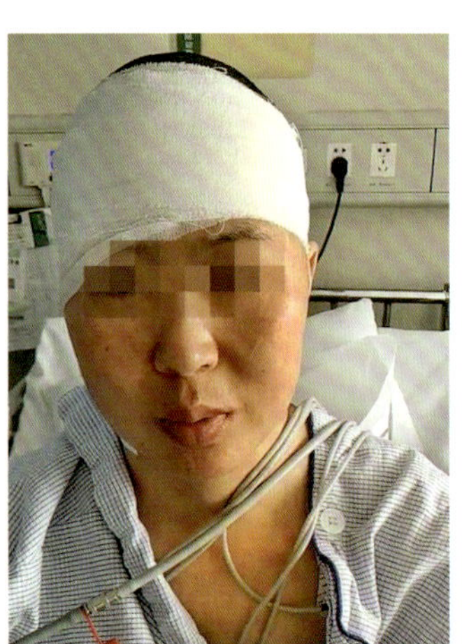

图 20-7 患者术后恢复情况
术后第 1 天眼睑闭合良好,伸舌稍向右偏,饮水无呛咳,吞咽功能及咳嗽反射正常;术后第 3 天声音无嘶哑,无面瘫。

【止血心得】

1. 颅骨骨质出血可用磨钻磨除骨质止血。

2. 椎静脉丛出血可用凝胶海绵或者止血纱布压迫止血。

3. 神经鞘瘤出血应尽量避免电凝,电凝会导致肿瘤与蛛网膜或者鞘膜界面不清,同时有热损伤周边脑神经的可能。如出血不多,可将凝胶海绵或者止血纱布放置于出血点,覆盖棉片,多数出血可自行止住。如肿瘤出血较多影响操作时,需将肿瘤与蛛网膜界面分离清楚后,再电凝出血点。电凝止血时,可同时滴水。脑神经或脑干周围的出血如需电凝,须使用小功率精准电凝出血点。

4. 供应肿瘤的动脉与正常过路血管相比,血管壁较薄,颜色较鲜红。正常过路血管需保留。如无法辨别时,先予以保留,辨认清楚为肿瘤供血血管后,先电凝再剪断。较粗正常血管如果出现小的出血点,也可使用小功率精准电凝出血点。

5. 颅内静脉出血以压迫为主,以凝胶海绵或者止血纱布覆盖出血点,棉片压迫即可。无法判断出血点的静脉出血,可朝出血方位轻柔填塞湿润凝胶海绵,棉片压迫。如出血较凶,可同时调整手术床抬高头位。

6. 肿瘤切除完后，用过氧化氢（双氧水）棉片覆盖术野，可起到止血和消毒作用，拿出棉片后白色背景使出血点更加明显。止血完毕后，瘤床可覆盖一层止血纱布。缝合硬膜之前，使用生理盐水反复冲洗术野，确定无活动性出血。必要时可升高血压和过度通气，检查术野有无出血点。

【专家点评】

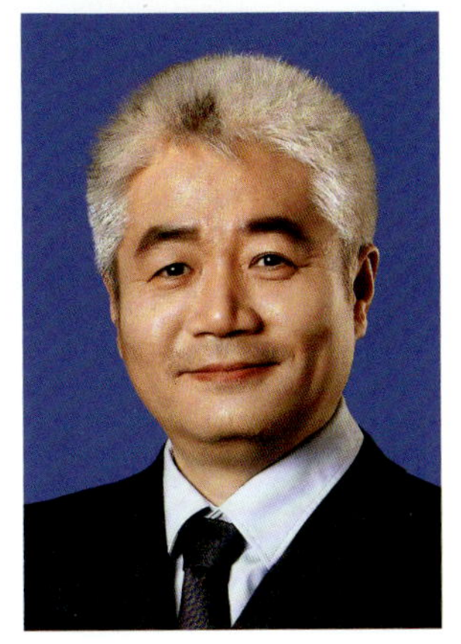

吕中强 副主任医师 河北医科大学第二医院

此病例为典型舌下神经鞘瘤，患者为年轻女性，术前无出凝血高危因素，但肿瘤部位深在，毗邻重要神经、血管。动脉出血：术者对于后颅窝这个区域的动脉，用低功率电凝控制得非常好，避开椎动脉、小脑后下动脉，将蛛网膜分开即可；小动脉的处理止血是亮点，在蛛网膜上小血管仔细分离，形成一个单一的小动脉，利用低功率的电凝进行止血。静脉止血复合操作规范，术者分离显露肿瘤，脑干界面周围的静脉利用凝胶海绵垫开；避免使用电凝，再弱的电凝对静脉都存在损伤的风险。手术术野创面多采用速即纱止血，预防创面术后渗血，且不会造成新的神经通路损失，总体上止血的处理还是比较到位的。术中必要时可升高血压和过度通气，检查术野有无出血点。

此手术切口设计合理，硬膜外骨窗磨除范围充分，术者手术操作轻巧，蛛网膜界面清晰，神经得到充分保护，低功率电凝应用于小动脉出血技术娴熟。静脉出血对止血材料的选择及应用合理。术后影像显示术野干净，患者神经功能得到充分保护，显示了术者对《神经外科围手术期出血防治专家共识(2018)》的深刻理解，显示了术者扎实的显微镜操作功底。

病例 21 经右翼点入路显微镜下颅内转移性肿瘤切除术

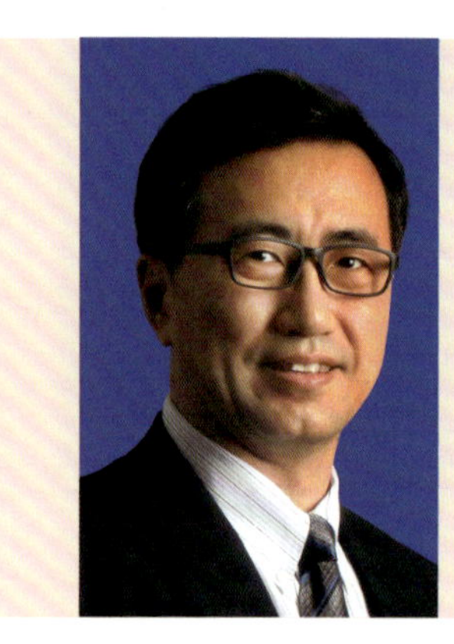

术者：于宏伟，副主任医师
中国医科大学附属盛京医院

【病例简介】

患者，男，54 岁。

主诉：周身无力两月余，伴头痛 10 余天。

现病史：患者两个月前无明显诱因出现周身无力，劳作后盗汗、疲乏。症状逐渐加重，未经诊治。10 余天前开始出现头痛，阵发性加重。无抽搐发作，无恶心呕吐。行头部 CT 检查示“右额叶病变，右颞极旁囊性肿物，蛛网膜囊肿不除外”。为进一步诊治入院。

查体：生命体征平稳，神志清楚，心肺听诊未及异常，四肢感觉运动正常，病理征阴性。

实验室检查：血常规，血红蛋白 120g/L，其余正常；肝肾功能：总蛋白 63.8g/L、白蛋白 32.0g/L、乳酸脱氢酶 109U/L，其余正常；凝血功能：活化部分凝血酶原时间 43.2s，其余正常；肿瘤标志物无异常。

既往史：否认高血压、糖尿病病史，否认外伤手术史，既往无口腔及牙龈出血史，未服用抗血小板及抗凝药物。

入院诊断：颅内占位性病变，转移性脑肿瘤？右颞极蛛网膜囊肿？

【术前检查】

1. 术前头颅 CT（图 21-1）

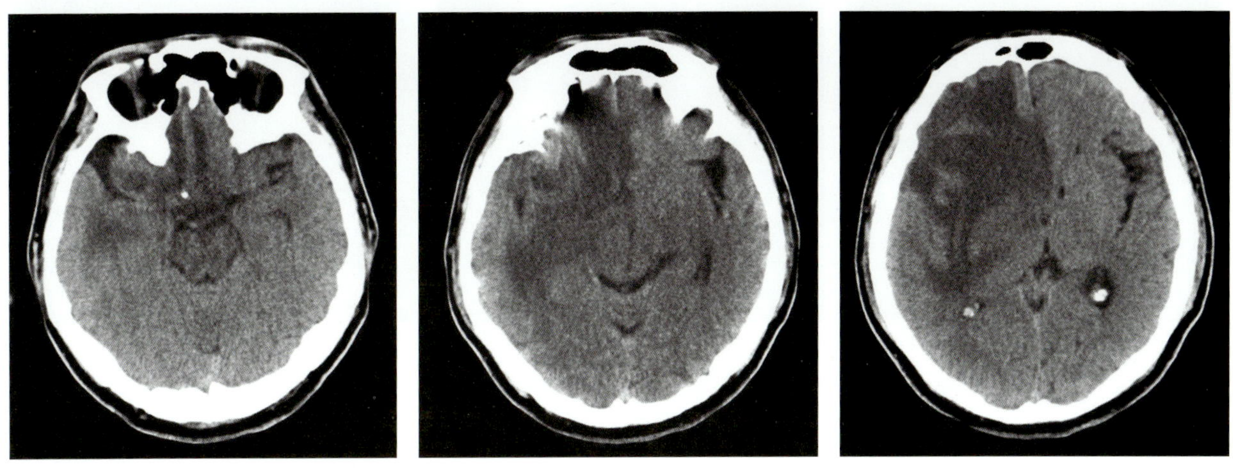

图 21-1　术前头颅 CT

右额叶脑内肿瘤样变，周围脑组织水肿明显。

2. 术前头颅 MRI（图 21-2）

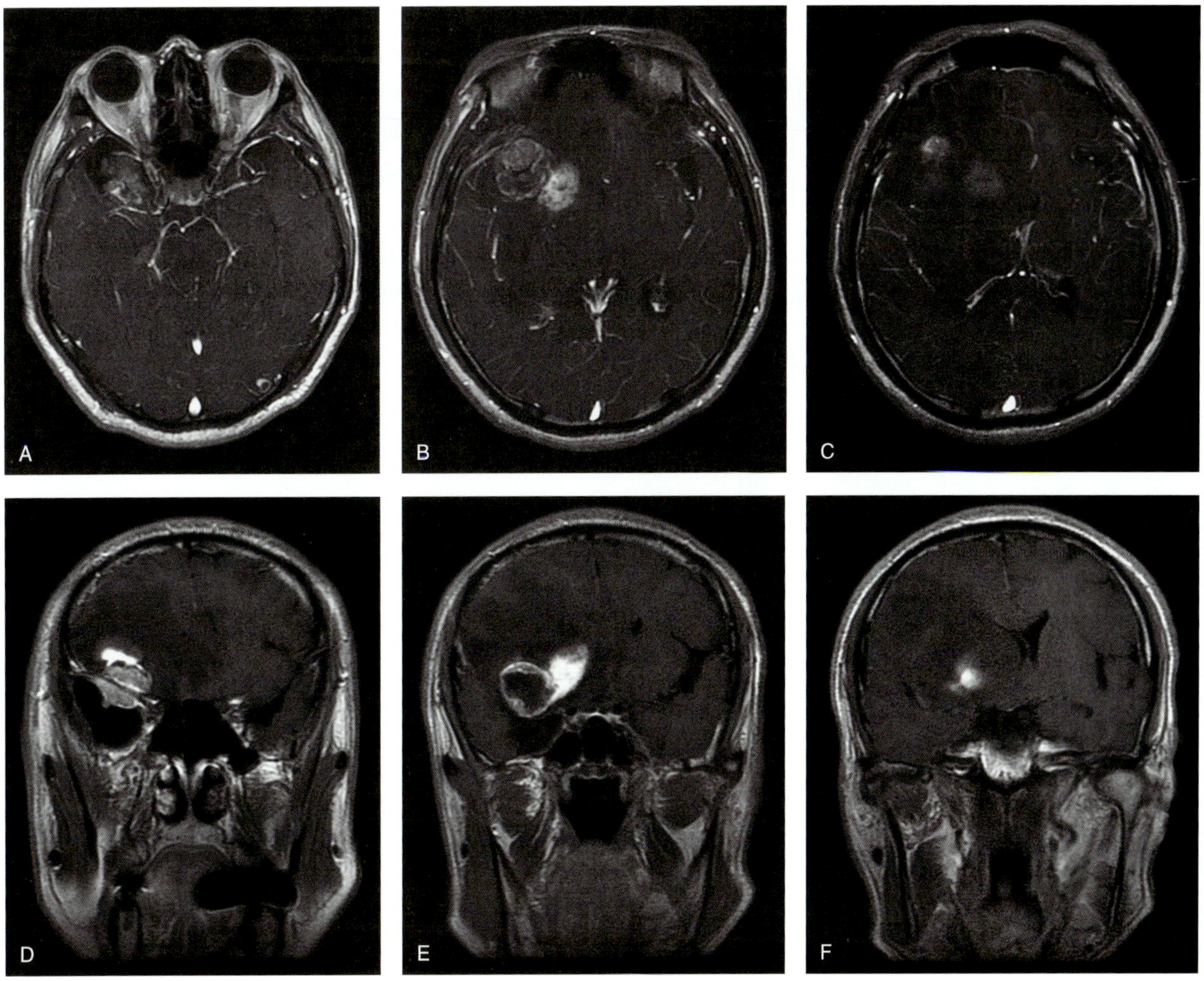

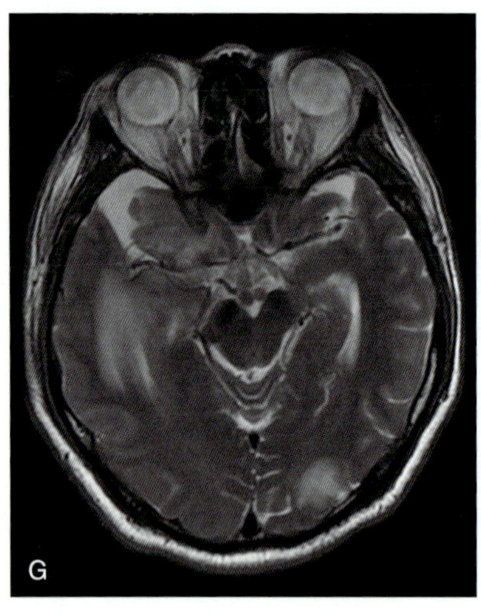

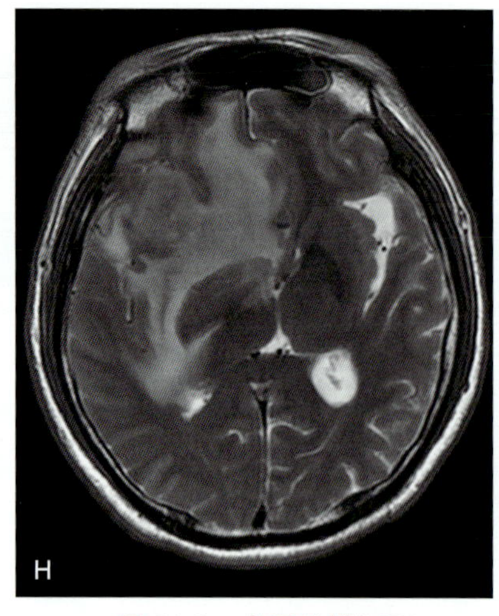

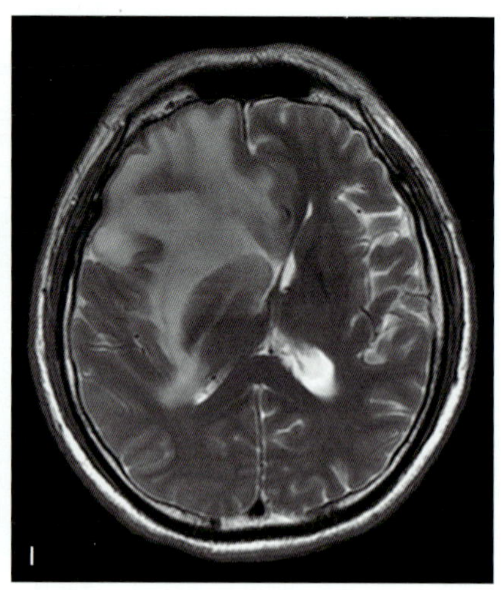

图 21-2 术后头颅 MRI

A~F. T_1 加权增强扫描，示肿瘤与外侧裂关系密切，并向额叶深部延伸；G~I. T_1 加权增强扫描，示右侧额叶大片高信号区，提示脑组织水肿明显。

【手术方案】

经右翼点入路显微镜下颅内转移性肿瘤切除术

制定入路依据及策略：

1. 肿瘤骑跨右侧蝶骨嵴，除少部分向颞叶内侧突出，主要向额叶底部延伸，突入额叶脑组织内（图 21-1、图 21-2A~F），考虑病变与外侧裂血管关系密切。

2. 术前头颅 CT 及 MRI-T_2 像（图 21-2G~I）显示脑组织水肿明显，面积较大。

3. 影像学检查示肿瘤呈现两种结构特点，前下方部分与外侧裂相接，与脑组织界限较清楚，呈环形增强；向额叶脑组织内突出部分与脑组织界限模糊（图 21-2E）。

4. 病变切除手术计划分两步进行，第一步切除骑跨于蝶骨嵴的前下部分。首先分离病变与外侧裂血管间隙，最大可能保护外侧裂中与肿瘤未累及的血管。然后沿肿瘤外侧的脑水肿带分离病变，尽量避免破坏肿瘤结构，降低肿瘤组织出血风险。第二步切除向中线侧突出的小块病变。选取较细小的吸引器，沿病变周围分离，减少脑组织损伤的同时减少出血。

5. 利用右颞极蛛网膜囊肿的自然腔隙进行肿瘤切除。

6. 切除病变后，彻底止血，并使用再生氧化纤维素或明胶海绵等止血材料，防止术后术腔内出血。

【术前出血风险评估】

1. 患者术前凝血指标检查均正常。

2. 考虑术中出血风险主要表现为肿瘤位于外侧裂旁，与其中静脉及大脑中动脉及分支关系密切，术中应注意避免损伤血管。

3. 病变向额叶脑组织内突出，靠近右侧基底节区，血管损伤或术后术区出血将导致严重的神经功能损害，术中止血极为重要。

4. 患者术前怀疑肺癌脑转移，行 PET-CT 检查未见其他脏器病变。但应注意预防机体抵抗力下降导致的凝血功能异常。

【手术视频】

病例 21 手术视频　经右翼点入路显微镜下颅内转移性肿瘤切除术

【术后检查】

1. 术后第一天复查头颅 CT（图 21-3）

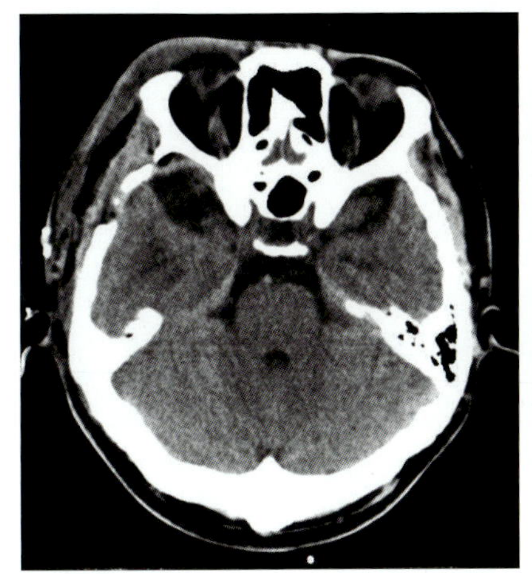
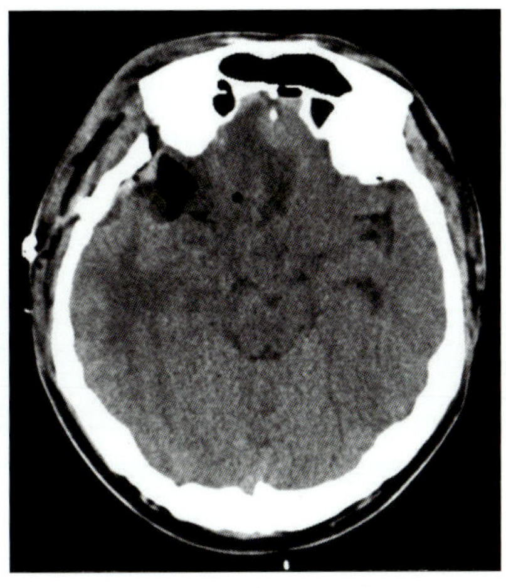
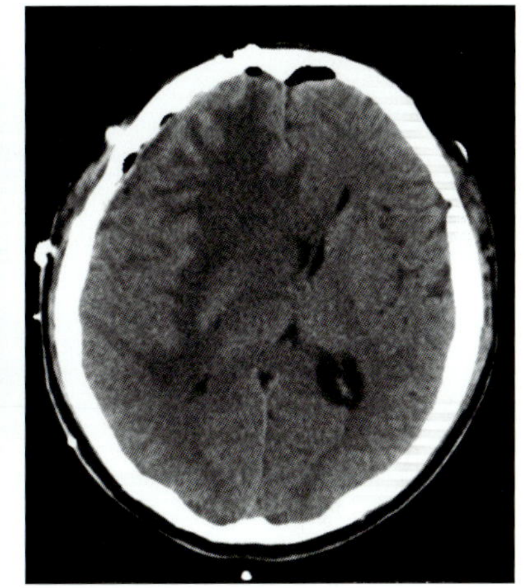

图 21-3　术后第 1 天头颅 CT
颅内病变切除满意。

2. 术后病理（图 21-4）

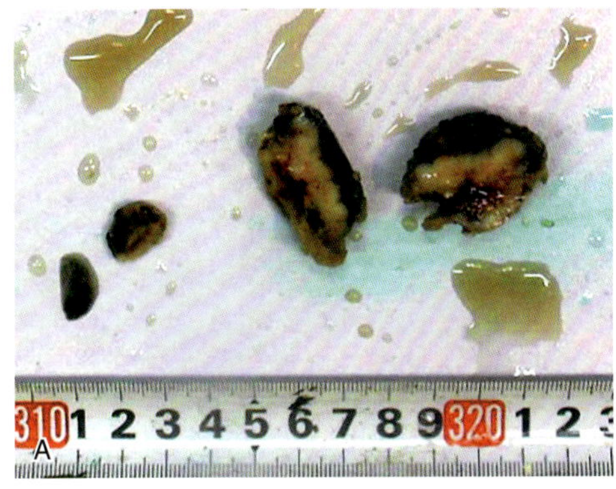

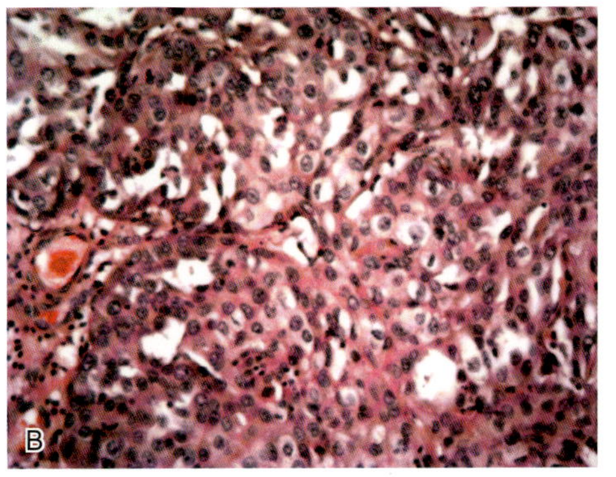

图 21-4　肿瘤组织及病理切片
提示颅内转移癌，结合免疫组化考虑为肺腺癌转移来源。
A. 切除病变组织；B. HE 染色，镜下所见肿瘤细胞。

3. 术后 40 天复查头颅 MRI（图 21-5）

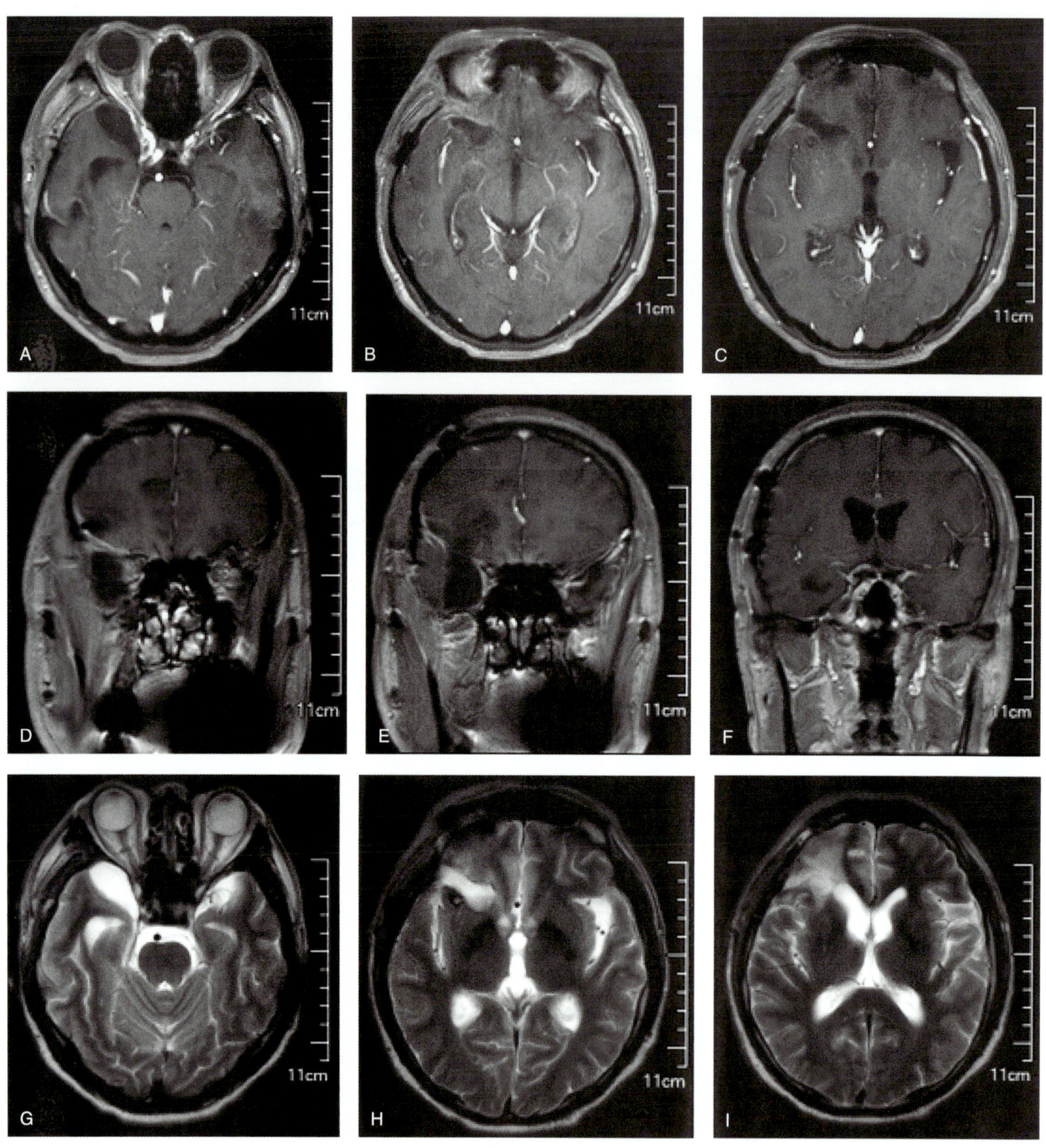

图 21-5 术后 40 天头颅 MRI

A~F. T_1 加权增强扫描，示肿瘤已被全部切除；G~I. T_1 加权增强扫描，示右侧额叶仍有轻度水肿。

【术后患者恢复情况】

患者术后恢复顺利，饮食睡眠良好，无恶心呕吐症状。除右侧额面部轻度肿胀外，无脑神经异常体征。四肢肌力 5 级，肌张力正常。术后 10 天转胸外科继续治疗。

【止血心得】

1. 充分熟悉手术操作部位的解剖　解剖是外科手术的基础，正确理解病变对周围血管、神经的影响，判断其结构特点，对手术成功起着关键作用。

(1) 本例病变主要位于右侧额叶内，骑跨部分蝶骨嵴，与外侧裂内动静脉血管相粘连。对于较粗大的外侧裂静脉血管，尽可能锐性剥离，并用棉片加以保护，减少术中误伤。尽可能剥离出贴附于肿瘤表面的细小动脉，切勿因细小而随意阻断。

(2) 病变嵌入脑组织内部分可大致分为两部分，一部分为在磁共振 T_1 加权增强扫描中呈环形增强部分，与蝶骨嵴相粘连，接近于脑组织表面，部分突出至颞叶内侧(蛛网膜囊肿内)；另一部分向深部脑组织突出，磁共振 T_1 加权增强扫描上显示与环形增强病灶相接的部分。处理第一部分肿瘤时，保护好外侧裂内粘连在肿瘤表面的正常动静脉，对防止出现术后并发症起到重要作用。针对突出于脑内的肿瘤，按照肿瘤周围的水肿带仔细剥离，尽可能避免进入肿瘤内部，减少因出血污染术野，从而影响对肿瘤边界的判断，导致肿瘤残留。

(3) 制定符合实际的手术计划，根据病变的影像学特点，分两步进行切除。首先切除与蝶骨嵴相粘连的部分，分离与外侧裂血管粘连。切开蛛网膜，沿病变周围水肿带分离全周后将这部分病变切除。第二步切除位于脑组织深部的病变，因其较软，且位于脑组织深部，接近尾状核等部位，故切除时更应注意肿物与脑组织的界限，适当缩小脑组织损伤范围，并仔细止血。

2. 合理使用止血材料

(1) 明胶海绵：针对需要保留的脑组织，选择合适大小的湿润明胶海绵铺垫在脑组织表面，再覆盖棉片，可以较好地防止欲保留的脑组织误伤，并可对创面的渗血起到良好的止血作用。

(2) 再生氧化纤维素：切除病变后，使用再生氧化纤维素控制术野创面的毛细血管出血或弥漫性渗血，并配合电凝一起使用，适合复杂的创面止血。

3. 熟练灵活地使用止血工具

(1) 及时调整双极电凝器的功率。对于不同粗细的动脉、静脉，以及它们所在的不同部位，如肿瘤组织内或水肿脑组织内等，适当调节双极电凝的功率，使其恰如其分地做到既能有效止血，又不至于造成过度结痂或新的血管断裂。防止由于不断向深部延伸，导致止血困难或过度损伤脑组织。

(2) 发挥大小不同棉片的作用。如本例中位于深部脑组织内的肿瘤，呈多血性，并且质地较软，直接使用吸引器吸除脑水肿带时，极易进入肿瘤内部，造成肿瘤内出血，或将病理组织吸除。所以应使用合适大小的棉片，将病变包裹，既可以减少出血，又可以将病变保留好，以便取出病理组织。

(3) 保护好存留脑组织。对于肿瘤周边脑组织应尽力予以保护，一方面减少神经组织的损伤，最大限度地保留肿瘤切除后的神经功能。另一方面也能够减少创面的少量渗血。本例中边进行肿物的切除，边使用合适大小的生理盐水浸湿的明胶海绵覆盖拟保留的脑组织创面，表面再覆盖棉片。这样可以使用吸引器将棉片中的水分吸除，使明胶海绵与创面更好地贴合。在手术结束取出棉片前，有效地防止了棉片与脑组织粘连导致的出渗血。

4. 密切观察术后病情变化，及时复查头颅 CT，做出相应的治疗调整。本例患者术后给予常规监护室治疗，未给予止血药物，病情平稳。次日复查头 CT(图 21-3)，病变切除满意，继续给予镇静、止痛、防治脑水肿治疗。

【专家点评】

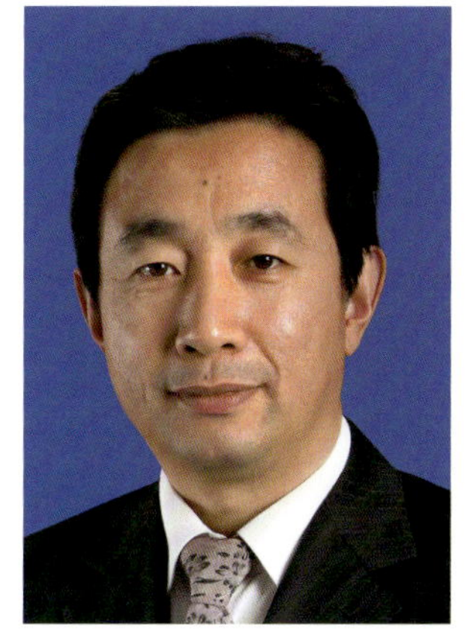

牟永告　主任医师　中山大学附属肿瘤医院

肿瘤切除的过程即是止血的过程，肿瘤与血管的关系及处理的方法是神经外科需要经常面对的问题。如何满意地切除肿瘤而又保护功能血管极大地考验术者的经验和技巧。需要术前评估肿瘤位置与毗邻结构、肿瘤与血管关系、肿瘤性质与质地、围手术期出血风险及防治措施等，进而制定合理的手术方案。术者术前评估了术中出血风险主要表现为肿瘤位于外侧裂旁，与侧裂浅静脉及大脑中动脉及分支关系密切，术中应加以注意保护。同时预计到病变深部靠近右侧基底节区，血管损伤或术后术区出血将导致严重的神经功能损害。术者利用解剖特点，制定了通过暴露分离外侧裂内大脑中动脉分支及外侧裂浅静脉并将其分离来加以保护的策略。

手术视频中显示，外侧裂内动静脉血管粘连紧密。在血管处理技巧上，术者耐心剥离出贴附于肿瘤表面的细小动脉，动脉性出血采用了电凝，注意了电凝的功率与止血效果。对于较粗大的外侧裂浅静脉，锐性分离，并用棉片加以保护，减少术中误伤。静脉以及瘤床渗血用明胶海绵及速即纱等止血材料，达到了满意的止血效果。并且在这一例转移瘤瘤体分离切除过程中注意了 En-bloc 切除的方式，显示术者对肿瘤学无瘤理念的认识。术后影像显示切除满意，术后及时复查 CT，合理应用了予镇静、止痛、防治脑水肿治疗。未使用止血药物，是防止静脉血栓的措施。本例外侧裂区肿瘤切除病例，显示了术者对《神经外科围手术期出血防治专家共识(2018)》的理解，并展示了娴熟的肿瘤切除及止血技巧。

病例 22

松果体区脑膜瘤无牵拉切除术

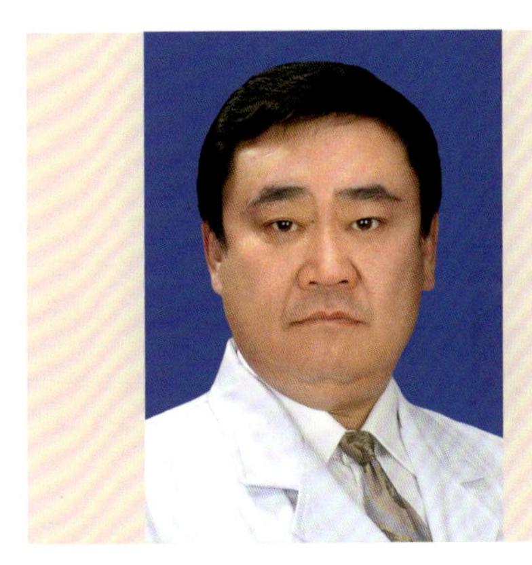

术者：赵刚，主任医师
吉林大学第一医院

【病例简介】

患者，男，58 岁。

主诉：头痛两月余。

现病史：患者两个月前无诱因出现双侧颞枕部疼痛，疼痛为胀痛，头痛逐渐加重，无法缓解。病程中无头晕、恶心呕吐等神经系统阳性伴随症状。来我院查头部磁共振提示“松果体区脑膜瘤”，患者为求进一步诊治，门诊以“松果体区脑膜瘤”收入院，患者自患病以来，饮食正常，睡眠不佳，大小便无异常。

查体：神志清楚，神经系统查体未见明显异常。

实验室检查：血常规，血红蛋白 110g/L；肝肾功能：白蛋白 29.7g/L；凝血功能：活化部分凝血酶原时间 44.1s，其余正常；肿瘤标志物无异常。

既往史：患者否认高血压、糖尿病病史，否认外伤手术史，既往无口腔及牙龈出血史，未服用抗血小板及抗凝药物。

入院诊断：松果体区脑膜瘤，梗阻性脑积水。

【术前检查】

1. 术前头颅 MRI（图 22-1、图 22-2）

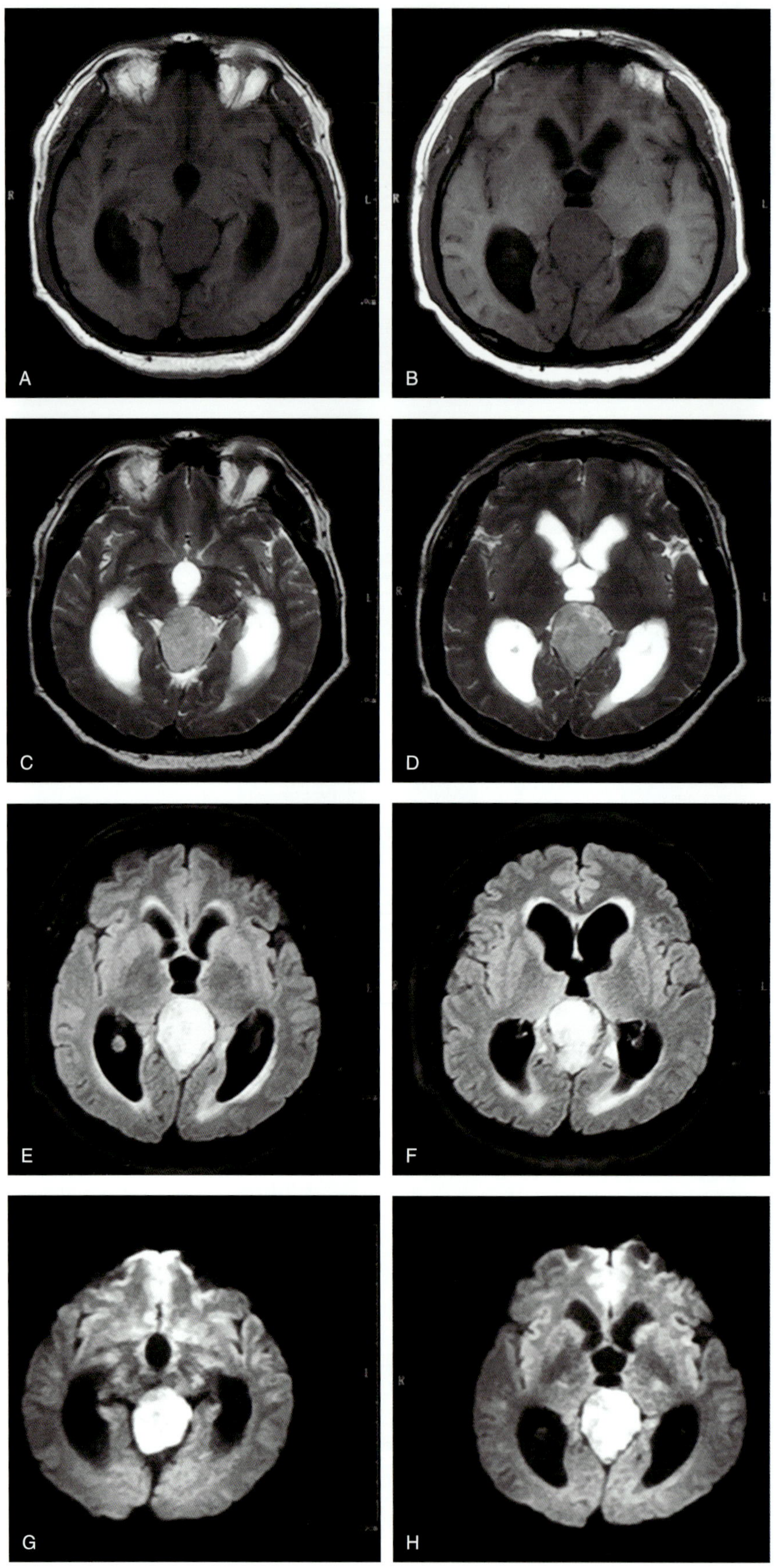

图 22-1　头颅 MRI 平扫

MRI 显示松果体区可见一长 T_1 长 T_2 类圆形异常信号，病变较大，位置深在，已引起明显梗阻性脑积水。A、B. T_1 平扫影像；C、D. T_2 影像；E、F. FLAIR 像；G、H. 弥散影像。

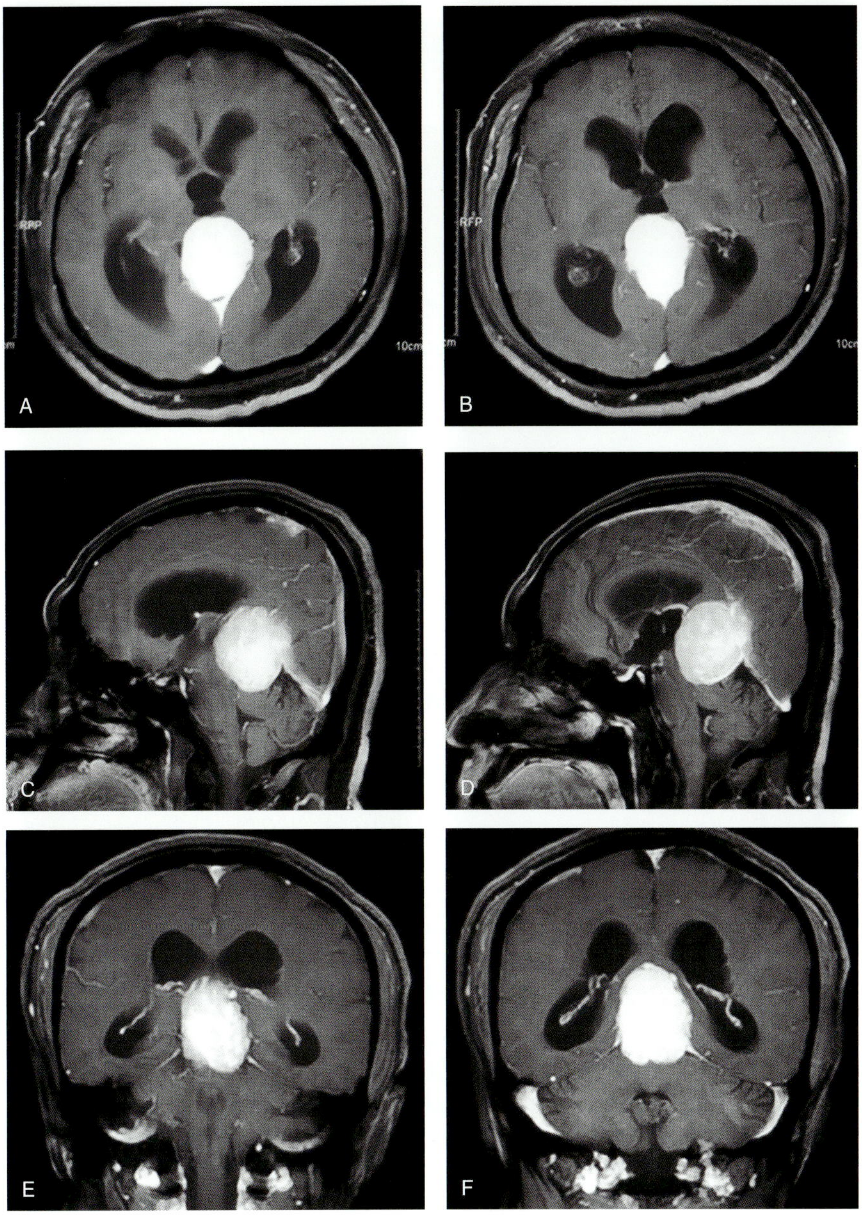

图 22-2　头颅增强 MRI

类圆形占位明显均匀强化，呈典型的脑膜瘤样改变。

A、B. T_1 轴位增强；C、D. T_1 矢状位增强；E、F. T_1 冠状位增强。

2. 术前 CTA 及 MRV（图 22-3）

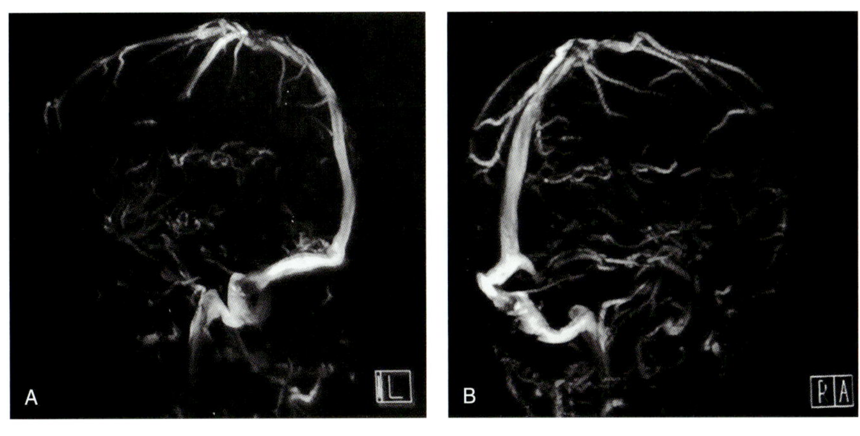

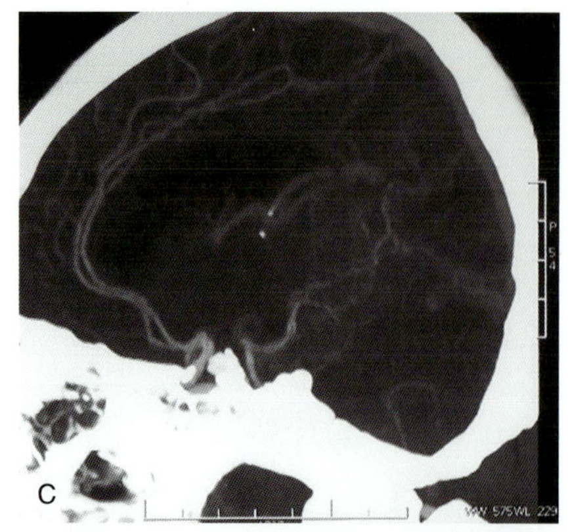

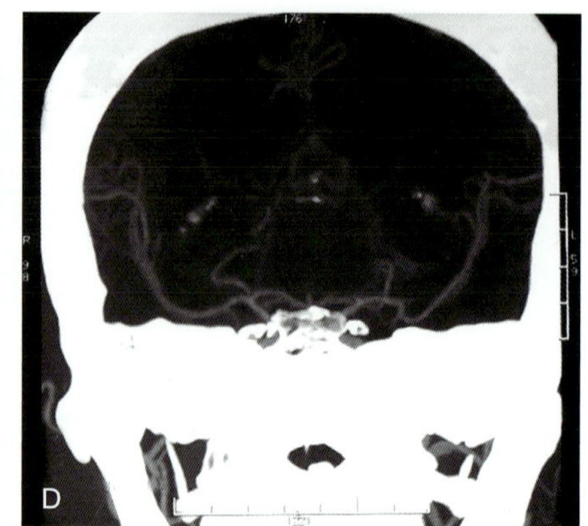

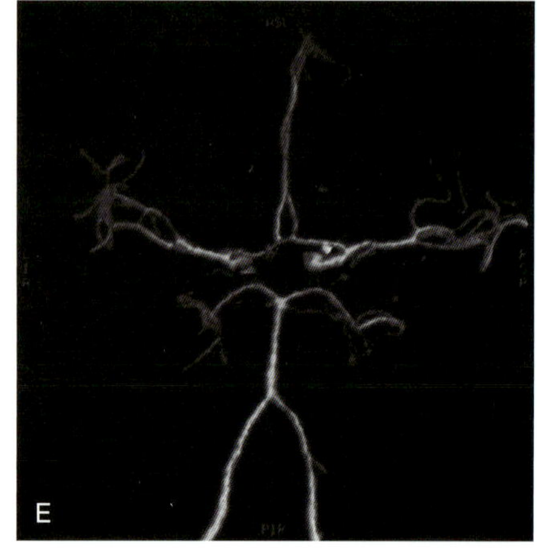

图 22-3 血管造影

头 CTA 未显示明显供血动脉，MRV 显示直窦及左侧横窦均不显影。A、B. 头 MRV；C~E. 头 CTA。

3. 术前血管造影（视频 22-1）

视频 22-1 头颅 3D-CTA 合成影像

横窦及直窦均显示良好，肿瘤主要为大脑后动脉供血，肿瘤周边多支静脉包绕。

【手术方案】

松果体区脑膜瘤无牵拉切除术

制定入路依据及策略：

1. 显露空间

（1）入路选择：左侧 Poppen 入路，左侧侧俯卧位，充分利用重力作用下垂左侧枕叶，进行无牵拉操作，减少枕叶牵拉伤风险。

（2）降低颅内压：放置对侧脑室外引流，解除脑积水，降低颅内压力，进一步减少枕叶牵拉伤风险。

2. 切除流程

（1）断根：充分进行枕叶重力下垂后即直接面对倾斜的天幕，也就是直接面对肿瘤的根部，变深部肿瘤为浅部肿瘤，直接处理肿瘤的血供，可以最大限度地减少血供，减少出血。

（2）缩容：肿瘤位置深在，操作空间狭小，在处理肿瘤血供、止血的同时，要进行肿瘤内容物的分离切除，留出操作空间，方便进一步地止血和切除肿瘤等操作。

（3）分离保护：肿瘤后方为直窦，上方为下矢状窦，大脑大静脉复合体一众颅内大静脉以“鸡爪”样包裹肿瘤，手术操作要在这些大静脉间进行操作，要坚持锐性分离的原则，同时要以明胶海绵等进行保护，最大限度地保护这些颅内最重要的静脉系统。

3. 术中电生理检测　可以通过体感诱发电位、运动诱发电位和脑电图等及时反映脑缺血的情况，提示脑血管损伤情况。

【术前出血风险评估】

1. 肿瘤血供丰富　肿瘤双重血供，由小脑幕和大脑后动脉供血，切除肿瘤时易引发出血。

2. 周边动脉静脉系统和神经的评估　肿瘤后方可见直窦，上方及周围可见大脑大静脉复合体多支静脉包绕，手术风险高。

【手术视频】

病例 22 手术视频　松果体区脑膜瘤无牵拉切除术

【术后检查】

1. 术后头颅 CT（图 22-4、图 22-5）

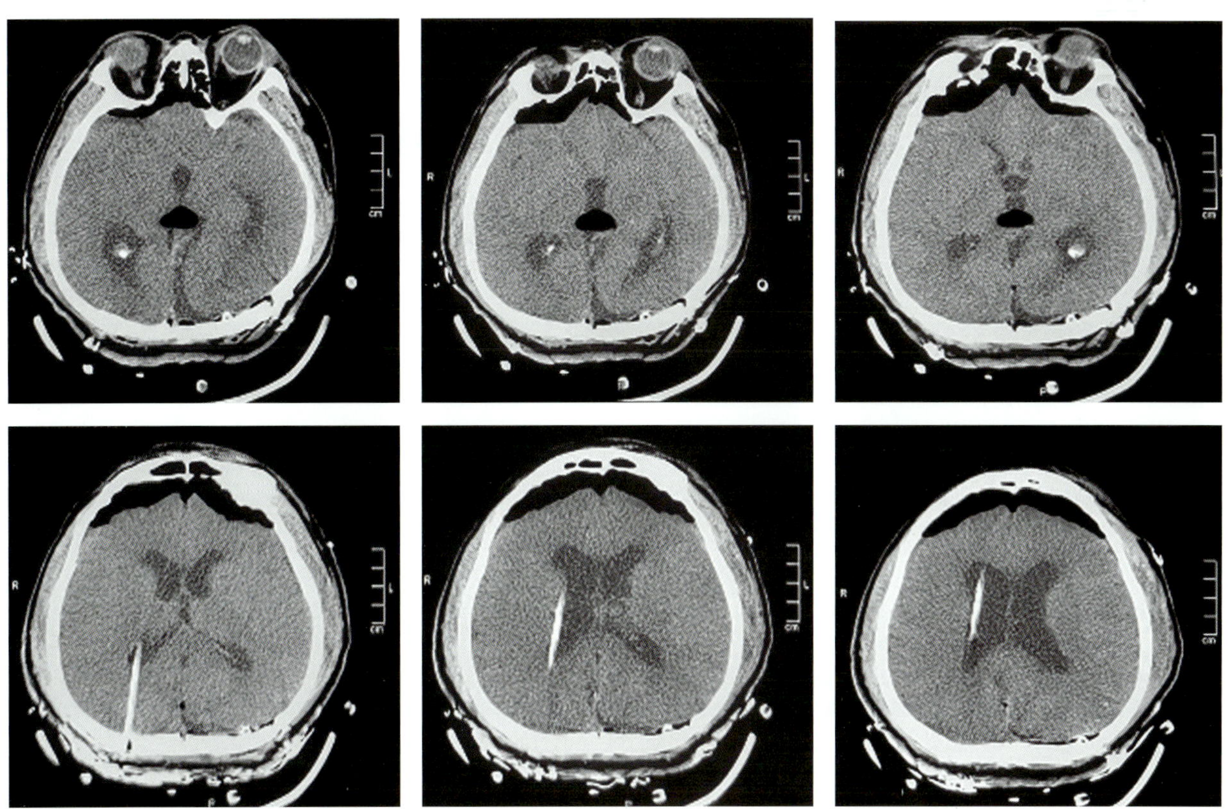

图 22-4　术后头颅 CT

术后 CT 提示肿瘤全切，脑室外引流位置良好，肿瘤全部切除，无枕叶挫裂伤。

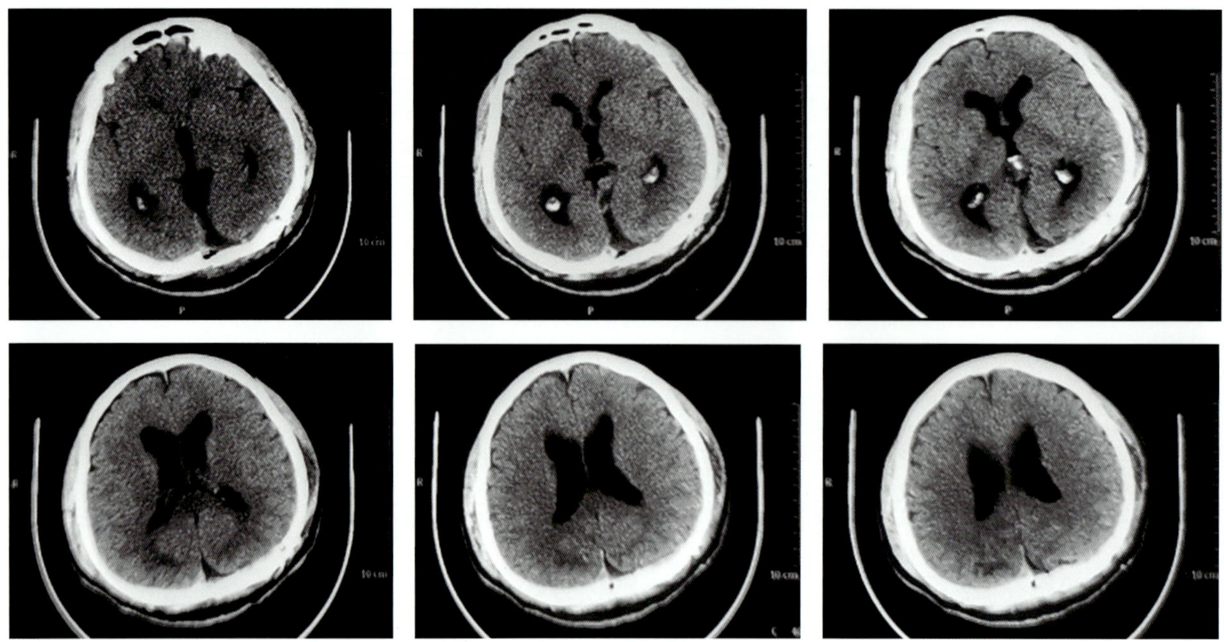

图 22-5　拔除脑室外引流后复查 CT

拔除脑室外引流后复查头部 CT，肿瘤全部切除，脑积水明显缓解，无枕叶挫裂伤。

2. 术后头颅 MRI（图 22-6）

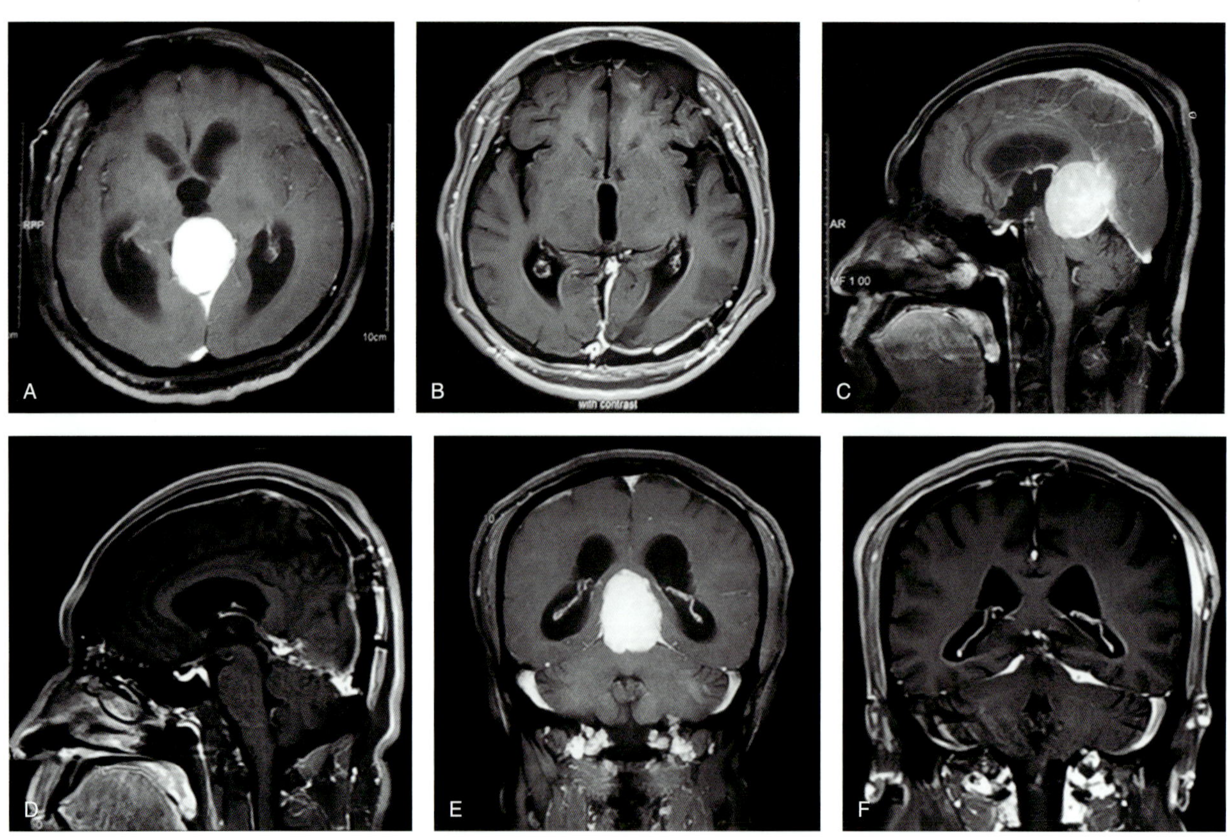

图 22-6　术前、术后头颅 MRI 对比

术前及术后头 MRI 对比，肿瘤全切，脑积水缓解，无枕叶挫裂伤。A. 术前轴位 T_1 增强磁共振；B. 术后 1 个月轴位 T_1 增强磁共振；C. 术前矢状位 T_1 增强磁共振；D. 术后 1 个月矢状位 T_1 增强磁共振；E. 术前冠状位 T_1 增强磁共振；F. 术后 1 个月冠状位 T_1 增强磁共振。

3. 术后病理 术后病理诊断为颅内脑膜瘤(纤维型),WHO 分级Ⅰ级。

【术后患者恢复情况】

术后患者恢复良好,创口皮内美容缝合,愈合良好,无上视不能及偏盲等神经系统后遗症(图 22-7)。

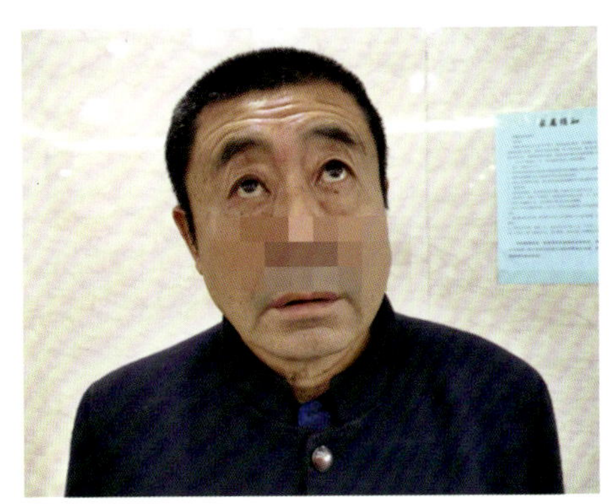
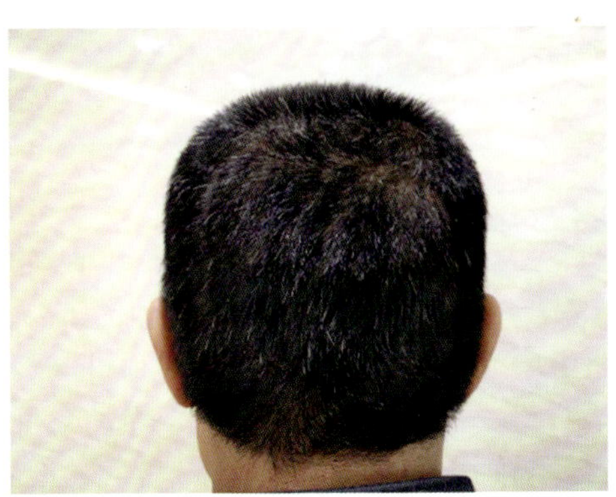

图 22-7 术后患者恢复情况

患者恢复良好,肢体活动正常,无神经系统后遗症。

【止血心得】

本例患者脑膜瘤病变巨大,血供丰富,位于大脑的几何学中心——松果体区,病变后方可见直窦,上方有下矢状窦,上方及四周被大脑大静脉复合体所包裹。大脑大静脉复合体及直窦均为颅内最重要的静脉系统,损伤后患者死亡率高。如何在术中对这些不能损伤的血管进行保护,并且在面对如此深在的血管化肿瘤进行操作时减少枕叶的牵拉伤,都是该肿瘤全切所面对的重大问题。针对以上的问题,手术团队从术前系统评估,坚持以预防为主及术中操作的恰当选择以彻底有效止血等方面进行了论证。

1. 完善术前规划,选择恰当的术式,减少出血。本例患者术前 MRV 检查显示,左侧横窦及直窦均不显影。CTA 并未见肿瘤有相关血管供血。结合上述两项结果,术前曾拟定左侧幕上下联合入路,术中将横窦和直窦离断,空间更大、暴露更好、视野更好、操作更方便。但是保险起见,进一步进行的 3D-CTA 结果显示,双侧横窦及直窦均完好存在,大脑大静脉复合体系统将肿瘤包裹,大脑后动脉参与对肿瘤供血。3D-CTA 不仅更加清晰地显示了肿瘤周边的动静脉情况,而且直接提示我们将幕上下联合切除入路修改为 Poppen 入路,降低由于术前误判造成的术中大出血等情况的发生概率。

2. 选择正确的体位,释放空间,减少出血。本例病例选择左侧 Poppen 入路,左侧侧俯卧位,充分利用重力作用下垂左侧枕叶,进一步行对侧脑室外引流,开放四叠体池放出脑脊液,均可以释放出空间,减少对枕叶的牵拉引起的出血和挫裂伤等情况。在离断肿瘤血运的同时进行肿瘤减压,逐步释放出空间,减少周边组织的损伤,减少出血。

3. 先行处理肿瘤的根部,直接阻断血供,减少出血。本例肿瘤位于松果体区,也就是大脑的几何学中心,位置深在,从各方向进入路径均较远,且肿瘤较大、血供丰富,已引起梗阻性脑积水。手术选择 Poppen 入路,进入后即直接面对肿瘤的根部——天幕,先行处理倾斜的天幕可以以最短的路径直接处理肿瘤的根部硬膜,早期控制肿瘤的血运,最大限度减少术中由于切除肿瘤操作而引起的出血。如果遇到创面渗血,可以使用速即纱、明胶海绵等进行止血。

4. 锐性分离的原则,减少血管损伤,减少出血。本例肿瘤前方及两侧有大脑大静脉复合体等重要粗大的血管以及中脑等重要结构,手术操作时,沿着肿瘤周边潜在的蛛网膜界面进行锐性分离,有助于对上述血管及脑干的保护。

通过以上的系统评估和恰当的操作,本例巨大深部血管化肿瘤得以在最少出血的同时进行无牵拉切除,并且保护了枕叶以及大脑大静脉复合体等颅内重要结构。

【专家点评】

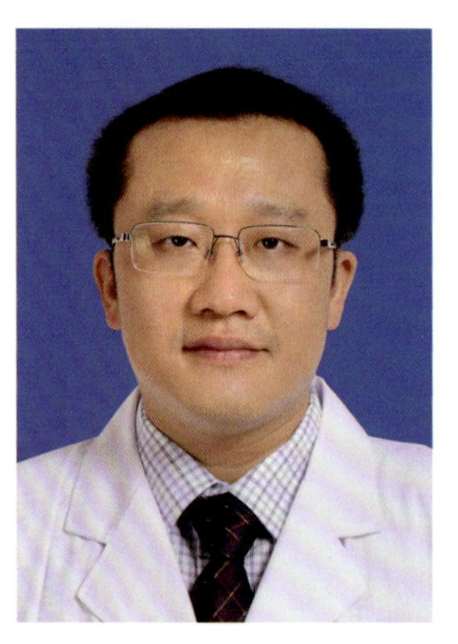

徐建国 主任医师 四川大学华西医院

本例松果体区脑膜瘤体积巨大，位置深在。术者术前对肿瘤的血供以及周边的动静脉都进行了详细的评估，并进行了多模态重建，充分了解肿瘤和血管的相互关系。术前应用脑室外引流和恰当的体位头位降低颅内压，Poppen 入路下采用动态牵拉的方式完成手术操作，早期离断肿瘤血供，减少了术中出血。术者采用精细的锐性解剖保护了周边重要的血管，尤其是大脑大静脉复合体，进一步减少了出血，确保了大脑深部结构的静脉引流。对于创面渗血，术者使用速即纱、明胶海绵等止血材料进行止血，同时将后者用作物理屏障保护瘤床的脑组织和血管，获得了非常干净的术野。此病例展示了术者周详的术前规划、精细的手术操作、贯穿始终的止血理念和娴熟的止血技术。

病例 23

神经内镜下经筛 - 翼突 - 蝶入路海绵窦海绵状血管瘤切除术

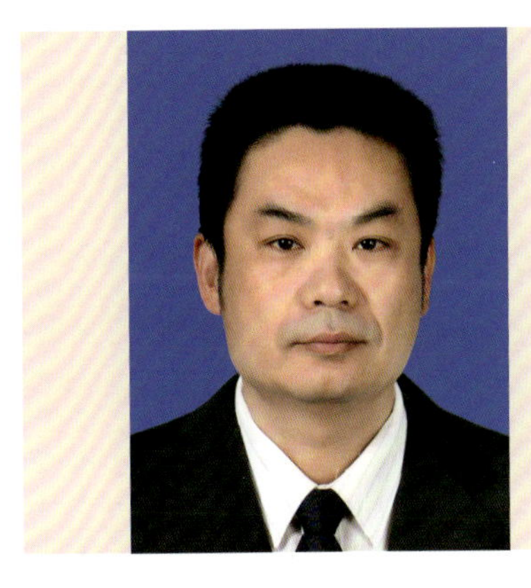

术者：刘玉光，主任医师
山东大学齐鲁医院

【病例简介】

患者，女，49 岁。

主诉：外伤后查体发现鞍区肿物 3 月余。

现病史：患者 3 个月前因外伤于当地医院住院治疗，行颅脑 MRI 增强扫描检查提示“左侧鞍旁、海绵窦区占位性病变，考虑垂体瘤可能，神经鞘瘤、脑膜瘤不除外”。患者无发热，偶有头痛不适，可耐受，无明显头晕，无黑矇，无视力下降及其他特殊不适。

查体：神志清楚，肢体运动良好，病理征阴性。视力视野、眼球运动无明显异常。

实验室检查：血常规、肝肾功能、垂体激素、凝血系列检验未见明显异常。

既往史：既往体健，否认高血压、冠心病、糖尿病病史；已闭经 10 年，既往月经规律，经量正常。

入院诊断：鞍旁占位性病变（左侧海绵窦区）。

【术前检查】

术前颅脑 MRI（图 23-1）：垂体左侧份占位性病变，符合垂体瘤表现，不排除海绵状血管瘤或脑膜瘤等。病变为等 T_1 稍长 T_2 信号，边界尚清，包绕左侧颈内动脉，累及左侧海绵窦，增强扫描明显不均质强化。颅脑动脉 CTA 示鞍区左侧份占位并左侧颈内动脉海绵窦段向外侧移位。

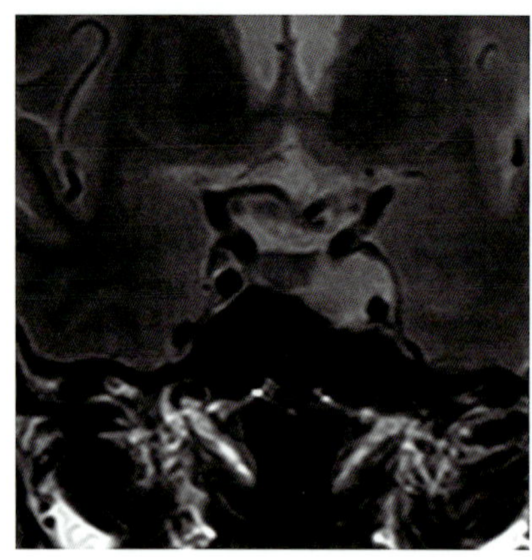
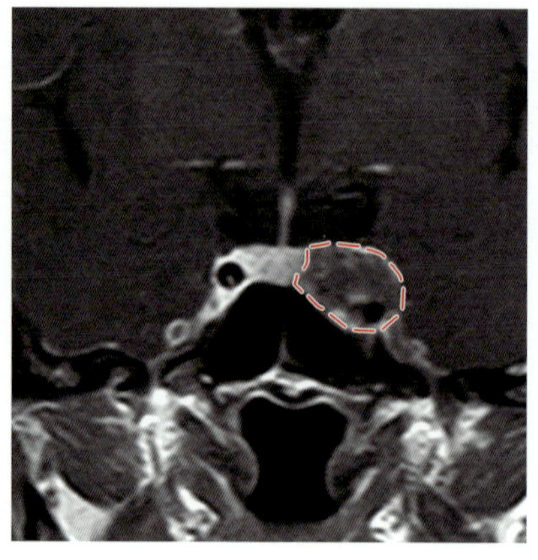
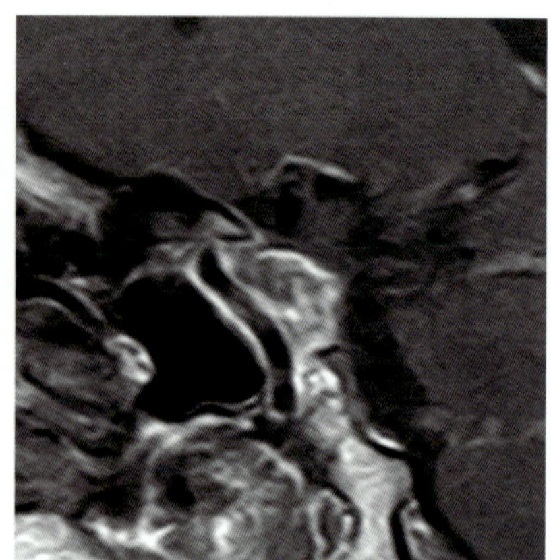

图 23-1 术前颅脑 MRI
红色虚线注明病变范围，包绕左侧颈内动脉。

【手术方案】

神经内镜下经筛 - 翼突 - 蝶入路海绵窦海绵状血管瘤切除术。

制定入路依据及策略：

1. 经鼻内镜入路避免操作位于海绵窦外侧壁的脑神经，降低术后眼球活动障碍风险。
2. 经鼻内镜手术治疗海绵窦病变避免对患者脑组织牵拉，神经功能损伤风险降低，患者恢复快。
3. 本团队既往有多例内镜经鼻入路治疗海绵窦区及侧颅底肿瘤的手术经验。

【术前出血风险评估】

1. 患者术前血指标检查均正常。
2. 病变包绕左侧颈内动脉，累及左侧海绵窦，术中应注意避免损伤血管。

【手术视频】

病例 23 手术视频 神经内镜下经筛 - 翼突 - 蝶入路海绵窦海绵状血管瘤切除术

【术后检查】

1. 术后 CT（图 23-2）
2. 术后 MRI（图 23-3）

【术后患者恢复情况】

患者视力、视野检查及垂体激素检验未见明显异常。眼球运动无明显异常（图 23-4）。术后 1 周拔除鼻腔填塞材料，无鼻腔溢液，恢复良好。

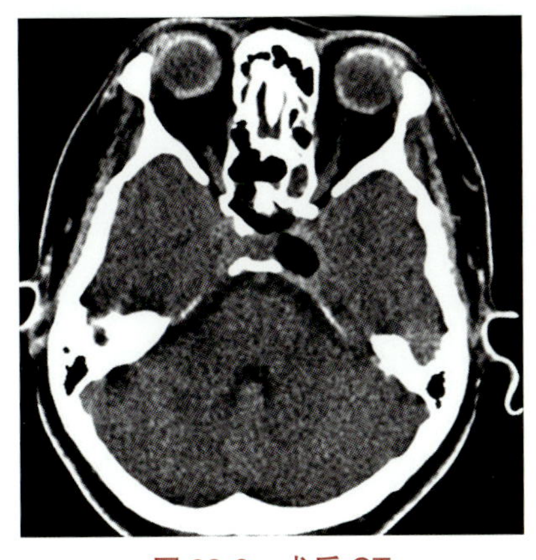

图 23-2　术后 CT

CT 提示肿瘤切除手术区域止血良好。

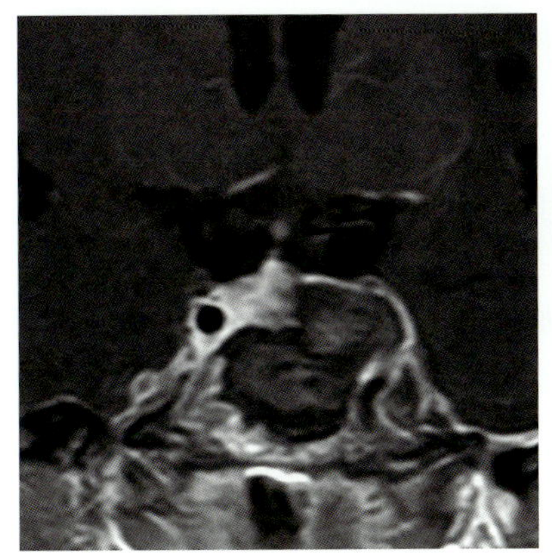

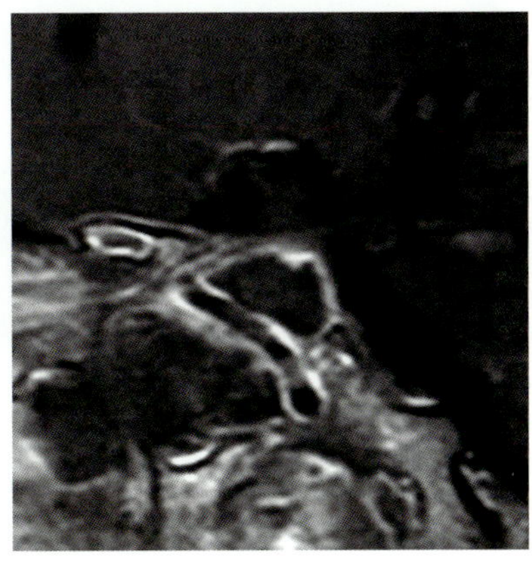

图 23-3　术后 MRI

MRI 提示肿瘤完全切除。

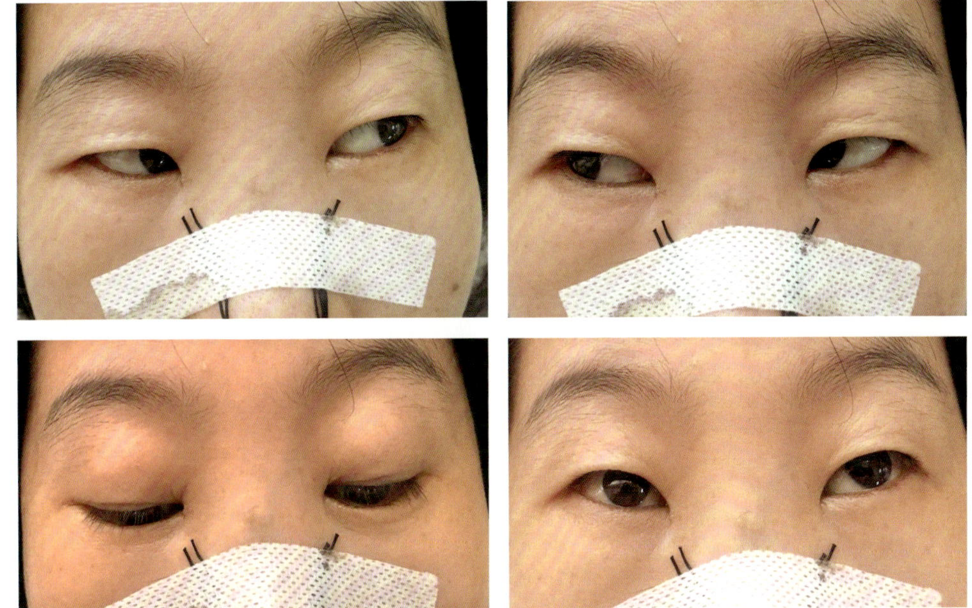

图 23-4　术后患者眼球运动无异常

【止血心得】

一、围手术期止血操作规范化心得

1. 止血器械的应用技巧　神经外科最常用的止血器械为双极电凝。对于内镜手术，工作距离较长且需要通过狭窄鼻腔通道，因此长柄且尖端分叉的双极更为适合；一般在鼻腔阶段，可以选择较大输出功率，而进入蝶窦及鞍内后，常要降低输出功率，有时需根据实际情况调整功率大小。内镜手术在应用双极电凝止血时有其特殊性。助手为持镜者调整角度，给予充分暴露的同时，避免过多占据术者的操作空间；助手手持负压吸引器时需默契配合术者，准确寻找出血点。双极电凝对小动脉出血及黏膜渗血处理效果较好。

2. 止血材料的合理应用　主要包括骨蜡、明胶海绵、流体明胶、纤丝速即纱及纤维蛋白黏合剂等。流体明胶在配制时加入凝血酶 2ml（200U/ml）效果更佳。我们在临床上应用上述止血材料时，发现联合使用往往可以收获较好效果：如流体明胶注入海绵窦或硬膜外止血，其外用合适大小的明胶海绵压迫，并用脑棉片配合吸引器加压，止血效果满意；再如明胶海绵配合纤丝速即纱，既有压迫止血功效，又有促进凝血系统发挥功能的作用。

二、《神经外科围手术期出血防治专家共识(2018)》理解

《神经外科围手术期出血防治专家共识(2018)》对于经鼻内镜颅底手术有着特殊意义。

首先在于该共识提倡加速康复外科(ERAS)理念,旨在减少机体对创伤的应激反应,预防并发症,缩短住院时间,降低医疗费用。经鼻内镜具有创伤相对较小,患者恢复较快的特点;本例患者术后第 2 天可下地活动,舒适度好。

另外,共识特别介绍了内镜颅底手术术中出血的处理原则:

1. 蝶腭动脉出血　我们主要采用双极电凝的止血方式,并且在手术结束前再次电凝确保止血效果。

2. 海绵窦和海绵间窦出血　加入凝血酶的流体明胶配合明胶海绵、脑棉片压迫效果较好。

3. 颈内动脉及分支出血　对于颈内动脉分支出血,常规双极电凝止血及填塞压迫即可获得满意效果;若破口较大、止血困难,可用棉片或明胶海绵暂时压迫处理,先行血管内治疗封堵漏口,后用肌肉糜在外加固,术后 1 周复查脑血管造影。

【专家点评】

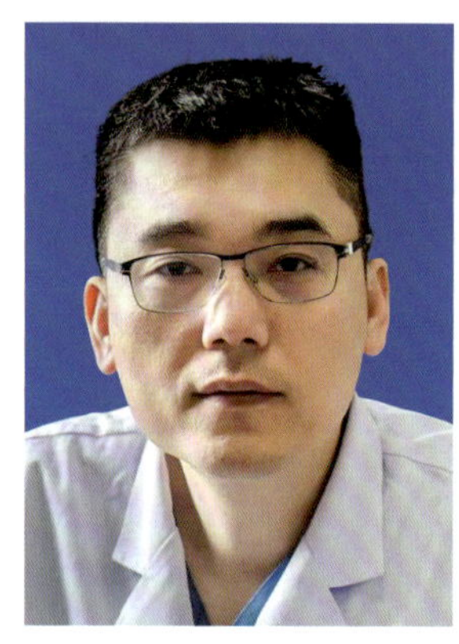

屈　延　主任医师　空军军医大学第二附属医院

该病例术前诊断明确,手术适应证明确,个体化评估病变位置及团队手术经验后,手术入路选择适当。结合病例特点,病变体积较小、边界清楚、位于鞍旁,术中脑脊液漏的可能性较小,术中未常规制作黏膜瓣,鼻腔黏膜损伤较小。术中采用多普勒提前定位颈内动脉,并根据颈内动脉定位及垂体的具体位置,设计硬膜剪开的位置。提前预测硬膜剪开后海绵窦出血的情况,并适时使用流体明胶及普通明胶海绵填塞的方式,处理海绵窦出血满意。手术操作规范,颈内动脉及垂体等正常结构保护适当,锐性及钝性分离相互结合,体现了扎实的显微操作功底。

病例 24

早期视神经减压前床突脑膜瘤切除术

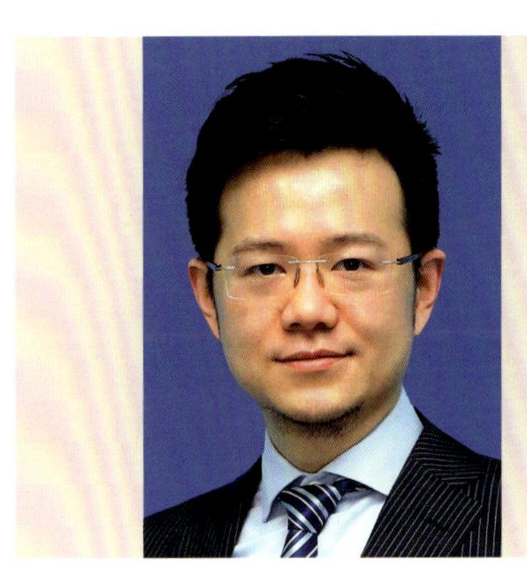

术者：昝昕，主治医师
四川大学华西医院

【病例简介】

患者，男，39 岁。

主诉：左眼视力障碍 20 余年伴幻嗅 1 年余，肢体抽搐 1 月余。

现病史：患者于 20 余年前无明显诱因出现左眼视力下降，逐渐加重，当时未予详细诊疗。1 年前，患者无明显诱因出现幻嗅，表现为正常环境下可闻到恶臭味，每次持续数秒钟自行缓解，每天可发作多次，患者未予进一步检查治疗。1 个月前患者无明显诱因突发意识丧失伴四肢抽搐，双眼向上凝视，无恶心呕吐，无大小便失禁，持续时间约 2 分钟，醒后不能回忆发病过程。于当地医院就诊，行 MRI 提示“颅内多发占位”。患者为进一步治疗就诊于我科。

查体：神志清楚，左眼仅有光感，左侧直接对光反射迟钝，左眼上视、内收、下视不到位，余病理征阴性。

实验室检查：血常规、电解质、肝肾功能等未见异常。

既往史：患者 20 年间视力逐渐下降，无手术及外伤史，无口腔及牙龈出血史，未服用抗血小板及抗凝药物。

入院诊断：1. 左侧前床突占位；2. 左侧嗅沟多发占位；3. 左侧下外侧干起始部膨大；4. 右侧颈内动脉海绵窦段动脉瘤；5. 右侧脉络膜前动脉起始部膨大；6. 继发性癫痫。

【术前检查】

1. 术前头颅 MRI(图 24-1)

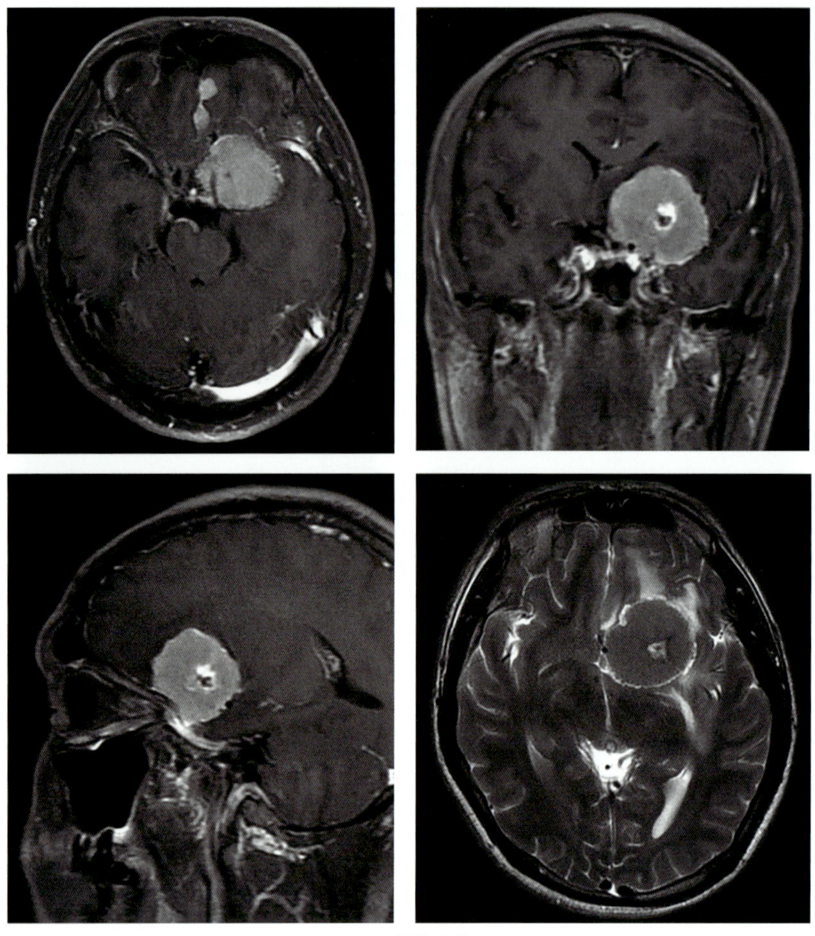

图 24-1 术前头部 MRI

左侧前床突占位与左侧颈内动脉、大脑中动脉和大脑前动脉关系密切,瘤周脑水肿明显,同时伴有左侧嗅沟多发占位。

2. 术前视野检查 左眼视力视野明显受损,仅存光感。
3. 术前 DSA 和 CTA 重建(图 24-2)

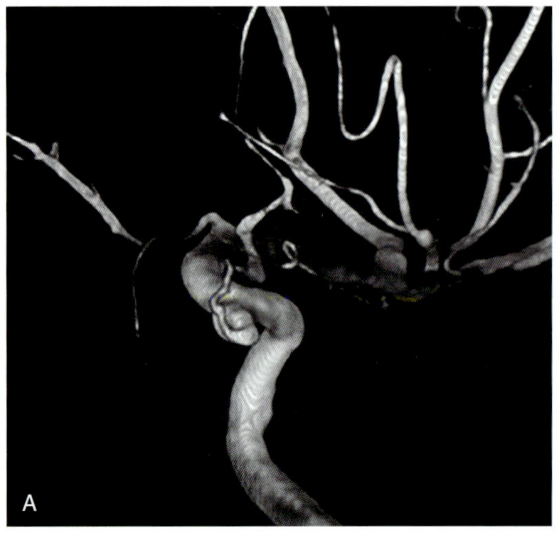

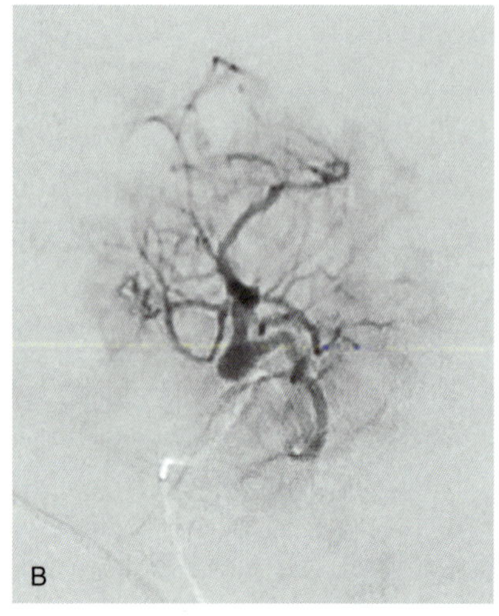

图 24-2　术前 DSA 和 CTA 重建

A,B. 左侧下外侧干起始部膨大,左侧前床突富血供占位性病变,主要由左侧下外侧干向肿瘤供血;C. 右侧颈内动脉海绵窦段动脉瘤,右侧脉络膜前动脉起始部膨大;D.CTA 重建图像可见肿瘤与颅底大血管关系。

【手术方案】

早期视神经减压前床突脑膜瘤切除术

一期:肿瘤主供血动脉介入栓塞术。

二期:经左侧眶上外侧入路,早期硬膜下视神经管减压术,左侧前床突占位及左侧嗅沟多发占位切除术。

制定入路依据及策略:

1. 肿瘤血供非常丰富,左侧下外侧干为肿瘤主供血,故先行供血动脉介入栓塞术,减少肿瘤出血。栓塞两周后再次入院行开颅肿瘤切除术,此时肿瘤已出现坏死(图 24-3),引流静脉塌陷,术中肿瘤出血风险降到最低。

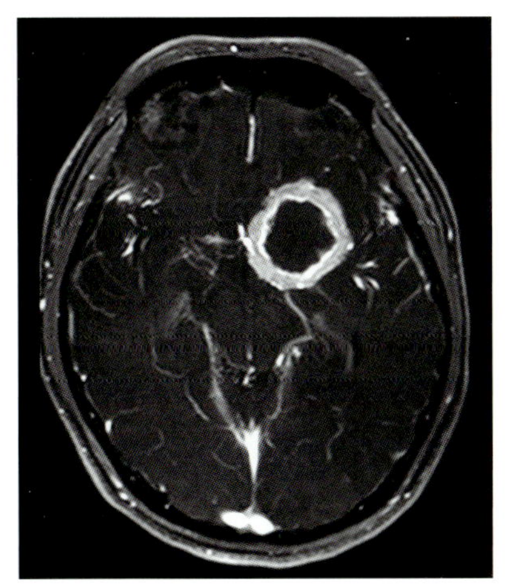
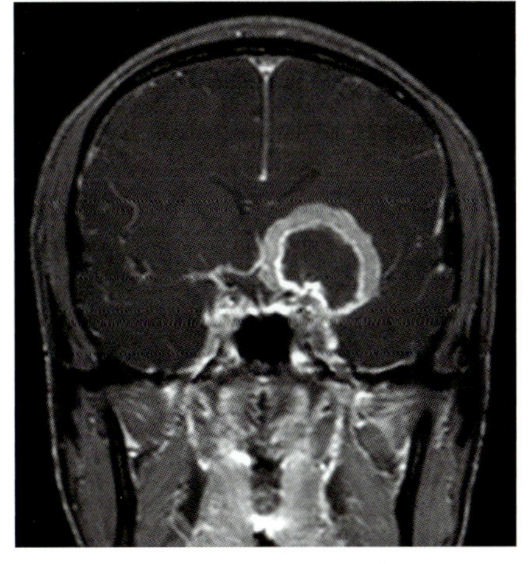
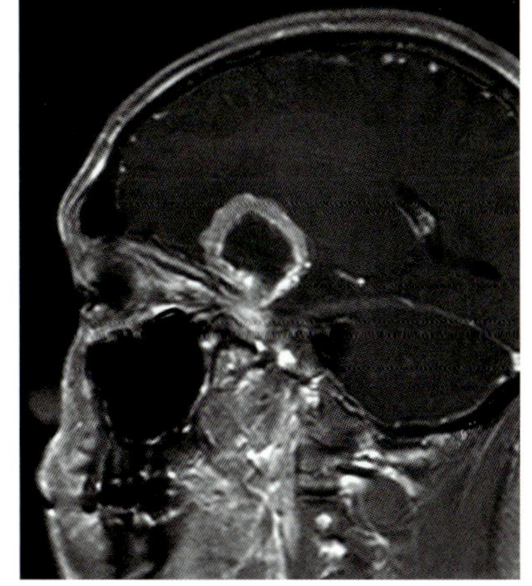

图 24-3　栓塞 2 周后头部 MRI

可见肿瘤出现明显的中心性坏死。

2. 右侧颈内动脉海绵窦段动脉瘤和右侧脉络膜前动脉起始部膨大未予处理,门诊随访观察。

3. 选择左侧眶上外侧入路(图 24-4),早期硬膜下入路行视神经管减压。考量如下:左侧前床突脑膜瘤对颈内动脉以推挤粘连为主，且术前 MRI 和 CT 显示前床突骨质未受侵犯，故不需磨除前床突以提前从硬膜外定位颈内动脉，并行近端控制。若术中发现颈内动脉远环甚至近环受侵犯，可行硬膜下前床突磨除术。视神经管减压从硬膜外或硬膜下入路均可。但从硬膜外入路需提前牵拉额部硬膜以获得操作空间，近似于肿瘤在短时间内增大了 1~2cm，这可能会增加深面视神经的张力，而此时尚未进行视神经管减压的操作。从硬膜下入路可提前楔形切除一部分额部肿瘤以获得操作空间，然后进行视神经管减压，操作全程未增加视神经的张力。同时可于视神经鞘底壁外侧定位颈内动脉远环，并获得近端控制。

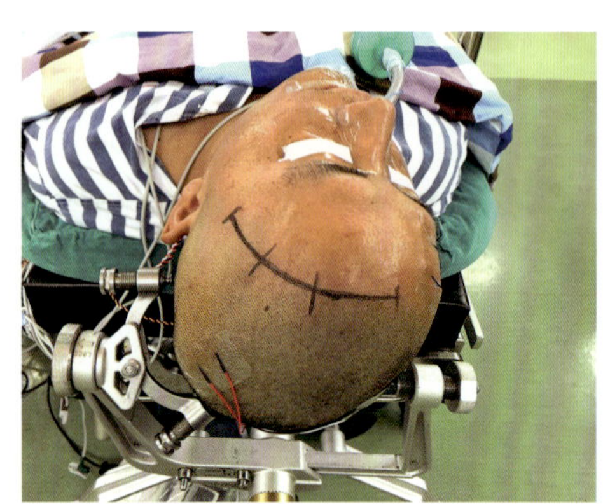
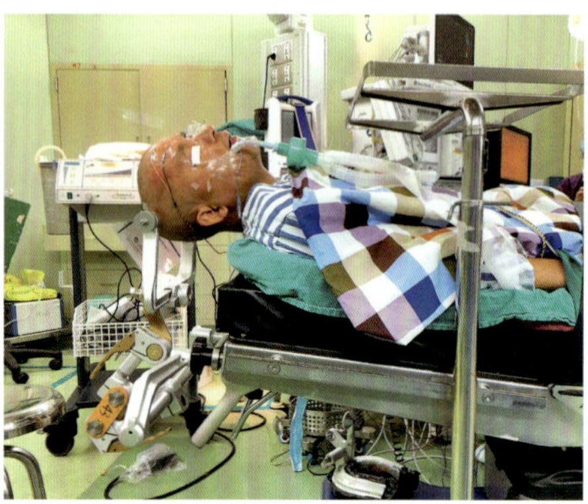

图 24-4 手术切口及体位

采用左侧眶上外侧入路；术中神经电生理监测体感和运动诱发电位。

【术前出血风险评估】

1. 左侧前床突占位体积大，术前 DSA 显示肿瘤涂染明显，血供非常丰富。

2. 左侧前床突占位与左侧颈内动脉、大脑中动脉、大脑前动脉关系密切，存在推挤与粘连，不排除部分区域包裹可能。术前 T_2 像 MRI 显示瘤周水肿明显，提示蛛网膜和软膜受肿瘤侵犯，肿瘤与颅底大血管之间可能不存在清晰的分离界面，术中存在血管损伤风险。

【手术视频】

病例 24 手术视频　早期视神经减压前床突脑膜瘤切除术

【术后检查】

1. 术后第 1 天头部 CT（图 24-5）

2. 术后 1 年头部 MRI（图 24-6）

3. 术后病理　脑膜瘤（WHO Ⅰ级），EMA（+）、PR（部分 +）、S-100（-）、CD34（灶性 +）、STAT6（-）、Ki-67（+2%），核分裂约 1 个 /10 高倍视野。

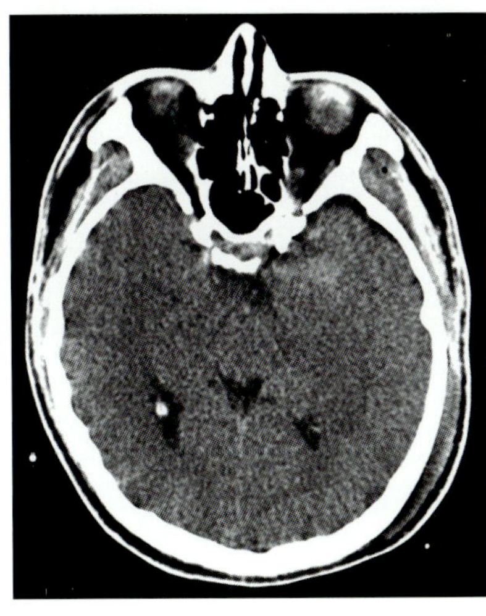
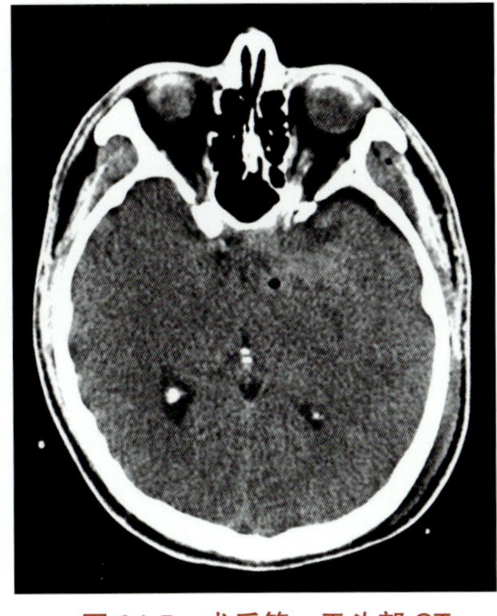
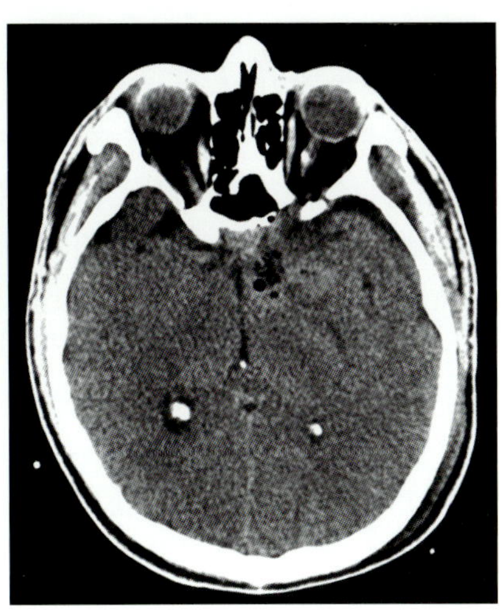

图 24-5　术后第一天头部 CT
肿瘤切除满意，术区无出血。

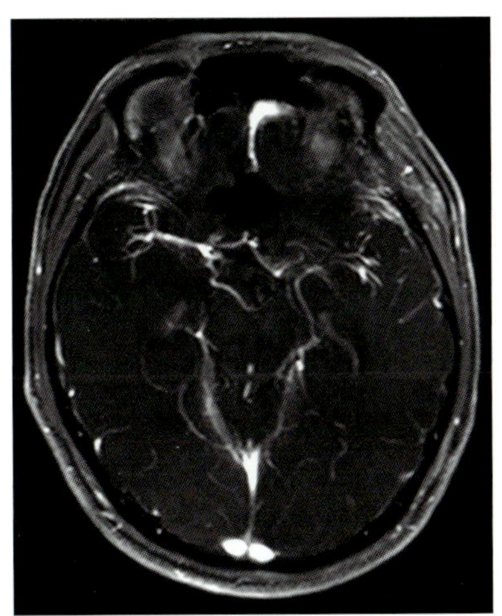
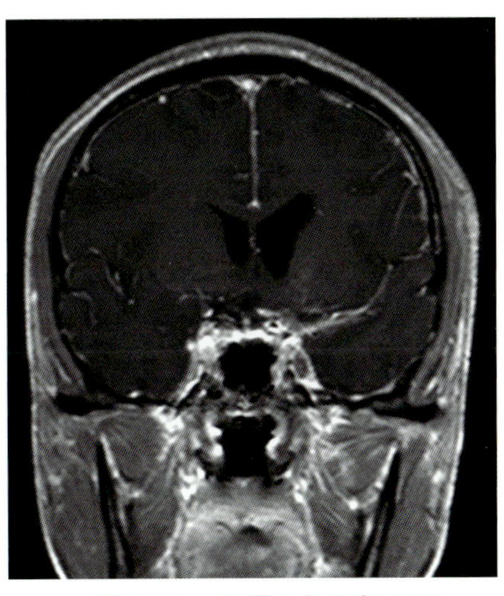
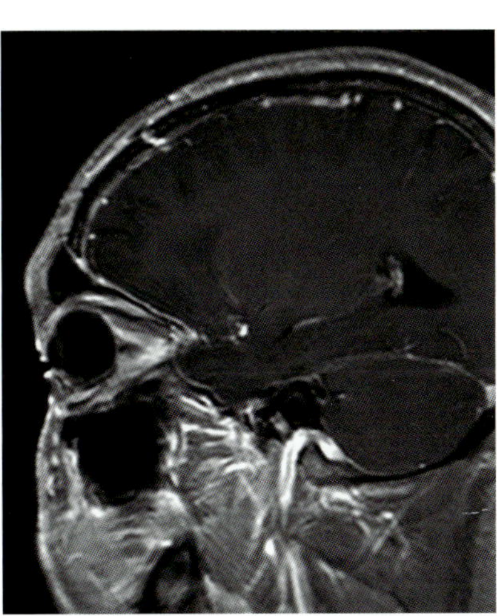

图 24-6　术后 1 年头部 MRI
肿瘤全切，无复发。

【术后患者恢复情况】

术后患者恢复良好，无新发神经功能废损（图 24-7）。

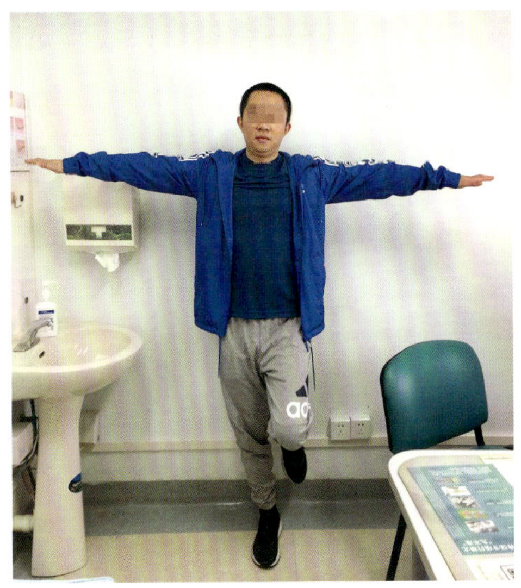

图 24-7　术后 3 个月患者恢复情况
患者一般情况良好，肢体运动良好，无新发神经功能障碍。

【止血心得】

1. 术前准备和术中策略　对于血供丰富的颅内肿瘤，可提前进行肿瘤供血动脉栓塞，以减少术中出血，同时也能降低离断肿瘤基底时对神经造成的热损伤风险。本次病例术中发现肿瘤的主供血动脉穿出颅底硬膜的位置刚好紧贴动眼神经，若术前未行栓塞，术中不可避免地会在此处进行较长时间的电凝以获得确切止血，动眼神经有较大概率出现热损伤，术后将很难恢复功能。邻近颅底大血管的肿瘤，手术中应尽量提前获得血管近端控制，以应对术中可能出现的血管损伤。术中用 38℃生理盐水反复冲洗术区，促进止血并验证止血效果。水密缝合硬膜并妥善排空硬膜下空气，以降低术后桥静脉撕裂出血的风险。

2. 止血器械的应用技巧——双极电凝　恰当的电凝功率：离断肿瘤基底且周边没有重要神经血管结构时，可以将功率调高，以获得最佳的效率；精细操作时将功率调小，以获得最精确的电凝。与功率相称的滴水速度：功率较高时滴水可以调整到 2~3 秒 1 滴，功率较低时可 3~4 秒 1 滴。紧邻神经和血管电凝时可临时关闭滴水，或在双极与神经血管之间放置明胶或棉片进行阻隔，避免热损伤。电凝出血点之前，先用吸引器吸净术野，看清出血点，然后用双极尖端夹闭可疑出血点，若出血停止，即可确认出血部位，再予以精确电凝。大动脉的出血可临时阻断后再予以电凝，更容易获得稳定的止血效果。也可直接显微缝合血管破口。

3. 止血材料的合理应用

(1) 骨蜡：适于处理颅骨板障和颅底松质骨内的渗血。深部止血建议配合脑棉将其压实，骨蜡不可吸收，应注意局部少量使用并去除多余的骨蜡。

(2) 流体明胶：适于处理骨窗缘、硬膜外、海绵窦和组织腔隙内的渗血。局部使用后需配合脑棉将其压实，以获得稳定的止血效果。

(3) 止血纤丝：可用于各个部位的静脉性出血或渗血，具有良好的适形性，适于不规则断面的止血。

【专家点评】

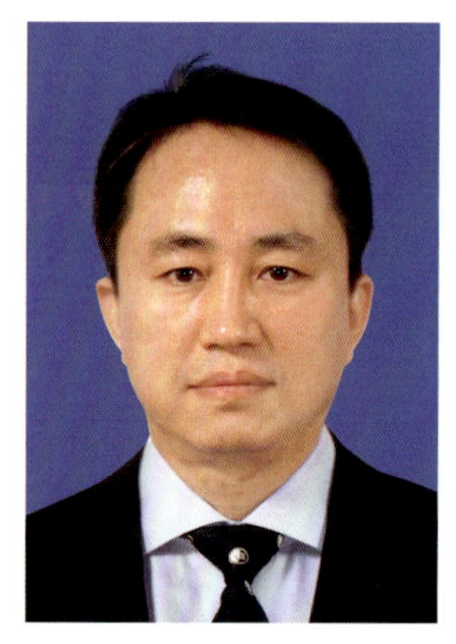

岳树源　主任医师　天津医科大学总医院

术者手术操作娴熟，手术层次清晰，肿瘤切除彻底，建议在分离深穿支血管时还是要轻柔一些，而且在分离前要尽可能的囊内切除。在分离血管时从远端向近端分离，相对操作会更加方便。在栓塞完以后 1 周就可以手术，如果等候时间太长，有可能侧支循环建立。术中针对硬膜外不规则创面的出血，选择使用流体明胶进行止血效果确切，给颅底肿瘤手术带来了很大的便利。

病例 25

左侧耳前直切口硬膜外颞下岩前入路骑跨中后颅窝三叉神经鞘瘤显微切除术

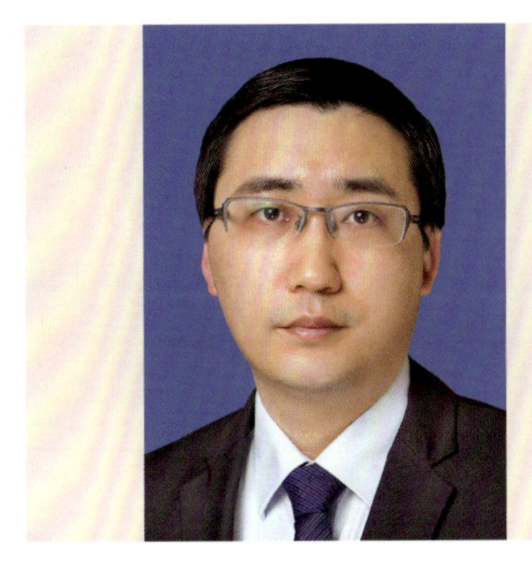

术者：肖群根，副主任医师
华中科技大学同济医学院附属同济医院

【病例简介】

患者，女，66 岁。

主诉：左侧面部疼痛伴左侧听力下降 4 年余。

现病史：患者 4 年前自觉左面部疼痛，呈过电样，伴听力下降。曾给予针灸及间断口服复方丹参片治疗可有稍缓解但频繁复发。半月前因饮食后呕吐于当地医院行 MRI 发现左侧中后颅窝肿瘤性病变，伴左侧岩骨吸收破坏，环池脑干受压，脑积水，门诊以"左侧中后颅窝肿瘤性病变"收入。

查体：神志清楚，左侧听力丧失，左侧轻度面瘫（HB Ⅲ级），余无明显阳性体征。

实验室检查：血常规，血红蛋白 110g/L，其余正常；肝肾功能正常；凝血功能：活化部分凝血酶原时间 41.2s，其余正常；肿瘤标志物无异常。

既往史：高血压病史 10 余年，最高达 180/130mmHg，自诉血压控制尚可，无口腔及牙龈出血史，未服用抗血小板及抗凝药物。

入院诊断：1. 左侧中后颅窝肿瘤性病变；2. 原发性高血压（3 级，很高危组）。

【术前检查】

1. 术前头颅 CT（图 25-1）
2. 术前头颅 MRI 平扫（图 25-2）
3. 术前头颅 MRI 增强（图 25-3）

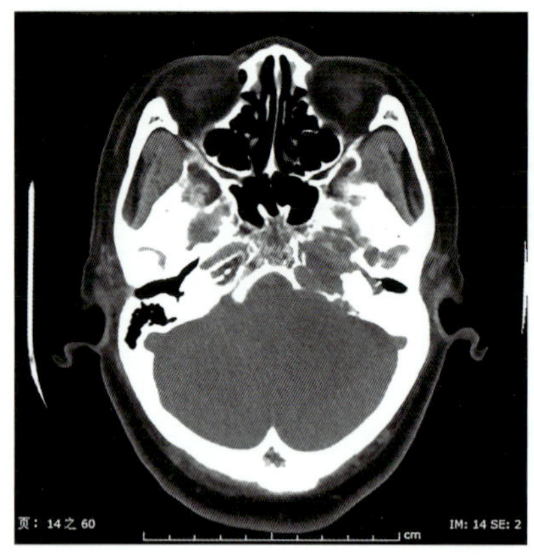
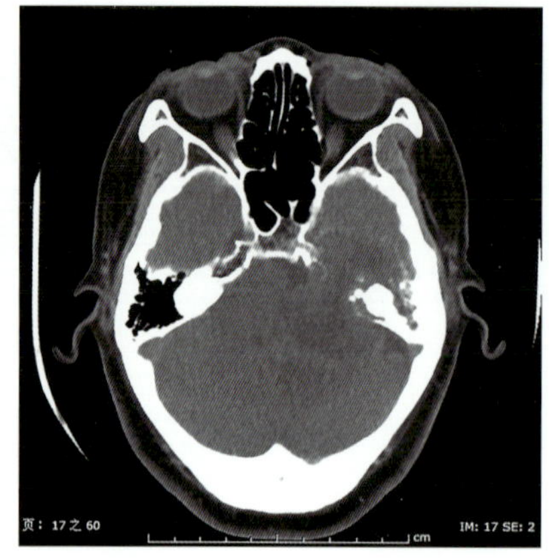
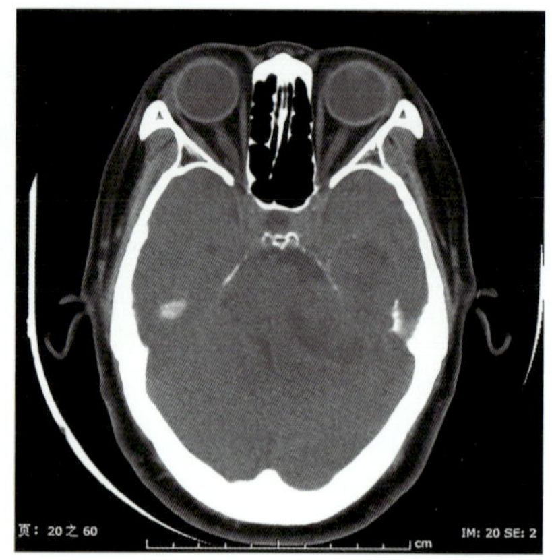

图 25-1 术前头颅 CT

左侧骑跨中后颅窝占位性病变肿瘤骑跨中后颅窝，岩骨破坏。

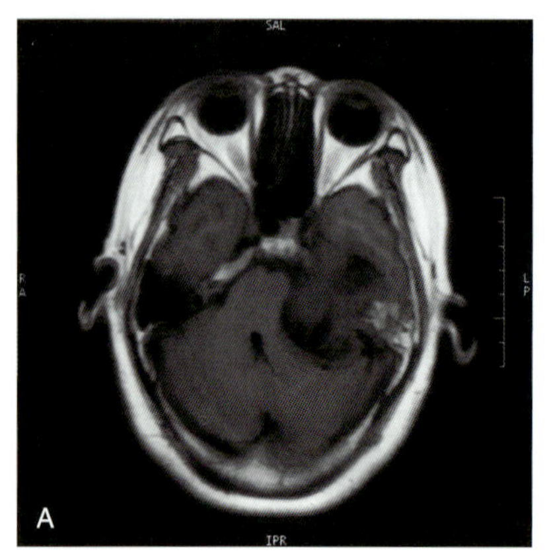

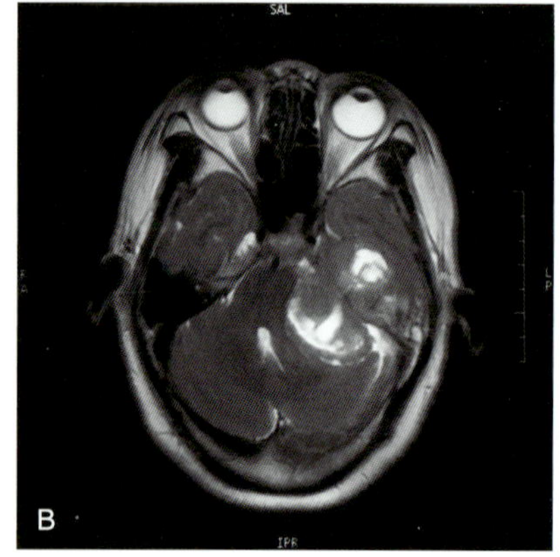

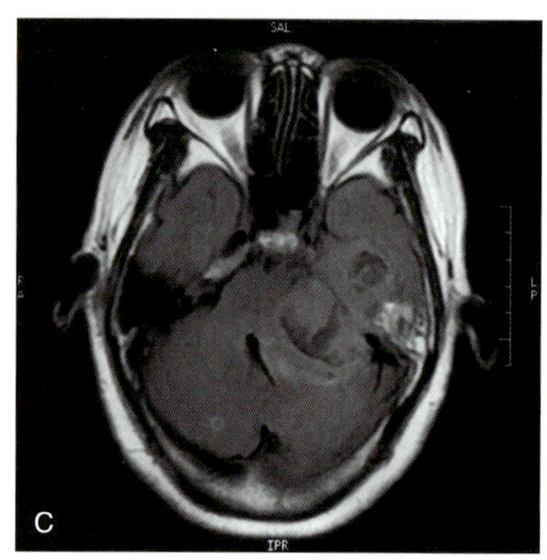

图 25-2 术前头颅 MRI 平扫

左侧骑跨中后颅窝占位性病变。肿瘤骑跨中后颅窝，岩骨破坏，脑干受压。A. T_1flair；B. T_2；C. T_2flair。

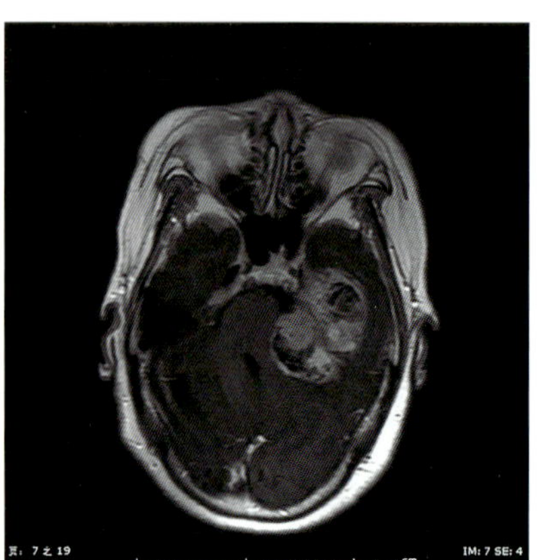
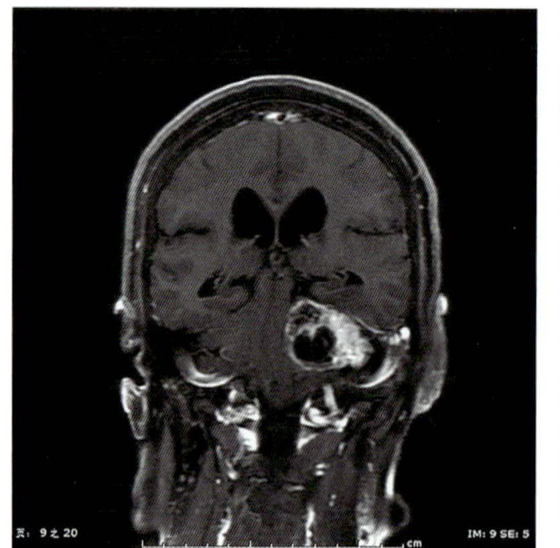
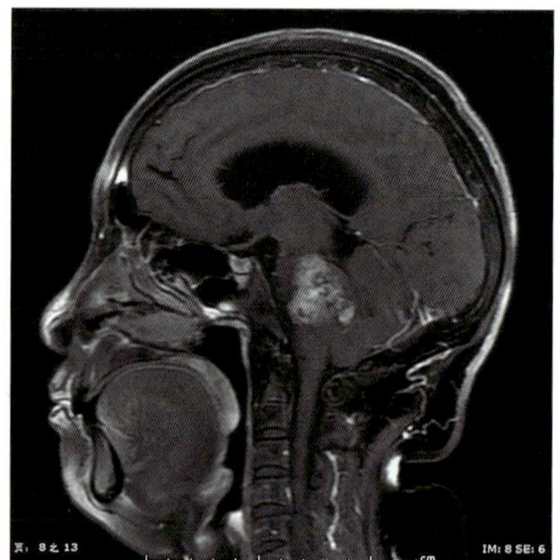

图 25-3 术前头颅 MRI 增强

肿瘤骑跨中后颅窝，明显强化，侵犯岩骨，海绵窦外侧壁，脑干受压。

【手术方案】

左侧耳前直切口硬膜外颞下岩前入路骑跨中后颅窝三叉神经鞘瘤显微切除术

制定入路依据及策略：

1. 术前影像学评估肿瘤骑跨中后颅窝，累及鞍旁海绵窦外侧壁、中颅窝底及后颅窝，考虑为三叉鞘瘤的可能性大，且肿瘤已经侵犯岩骨前部，为颞下入路切除突入后颅窝的肿瘤提供了自然通道。

2. 耳前直切口颞下入路比传统的额颞皮瓣下颧弓的颞下入路具有创伤小、操作简便的优点，无须断颧弓即可使骨窗平中颅窝底，并可提供足够的手术操作空间，此患者 66 岁高龄，选择相对微创的耳前直切口入路更合适。

3. 患者术前听力已经严重受损，肿瘤侵犯岩骨，颞下入路可早期于硬膜外即可处理肿瘤，可减少硬膜打开造成的脑组织牵拉挫伤及术后脑脊液漏。

4. 术前行腰穿置管引流，利于术中脑脊液的释放，减少颞底脑组织挫伤。

5. 体位及皮肤切口（图 25-4）。

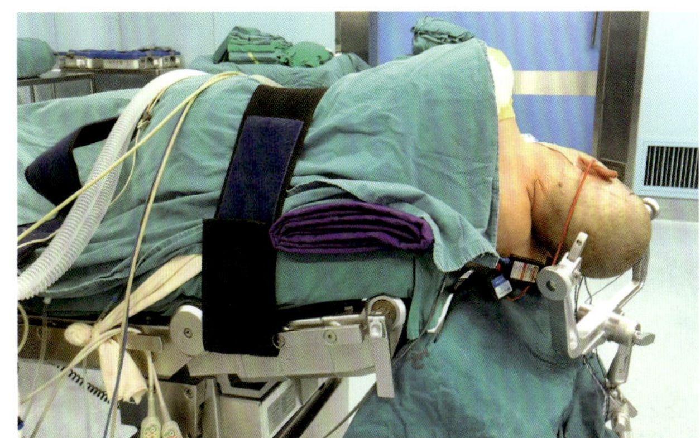
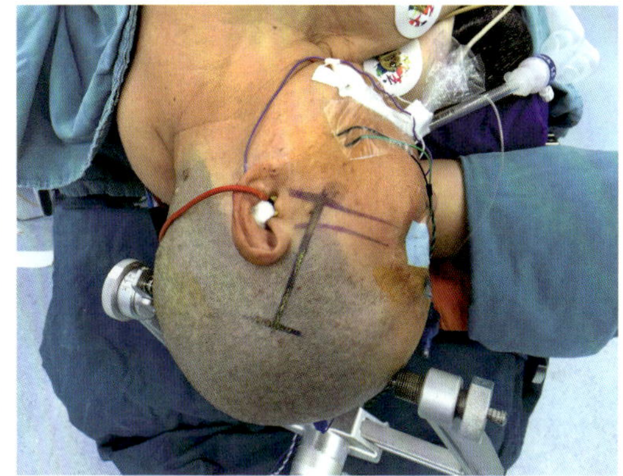

图 25-4 手术体位及皮肤切口

侧卧位，头高脚低，头下垂约 20°，耳前直切口，起自颧弓中后 1/3 下缘，上缘到颧弓上 5~6cm。

6. 开关颅步骤（图 25-5）

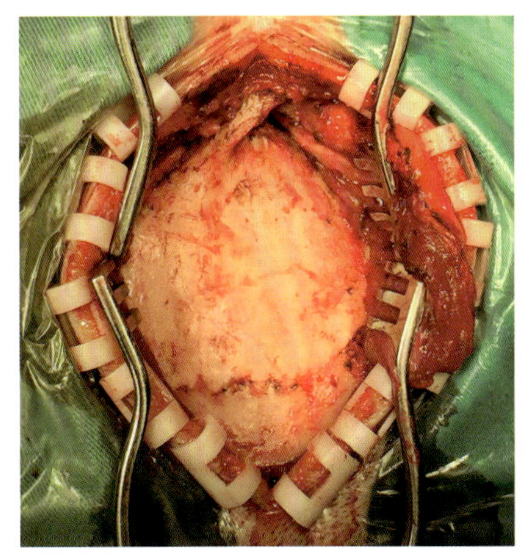
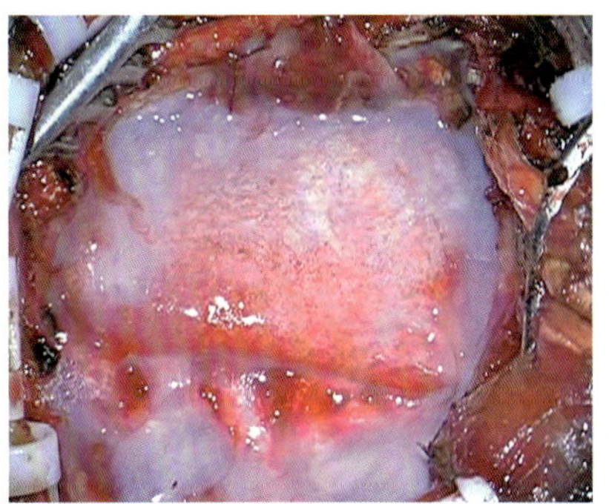
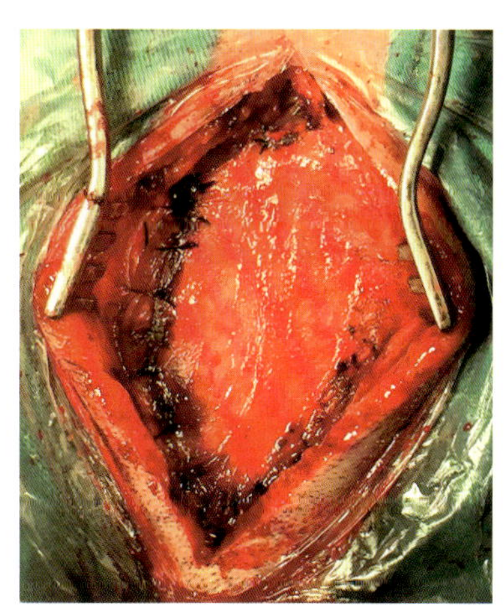

图 25-5 开颅及关颅过程

显露颞肌从后往前翻，显露颧弓、颧弓根部及颞上线，颧弓根部打孔后，铣刀铣开约 4cm × 4cm 骨瓣，人工硬脑膜补片及生物胶封闭防止术后脑脊液漏，骨瓣还纳，颞肌缝合。

【术前出血风险评估】

1. 肿瘤与脑干及周围神经和脑组织关系密切，分离与肿瘤粘连的血管和神经易出血。

2. 肿瘤邻近的血管结构包括颈内动脉岩骨段以及海绵窦等，因此存在大出血的潜在可能。

【手术视频】

病例25手术视频 左侧耳前直切口硬膜外颞下岩前入路骑跨中后颅窝三叉神经鞘瘤显微切除术

【术后检查】

1. 术后头颅CT(图25-6)

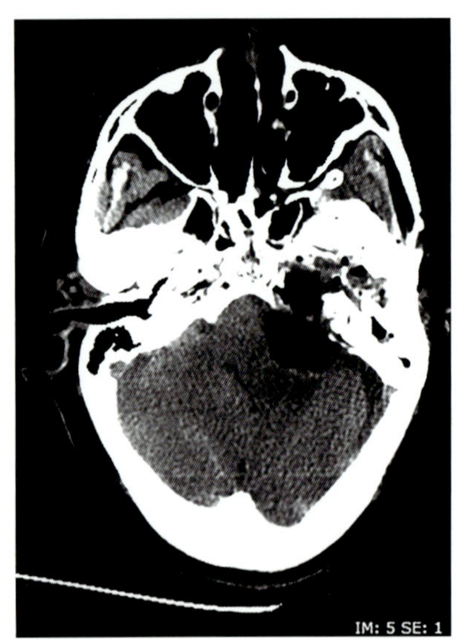

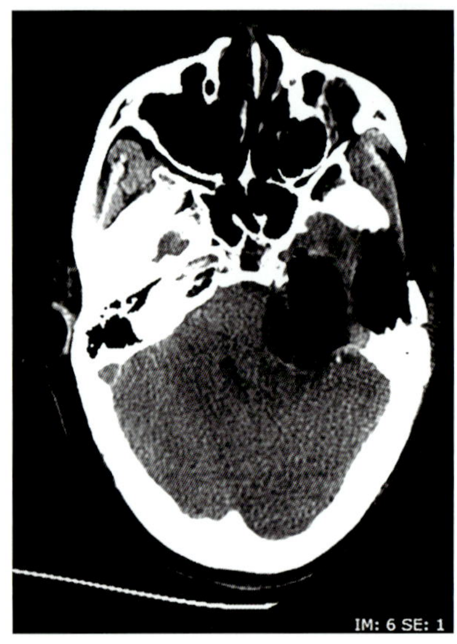

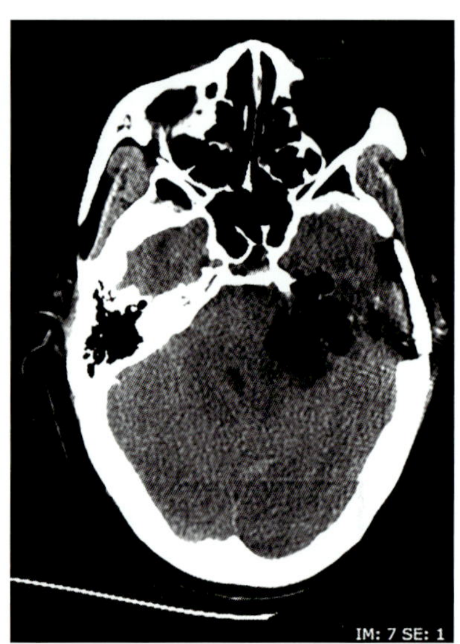

图25-6 术后头颅CT平扫

术后第1天CT示肿瘤全切,术野干净无出血。

2. 术后头颅CT三维重建(图25-7)

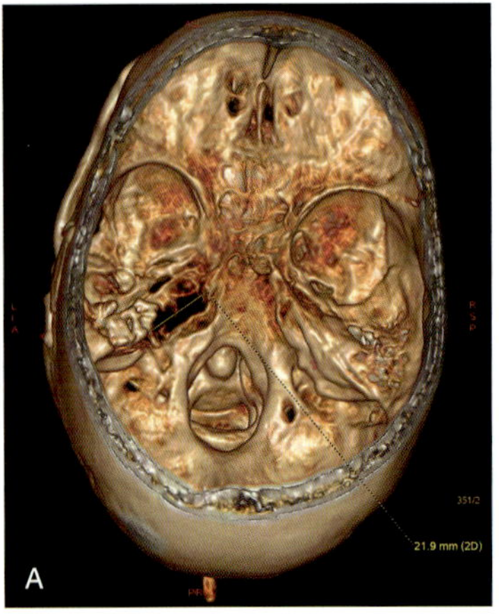

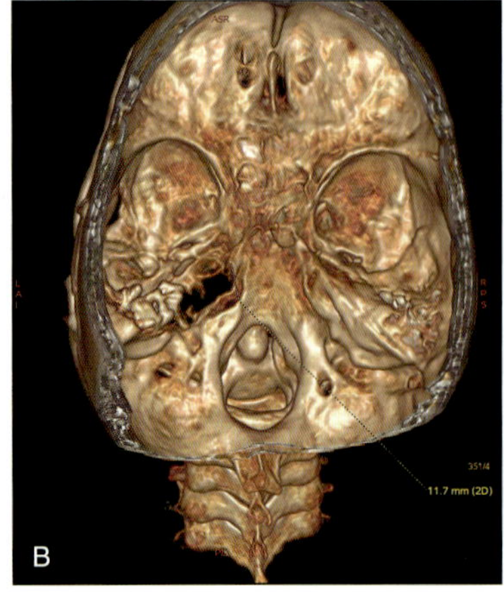

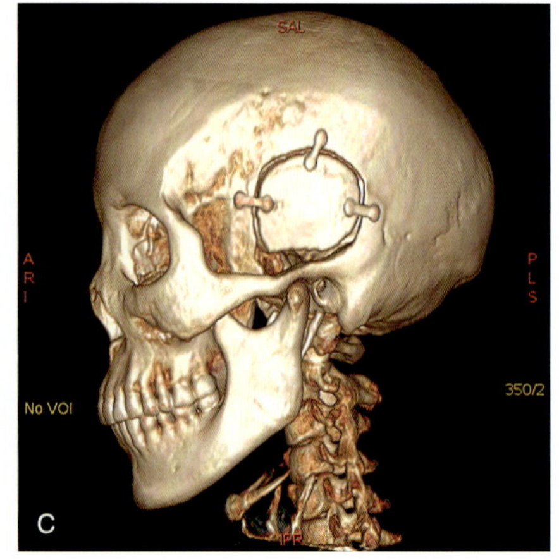

图25-7 术后3天CT三维重建

术后三维重建示岩骨切除的范围(A,B)及骨瓣还纳(C)。

3. 术后头颅 MRI(图 25-8)

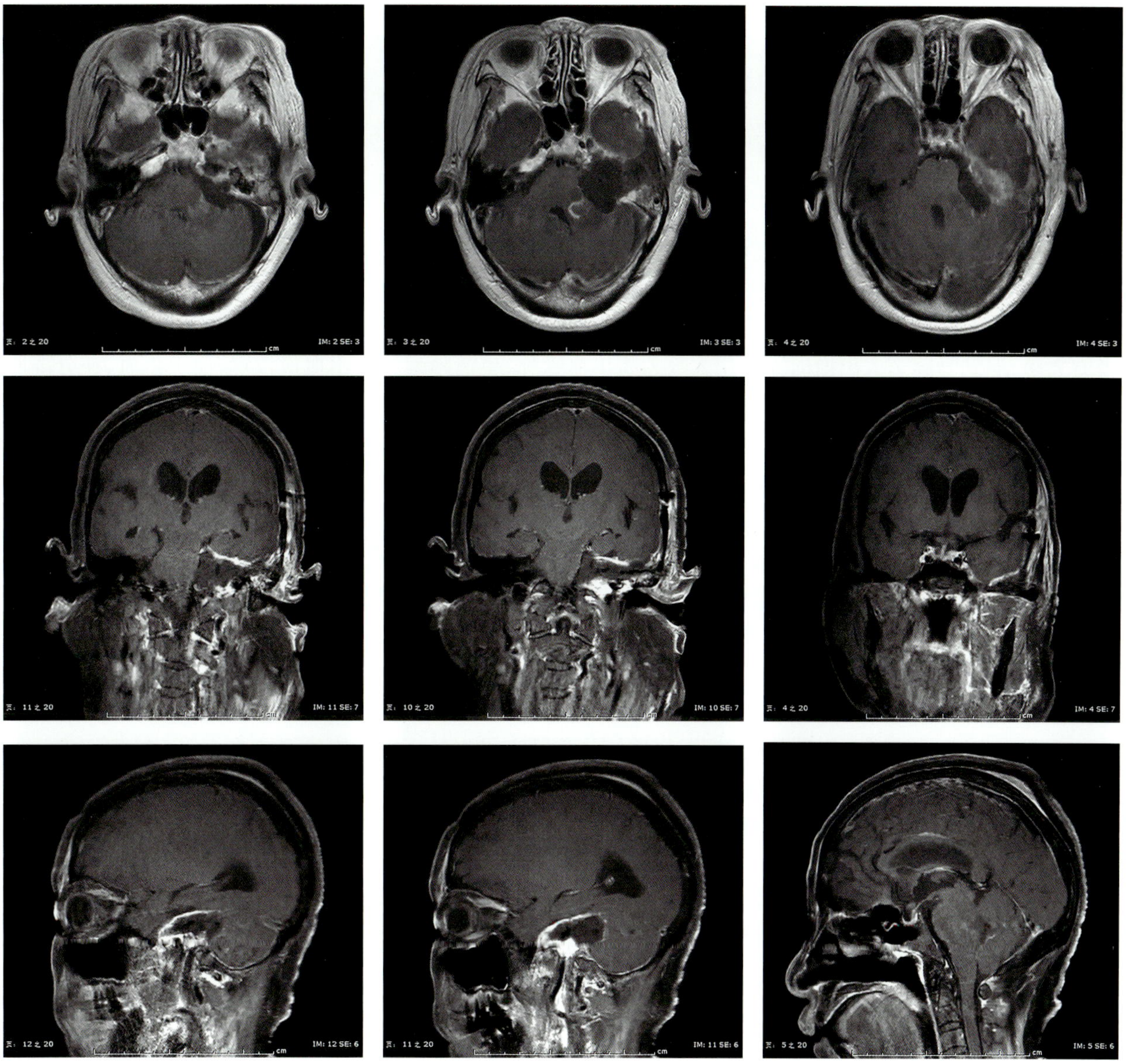

图 25-8 术后 1 周头颅 MRI 增强扫描

幕上下及海绵窦旁肿瘤全切,脑干回位,术野无出血,无颈内动脉损伤。

4. 术后病理(图 25-9)

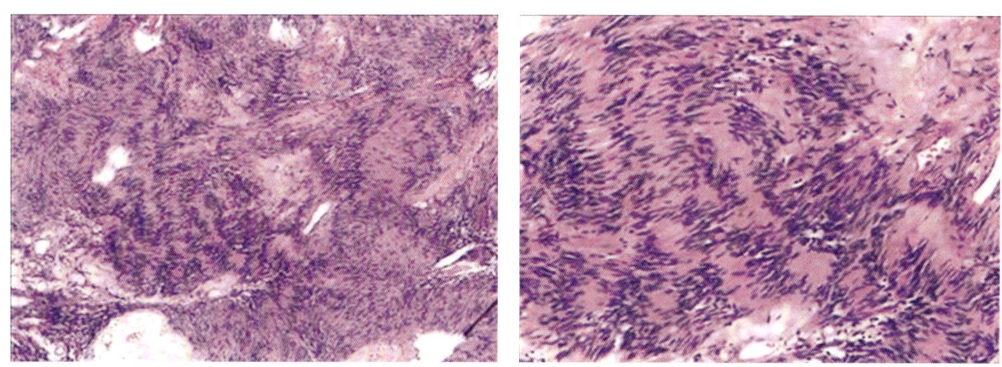

图 25-9 术后病理切片提示神经鞘瘤伴玻璃样变及囊性变

【术后患者恢复情况】

术后患者面瘫情况同术前，生活正常，无脑脊液漏，无新增神经功能障碍。

【止血心得】

1. 围手术期对于患者凝血相关的评估　患者高龄 66 岁，有长期高血压病史（3 级，极高危组），血管硬化且脆性增加，增加术中出血及止血困难，围手术期及术中注意血压控制，避免血压大的波动，以防术中术后血压升高而出血。

患者高龄，围手术期卧床预防静脉血栓形成。

2. 术中止血心得

（1）术中止血操作技巧：术中止血时控制吸引器的吸力非常重要，术者可用带侧孔的吸引器自如控制吸力大小，遇到静脉窦大出血时需要用大吸力将出血吸除，更清晰地显露出血口位置，便于止血，在分离肿瘤周围粘连时怕吸破正常脑组织表面的静脉可将吸引适当调小。

分离肿瘤与脑干及周围神经和脑组织时，应尽量锐性分离与肿瘤粘连的正常血管和神经，用明胶海绵保护脑干表面血管，如有静脉性出血，明胶海绵或止血纱压迫性止血，如有动脉性出血，吸引器吸住后再精准电凝止血。

（2）止血器械的应用技巧：在分离肿瘤过程中对于明确进入肿瘤的供血动脉，分离保护周围正常的血管神经及脑组织，双极电凝器电凝后切断供血动脉。双极电凝器电凝止血时根据目标血管的特点及周围组织结构特点动态调节输出功率。电凝时需要滴加生理盐水降温，减少粘连和降低热损伤。在使用 CUSA 超声刀进行瘤内减压时配合电凝可减少术中瘤腔出血。

（3）止血材料的合理应用：岩上窦、海绵窦等颅底静脉窦的出血先用止血纱团或明胶海绵压迫止血，如压迫效果不好可将止血纱揉成球形或明胶海绵堵住静脉窦出血处再电凝烧灼焊接法止血。肿瘤切完后的瘤床弥漫性渗血可用流体明胶、止血纱或明胶海绵平铺止血，预防术后瘤腔血肿形成。颞下开颅过程、切肿瘤过程中及关颅时颅底骨缝、骨孔或肿瘤侵犯的骨质出血可用骨蜡封闭止血，颅底重建时生物蛋白胶封闭止血，同时减少脑脊液漏的发生。

（4）止血药物的合理应用：术后静脉注射血凝酶，预防术后出血，一般短期使用 2~3 天，避免用时过长引起静脉血栓形成。

3. 止血成果

（1）术中止血成果验证：瘤腔止血完成后，可用呼气末正压通气提高颅内压和静脉压观察几分钟看瘤腔有无出血。

（2）术后止血成果验证：术后复查 CT 观察瘤腔有无出血，瘤腔周围脑组织有无挫伤出血，本病例术后复查 CT 示瘤腔无出血，瘤腔周围脑组织无挫伤出血。

【专家点评】

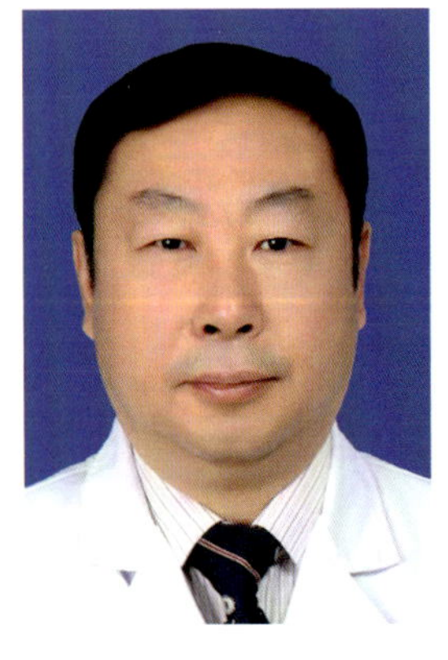

汪永新　主任医师　新疆医科大学第一附属医院

目前，临床上患有高血压、糖尿病等慢性疾病并进行口服药物治疗的高龄患者并不少见。这类患者更易出现术中止血困难、术后残腔迟发出血等情况。本病例中术者在患者的术前评估、术后常规处理等方面，各项措施均合理得当。

手术入路选择比较合理。本例患者为哑铃型三叉神经鞘瘤，虽然突入后颅窝的肿瘤较大较低，但肿瘤已经侵犯破坏了岩骨前部较多的骨质，为颞下入路切除突入后颅窝的肿瘤提供了可能。较小的皮肤切口和骨瓣所带来损伤和失血必然较少。同时采用硬膜外入路可以更有效地保护下吻合静脉（Labbé 静脉），从而防止 Labbé 静脉损伤后的颞叶肿胀和出血。手术中配合使用 CUSA 和双极电凝镊切除肿瘤，不仅速度快，提高了手术效率，还可以减少手术中的出血。

本例患者由于肿瘤破坏了岩骨，肿瘤邻近的血管结构包括颈内动脉岩骨段以及海绵窦等，因此存在大出血的潜在可能，需要在术中引起足够的重视。术者在接近动脉时，采用了 TCD 检查来确认动脉的部位，减少血管损伤的机会，确保操作安全。在海绵窦或其他静脉窦有小的破口出血时，使用止血纱布团填塞压迫是外科医师常用的止血手段之一。术者使用双极电凝镊烧灼，类似于焊接中的点焊，将止血纱团固定在出血部位，固定更加牢固，止血效果更加确切。

总之，本例手术中，术者采用的止血技术合理且有效，所采用的止血材料丰富，各自用在合理的位置和情况下。术后复查 CT 示瘤腔无出血，瘤腔周围脑组织无挫伤出血，结果完美。

不足与建议：

1. 手术视频可能是 2 倍速播放，关键部分以及字幕时间太短，建议稍慢。

2. 止血材料使用品种较多，除骨蜡和明胶海绵外，还使用了纤维素止血纱，流体明胶，生物蛋白胶，在医保检查严格的地区，不知道会不会引起争议。

病例 26

经右侧翼点硬膜内-外联合入路巨大侵袭性垂体腺瘤切除术

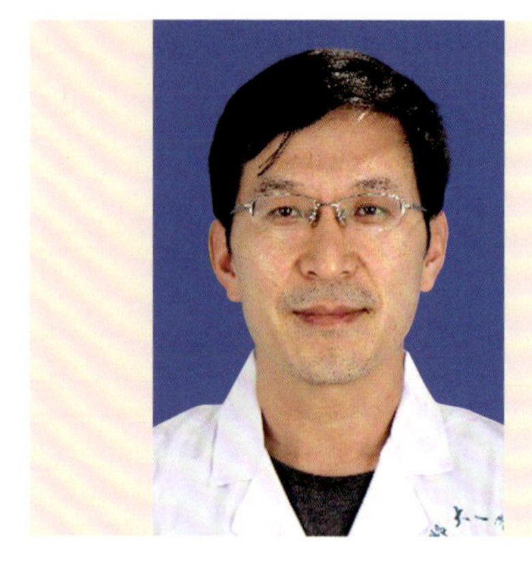

术者：孙红卫，主任医师
郑州大学第一附属医院

【病例简介】

患者，女，41 岁。

主诉：左眼失明 14 年，右眼视力下降 1 年。

现病史：患者 14 年前因左眼失明于我院就诊，查头部 MRI 提示鞍区占位病变，行经颅肿瘤切除术，术后病理确诊垂体腺瘤。1 年前患者自觉右眼视力下降，于当地医院就诊，查头部 MRI 提示“鞍区巨大占位病变，考虑垂体腺瘤复发”，为进一步治疗转至我院。

查体：左眼失明，右眼视力 0.3，视野检查不能配合，右侧动眼神经麻痹（右侧眼上睑下垂，右眼直接、间接对光反射均消失）。

实验室检查：血常规结果正常，凝血功能结果正常，垂体功能低下。

既往史：无高血压、心脏病、糖尿病病史，无肝炎、结核、疟疾病史，预防接种史不详，无外伤输血史，无食物药物过敏史，无既往服用抗凝药物和抗血小板药物史。

入院诊断：复发巨大侵袭性无功能垂体腺瘤（Knosp 4 级）。

【术前检查】

术前头颅 MRI（图 26-1）

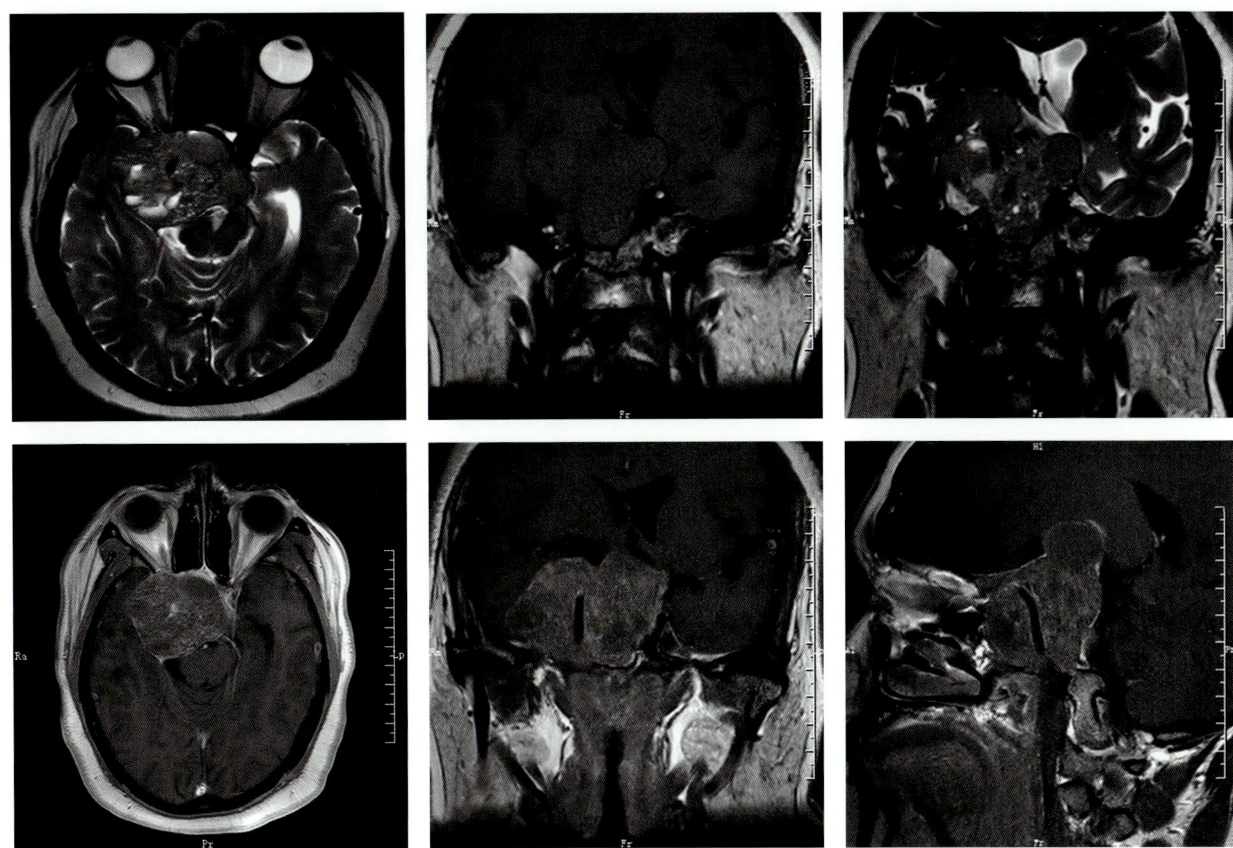

图 26-1　MRI 示鞍区及鞍上巨大不规则占位病变（61mm × 48mm × 45mm）

肿瘤向下突入蝶窦，向上向鞍上延伸，右侧视神经、颞叶、脑干及侧脑室受压移位，右侧颞叶见大片长 T_2 水肿信号；右侧海绵窦有肿瘤侵犯；右侧颈内动脉海绵窦段被肿瘤包绕。

【手术方案】

经右侧翼点硬膜内 - 外联合入路巨大侵袭性垂体腺瘤切除术

制定入路依据及策略：

1. 此例患者为复发巨大侵袭性垂体腺瘤，生化检查提示无功能垂体腺瘤，手术切除是首选治疗；由于肿瘤巨大且侵犯海绵窦，并包绕颈内动脉海绵窦段，无论是神经内镜扩大经鼻入路还是经颅入路，全切肿瘤都较困难。

2. 巨大侵袭性垂体腺瘤术中容易出血，经颅切除止血是向颅底压迫，经鼻止血则是向鞍膈压迫，术后视神经、动眼神经等神经功能难以预料。

3. 肿瘤包绕右侧颈内动脉海绵窦段，如果内镜下伤及颈内动脉则是灾难性的，经颅切开海绵窦术野开阔，不惧出血，即使伤及颈内动脉及其分支也极易处理，对侵袭海绵窦尤其很靠侧方的开颅经海绵窦入路更为安全可控。

4. 肿瘤侵犯右侧海绵窦，硬膜外磨除前床突是打开海绵窦进而切除海绵窦内肿瘤的重要通道。

综上，选择经翼点硬膜内 - 外联合入路切除肿瘤（图 26-2）。

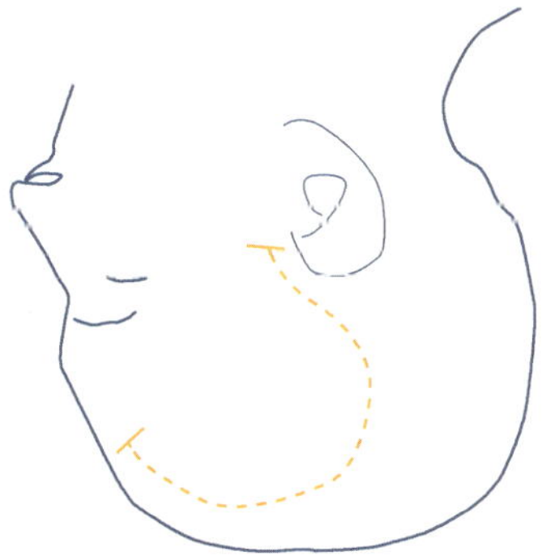

图 26-2　开颅切口及入路设计

翼点硬膜内 - 外联合入路。

【术前出血风险评估】

1. 无高血压病史，无血液系统疾病史及家族史，无既往服用抗凝药物和抗血小板药物史，血常规结果正常，凝血功能结果正常。

2. 患者肿瘤巨大且侵犯海绵窦，并包绕颈内动脉海绵窦段，术中仔细操作避免损伤动脉导致出血。
3. 该类型肿瘤为巨大侵袭性垂体腺瘤，术中容易出血。

【手术视频】

病例 26 手术视频　经右侧翼点硬膜内 - 外联合入路巨大侵袭性垂体腺瘤切除术

【术后检查】

1. 术后头颅 CT（图 26-3）

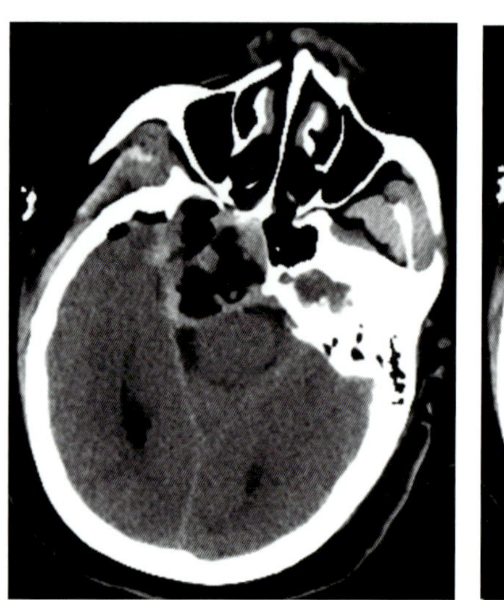
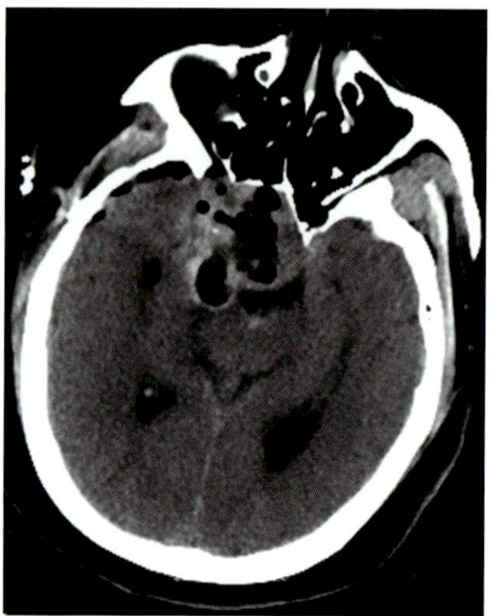

图 26-3　术后头颅 CT

肿瘤切除满意，术野少量渗血。

2. 术后头颅 MRI（图 26-4）

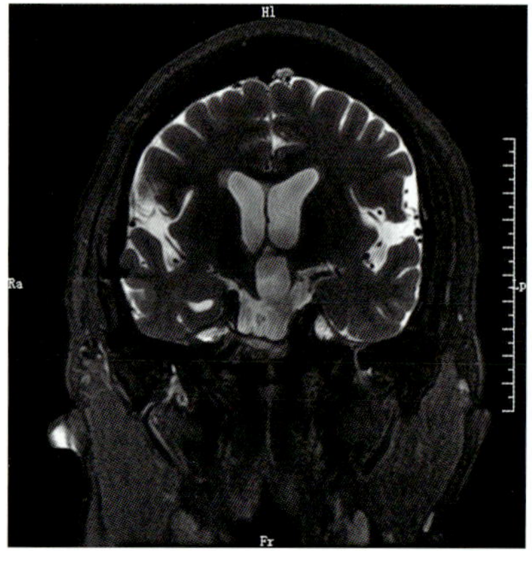
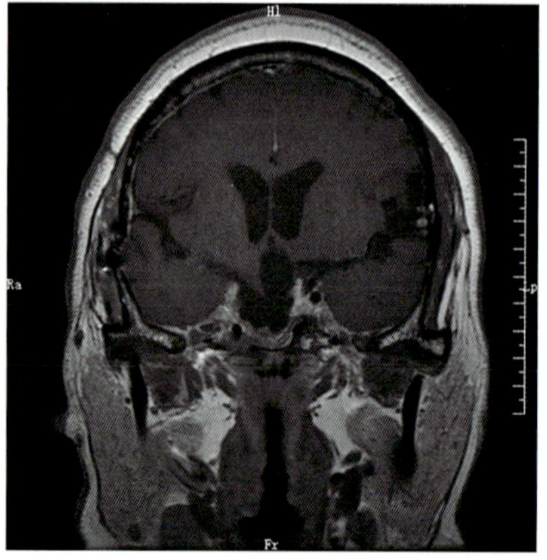

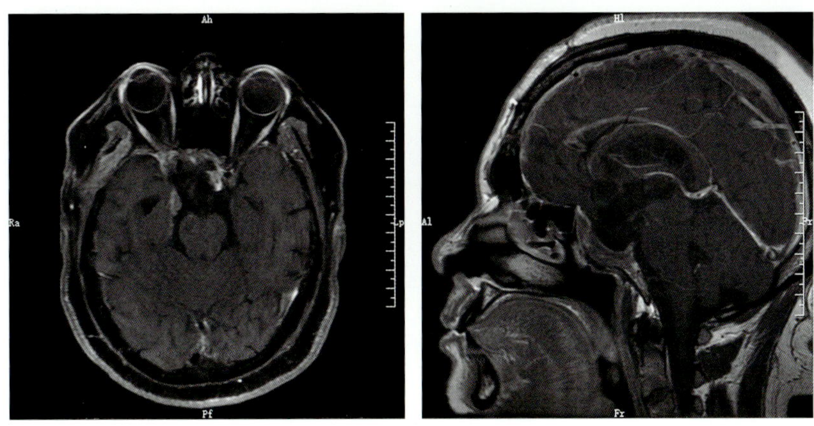

图 26-4　术后头颅 MRI

肿瘤全切，颞叶及脑干受压解除，脑室形态恢复正常。

3. 术后病理（图 26-5）

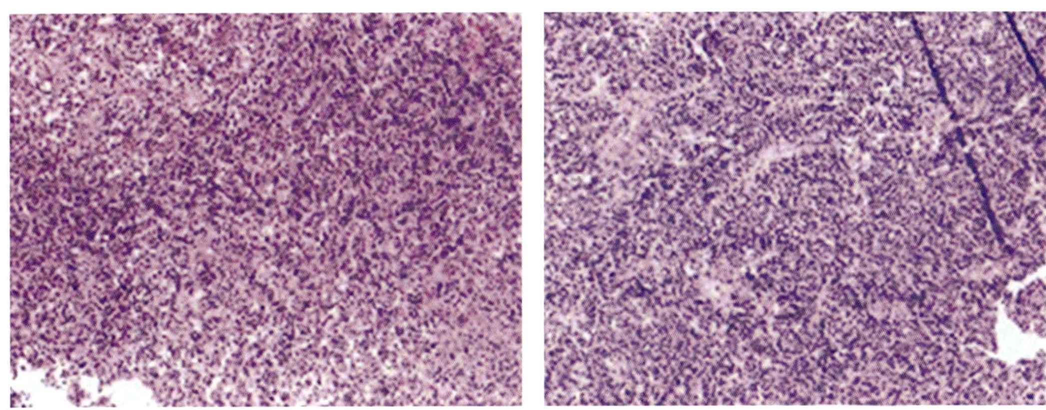

图 26-5　术后病理切片提示垂体腺瘤

【术后患者恢复情况】

患者自述生活质量较术前明显改善，右眼视力较出院时明显改善（0.5），左眼失明。右侧眼上睑下垂较出院时好转，右眼直接、间接对光反射均消失（图 26-6）。

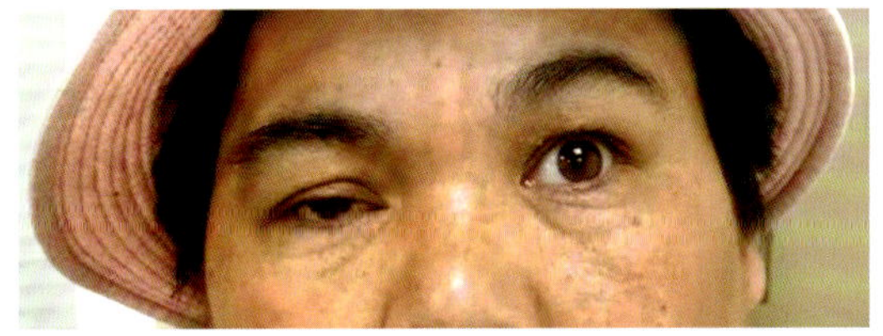

图 26-6　术后恢复情况

右侧眼上睑下垂较出院时好转，右眼直接、间接对光反射均消失。

【止血心得】

1. 术前需根据影像学检查仔细辨认肿瘤与周围正常结构解剖关系，术前冠状位及水平位 MRI 有助于辨析病变与颈内动脉及海绵窦的关系，了解病变侵犯海绵窦及包裹颈内动脉的程度。

2. 当切除侵袭到海绵窦内的肿瘤时，海绵窦常出血明显，有效的止血方式为压迫止血。海绵窦内肿瘤切除过程中，注入流体明胶可达到满意的止血效果。当海绵窦内肿瘤切除完成后，局部采用填塞明胶海绵压迫止血。

3. 遇到小动脉出血，首先应评估动脉的供应部位及重要性，多数小动脉出血可以通过精准电凝止血。

4. 侵袭性垂体瘤由于其组织内血管脆性大，残留的肿瘤组织创面出血常难以控制，此时往往需要进一步清除肿瘤组织，直至出现相对正常的手术创面再进行止血。

【专家点评】

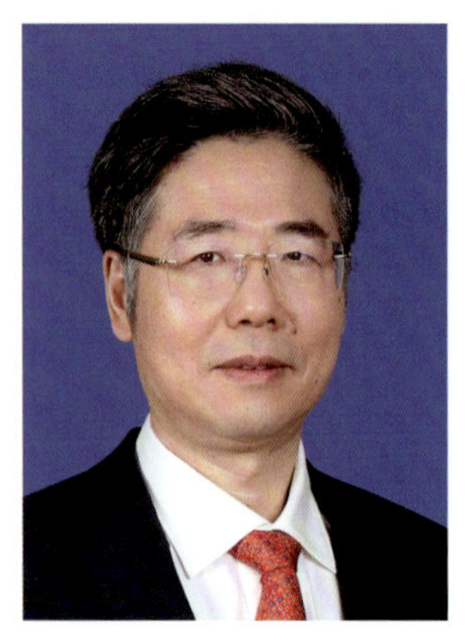

王海军　主任医师　中山大学附属第一医院

目前需手术治疗的垂体腺瘤，约 95% 可以经鼻蝶入路处理，但部分复杂垂体腺瘤仍需开颅手术。复发性垂体腺瘤常常鞍区解剖结构紊乱、原手术路径和术区瘢痕形成、重要神经血管与肿瘤粘连、肿瘤组织和垂体的界面有时难以分辨清楚，导致再次手术的难度明显高于初次手术，尤其是侵入海绵窦的垂体腺瘤，再次手术会导致颈内动脉损伤的风险也明显增加。同时，垂体腺瘤术后效果是否满意与肿瘤是否全切关系密切，应尽可能地使用各种手术方式达到肿瘤全切除。该病例有明确的再次手术指征，肿瘤巨大且侵犯海绵窦，包绕颈内动脉海绵窦段，手术入颅选择显微镜下经翼点硬膜内 - 外联合入路切除肿瘤是最合适的选择，在尽可能完整切除肿瘤的同时，减少对周围组织的损伤。

本病例为复发性巨大垂体腺瘤。术者在手术前制定了详细的手术计划和入颅方案比较，选用了合适的手术体位及皮肤切口设计，手术视野暴露充分，肿瘤切除完整。术者术前详细了解了该患者的肿瘤类型、位置、大小、血供等特点，术中有序使用双极电凝、吸引器等器械，并合理采用明胶海绵、脑棉、流体明胶等止血材料，助手配合默契。肿瘤血供丰富，但术中单用或联合使用多种止血方法，有效降低了术中出血量，术野干净清晰，颈内动脉保护良好，术后早期复查示肿瘤达到全切除，术后病史资料显示，患者右眼视力较前好转，无新增神经功能缺失表现，治疗效果满意。该手术在完整切除肿瘤的同时，减少了术后并发症对患者的困扰，体现了一名优秀神经外科医师对手术策略及止血方式的深入体会。

病例 27

右额颞入路动静脉畸形切除术

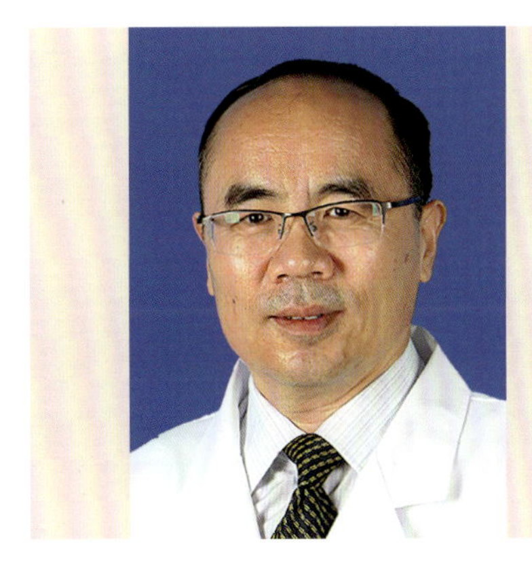

术者：王业忠，主任医师
广州医科大学附属第二医院

【病例简介】

患者，女，64 岁。

主诉：体检发现右额动静脉畸形 7 个月。

现病史：患者于 2018 年 10 月在当地体检行头颅磁共振体检时发现右额动静脉畸形，无头痛头晕，无肢体乏力麻木，无肢体抽搐及发作性意识障碍等表现，在当地医院未行处理，为求进一步治疗转诊我院。

查体：血压 125/83mmHg，神志清楚，头颅五官正常，皮肤无红斑及牛奶咖啡斑，情感反应正常，定向力正常，记忆力正常；12 对脑神经检查无异常，四肢肌力 5 级，肌张力正常；深浅感觉检查无异常；共济运动正常，无病理征。

实验室检查：血常规、肝肾功能正常；凝血功能：活化部分凝血酶原时间 43.2s，其余正常；肿瘤标志物无异常。

既往史：无服用阿司匹林或氯吡格雷等抗血小板药物史，无烟酒嗜好，无相关家族史。

入院诊断：右额动静脉畸形。

【术前影像检查】

1. 术前头颅增强 MRI（图 27-1）

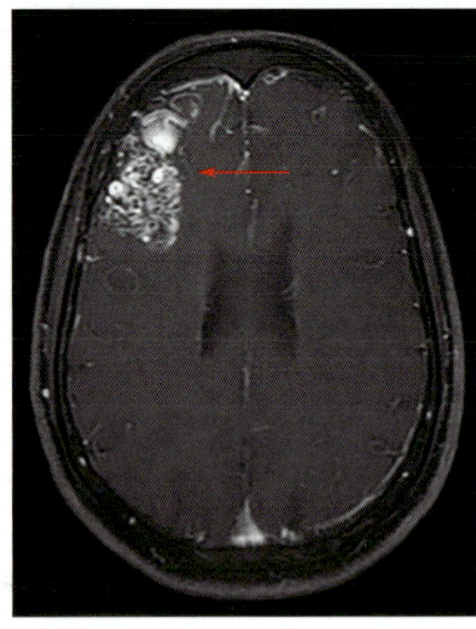
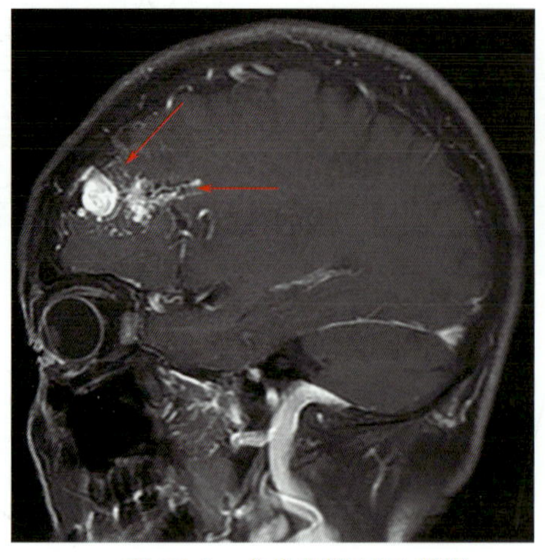
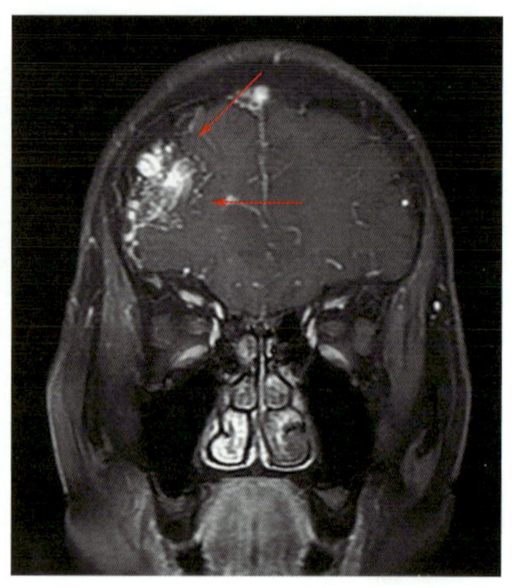

图 27-1 术前头颅 MRI 增强

头颅 MR 轴位：右额动静脉畸形；畸形血管团下方近前颅底，外侧靠近侧裂；前方可见粗大引流血管影；畸形血管前内侧靠近矢状窦（红色箭头所示）。

2. 术前 DSA（图 27-2）

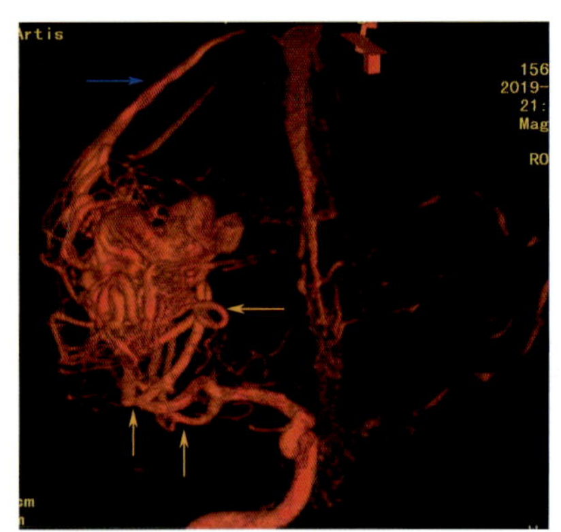
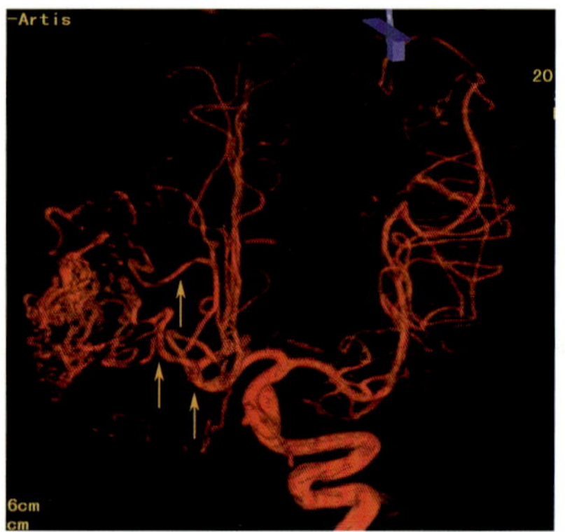
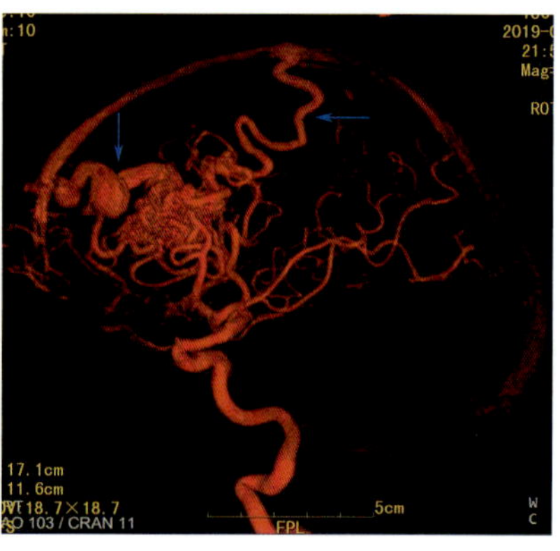

图 27-2 术前 DSA

畸形血管巢约 4cm × 3.5cm × 5cm，由右侧大脑中动脉和大脑前动脉及其分支血管供血（黄色箭头），向上矢状窦引流。前方引流静脉明显扩张增粗，向前 1/3 矢状窦引流，后方皮质静脉增粗并向中 1/3 矢状窦引流（蓝色箭头）。

【手术方式】

右额颞入路动静脉畸形切除术

制定入路依据与策略：

1. 经右额颞入路（图 27-3）。
2. 畸形血管团前方靠近额底，外侧近侧裂，内侧近中线。
3. 畸形血管团主要由同侧大脑中及大脑前动脉分支供血。
4. 皮质引流静脉扩张并向矢状窦方向引流。
5. 额颞入路能同时满足暴露畸形团供血动脉及引流静脉的需求。

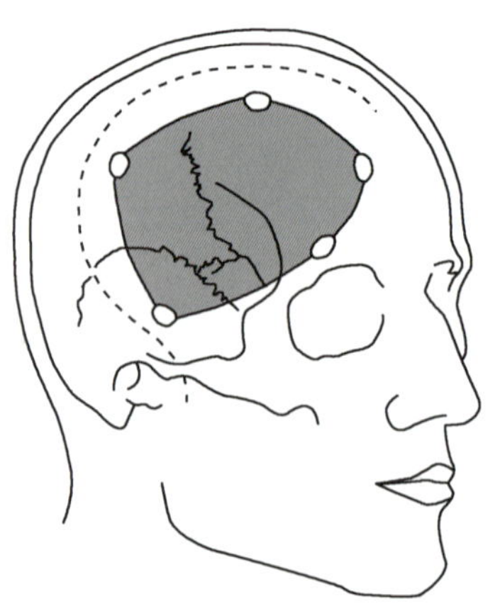

图 27-3 开颅手术切口及入路设计

经右额颞入路。

【术前出血风险评估】

1. 患者术前凝血指标正常。

2. 考虑患者术中出血风险主要为畸形血管团较大，靠近矢状窦和外侧裂，术中应注意避免损伤矢状窦和侧裂区大脑中动脉及其分支。

3. 畸形血管团供血动脉粗大，且伴有扩张增粗的引流静脉，术中对动静脉的辨认和处理顺序对止血极为重要。

【手术视频】

病例 27 手术视频　右额颞入路动静脉畸形切除术

【术后检查】

1. 术后第一天头颅 CT（图 27-4）

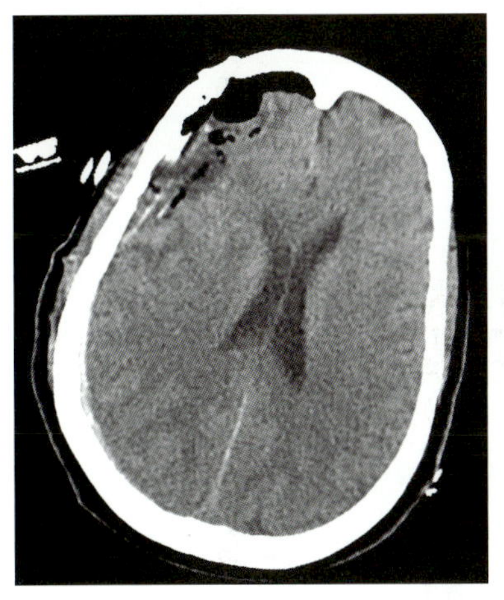
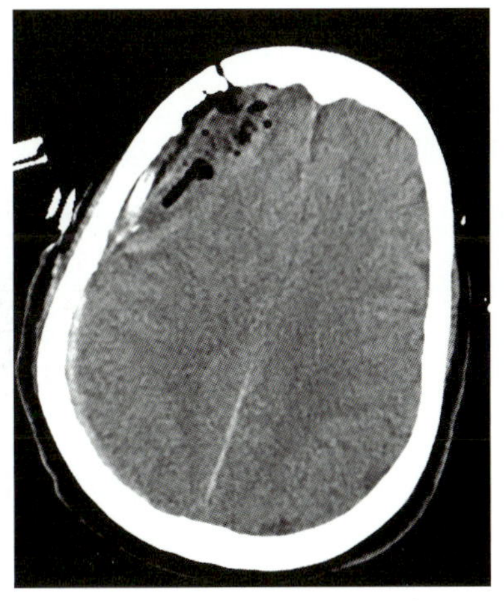
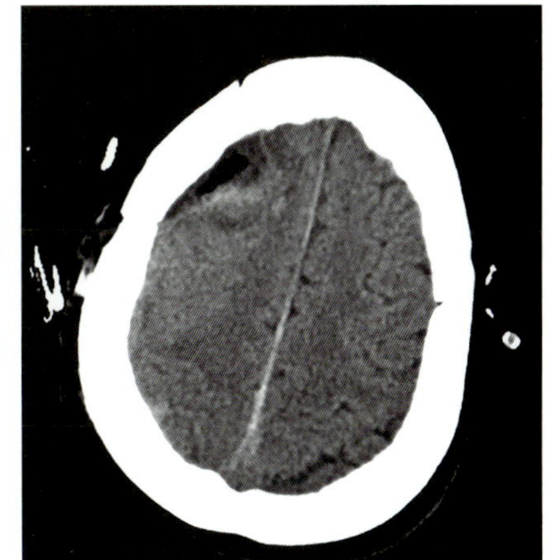

图 27-4　术后头颅 CT
术后术腔干净，无术后出血。

2. 术后第 3 天头颅增强 MRI（图 27-5）

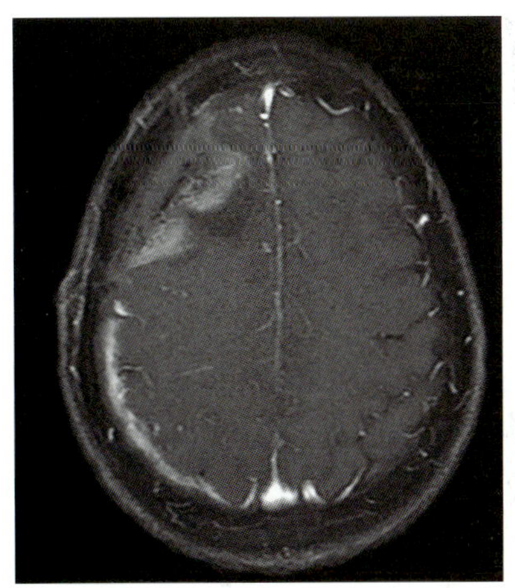
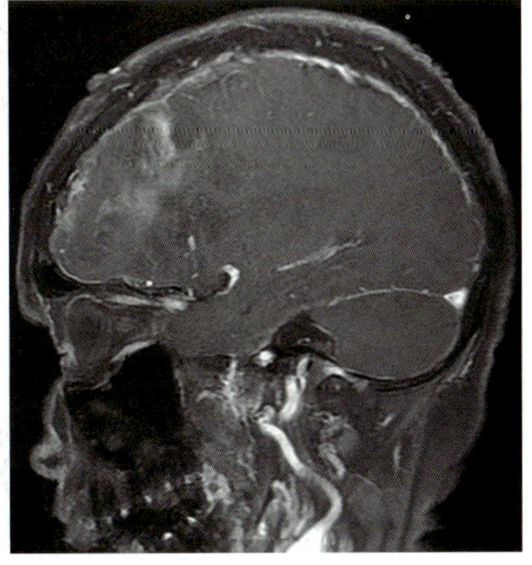
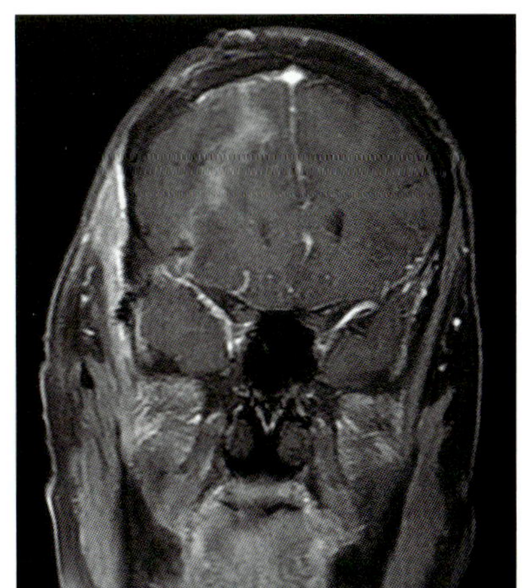

图 27-5　术后头颅 MR 增强
畸形血管团完全切除，未见异常增强血管影。

【术后患者恢复情况】

患者术后恢复良好，神志清楚，肢体活动良好，无神经功能障碍(图 27-6)。

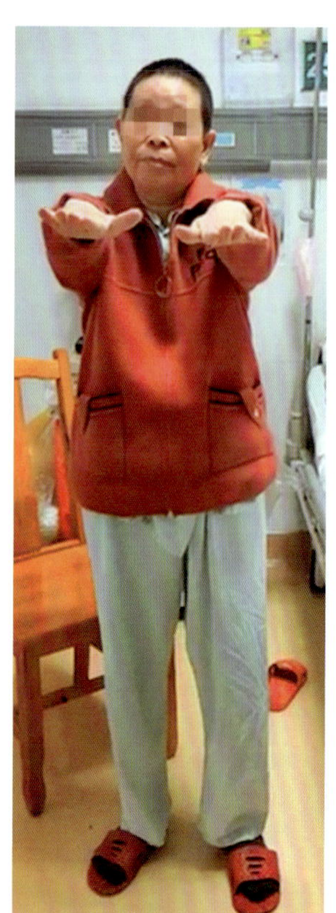

图 27-6 患者术后第 10 天恢复情况
神志清楚，肢体活动良好，无神经功能障碍。

【止血心得】

(一) 充分的术前评估

详细阅读脑血管造影片，明确畸形血管团的部位、大小、供血动脉的走行及引流静脉的方向。

(二) 动静脉畸形手术止血的关键——正确判断及处理畸形血管团的供血动脉和引流静脉

1. 术前详细阅读脑血管造影片，准确认识畸形血管团的大小、部位；供血动脉的来源以及引流静脉的部位和方向。

2. 沿血管畸形边界脑组织分离切断血供。

3. 首先处理供血动脉，对较细小的动脉可采用直接电凝止血，对较粗大的供血动脉可先阻断血流后电凝和移行递增电凝来止血。电凝过程应适量滴水以防双极与血管粘连。血管断端可适当留长以防凝结处脱落引起再出血。

4. 原则上引流静脉应待主要供血血管切断后再行处理。如处理供血动脉前出现引流静脉的出血，视情况使用纤丝速即纱或明胶海绵等压迫止血，如出血不止可直接电凝或先阻断血流后电凝止血。

5. 硬膜窦的出血使用纤丝速即纱或明胶海绵等填塞，压迫辅助止血。

6. 脑组织创面的活动性出血，采用双极小功率电凝，静脉性出血用纤丝速即纱或明胶海绵压迫即可。

(三) 手术器械的合理搭配

1. 电凝血管时双极尖端间断滴水降温、减少粘连和热损伤。

2. 选择适当大小及型号的吸引器。

3. 止血时可用双极先夹持血管，判断是否为出血点，明确后再踩双极踏板电凝止血。

4. 处理较粗大血管时可适当应用临时阻断夹，先夹闭再电凝。

5. 剪开电凝后的血管时不能一刀切，应采取“剪半”的方法。

(四) 止血材料的合理应用

1. 再生氧化纤维素可用于术中控制毛细血管、静脉及小动脉出血或弥漫性渗血。剪成小块状或搓成球状压迫出血部位，配合双极电凝一起使用。

2. 分离血管畸形周边脑组织有广泛渗血时可用明胶海绵覆盖或压迫止血，注意潮湿的明胶海绵更有利于迅速贴附及止血。如创面仍渗血不止，需再次双极电凝止血。

【专家点评】

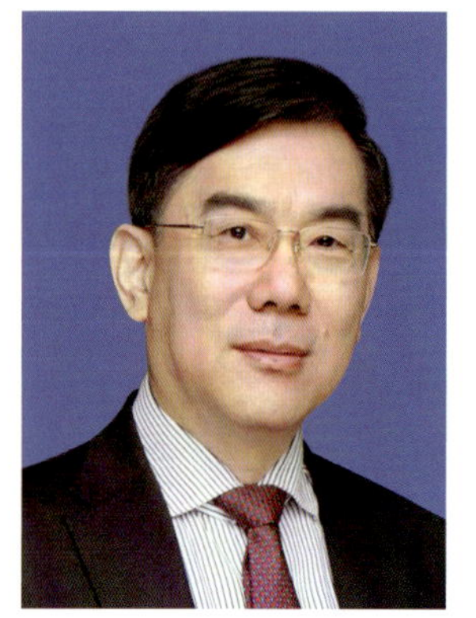

王 硕 主任医师 首都医科大学附属北京天坛医院

手术切除是脑动静脉畸形治疗最有效的方法，但动静脉畸形的手术治疗同时也是对神经外科医师的一种挑战——手术中对出血的有效控制能力。对神经外科手术，特别是显微神经外科手术，除了坚实的显微解剖基础和娴熟的手术技巧外，一个干净的手术视野，也是手术成功的一个关键和重要的因素。

本案的术者，充分展示了对动静脉畸形手术中出血的预防和有效控制。首先是手术前对除了全身情况的评估外，重点就是对病灶的主要供血动脉和引流静脉的位置、走行进行充分评估；制定了手术中先断主要的供血动脉，最后断引流静脉，避免由于病灶内高压造成出血的策略。第二步就是在手术中逐步采用双极电凝，动脉瘤夹等方法阻断主要供血动脉，而对静脉性出血则主要是应用止血材料压迫方式，所以术中手术者用娴熟的手术技术和有效的不同止血方式，始终保持术野的清晰，取得了良好的手术效果。

病例 28

左侧翼点入路多发动脉瘤夹闭术

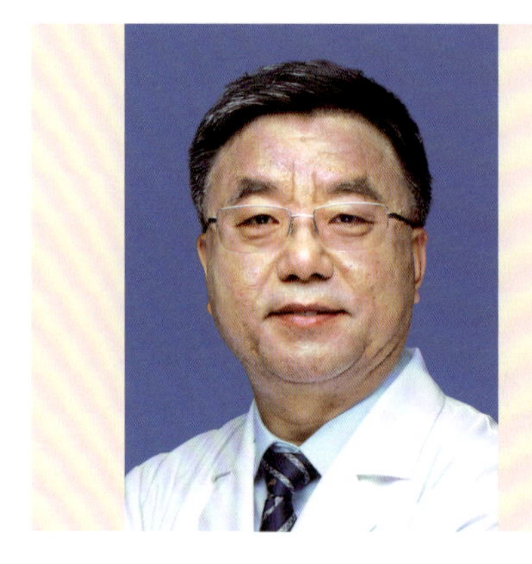

术者：丰育功，主任医师
青岛大学附属医院

【病例简介】

患者，女，68 岁。

主诉：突发头痛伴意识丧失 3 天。

现病史：患者 3 天前如厕时晕倒，神志不清，无呕吐，无肢体抽搐，于当地医院就诊，予气管插管、呼吸机辅助呼吸，病情稳定后，转入我院治疗。行 CT 检查提示“蛛网膜下腔出血”，进一步行 CTA 检查提示“左侧颈内动脉眼动脉段动脉瘤、左侧大脑前动脉 A1 段动脉瘤、前交通动脉动脉瘤”。

查体：生命体征平稳，神志清楚，心肺听诊未及异常，四肢感觉运动正常；病理征：脑膜刺激征阳性，其余阴性。

实验室检查：血常规正常；肝肾功能正常；凝血功能：活化部分凝血酶原时间 43.2s，其余正常。

既往史：高血压病史 16 年，口服“尼群地平”，收缩压控制在 160mmHg。否认外伤手术史，既往无口腔及牙龈出血史，未服用抗血小板及抗凝药物。

入院诊断：1. 左侧颈内动脉眼动脉段动脉瘤；2. 左侧大脑前动脉 A1 段动脉瘤。

【术前检查】

1. 术前头颅 CT（图 28-1）

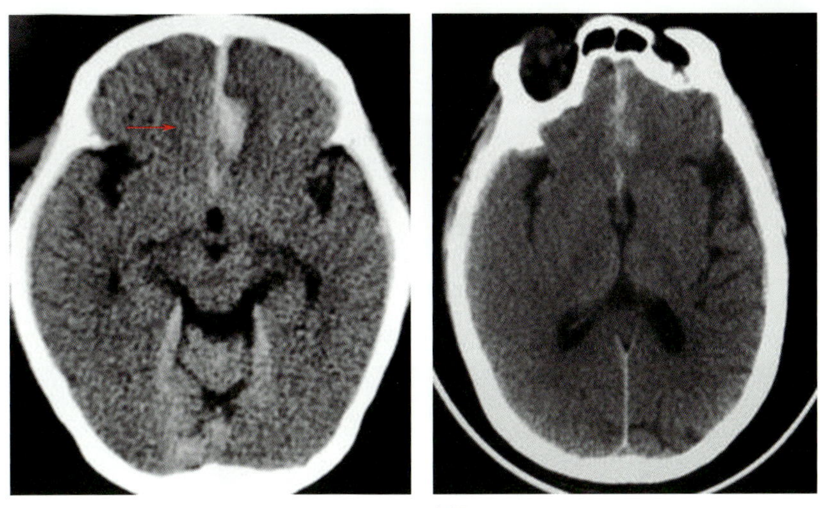

图 28-1　头颅 CT

示蛛网膜下腔出血，红色箭头提示出血，血肿偏左侧。

2. 术前头颅 CTA（图 28-2）

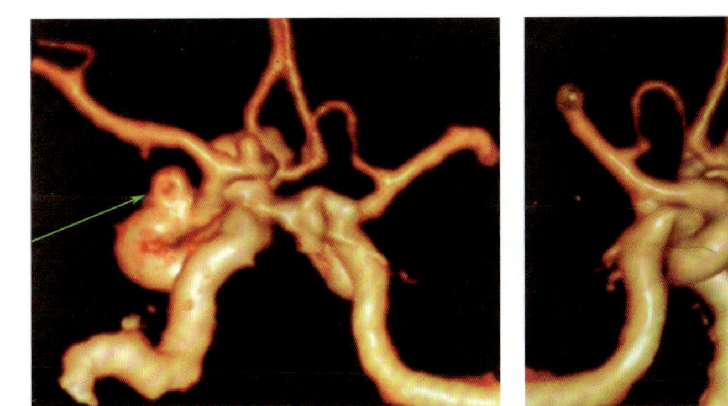
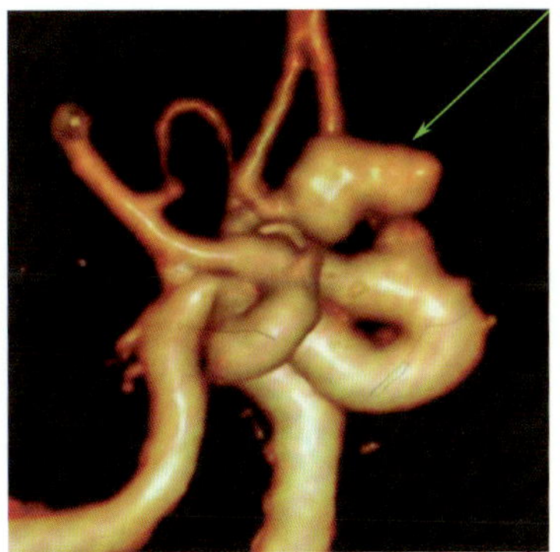
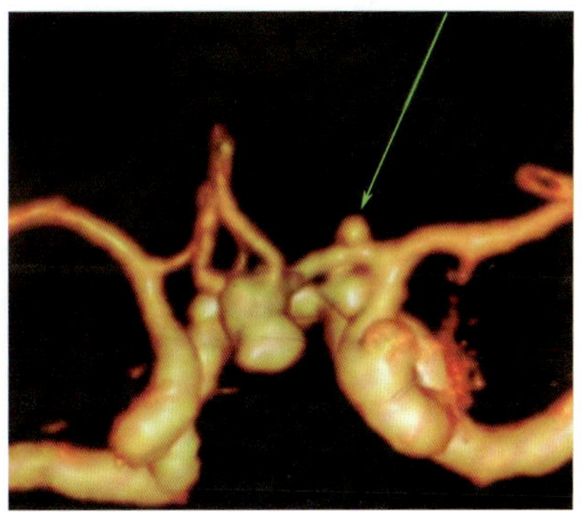

图 28-2　术前头颅 CTA

不同角度显示动脉瘤位置及形态，从左到右分别指示颈内动脉眼动脉段动脉瘤、前交通动脉动脉瘤、大脑前动脉 A_1 段动脉瘤。

【手术方案】

左侧翼点入路多发动脉瘤夹闭术

制定入路依据及策略：

1. 入路选择　因为该病例是颅内多发动脉瘤，包括左侧颈内动脉、左侧 A1 段动脉瘤和前交通动脉瘤，选择左侧翼点入路是比较合理的。

2. 夹闭顺序　对于颅内多发动脉瘤，夹闭顺序很重要，我们认为基于几点原则：①优先夹闭破裂动脉瘤；②先夹闭动脉瘤的瘤夹不会妨碍后夹闭动脉瘤的操作，常常是先夹闭深部的，再夹闭浅部的动脉瘤；③先夹闭困难的，再夹闭容易的。

3. 术中夹闭过程（图 28-3）

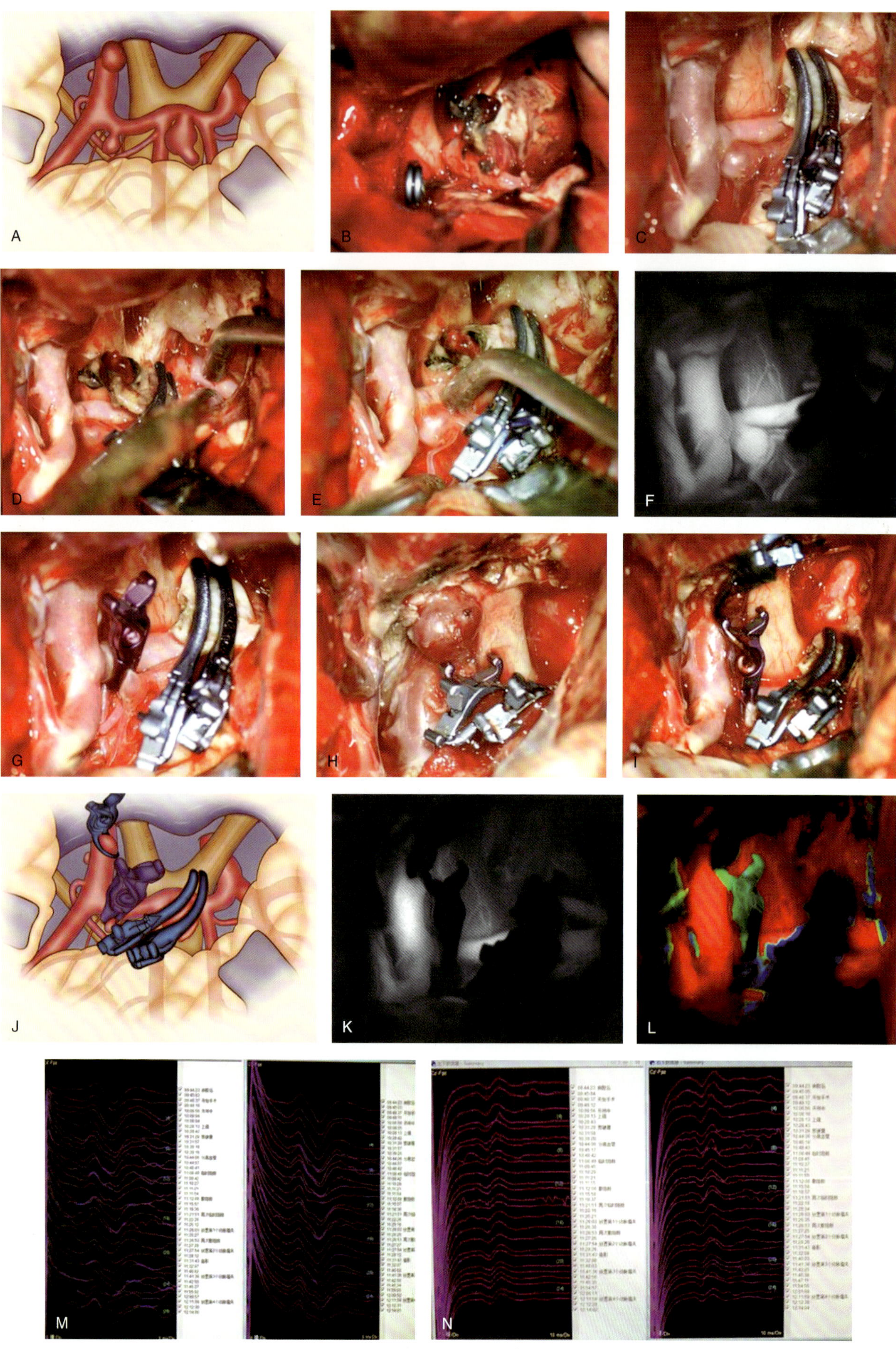
A
B
C
D
E
F
G
H
I
J
K
L
M
N

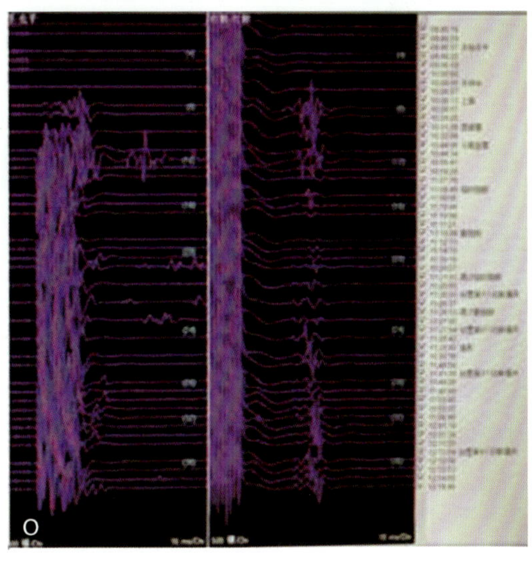

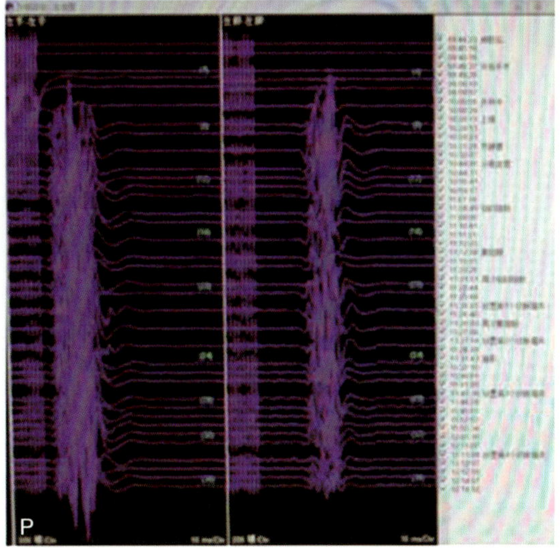

图 28-3　术中夹闭过程

A. 绘画简图，显示颅内 3 个动脉瘤的位置、大小和瘤顶朝向等；B. 手术中显微镜下可见破裂的前交通动脉瘤位置及形态；C. 先用两枚动脉瘤夹确切夹闭前交通动脉瘤；D. 前交通动脉瘤夹闭后，使用血管多普勒超声探查右侧 A2，确认动脉畅通；E. 使用血管多普勒超声探查左侧 A1 段动脉瘤及周围穿支，确认血管通畅；F. 显微镜下荧光造影可见前交通动脉瘤夹闭完全，同时左侧 A1 段动脉瘤显影；G. 以一枚迷你动脉瘤夹确切夹闭 A1 段动脉瘤；H. 分离显露眼动脉段动脉瘤；I. 夹闭眼动脉段动脉瘤，显微镜下显示 3 个动脉瘤夹闭后的照片；J. 手术绘图，显示 3 个动脉瘤的位置关系，以及各个动脉瘤夹夹闭情况；K. 术中血管荧光成像，见各动脉畅通，动脉瘤夹闭完全；L. 术中显微镜 FLOW-800 血管彩色成像，可见各个动脉畅通，动脉瘤夹闭完全；M~P. 术中脑电生理监测提示患者脑功能正常、无受损表现。

【术前出血风险评估】

1. 蛛网膜下腔出血后 3 天，再出血可能性大。

2. 患者有长期高血压病史，口服降压药血压控制不理想，可能伴有较重的脑动脉硬化，可能导致夹闭动脉瘤前临时阻断不能进行，从而直接导致夹闭时动脉瘤容易出血。

3. 从 CTA 影像发现，前交通动脉瘤瘤体较大，且瘤顶上有指状凸起，这预示着该部位可能是动脉瘤薄弱点，术中破裂出血可能性大。

【手术视频】

病例 28 手术视频　左侧翼点入路多发动脉瘤夹闭术

【术后检查】

术后头颅 CT（图 28-4、图 28-5）

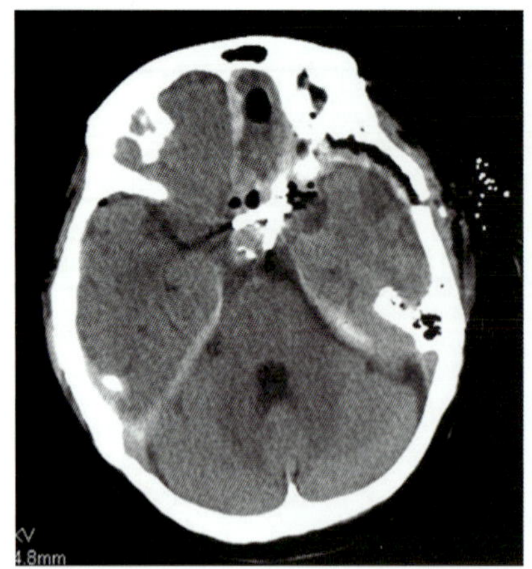
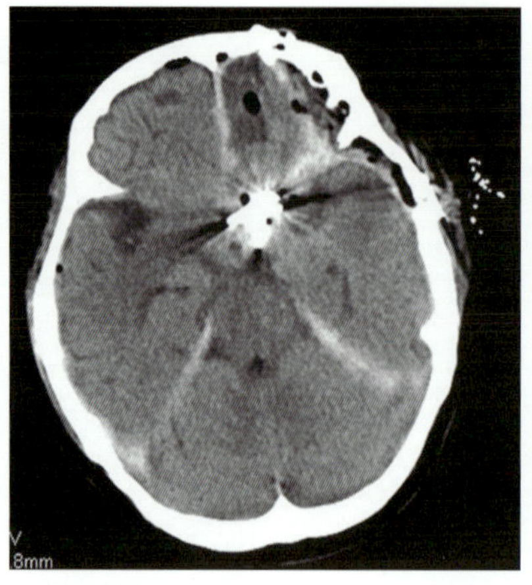
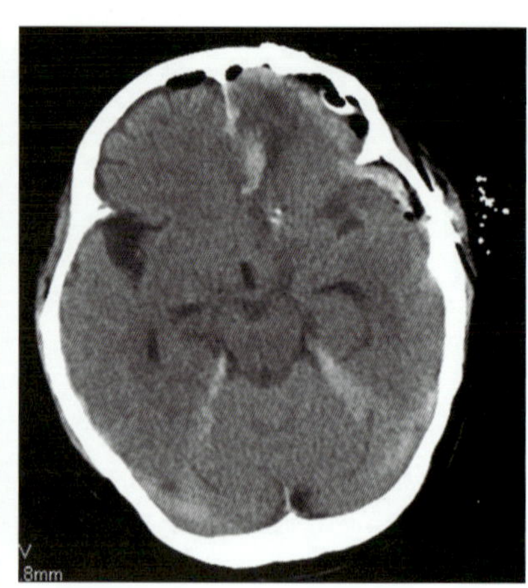

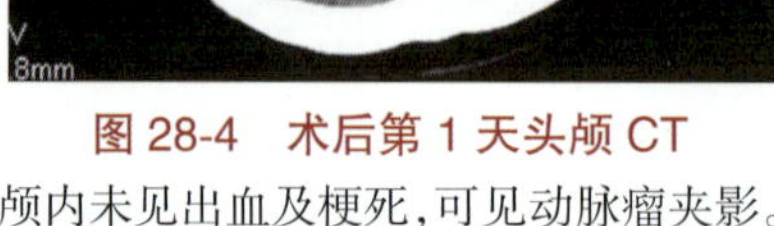
图 28-4　术后第 1 天头颅 CT

颅内未见出血及梗死，可见动脉瘤夹影。

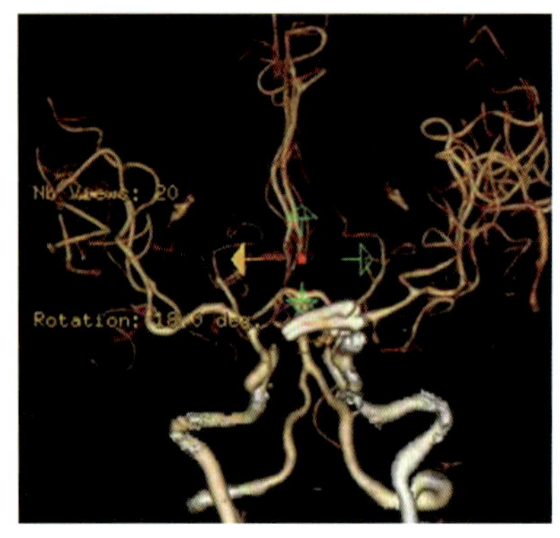
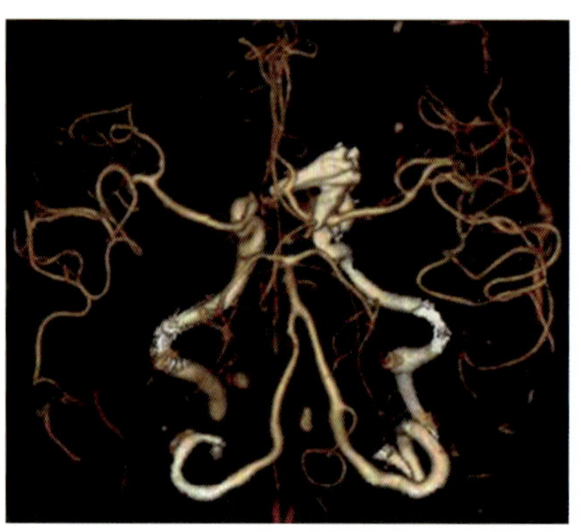
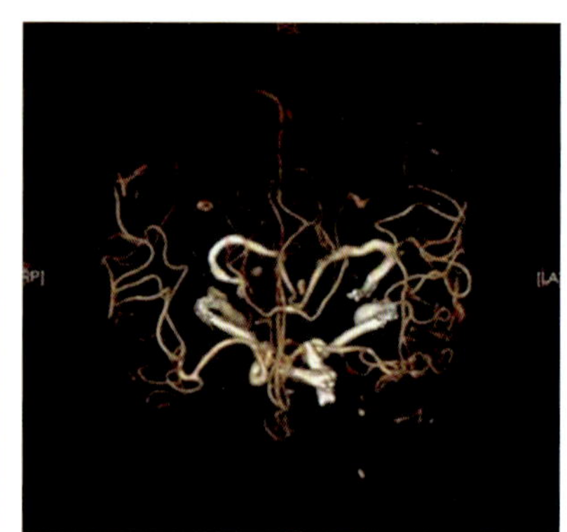

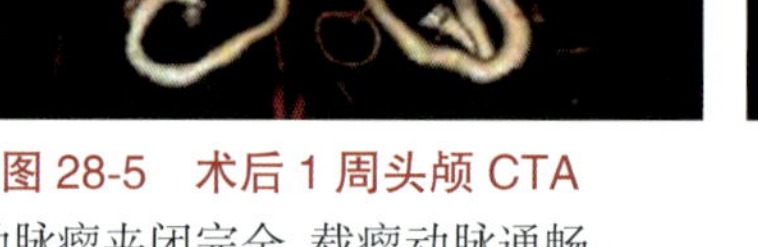
图 28-5　术后 1 周头颅 CTA

动脉瘤夹闭完全、载瘤动脉通畅。

【术后患者恢复情况】

患者术后意识清楚，四肢肌力 5 级，病理征阴性。伴有轻度的认知功能障碍和记忆力下降。

【止血心得】

（一）止血的重中之重——正确理解动脉瘤血供、毗邻脑组织、神经及血管走行与结构特点

1. 动脉瘤手术常需要解剖较大范围的蛛网膜，熟悉蛛网膜和动脉的关系非常重要，该解剖基础要求锐性解剖蛛网膜，能减少动脉瘤的破裂。该例手术，术者采用尖头显微剪刀解剖分离蛛网膜，能减少因蛛网膜小梁牵拉导致动脉瘤出血的可能性。锐性解剖蛛网膜的同时，释放大量脑脊液，从而让脑组织得以塌陷，减轻对脑组织的牵拉，也是间接减少静脉、动脉出血风险的有效措施。

2. 准确理解动脉瘤发出位置及动脉瘤底的指向非常重要，本例动脉瘤指向后上方与额底蛛网膜粘连。

3. 在夹闭出血性动脉瘤时，往往先解剖瘤颈，比较充分地显露瘤颈后再解剖，有两点理由：①瘤顶往往是动脉瘤的破裂处；②预先显露动脉瘤颈后，解剖瘤顶破裂时，可以较快完成夹闭，减少阻断时间。

4. 本例术者在分离动脉瘤时，首先将载瘤动脉即左侧 A1 显露出来，再分离动脉瘤颈以及后方的左侧 A2，但没有将瘤颈及右侧的 A3 先分离清楚，而在锐性剪开额底表面蛛网膜时造成动脉瘤的子瘤破裂出血。动脉瘤破裂出血最汹涌的时候，术者保持冷静是完成动脉瘤夹闭必备的心理状态。本例手术中前交通动脉瘤破裂，术者的操作节奏未发生改变，先用吸引器吸引出血点，辨认清楚后用脑棉压迫，再用临时阻断夹阻断 A1，出血速度明显降低。快速分离动脉瘤体，找到动脉瘤破裂口后，用一枚瘤夹在瘤体适当位置

将破裂口夹住，再从容分清动脉瘤颈与载瘤动脉的关系，进一步显露动脉瘤，以达到完全夹闭。

5. 蛛网膜下腔出血后，由于出血后继发损伤，导致小血管容易破裂出血，术后创面用速即纱压迫即可达到理想的止血状态。

（二）止血的左膀右臂——巧妙搭配双极与吸引器

1. 止血时双极尖端间断滴水降温、降低热传导损伤。双极电凝方向与血管走行可垂直、平行或反向夹持血管。

2. 双极与吸引器要配合使用，必须要用吸引器吸净看清出血位置。

3. 止血时，可用双极先夹持血管，判断是否为出血点，再踩双极踏板电凝止血，同时滴水防粘连，避免双极尖和血管粘在一起。

4. 切记双极止血不能着急，要判断出血来源，动脉出血要彻底止血；静脉血特别是静脉丛的出血，宜采用速即纱压迫止血。速即纱为血小板的黏附和凝聚提供物理支架，贴附不规则创面，止血快速有效。

（三）止血助推器

1. 存在出血高危因素的患者术后应回到监护室严密观察，预防高碳酸血症和缺氧，以免 CO_2 在体内蓄积引起脑血管扩张，增加再出血机会。

2. 术后早期避免过度脱水，避免低颅内压诱发或增加颅内出血量。

3. 保持血压稳定在正常水平，避免血压突然升降引起的再出血。

4. 对于需要抗凝药物治疗的脑出血手术患者，术后应组织多学科讨论，评估抗凝药物的恢复时间及剂量。

【专家点评】

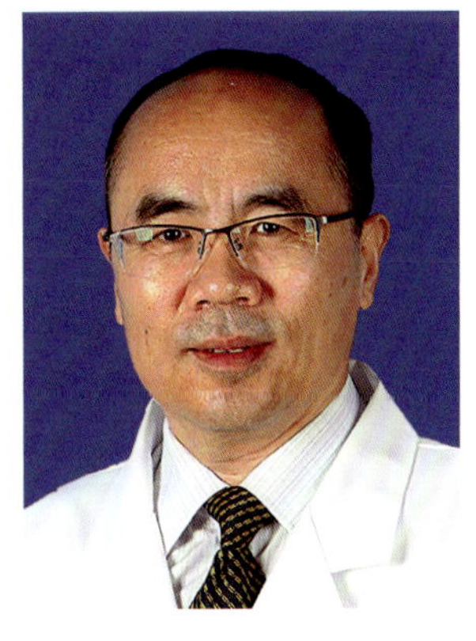

王业忠　主任医师　广州医科大学附属第二医院

本例为自发性蛛网膜下腔出血，经 CTA 检查证实为多发动脉瘤。在术前仔细评估，显示多发动脉瘤位置和形态，初步判定破裂动脉瘤为前交通动脉瘤，合并两个未破裂动脉瘤（左侧颈内动脉眼动脉段动脉瘤、左侧大脑前动脉 A1 段动脉瘤）。经左侧翼点入路合理，术中视频显示清晰、操作轻柔，充分暴露各主要血管，特别是前交通动脉瘤破裂时利用各种止血手段，操作娴熟，沉着精准地夹闭了动脉瘤，并结合术中荧光证实了夹闭后责任血管通畅及完全夹闭动脉瘤。左侧颈眼动脉瘤为未破裂动脉瘤，术者具有丰富的手术经验，顺利完全夹闭动脉瘤。颈眼动脉瘤手术夹闭有一定难度和风险，提示初学者及基层医院医师应慎重。

3 个动脉瘤夹闭顺序合理，结果满意，术区清楚，最后利用止血材料速即纱等止血。术后第 1 天复查头颅 CT 未见出血和梗死，术后 1 周复查 CTA 显示动脉瘤夹闭完全，载瘤动脉通畅。此病例显示了术者对《神经外科围手术期出血防治专家共识(2018)》较深入地理解，展示了术者在动脉瘤夹闭手术中扎实的基本功和丰富的经验，较强的显微操作能力、应急能力和止血技巧。

病例 29

右颞下入路天幕缘巨大脑膜瘤切除术

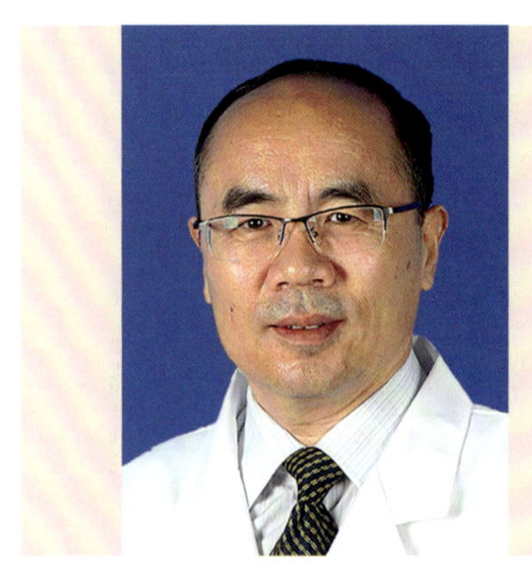

术者：王业忠，主任医师
广州医科大学附属第二医院

【病例简介】

患者，女，55 岁。

主诉：突发意识丧失 3 周。

现病史：患者 3 周前无明显诱因突发意识丧失，呼之不应，持续约数分钟后自行好转，无头晕头痛，无恶心呕吐，无肢体抽搐，无肢体乏力，无视物模糊等。到当地县医院就诊，头颅 CT 提示右颞叶及中脑旁巨大占位性病变，当地医院建议转上级医院手术治疗。

查体：神志清楚，对答切题，格拉斯哥昏迷评分 15 分，双瞳孔等大等圆，光敏，眼球各向运动到位，示齿对称，口角无歪斜，伸舌居中，颈软无抵抗，双侧肢体肌力 5 级，肌张力正常，腱反射存在，病理反射阴性，闭目难立征阴性。

实验室检查：血常规正常；肝肾功能正常；凝血功能无异常。

既往史：否认高血压、糖尿病病史；否认外伤手术史，既往无口腔及牙龈出血史，未服用抗血小板及抗凝药物。

入院诊断：右颞底天幕缘巨大占位性病变：脑膜瘤。

【术前检查】

1. 术前头颅 CT（图 29-1）

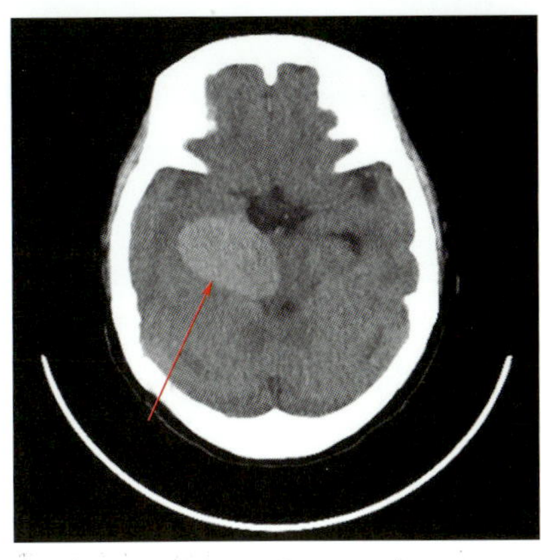
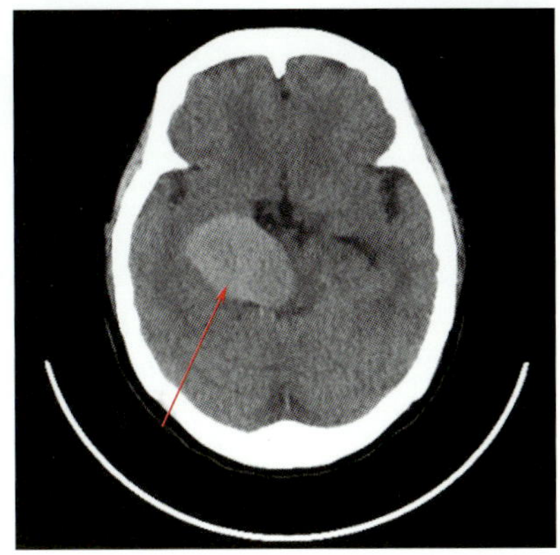
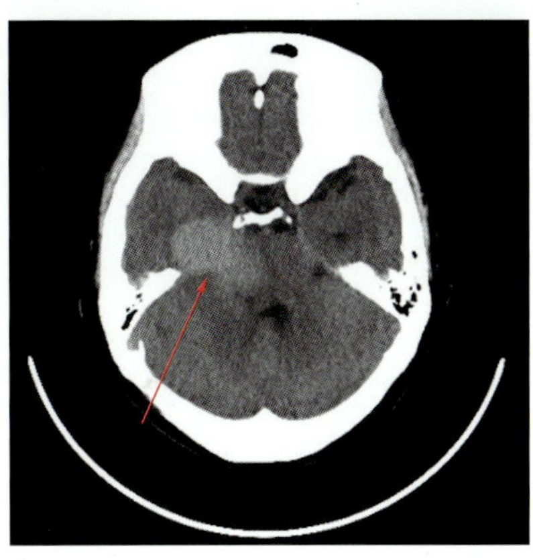

图 29-1　头颅 CT 示右颞底肿瘤压迫脑干

肿瘤位于右颞底颞叶内侧，向内侧压迫中脑（红色箭头示肿瘤）。

2. 术前头颅 MRI（图 29-2～图 29-4）

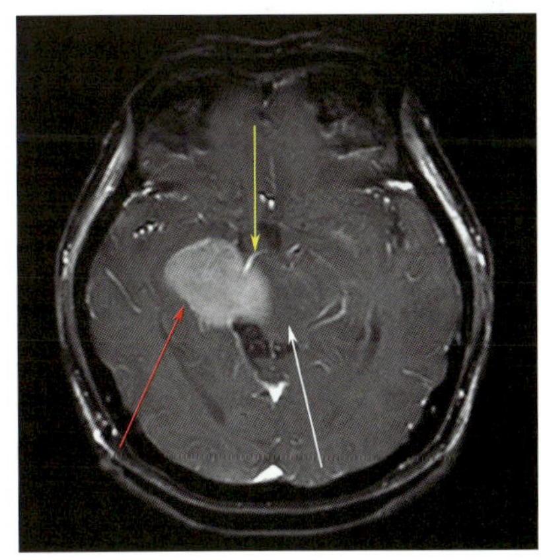
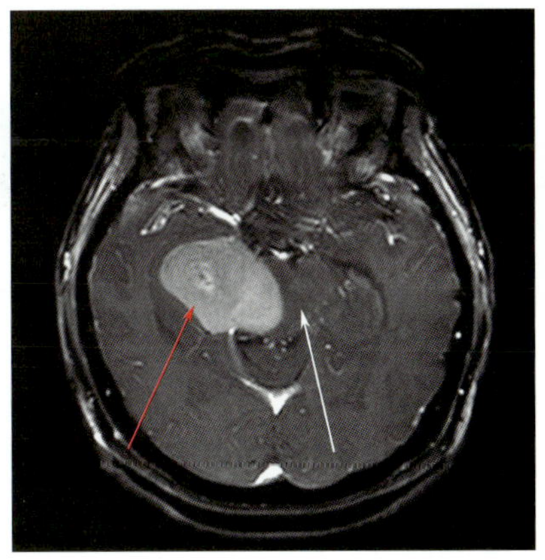
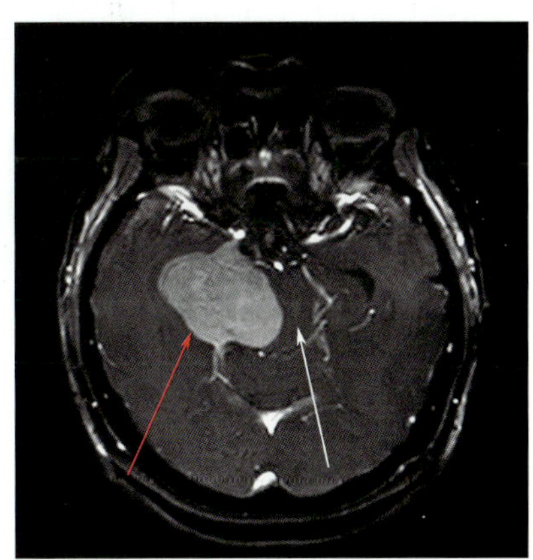

图 29-2　头颅轴位增强 MRI

肿瘤位于右颞底颞叶内侧，向内侧压迫中脑（红色箭头示肿瘤，白色箭头示中脑，黄色箭头示大脑后动脉）。

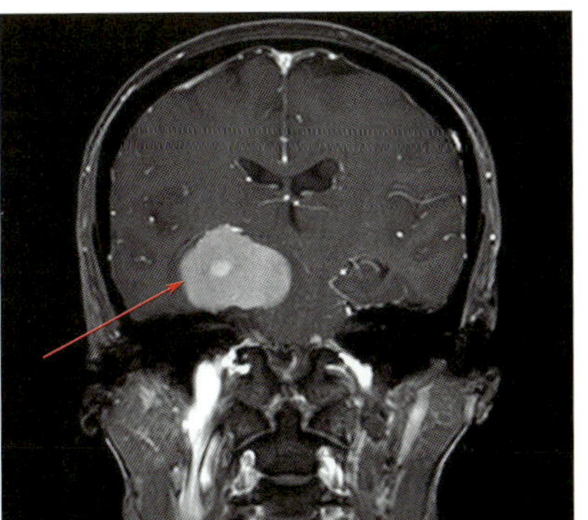
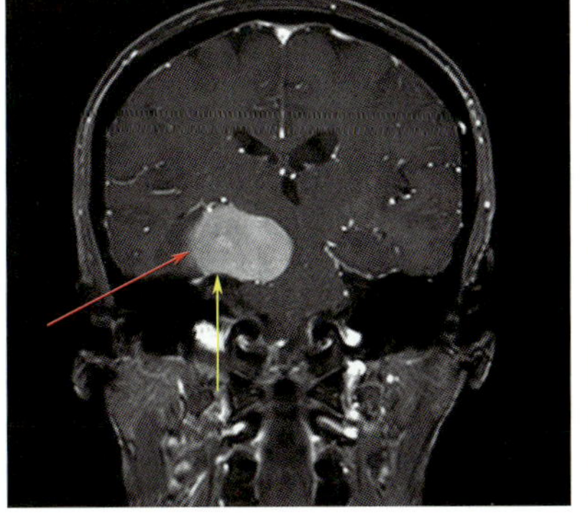
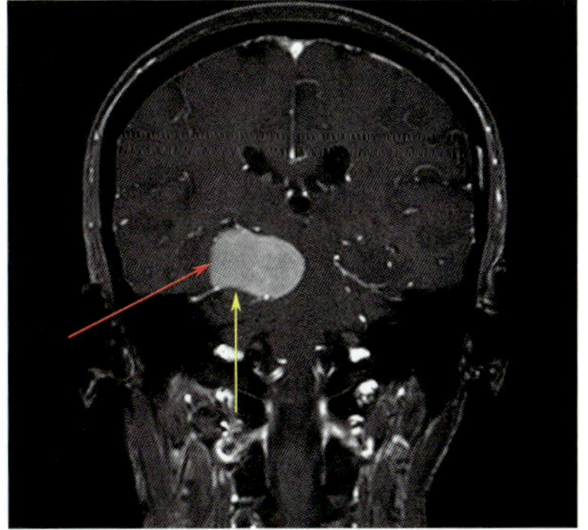

图 29-3　头颅冠状位增强 MRI

肿瘤基底位于颞底天幕缘，向内侧压迫中脑（红色箭头示肿瘤，黄色箭头示肿瘤基底天幕）。

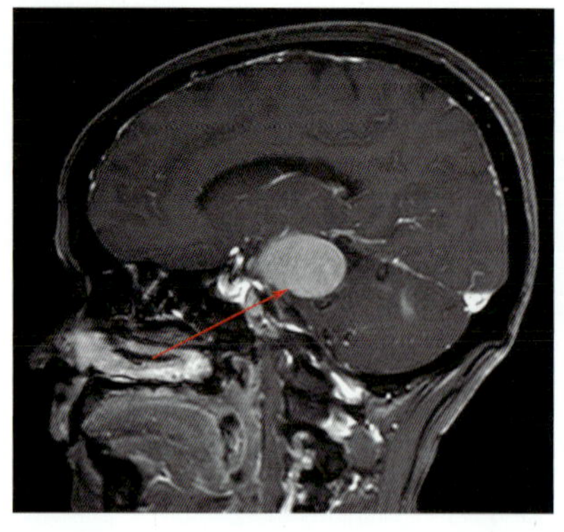
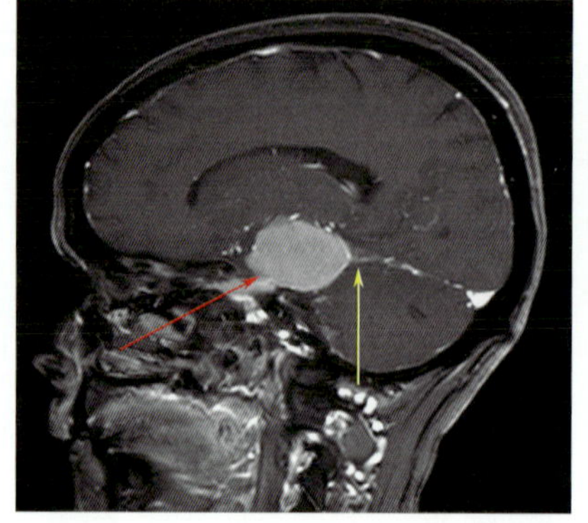
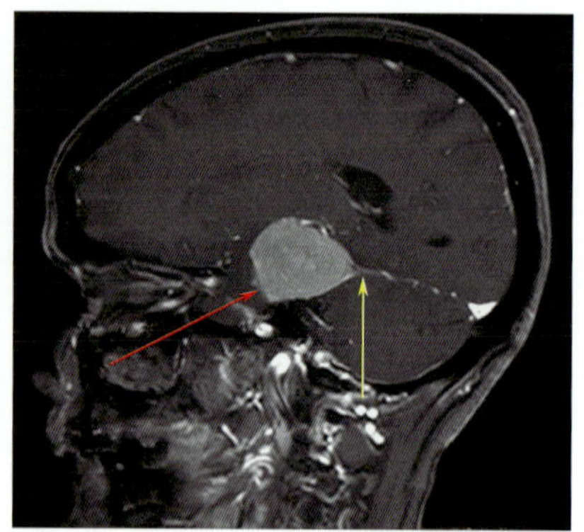

图 29-4 头颅矢状位增强 MRI

肿瘤位于天幕前内侧，横跨天幕缘向幕上下生长（红色箭头示肿瘤，黄色箭头示天幕）。

3. 术前 DSA 和 MRI 多模态融合影像（图 29-5）

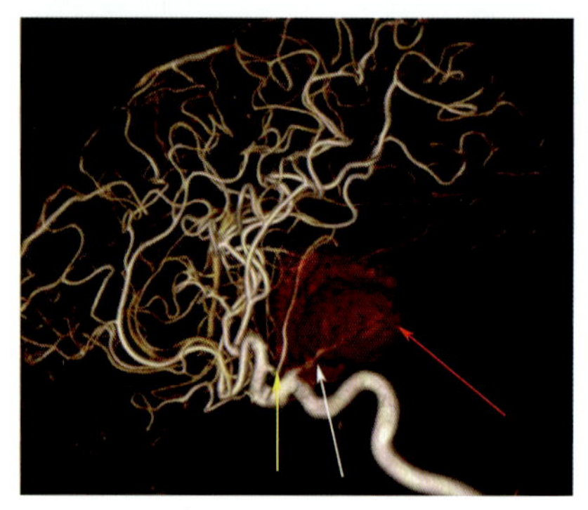
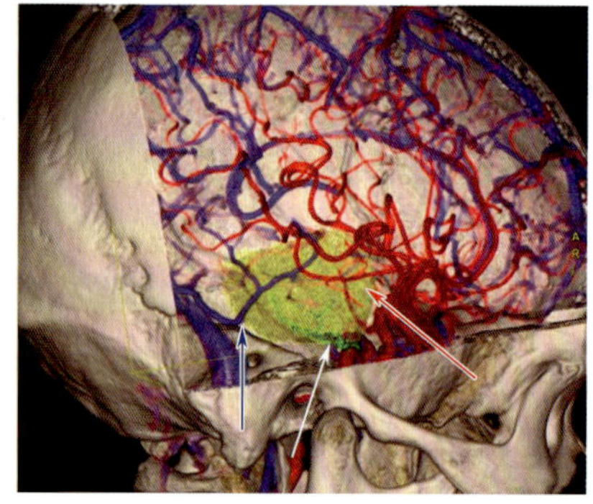
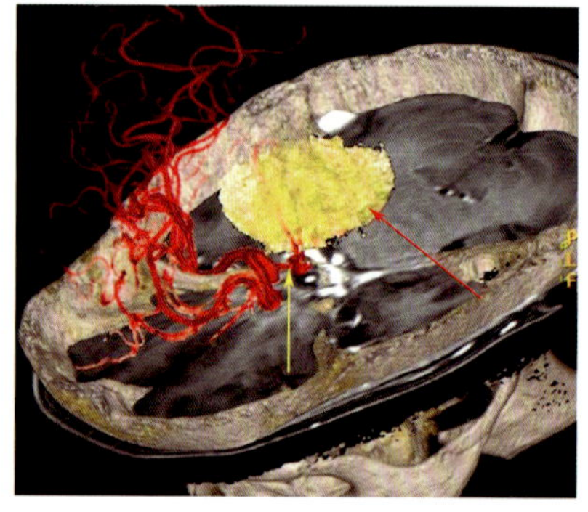

图 29-5 多模态融合影像

肿瘤（红色箭头）供血动脉为脑膜垂体干分支（白色箭头），大脑后动脉（黄色箭头）被肿瘤推挤向内上方，Labbé 静脉（蓝色箭头）向后方横窦引流。

【手术方案】

右颞下入路天幕缘巨大脑膜瘤切除术

手术方案选择的依据及策略：

1. 肿瘤位于颞叶底部内侧，将颞叶推向外侧，向内侧压迫推挤中脑，肿瘤前方位于天幕内侧缘前切迹处，紧邻海绵窦后方，后方靠近颞枕叶交界处。翼点入路需要暴露额颞叶，肿瘤完全位于颞底天幕缘，增加了额叶不必要的暴露，翼点入路需要分离侧裂，增加了侧裂动静脉血管损伤的机会，将颞极牵拉向后上方暴露肿瘤，到达肿瘤路径较长，且翼点入路对颞底暴露较差，可能增加颞叶的牵拉，或者需要离断颧弓增加颞底暴露空间，增加了不必要的开颅损伤，且开颅复杂费时。颞下入路开颅简单易行，并发症少（图 29-6）。

2. 术前 MRI 显示肿瘤基底位于颞底天幕，DSA 提示肿瘤供血动脉主要来源于脑膜垂体干的天幕缘分支，颞下入路首先到达肿瘤基底部，术中首先离断肿瘤基底部，阻断肿瘤的主要血供，减少术中肿瘤出血，进而分块切除肿瘤，可降低手术难度。

3. 术前 DSA 显示右侧 Labbé 静脉不发达，位于骨窗后方，术中从 Labbé 静脉前方牵开颞叶，不会直接暴露 Labbé 静脉，有利于保护 Labbé 静脉。

4. 手术步骤，麻醉后腰大池置管，用于术中释放脑脊液，降低颅内压力，增加暴露牵拉空间；做左颞部头皮马蹄形切口开颅，术中将右颞骨质尽可能磨平至颅底。充分释放脑脊液降低颅内压后，在 Labbé 静脉前方向上方抬高颞叶底部，逐渐进入颞底肿瘤基底附着处天幕，先离断基底阻断肿瘤血供。

5. 在离断肿瘤基底后，瘤内减压，逐步缩小肿瘤，将肿瘤向下方牵拉，减少颞叶的牵拉以避免颞叶及

Labbé 静脉损伤。肿瘤前缘基底位于天幕缘前切迹，分离时需小心辨认并保护前下方入天幕及海绵窦处的三叉神经及滑车神经。肿瘤内下方天幕缘附近有滑车神经，小脑上动脉分支等，术中应早期辨认，仔细分离保护，避免损伤。肿瘤内上方包绕大脑后动脉，术中尽可能分离大脑后动脉，保护脑干，最后电凝甚至切除肿瘤基底天幕部分，肿瘤可做到 Simpsons Ⅱ级切除。

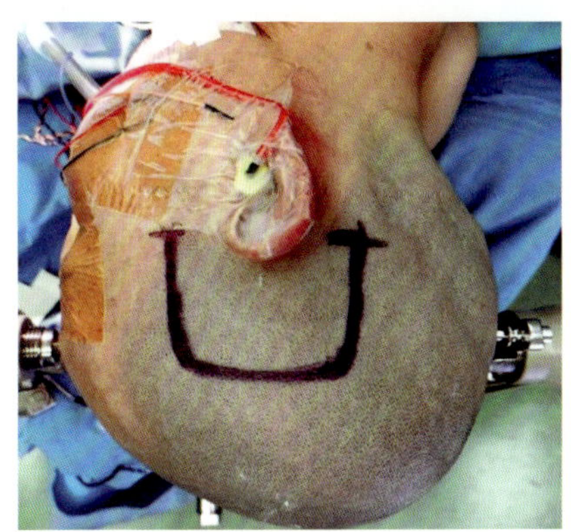
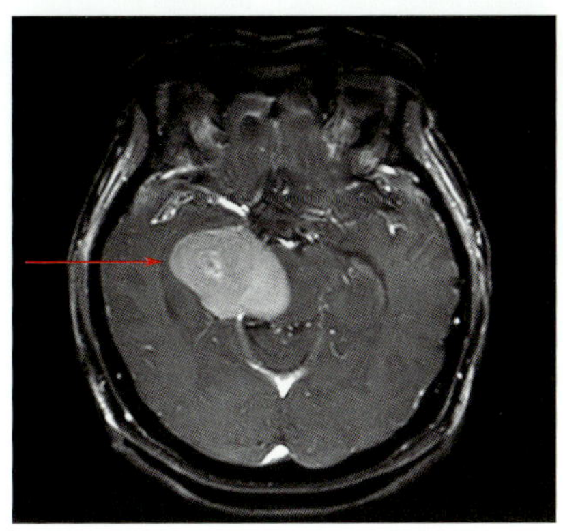
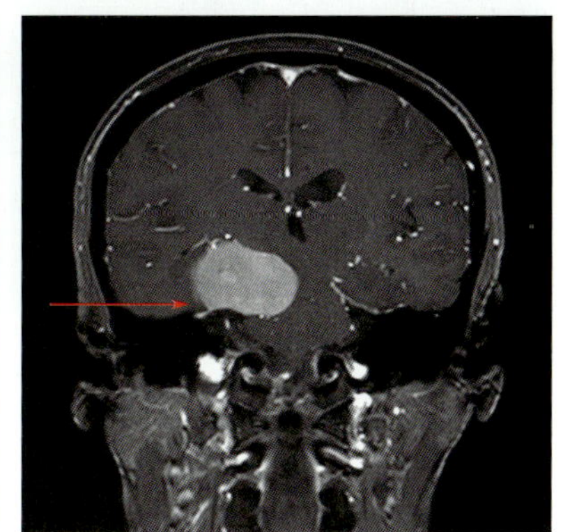

图 29-6　右颞切口及入路示意图

右颞部马蹄形切口，红色箭头示手术入路路径。

【术前出血风险评估】

1. 患者术前凝血功能指标正常。

2. 考虑术中颞下入路会牵拉颞叶，术区后方 Labbé 静脉容易牵拉损伤后出血，术中牵拉时注意保护引流静脉避免断裂出血。

3. 颞叶牵拉可能产生脑组织挫伤，术中应充分释放脑脊液，避免长时间过度牵拉颞叶脑组织，避免颞叶挫伤后出血。

4. 肿瘤内侧包绕大脑后动脉，在分离肿瘤内侧时应仔细分离大脑后动脉，避免大脑后动脉及分支损伤出血。

【手术视频】

病例 29 手术视频　右颞下入路天幕缘巨大脑膜瘤切除术

【术后检查】

1. 术后 MRI（图 29-7）

2. 术后病理（图 29-8）

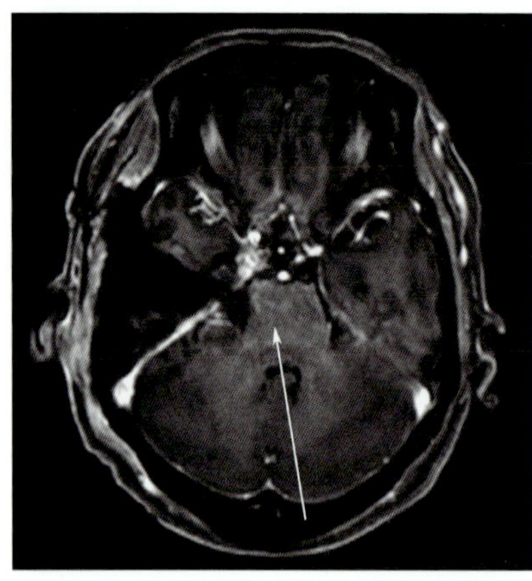
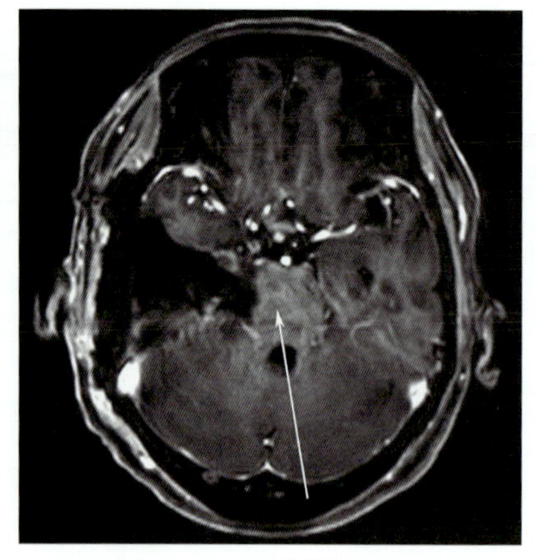
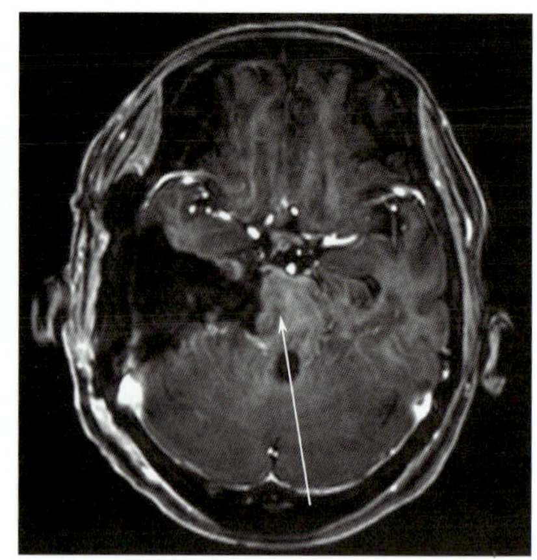

图 29-7　术后增强 MRI

肿瘤全切，脑干（白色箭头）部分复位，天幕缘（黄色箭头）强化影。

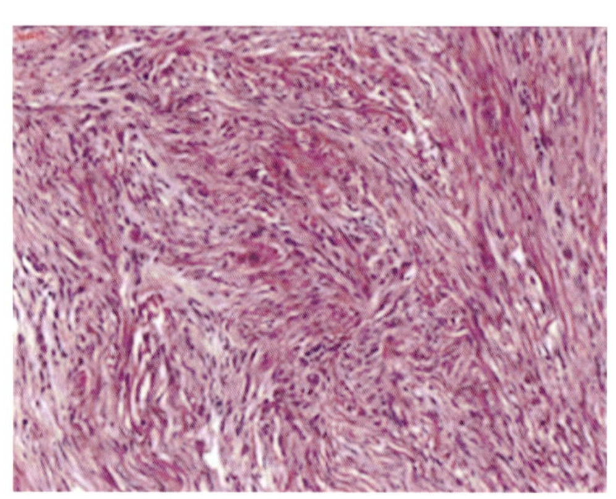
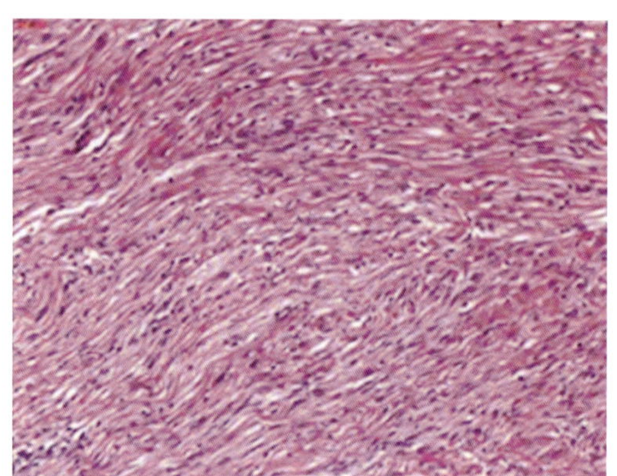

图 29-8　术后病理提示脑膜瘤纤维型（WHO Ⅰ级）

【术后患者恢复情况】

患者术后恢复良好，神志清楚，无神经功能障碍，正常生活（图 29-9）。

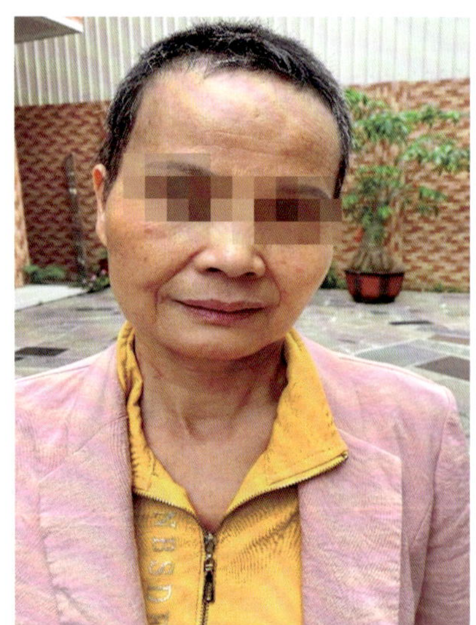
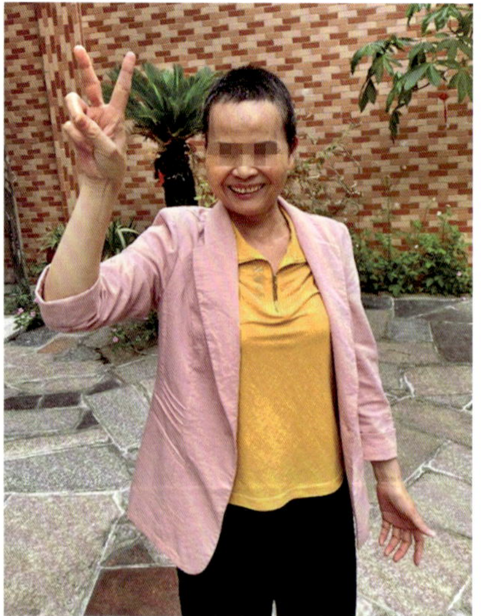

图 29-9　患者术后恢复情况

术后恢复良好，神志清楚，无神经功能障碍。

【止血心得】

(一) 正确判断肿瘤的血供与术中止血

1. 在制定手术策略时,需仔细读片充分理解肿瘤血供,可通过术前阅片了解肿瘤大致的血供来源。术前行 DSA 可准确了解肿瘤血供来源及丰富程度,必要时可行术前肿瘤供血动脉栓塞,减少术中出血风险。大部分天幕脑膜瘤主要血供来源于脑膜垂体干的天幕支,也可能来源于小脑上动脉和大脑后动脉的天幕支,因供血动脉纤细走行弯曲,大部分天幕脑膜瘤术前不能栓塞。本患者术前 DSA 提示供血动脉为脑膜垂体干天幕支,肿瘤染色不明显,无法术前栓塞,优先选择术中阻断肿瘤血供。

2. 术中首先进入肿瘤基底,离断天幕基底后,将肿瘤变成少或无血供,降低术中止血难度。术中直接由颞下进入天幕基底处,此处相对安全,可用较大功率双极电凝,与显微剪刀配合分离止血,靠近天幕缘时需注意辨认保护可能出现的滑车神经、小脑上动脉,分离肿瘤边界时注意周围的伴行动脉,可能有分支供应肿瘤,应沿着可能残留的蛛网膜锐性分离肿瘤与周围的粘连,确认为肿瘤动脉时方可予小功率电凝后锐性离断,尽可能减少牵拉。本例大脑后动脉在肿瘤内上方被包裹,根据血管走行结合术前阅片,不要误判为肿瘤供血动脉,采用剪刀锐性分离,可先将部分肿瘤残留在动脉上一起分离,之后再仔细解剖分离残留肿瘤,实在分离困难时可残留少许。

(二) 术中静脉性出血的处理

1. 术中保护静脉与保护动脉同等重要,静脉性出血多因为牵拉损伤,术中应尽可能松解静脉周围蛛网膜,增加静脉可活动范围,脑组织牵拉范围不可过大。

2. 皮质静脉出血一般没有动脉凶猛,发现出血后首先应判断清楚出血来源,直视范围内出血直接用明胶海绵或者脑绵压迫控制出血,大部分静脉血管破裂出血无需电凝止血。

3. 骨窗范围外的静脉出血,多是由于颅内压降低后脑组织塌陷,牵拉导致静脉窦回流静脉断裂,因不在直视下,判断及止血困难。首先将硬膜下血肿及时冲洗清除,不让出血聚集在硬膜下形成新的血肿,导致颅内压增高甚至脑组织膨出,通过不断冲洗及吸引判断出血位置,可以向出血方向适当填塞明胶海绵及脑棉,通过反复冲洗与适当压迫,如果出血有逐渐减少迹象,将脑组织向出血方向稍微牵拉,给出血部位适当压力,利用患者自身的凝血功能可逐渐自行止血。如果反复出血不能停止,应当机立断,扩大骨窗,找出出血点在直视下压迫止血。

(三) 脑组织挫伤及创面的处理

脑组织挫伤多是持续不当牵拉导致,静脉回流障碍可能加重挫伤脑组织出血及止血难度。发生脑组织挫伤后,少许皮质挫伤可直接小功率电凝止血,创面少量渗血的情况下可用止血材料压迫止血。如果严重挫伤组织较多,为避免术后形成血肿及脑组织水肿导致颅内高压,使用吸引器配合双极电凝吸除无功能挫伤脑组织,清除到挫伤脑组织边缘时止血比较容易,电凝明显动脉性出血后,创面的渗血用脑绵或者止血材料压迫后可自行止血。

(四) 双极电凝和吸引器的配合使用

应当根据不同的电凝组织,调节双极电凝功率大小,肿瘤内电凝可以使用大功率,脑组织特别是脑干周围止血,尽量降低双极电凝功率,少使用或者不适用电凝。术中对于出血点的判断非常重要,选择合适直径的吸引器管,控制吸引压力,通过吸引器寻找确切出血点,当吸引器吸住出血点血管后周围不再渗血,则确定为出血点,双极电凝尖端精确夹闭出血点血管再电凝止血,同时根据电凝功率的大小调节滴水的多少,避免滴水过大导致电凝止血效果不佳,或者滴水过少导致焦痂粘连。

(五) 超声吸引器的应用

超声吸引器可以快速瘤内减压缩小肿瘤体积,避免大血管的损伤,术中配合吸引器及双极电凝,即使肿瘤血供丰富出血较多时,也可快速吸除肿瘤,避免瘤内使用过多电凝止血,可大大加快手术进程,减少出血量。但到达肿瘤周边及在重要血管及组织周围吸除肿瘤时,需尽量减少超声功率及吸引力,避免误伤正常结构。

（六）止血材料的应用

1. 止血材料主要是辅助作用，不应过多依赖。首先应用双极对动脉性出血确切电凝止血，对于创面的静脉性渗血，或者如脑干等不愿过多电凝的重要部位，可用止血材料压迫止血。大静脉或者静脉窦的出血，明胶海绵或止血纤丝配合脑绵压迫止血效果比较确切。颅底特别是与海绵窦有关的静脉出血，可用流体明胶达到快速有效止血。

2. 止血纤丝是目前使用最广泛的止血材料，对于单个出血点，使用止血纤丝不宜过多，刚刚覆盖出血点即可，用脑绵覆盖后吸引器轻柔压迫吸引出血点，可通过观察脑绵颜色来判断是否已经止血。对于止血纤丝止血效果的判断，如果压迫后出血部位局部纤丝已经变黑，表明出血基本已经停止，如果局部止血纤丝有暗红色渗血，表示此处仍有活动性出血，需要增加压迫时间或者电凝止血。

（七）术后止血药物的应用

对于凝血功能正常的患者，主要依靠术中确切的止血技术以及患者自身的凝血功能发挥止血作用，不需常规使用止血药物，术后应及时复查凝血功能，对于凝血功能异常的患者，需根据病因使用药物纠正凝血功能。

【专家点评】

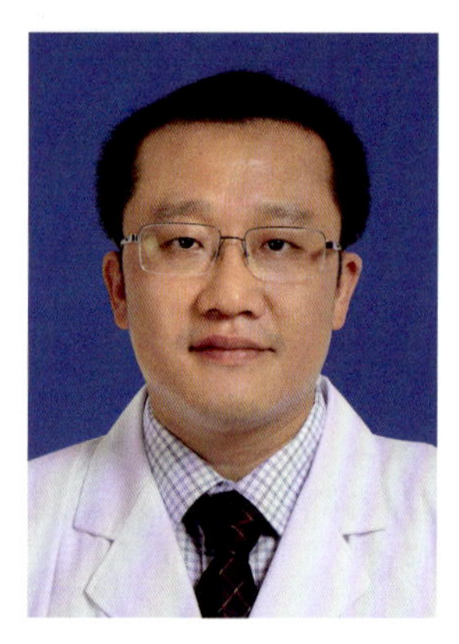

徐建国　主任医师　四川大学华西医院

本病例手术方案合理，术前计划周详，出血风险评估到位。肿瘤主要的供血来源于脑膜垂体干的小脑幕分支，选择颞下入路可非常直接地处理肿瘤基底，减少出血。对术中可能涉及的血管进行了多模态重建，充分评估肿瘤和血管的相互关系，包括大脑后动脉、小脑上动脉和 Labbé 静脉等。神经外科术中可能会遇到术区外的出血，尤以静脉性出血最为常见，通常是脑压降低和牵拉脑组织后桥静脉撕裂所致。本病例很好地展示了此种情况的应对方法。首先反复冲洗明确出血点方向，然后剪开硬膜扩大显露，继续耐心反复冲洗，等出血停止后清除硬膜下血肿，避免了盲目牵拉寻找出血点可能带来的出血加重等情况。得益于充分的术前评估和精细的手术操作，被肿瘤包裹的大脑后动脉以及脑干表面的小血管得到非常好的分离和保护。脑干表面采用明胶海绵压迫止血，避免了电凝带来的热损伤。对于静脉出血和渗血，采用明胶海绵和止血纤丝可达到满意的止血效果。此病例展示了术者应对术区外和术区内出血合理的止血理念和娴熟的止血技术。

病例 30

左翼点入路蝶骨嵴内 1/3 脑膜瘤切除术

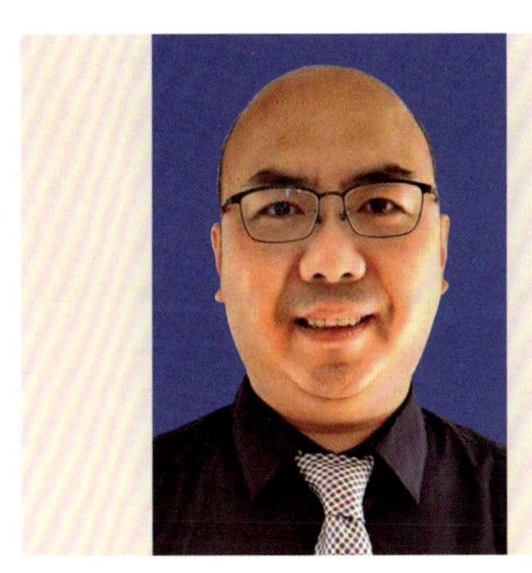

术者：王建交，副主任医师
哈尔滨医科大学附属第二医院

【病例简介】

患者，女，58 岁。

主诉：头痛、左眼视力下降伴复视 3 月余。

现病史：患者于 3 个月前无明显诱因出现头痛、左眼视力下降、视物模糊伴有复视。无恶心呕吐，无肢体无力，无肢体抽搐。于当地医院就诊行头颅 MRI 检查提示“左侧蝶骨嵴内侧 1/3 脑膜瘤”。当地医师告知肿瘤巨大，位置深在，与周边血管神经关系紧密，手术风险较高，建议转入上一级医院手术治疗。

查体：神清语利，左眼视力 4.2，右眼视力 5.0，双眼复视。左眼视野缺损，主要以内上、外上、外下为主，右眼视野正常。病理征阴性。

实验室检查：血常规，血红蛋白 102g/L，余正常；肝肾功能正常；凝血酶原活动度 71，轻度异常，余凝血功能正常。

既往史：高血压病史 15 年，口服缬沙坦片，血压控制可，轻度贫血。否认糖尿病病史，否认外伤手术史，既往无口腔及牙龈出血史，未服用抗血小板及抗凝药物。

入院诊断：颅内占位性病变（蝶骨嵴内 1/3，左侧）脑膜瘤。

【术前检查】

1. 术前头部 MRI 检查（图 30-1）

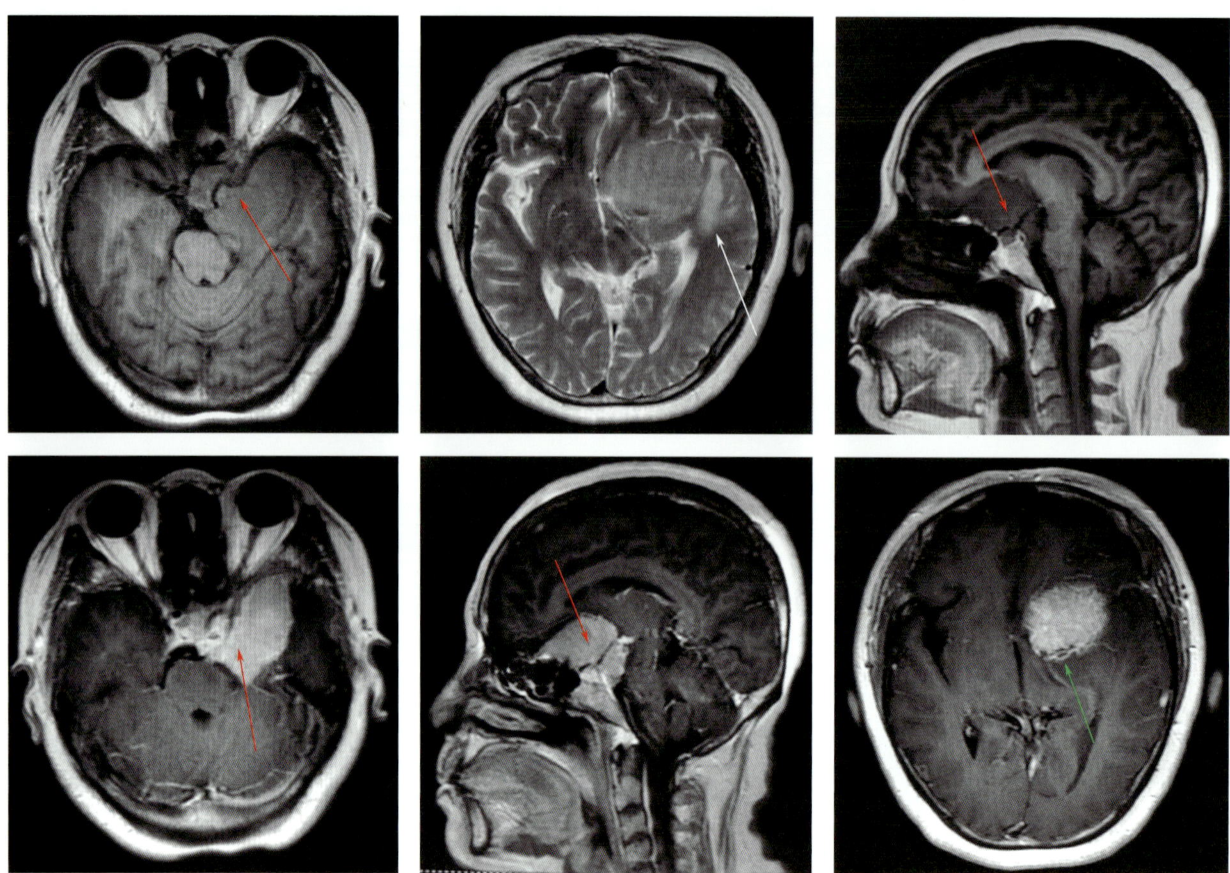

图 30-1 术前头颅 MRI

示肿瘤起源于蝶骨嵴内侧 1/3，向额叶、颞叶、鞍内、鞍上、鞍后发展，脑干受压变形，向对侧轻度移位（红色箭头示肿瘤包绕同侧颈内动脉及其分支，绿色箭头示肿瘤推挤向后移位的侧裂静脉及其分支，白色箭头示肿瘤周边的片状水肿）。

2. 术前视力、视野检查（图 30-2）

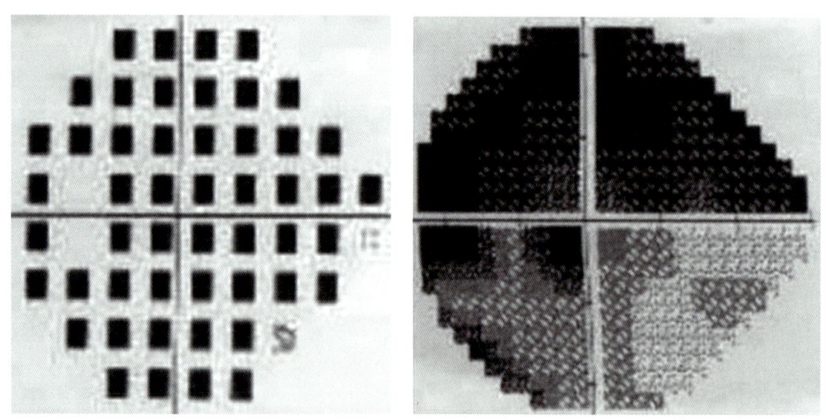

图 30-2 术前视力视野检查

左眼视力 4.2，右眼 5.0。左侧内上、外上，外下象限视野缺损。双眼复视。

【手术方案】

左翼点入路蝶骨嵴内 1/3 脑膜瘤切除术

制定入路依据及策略：

1. 肿瘤位于蝶骨嵴内侧 1/3，向前、中颅凹及鞍上、鞍内、鞍后发展，推挤脑干向对侧移位，位置深在，肿瘤基底较宽，跨蝶骨嵴侵袭额、颞颅底硬脑膜，病变较大约 5cm × 5cm × 6cm。与视神经、动眼神经、嗅神经、颈内动脉、后交通、脉络膜前动脉、大脑前、中动脉及其分支关系密切。

2. 术前 MRI-T_2 像显示肿瘤内部有粗大血管流空影，提示肿瘤包裹颈内动脉及其分支，MRI-T_2 像还可见肿瘤周边流空信号影，为被推挤移位的侧裂静脉及分支。肿瘤在 MRI-T_1 像呈等信号，MRI-T_2 像稍低信号，提示肿瘤质地硬韧。周边伴有片状水肿，蛛网膜间隙不明显，提示肿瘤与周边粘连紧密。MRI-T_1 增强像可见肿瘤强化明显，提示肿瘤血供异常丰富。

3. 选择经典的翼点入路，先分离侧裂，释放脑脊液，松弛脑组织，有利于自然间隙暴露肿瘤，切断肿瘤基底血供，再行瘤内分块切除减容，术中注意识别保护视神经、动眼神经、被肿瘤包绕的颈内动脉、后交通动脉、脉络膜前动脉、大脑前动脉、中动脉及其分支以及额颞叶深面的细小血管及侧裂静脉与其分支，尽量保留肿瘤表面的蛛网膜层等结构，肿瘤切除完毕后，再次处理肿瘤基底处累及的硬脑膜。

4. 术中影像（图 30-3）

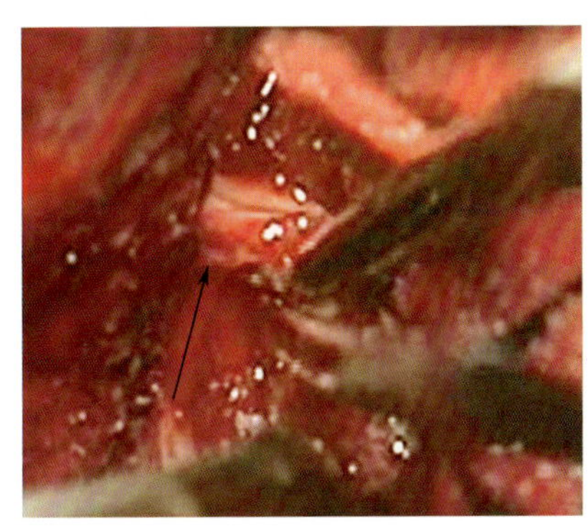
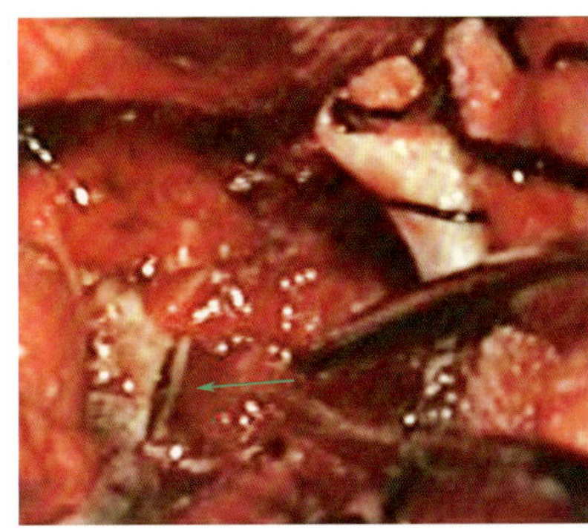
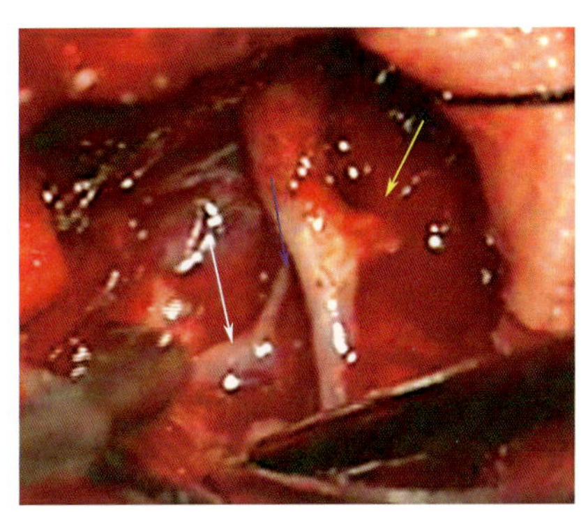

图 30-3　术中影像

黑色箭头示左侧受压变形的视神经，绿色箭头示左侧动眼神经，黄色箭头示左侧颈内动脉及其 M1，A1 分支，紫色箭头示后交通动脉，白色箭头示大脑后动脉。

【术前出血风险评估】

1. 肿瘤由颈内、颈外动脉双重供血，头部增强 MRI 可见肿瘤强化明显，提示肿瘤血供丰富。
2. 肿瘤较大，与颈内动脉及其分支、基底动脉关系密切。

【手术视频】

病例 30 手术视频　左翼点入路蝶骨嵴内 1/3 脑膜瘤切除术

【术后检查】

1. 术后头颅 CT 及 MRI（图 30-4）

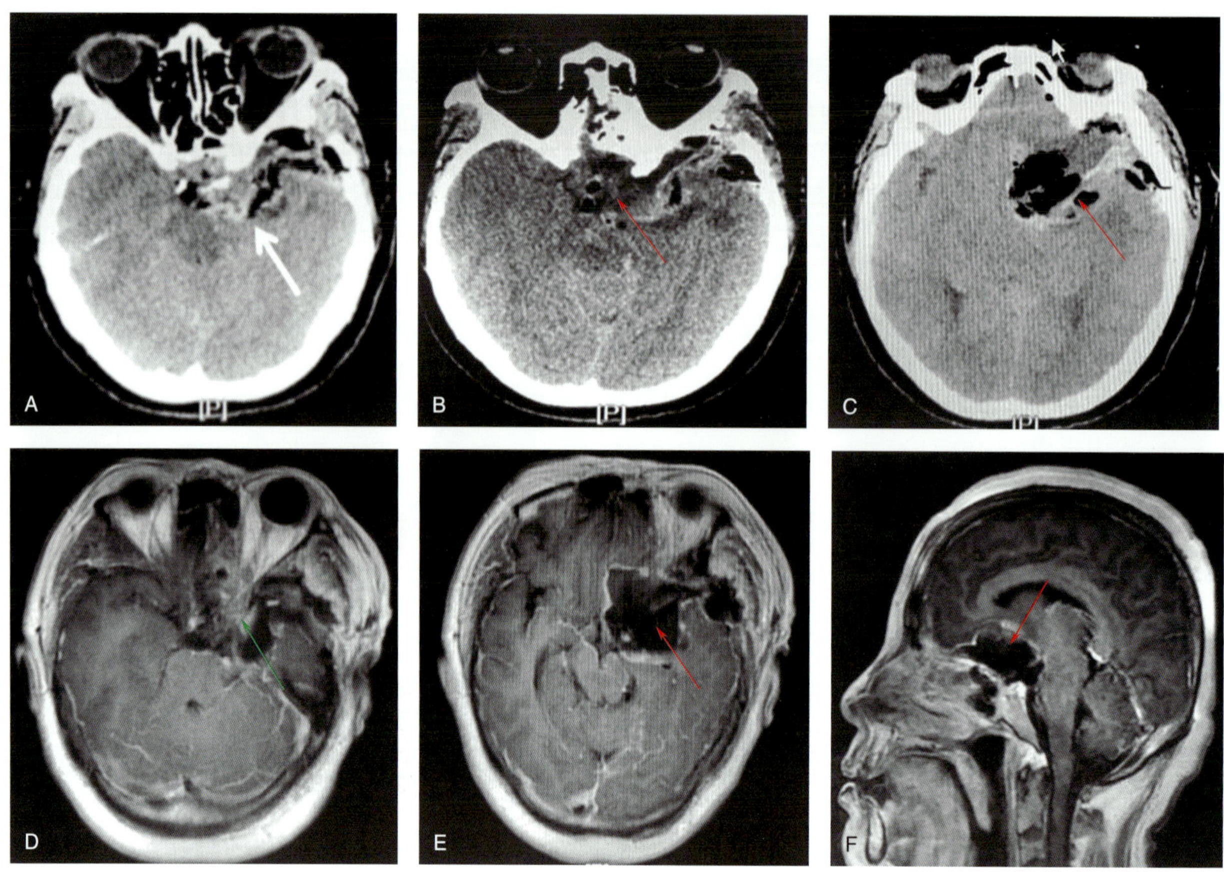

图 30-4 术后头颅 CT 及 MRI

头颅 CT(A~C):红色箭头示肿瘤切除满意,术腔干净无渗血,止血彻底,白色箭头处示受压脑干已经回位,周边无明显水肿;头颅增强 MRI(D~F):红色箭头示肿瘤完整切除,术腔干净,无明显止血材料影像,周边无明显水肿带,绿色箭头示肿瘤基底处理满意,无脑膜尾征。

2. 术后病理 术后病理提示混合型脑膜瘤,未见明显包膜。

3. 术后视力视野检查(图 30-5)

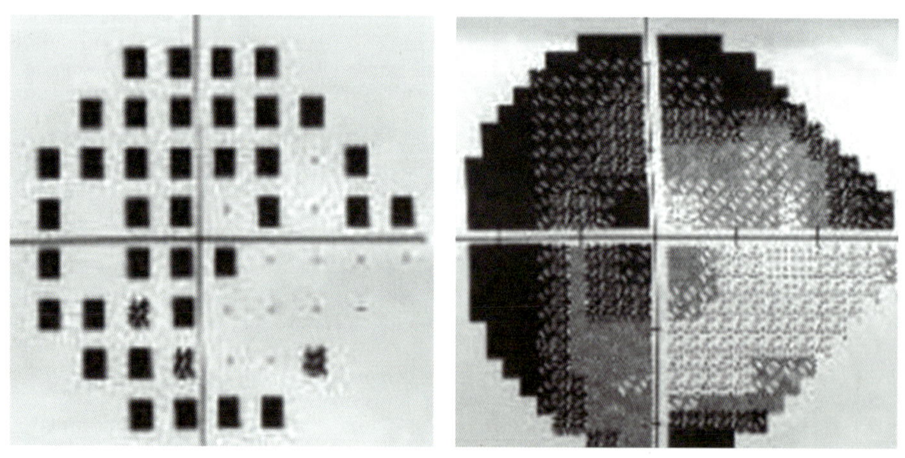

图 30-5 术后视力视野检查

术后 10 天左眼视力 4.4,右眼 5.0,左侧内上象限视野缺损明显好转,复视未好转。

【术后患者恢复情况】

患者术后 10 天拆线出院,治愈。无神经功能损害,恢复正常生活(图 30-6)。

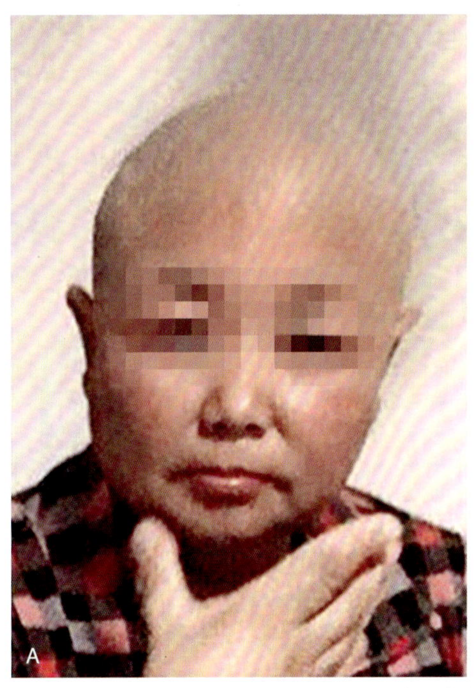

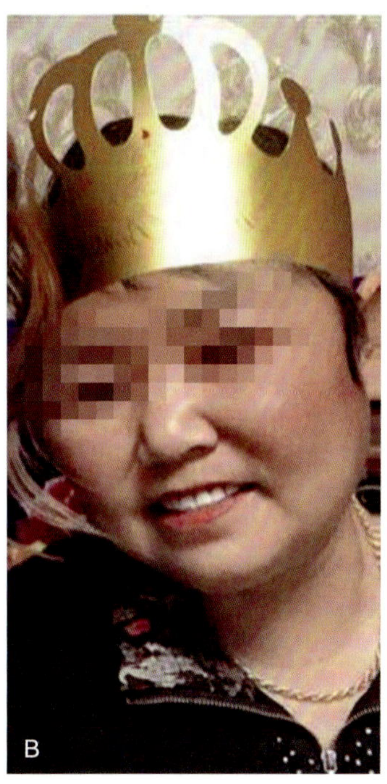

图 30-6 术后恢复情况

A. 术前照片；B. 术后半年。患者恢复良好，无神经功能障碍。

【止血心得】

（一）止血难点

1. 此肿瘤体积较大，质地较韧，由颈内、颈外双重供血，血供丰富，位置深在。肿瘤与动眼神经、视神经、嗅神经紧密粘连，并且包绕颈内动脉及其分支，细小的后交通动脉、脉络膜前动脉完全位于肿瘤下方，并与肿瘤有粘连，要小心加以保护。术中不宜盲目过度止血，否则可能损伤正常血管及热传导所致神经损伤。

2. 额叶，颞叶引流入侧裂静脉的穿支与肿瘤包膜粘连紧密，不易分离；手术时间超过 3 小时；手术视野相对狭小等都导致术中止血困难。

（二）止血操作

1. 手术中先释放脑脊液，待脑组织松弛，使用滴水双极电凝（功率 10~12w）先电灼切断肿瘤基底供血，再切断肿瘤颅外供血。

2. 再行瘤内分块减容，减容过程中，瘤腔明确出血可双极电凝止血，少量渗血不必理会，在术野清晰的前提下可以用剪刀或单级电凝（功率 20~25w）尽快缩小肿瘤体积，再分离肿瘤周边，切断肿瘤颅内供血，尽量完整保留蛛网膜，以保护与肿瘤粘连的脑组织表面的细小动、静脉。

（三）止血武器的使用

1. 术前 30 分钟给予静脉注射用血凝酶 2U。

2. 手术中用明胶海绵，脑棉保护视神经、动眼神经、嗅神经。锐性分离肿瘤包绕的颈内动脉及其分支，此过程中，不盲目使用双极电凝止血，吸引器吸净手术野后，用明胶海绵、纤丝速即纱、不同大小脑棉压迫止血，如仍有活动性出血，用吸引器及脑棉吸清术野后精确地双极电凝止血。

3. 对于明确肿瘤供血动脉使用双极电凝（功率 5~8w）止血，或在压迫出血点的速即纱上方电灼止血。

4. 肿瘤减容时，可使用单极电凝减少瘤腔出血，但会有热效应的产生，可用生理盐水降温，肿瘤周边不宜用单极电凝切除。

5. 对于肿瘤包膜处侧裂小的引流静脉出血可直接用速即纱贴敷，压迫止血。

（四）止血成果

1. 手术结束时，要求麻醉医师配合暂停通气 40 秒，提高静脉压，看是否有术腔静脉渗血，观察 3 分钟。

2. 手术过程顺利，失血在 200ml 左右，未输血。术后复查血常规，血红蛋白在正常范围内。

【专家点评】

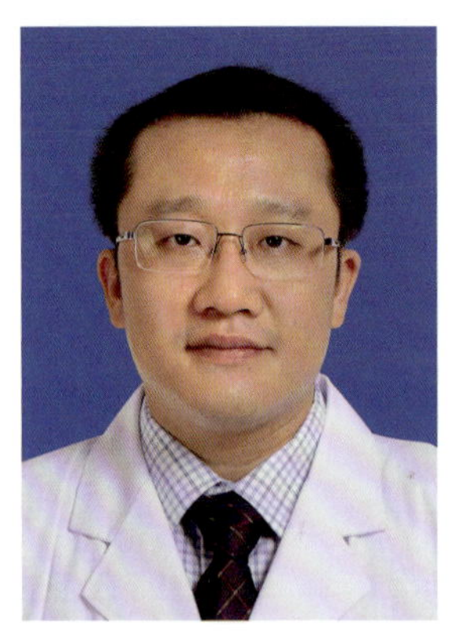

徐建国 主任医师 四川大学华西医院

前床突脑膜瘤（也称蝶骨嵴内三分之一脑膜瘤）是颅底手术中难度较大、风险较大的类型。术前需要进行全面的 CT、MRI 及血管影像学评估，尤其是颈内动脉及其分支受累情况、视神经和动眼神经与肿瘤的相互关系等，对决定手术策略至关重要。对于完全包裹颈内动脉的类型可通过硬膜外磨除前床突来提前定位颈内动脉，并获得近端控制。本例病变包裹颈内动脉、后交通动脉、脉络膜前动脉、大脑前动脉和大脑中动脉，手术难度高，术者通过仔细的分离操作将上述血管完好保留。患者术前视力障碍明显，术中进行视神经充分减压有助于视力恢复，若病变累及视神经管，还需要进行视神经管减压以提高肿瘤全切率，并进一步解除视神经受压情况。术区静脉性出血和视神经周围渗血采用止血纤丝压迫，得到了满意的止血效果。术后复查 CT 术区止血彻底，术后 MRI 显示肿瘤切除满意。颅内肿瘤通常建议使用超声吸引器、剪刀或尖刀片进行瘤体减容。重点、难点区域可使用较高放大倍数以更清晰地显示解剖结构。

病例 31

枕后正中膜髓帆入路延髓血管母细胞瘤切除术

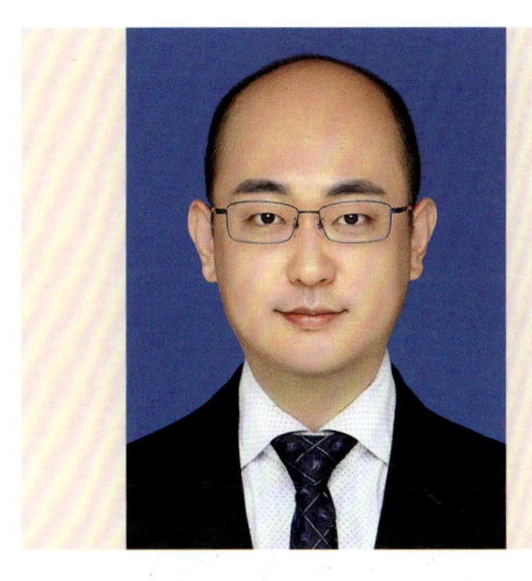

术者：游超，副主任医师
华中科技大学同济医学院附属同济医院

【病例简介】

患者，女，43 岁。

主诉：间断头痛伴头晕 1 月余。

现病史：患者于 1 个月前无明显诱因间断头痛，局限于枕部，伴头晕，无恶心呕吐，无肢体无力。至当地医院就诊，头颅 MRI 检查提示“枕部及延髓占位”。当地医师告知手术风险极高，建议转我院手术治疗。

查体：神志清楚，肢体活动良好，病理征阴性。

实验室检查：血常规，白细胞 6.42×10^9/L，红细胞 4.03×10^{12}/L，血红蛋白 119g/L，血小板 168×10^9/L；肝肾功能无明显异常；凝血功能：凝血酶原时间 14.2s，凝血酶原活动度 85%，国际标准化比值 1.10，纤维蛋白原 2.77g/L，活化部分凝血活酶时间 36.5s，凝血酶时间 16.8s，无明显异常。

既往史：既往月经周期紊乱，经期过长，经量过多。

入院诊断：延髓及小脑血管母细胞瘤。

【术前检查】

1. 术前头颅 MRI（图 31-1）
2. 术前头颅 MRI 重建（图 31-2）

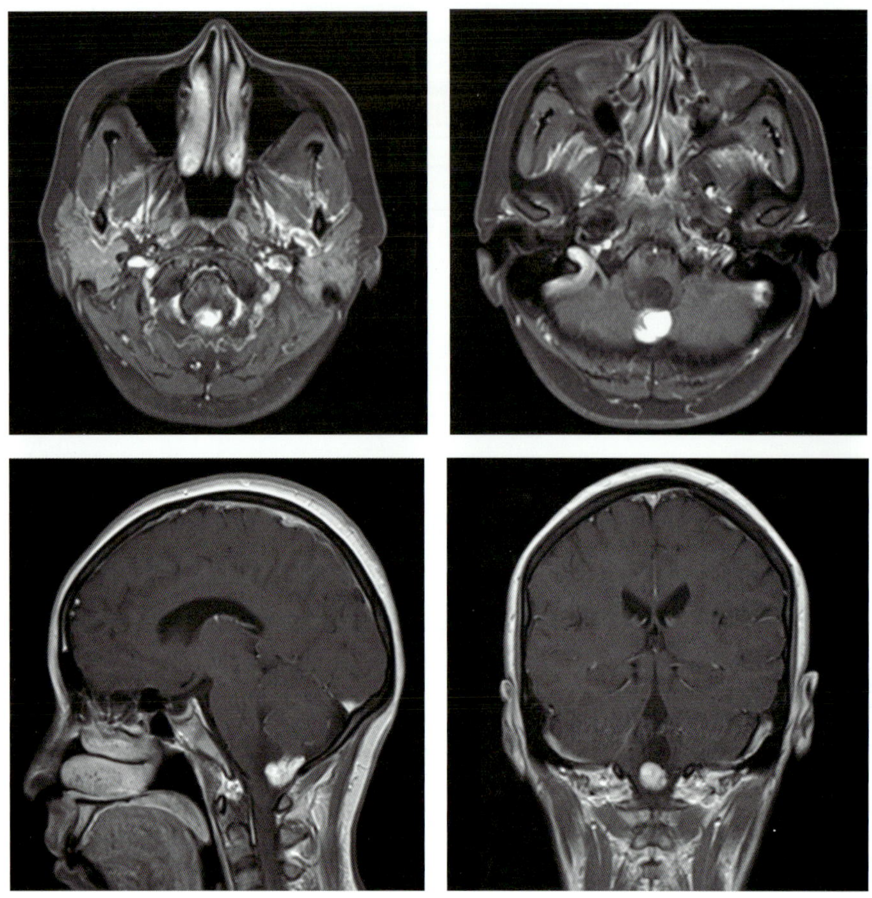

图 31-1 术前头颅 MRI
枕骨大孔区囊实性占位，欠均匀强化，实质性部位与延髓关系密切。

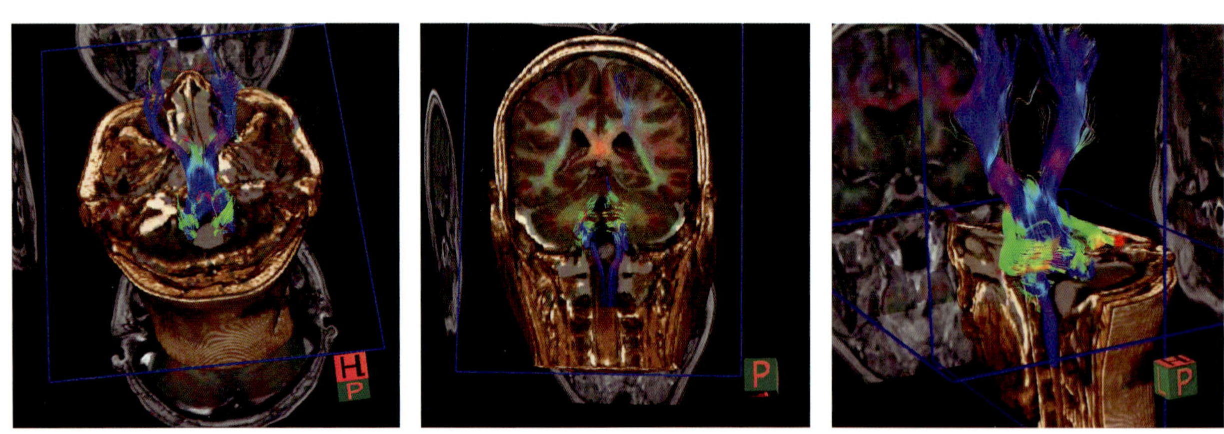

图 31-2 术前头颅 MRI
MRI 重建显示延髓局部病变区神经纤维束推移略稀疏。

【手术方案】

枕后正中膜髓帆入路延髓血管母细胞瘤切除术

制定入路依据及策略：

1. 肿瘤实性部分位于枕骨大孔区，部分侵入延髓及颈 1 脊髓，边界欠清。囊性部分向上生长，推挤小脑，进入第四脑室内。

2. 术前 MRI 增强明显强化，肿瘤周边可见血管流空影，提示肿瘤富血供。

3. 枕后正中膜髓帆入路并切除寰椎，能较好地显露肿瘤实性部分，同时可充分显露肿瘤周边血供。

4. 通过牵拉双侧膜髓帆，不损伤双侧小脑半球及蚓部，显露肿瘤囊性部分，释放囊液可充分减压。

5. 本团队有多例坐位或俯卧位枕后正中入路手术治疗脑干肿瘤手术经验。

6. 体位：侧俯卧位或坐位（图 31-3）。

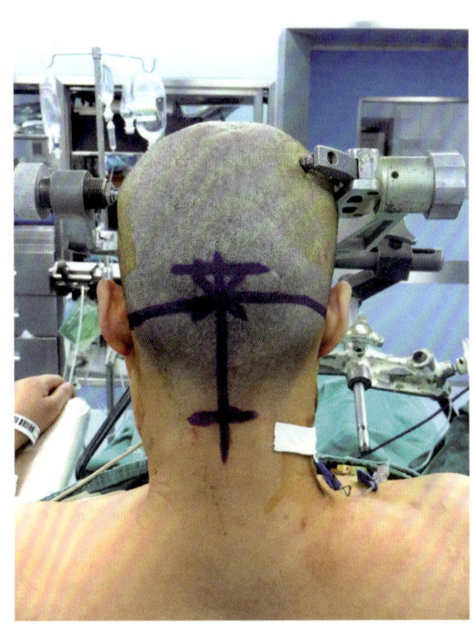
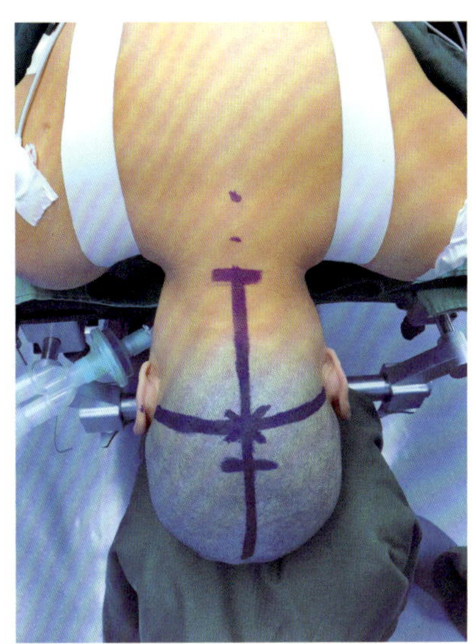
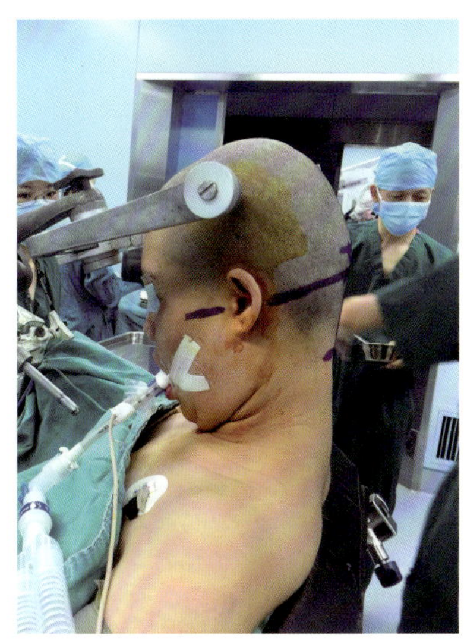

图 31-3　手术入路

枕后正中膜髓帆入路。

【术前出血风险评估】

1. 肿瘤位于延髓髓内，无法常规电凝烧灼止血。

2. 肿瘤是实质性血管母细胞瘤，肿瘤血供极为丰富，触碰即出血，难以止血，因此无法分块切除。

3. 肿瘤有多支较大的供血血管和多支粗大的引流静脉。

4. 肿瘤侵袭部位是人体最重要的结构延髓，术后出血，或者止血导致缺血改变均会导致患者严重并发症发生。

【手术视频】

病例 31 手术视频　枕后正中膜髓帆入路延髓血管母细胞瘤切除术

【术后检查】

1. 术后头颅 MRI（图 31-4）

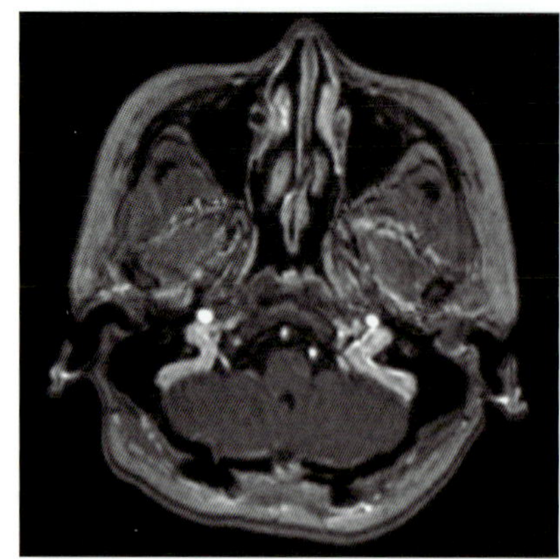
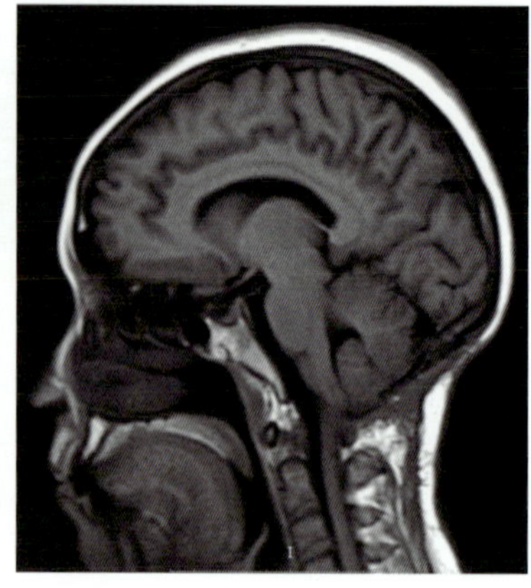

图 31-4 术后头颅 MRI
肿瘤完整切除。

2. 术后病理(图 31-5)

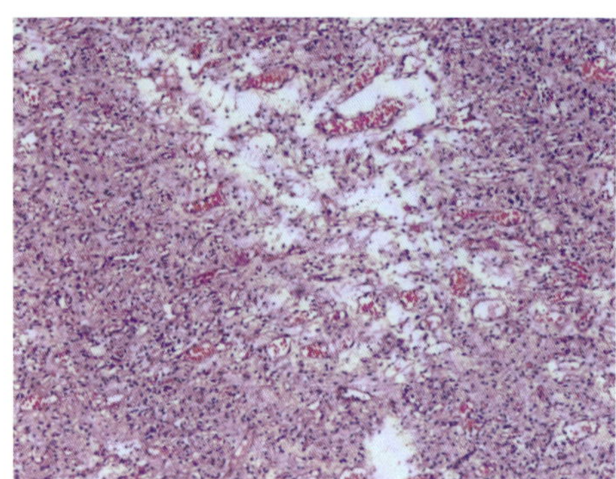
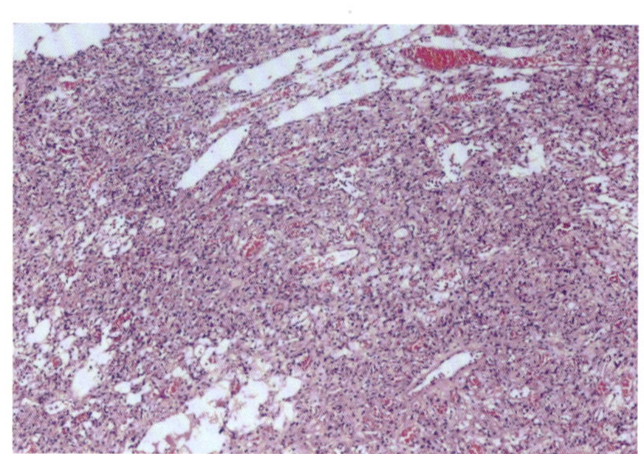

图 31-5 术后肿瘤组织病理切片提示血管母细胞瘤

【术后患者恢复情况】

患者术后恢复良好,神志清楚,肢体活动良好,无神经功能缺失,术后 10 天出院。

【止血心得】

1. 充分理解肿瘤的起源 血管母细胞瘤是高度血管分化的肿瘤,多发生于脑的后下部,以小脑多见,少数位于脑干及脊髓髓内。该肿瘤多表现为囊实性,少数为实性,实性部分血供丰富,需手术完整切除。

2. 切除肿瘤前尽可能阻断肿瘤血供 血管母细胞瘤多有动脉供血,仔细辨别肿瘤供应动脉,临时夹阻断确认后,脑干神经电生理无变化,可电凝剪断。去除部分供血动脉后,切除肿瘤时出血可大大减少。

3. 完整切除肿瘤 血管母细胞瘤血供极为丰富,触碰后极易出血,常规电凝止血通常难以见效。仔细辨别肿瘤边界,沿肿瘤边界整块切除肿瘤,可避免“浴血奋战”。

4. 压迫止血 肿瘤表面及瘤床在切除过程中难以避免会出现渗血,花费大量精力去一一电凝止血,不仅花费大量时间、精力,而且有可能造成脑实质热灼伤害。取一块小棉片或者明胶海绵轻轻压迫一段时间后,出血通常会自然减少。

5. 止血器械及材料的应用 动脉出血可用动脉瘤夹阻断或电凝切断。肿瘤及瘤床小动脉出血,吸引器配合冲水,用功率恰当的双极电凝止血。静脉出血可用明胶海绵或止血纱填塞压迫止血。创面可用可吸收止血纱敷压片刻止血。

【专家点评】

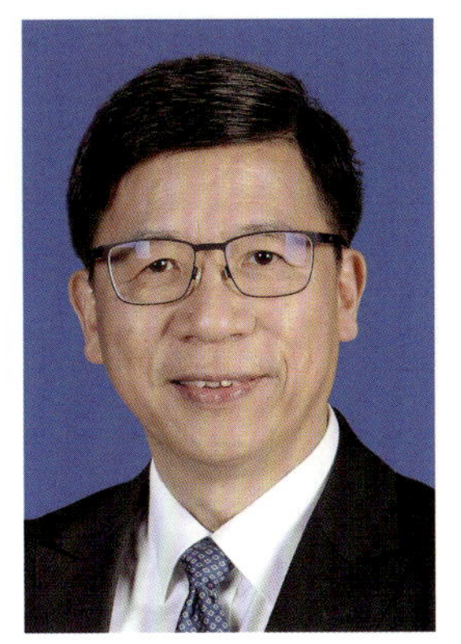

张建民　主任医师　浙江大学医学院附属第二医院

神经外科手术围手术期止血是手术成功的关键因素之一。该病例属于富血管肿瘤，关键是位于颅内最重要的部位——脑干的延髓，手术既要切除肿瘤，又要很好地保护脑干功能不受损伤或仅受最小损伤，术前充分评估，术中的手术策略、技术、止血材料的应用及术后管理都非常重要。术者在先前手术经验的基础上，通过术前对影像学资料的充分评估，了解病灶的性质，血供及与脑干的毗邻关系，做到“心中有数”。合适的体位选择，手术入路，暴露的范围，切除的步骤，动静脉血管止血操作要点和创面合适止血材料及术后止血药物应用，并发症防治等都作了规范合理的处理。手术视频显示术者相关解剖熟悉，操作步骤合理，准确，特别是对供应血管的止血，手术创面棉片、速即纱、明胶海绵等的处理及术后深静脉栓塞防治等均合理到位。术后复查磁共振肿瘤全切，术野清晰，周边脑干未见异常信号改变，患者术后功能无异常，显示了术者扎实的显微操作和止血技能，及对《神经外科围手术期出血防治专家共识(2018)》较好的理解并应用，取得了理想的效果。

病例 32

左侧额外侧入路前床突脑膜瘤一期切除术

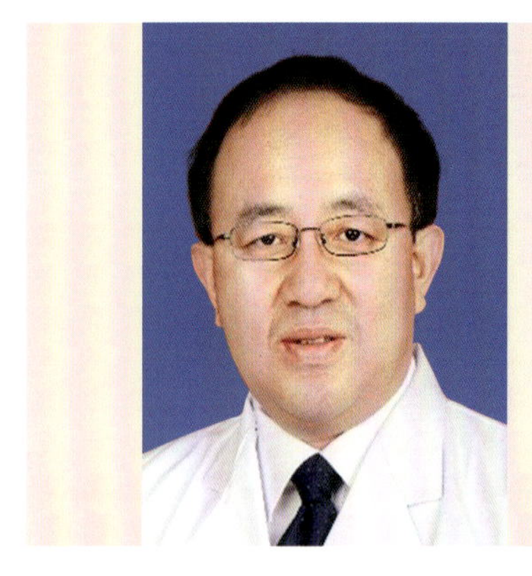

术者：潘亚文，主任医师
兰州大学第二医院

【病例简介】

患者，女，58 岁。

主诉：发作性头痛 20 天。

现病史：患者自诉于 20 天前无明显诱因出现头痛，间断性发作，呈钝痛，自行服用止痛药物(具体不详)后明显缓解，头痛时无恶心呕吐，无抽搐发作，无寒战高热，于榆中县医院行头颅 MRI 示“左侧海绵窦区半球宽基底与硬脑膜相邻肿块，左侧颈内动脉海绵窦段被包埋，脑膜瘤可能性大”。现患者为求进一步诊治，就诊于我院门诊，以“前床突脑膜瘤”收住入院，患者自起病以来，神志清楚，精神尚可，饮食、睡眠、二便正常，近期体重无明显增减。

查体：双眼裂等大，眼睑无下垂，双眼球向各方向活动正常，双眼底视盘边界清，未见出血及水肿，双侧瞳孔等大等圆，直径约 2.5mm，对光反射存在。双侧面部痛温觉正常，双侧角膜反射存在。四肢肌张力正常，双侧肌力正常。

实验室检查：血常规正常；肝肾功能：白蛋白 31.2g/L、乳酸脱氢酶 132U/L，其余正常；凝血功能正常。

既往史：高血压病史 1 年，规律服用降压药，血压控制可。否认外伤手术史，既往无口腔及牙龈出血史，未服用抗血小板及抗凝药物。

入院诊断：1. 前床突脑膜瘤；2. 高血压。

【术前检查】

术前头颅 MRI（图 32-1）

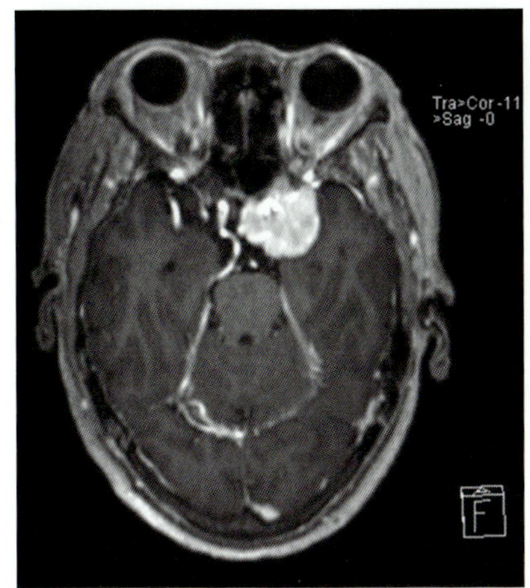

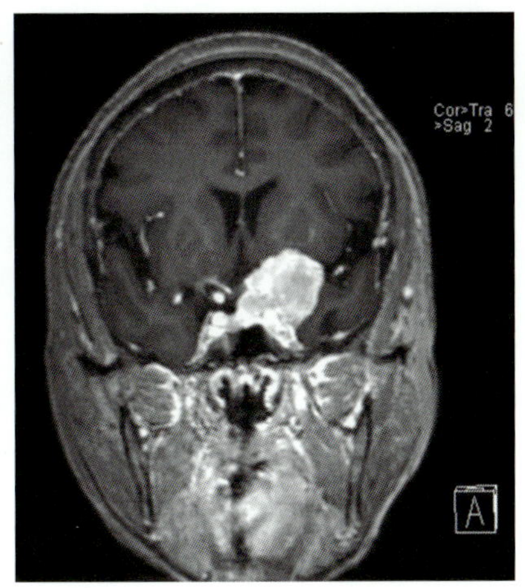

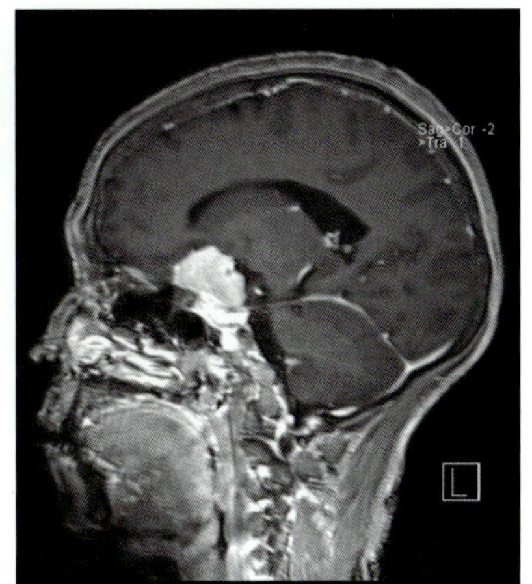

图 32-1　术前头颅增强 MRI

肿瘤位于前床突，左侧海绵窦受侵，与颈内动脉、中动脉、前动脉关系密切。

【手术方案】

左侧额外侧入路前床突脑膜瘤一期切除术

制定入路依据及策略：

1. 肿瘤基底位于前床突，侵犯海绵窦和中颅窝。
2. 肿瘤体积较小，额外侧开颅手术开颅时间短，减少对脑组织牵拉。
3. 磨除前床突，切除视神经管内肿瘤，解除视神经压迫。
4. 常规开颅，释放侧裂池脑脊液，明胶海绵棉片保护脑组织，分离侧裂表面蛛网膜，保护脑表静脉，定时湿润脑表血管，动态小幅度牵拉额叶，暴露肿瘤基底，逐步电灼肿瘤基底，显微游离肿瘤组织，保护重要动脉、神经，超声刀瘤体减压，流体明胶压迫止血。

【术前出血风险评估】

1. 患者无抗凝 / 抗血小板药物服用史，凝血功能正常。
2. 肿瘤位于前床突，左侧海绵窦受侵，与颈内动脉、中动脉、前动脉关系密切，术中操作不当易引起出血。

【手术视频】

病例 32 手术视频　左侧额外侧入路前床突脑膜瘤一期切除术

【术后检查】

1. 术后头颅MRI(图32-2)

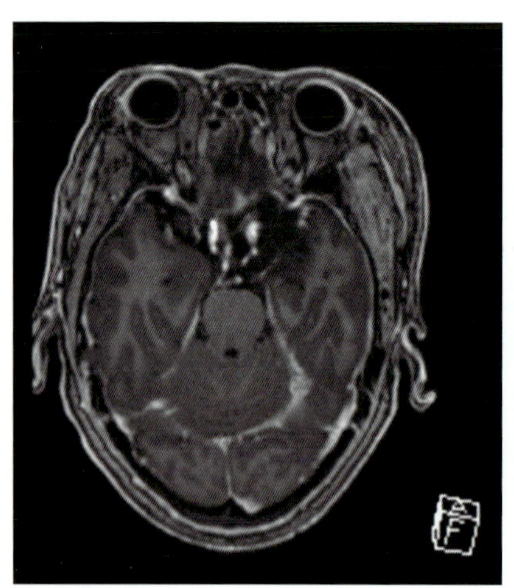
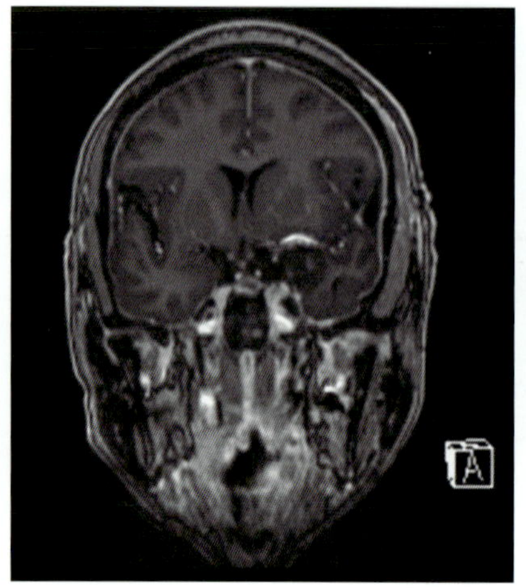
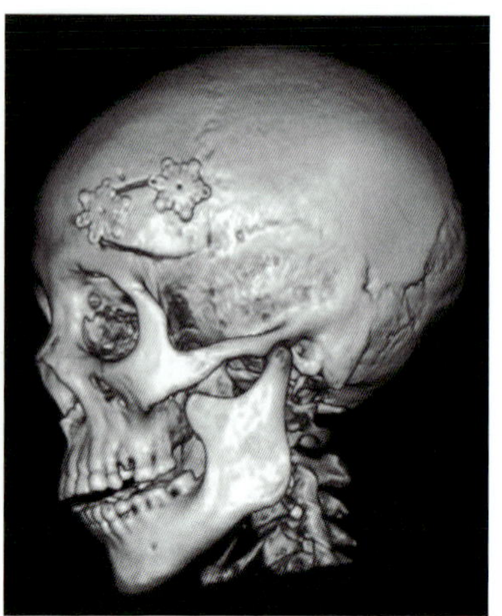

图32-2 术后头颅MRI

MRI提示肿瘤全切,A、B.肿瘤术后复查增强MRI;C.开颅骨瓣位置及大小。

2. 术后病理(图32-3)

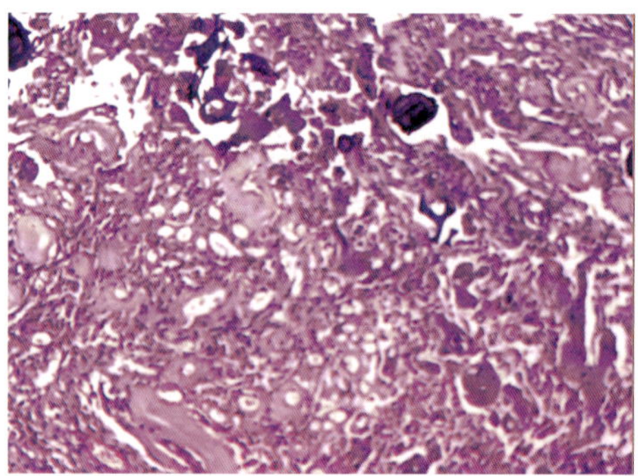
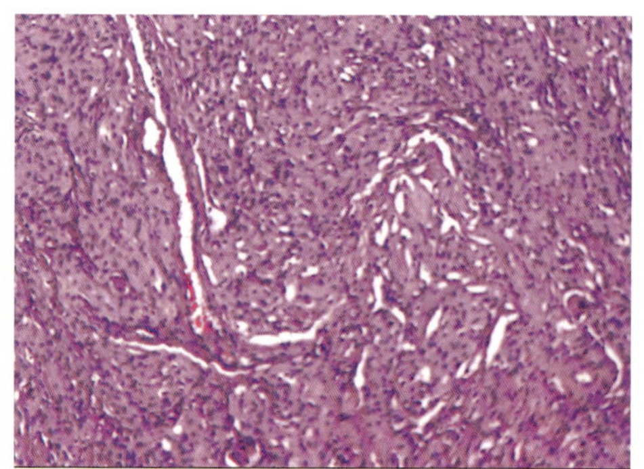

图32-3 术后肿瘤组织病理切片提示内皮细胞型脑膜瘤(WHO Ⅰ级)

瘤细胞由脑膜内皮细胞构成,束状、旋涡状排列。

【术后患者恢复情况】

患者术后恢复顺利,神志清楚,头痛症状消失,肢体活动正常,无神经功能障碍。

【止血心得】

1. 围手术期出血防治是减少神经外科手术创伤、提高治疗效果、改善患者预后以及降低医疗成本的关键点之一。

2. 对于颅底病变,因为其结构复杂、病变位置深、部分肿瘤血供丰富、手术时间较长、手术视野狭小、肿瘤累及重要血管等因素增加了手术难度,提高了术中、术后出血的风险。

3. 因此手术中应尽可能保留重要的血管,床突脑膜瘤主要是保护颈内动脉及其分支、后交通动脉、后方的基底动脉等。对于动脉性出血,应根据动脉供血部区域以及重要性,采用电凝止血或重建血运。

4. 对于静脉性出血,如静脉窦出血应尽量使用压迫或缝合等方式止血。对于较大的静脉出血应采用压迫止血或止血材料加固等方式止血,尽可能保留静脉功能。

5. 对于创面渗血，视神经表面的少量出血，应尽量通过压迫方式，使用止血纤丝压迫或精准的电凝可控制出血。

6. 术中最大限度保护供血动脉以及引流静脉是预防出血的关键。对于额外侧入路而言，保护侧裂静脉十分重要。对于颅底或者位置较深的病变，减少对脑组织牵拉能更好地保护神经组织，减少术后出血概率。

7. 神经外科围手术期出血是神经外科手术最常见的并发症之一。随着老龄化的加剧，凸显了合并心脑血管疾病患者围手术期抗凝与预防出血的矛盾，新的《神经外科围手术期出血防治专家共识(2018)》在 2010 年《神经外科围手术期出血防治专家共识》的基础上更加详尽地提出神经外科围手术期出血防治的指导意见。对于围手术期出血防治，系统的术前评估，多学科诊治，术中规范操作以及术后患者管理都成为神经外科围手术期出血防治的重点。对于抗凝需求患者，术前评估、围手术期桥接治疗以及动态复查评估非常重要。高清显微镜以及神经内镜设备的不断发展、新型手术器械的涌现以及新型止血材料的应用，使术中出血以及术后出血风险减小。随着 ERAS 理念的深入，术后患者管理也成为神经外科围手术期出血防治的重点之一，在一定程度上降低了术后出血的发生概率。

【专家点评】

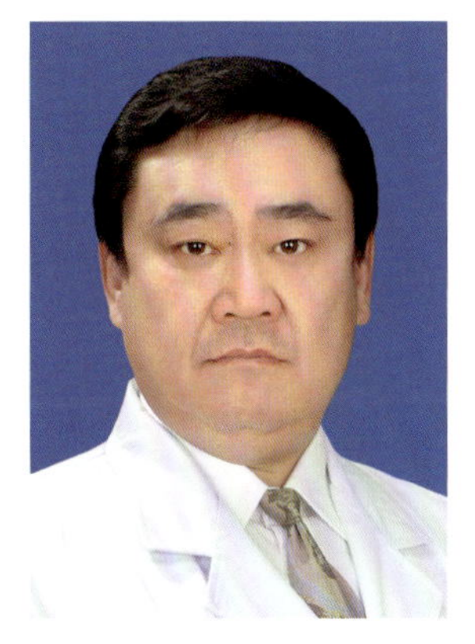

赵　刚　主任医师　吉林大学第一医院

该病例的处理遵循"断血运 - 瘤体减容 - 分离肿瘤边界"的原则，充分解剖侧裂池及交叉池，释放脑脊液，松弛脑组织。合理运用器械，灵活运用超吸、显微剪刀等，锐性分离肿瘤边界，注意对神经血管的保护。硬膜内部分磨除前床突，开放视神经管，更好地处理肿瘤基底。《神经外科围手术期出血防治专家共识(2018)》理解充分，止血方式合理。动脉性出血采用双极电凝止血，创面渗血使用再生氧化纤维素压迫止血，深腔部位的渗血使用可吸收止血流体明胶压迫止血。止血器械与止血材料的合理应用，使术中出血以及术后再出血风险减小，能够提高治疗效果，并改善患者预后，降低医疗成本。

病例 33

左侧颈动脉支架术后再狭窄内膜剥脱 + 左侧椎动脉支架术后闭塞再通术

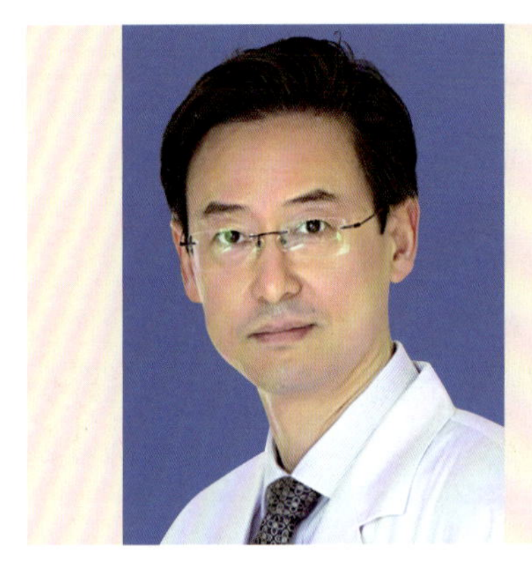

术者：王东海，主任医师
山东大学齐鲁医院

【病例简介】

患者，男，44 岁。

主诉：发作性头晕 8 个月，一过性右侧肢体麻木 3 个月。

现病史：患者于 8 个月前无明显诱因头晕、恶心，可自行缓解，当地医院就诊，脑血管造影示"左侧椎动脉重度狭窄，左侧颈内动脉重度狭窄，右侧椎动脉中度狭窄"，遂行支架植入治疗，症状好转出院。3 个月前无明显诱因出现一过性右侧肢体麻木，复查脑血管造影示"左侧颈内动脉重度狭窄，左侧椎动脉闭塞"。为进一步治疗，来我院就诊，门诊以"脑血管狭窄"收入院。患者自发病以来，饮食睡眠可，二便正常，体重无明显变化。

查体：神志清楚，神经系统查体无明显异常。

实验室检查：血常规正常；肝肾功能正常；凝血功能：活化部分凝血酶原时间 44.7s，其余正常。

既往史：冠心病、冠状动脉支架植入术后 10 个月，糖尿病病史 10 年。既往无口腔及牙龈出血史。

入院诊断：1. 左侧颈内动脉支架植入后再狭窄；2. 左侧椎动脉支架植入后闭塞；3. 右侧椎动脉中度狭窄；4. 冠心病；5. 2 型糖尿病。

【术前检查】

术前血管造影（图 33-1、图 33-2）

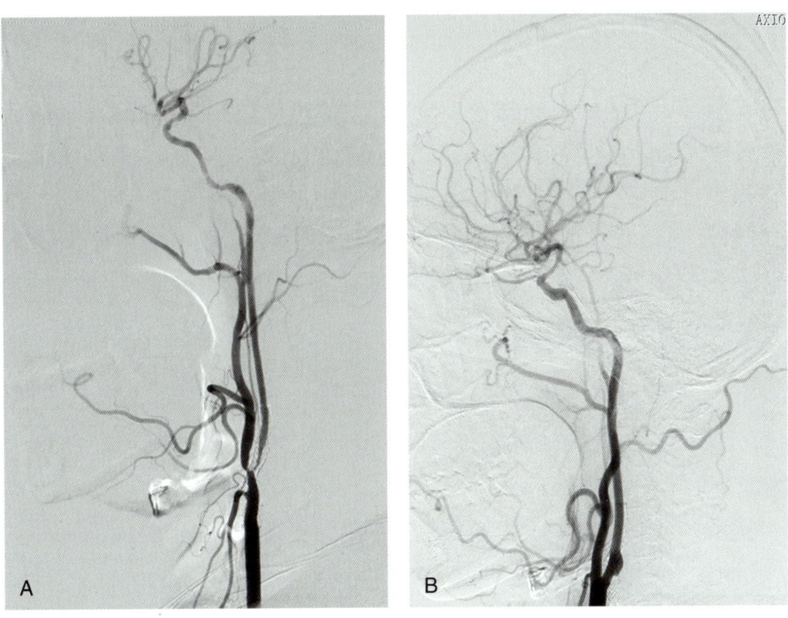

图 33-1　术前颈动脉造影

A. 左侧颈总动脉造影示颈内动脉支架植入后重度狭窄；
B. 右侧颈总动脉造影示颈内动脉起始部中度狭窄。

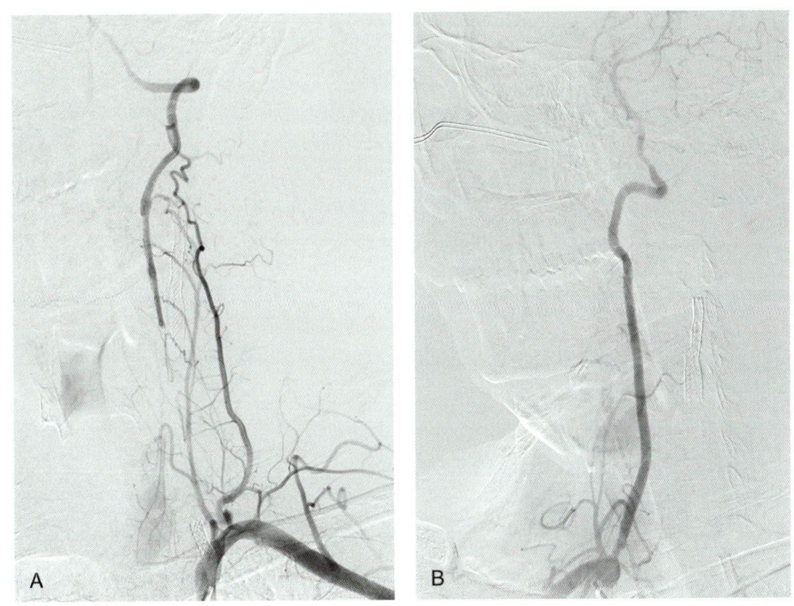

图 33-2　术前锁骨下造影

A. 左侧锁骨下动脉造影示左侧椎动脉支架置入术后闭塞，颈升动脉、颈深动脉肌支向 V2 段以远供血；B. 右侧锁骨下造影示右侧椎动脉起始部中度狭窄。

【手术方案】

左侧颈动脉支架术后再狭窄内膜剥脱 + 左侧椎动脉支架术后闭塞再通术

制定入路依据及策略：

1. 患者因有冠状动脉、左侧颈内动脉及左侧椎动脉支架置入病史，长期口服阿司匹林和氯吡格雷，增加术中止血难度和术后出血风险。应对策略：术前行凝血系列检查（正常），血栓弹力图检测（AA 抑制率 95.8%，ADP 抑制率 43%），明确凝血功能；术中尽量显微镜下操作，利于止血；术区应用流体明胶辅助止血；手术之后进入术后观察室，密切监护；术后第 1 天行 CT 检查，明确术区情况，有无脑过度灌注等现象。

2. 患者有冠心病史，围手术期心脏意外风险增加。应对策略：术前行心电图、心脏彩超等检查，并请心内科、麻醉科会诊，评估手术风险。

3. 患者脑血管多发狭窄（左侧颈内动脉重度狭窄，左侧椎动脉闭塞，右侧椎动脉中度狭窄），同时解除左侧椎动脉闭塞和左侧颈内动脉重度狭窄，围手术期脑缺血及术后过度灌注风险较高。应对策略：围手术期持续口服阿司匹林和氯吡格雷；术前维持血压正常平稳；术中静脉注射 5 000 单位肝素，根据手术操作进度调整血压；术前严格控制血压正常范围，术后 3 天以内控制血压较术前水平下降 10%。

4. 患者有多年糖尿病病史，增加术后刀口不愈合或感染风险。应对策略：围手术期动态监测血糖，药物及饮食联合控制血糖正常范围。

【术前出血风险评估】

1. 患者术前长期口服阿司匹林和氯吡格雷，血栓弹力图检测（AA 抑制率 95.8%，ADP 抑制率 43%），因此增加术中止血难度及术后出血风险。

2. 患者支架后再狭窄，本次取出颈动脉支架过程中较为复杂，存在出血风险。

【手术视频】

病例 33 手术视频　左侧颈动脉支架术后再狭窄内膜剥脱 + 左侧椎动脉支架术后闭塞再通术

【术后检查】

1. 术后颈动脉及锁骨下动脉造影（图 33-3）

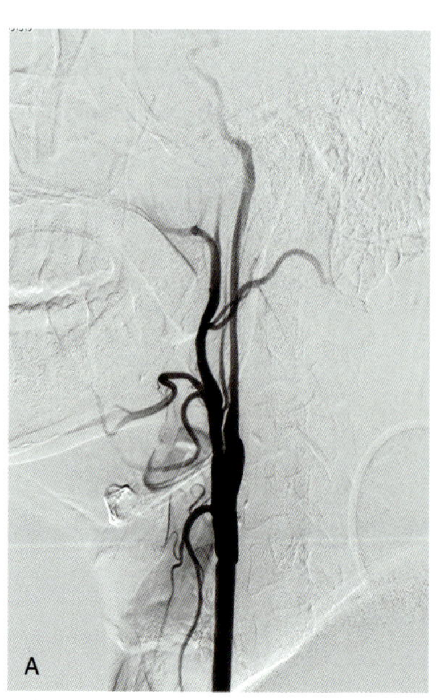

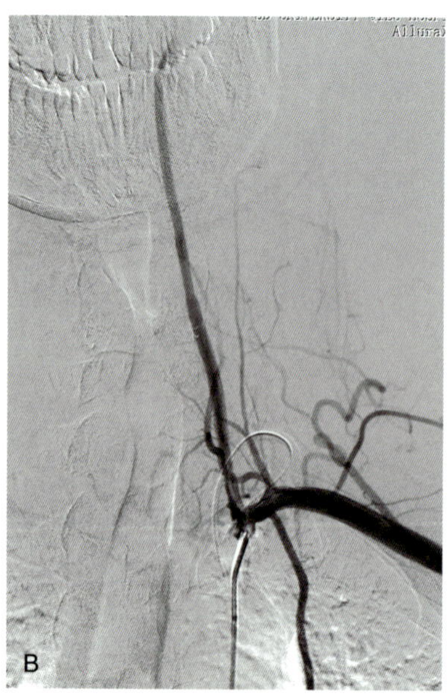

图 33-3　术后颈动脉及锁骨下动脉造影

A. 左侧颈总动脉造影示颈内动脉狭窄解除，远端较细；
B. 左侧锁骨下造影示左侧椎动脉开通，无明显狭窄。

2. 术后第 1 天头颈部 CT(图 33-4)

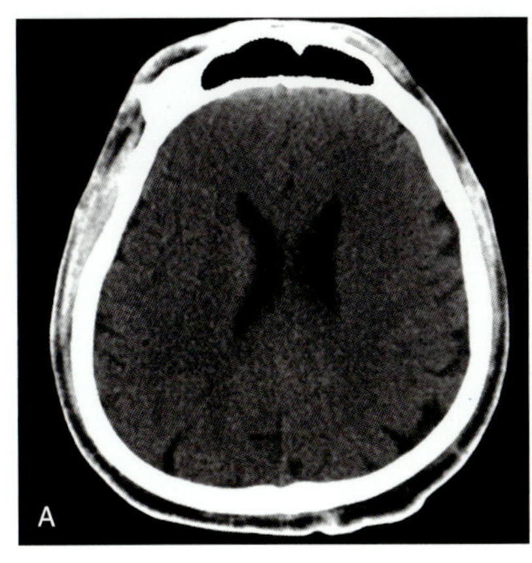
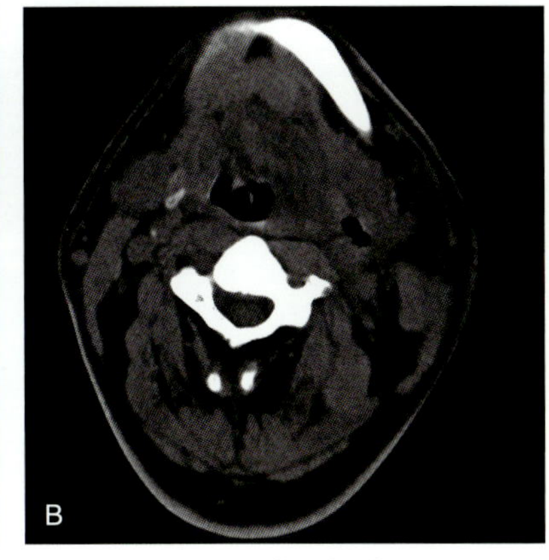
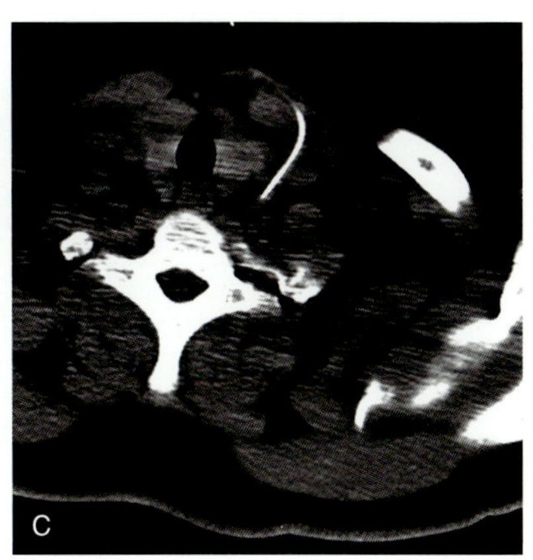

图 33-4　术后颅脑 CT

A. 头颅未见明显过度灌注或缺血;B. 术后颈部 CT 左侧颈动脉剥脱术区未见明显渗血;C. 术后颈部 CT 左侧椎动脉剥脱术区未见明显渗血,可见引流管。

3. 术后 1 周颈部血管 CTA(图 33-5)

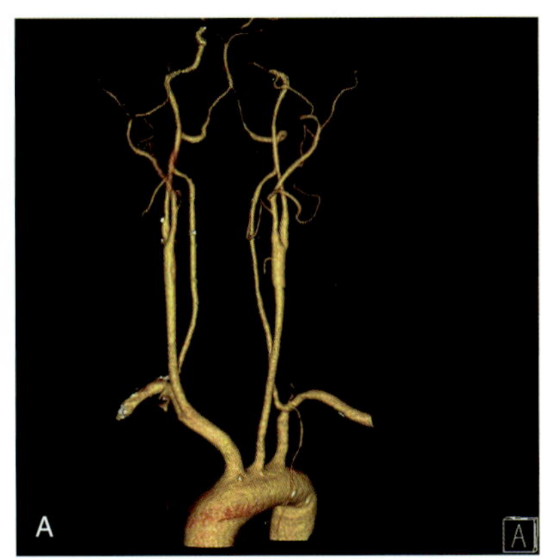
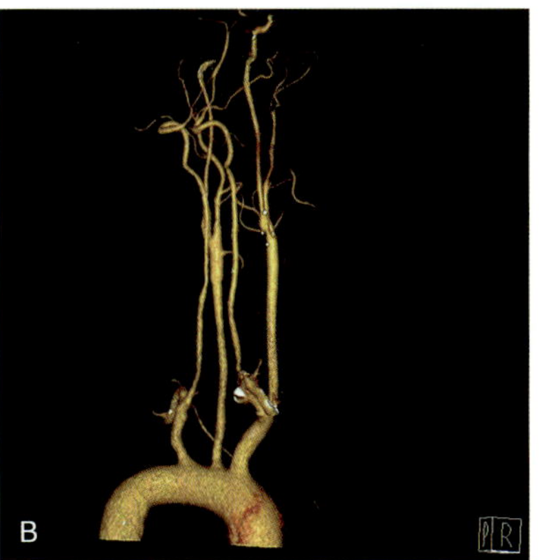

图 33-5　术后 1 周颈部血管 CTA

A. 左侧颈动脉及椎动脉无明显狭窄(前面观);B. 术后 1 周颈部血管 CTA,左侧颈动脉及椎动脉无明显狭窄(右后面观)。

4. 术后病理(图 33-6)

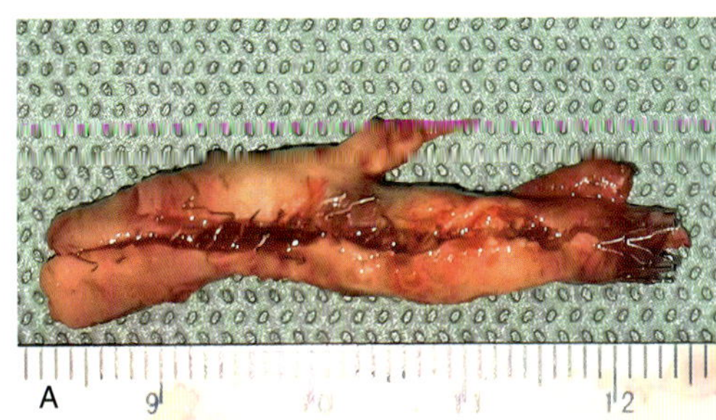
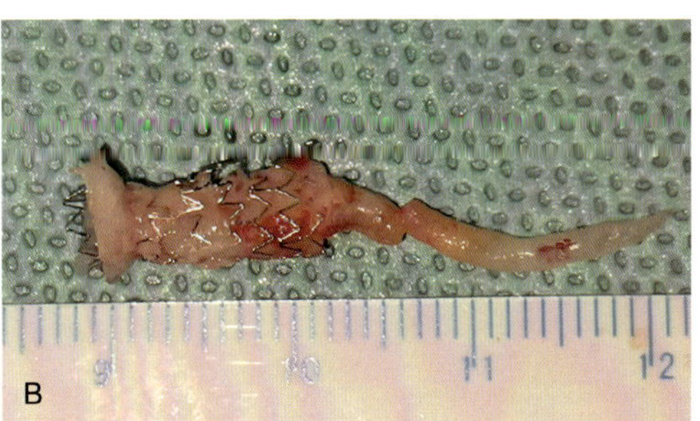

图 33-6　术后颈动脉及椎动脉标本

A. 术后颈动脉内膜及支架;B. 术后椎动脉内膜及支架。

【术后患者恢复情况】

患者一般状况良好,声音略嘶哑,无其他神经功能缺失表现(图 33-7)。

【止血心得】

(一) 术中止血

1. 熟悉解剖结构，巧妙利用组织间隙，可有效减少出血。

2. 增加显微镜下操作时间比例，可发现微小出血灶，以达精准止血。

3. 合理使用单极的电凝和电切功能，根据层次结构及时调整双极电凝功率。

4. 选择型号适中的吸引器，对于皮下或肌肉等组织少量渗血时，可利用干纱布沾拭、按压，一方面可以止血，另一方面也可以明确渗血点，利于精确止血。

5. 动脉缝合完毕，创面涂以流体明胶，然后干纱布适度按压，可以增强止血效果。

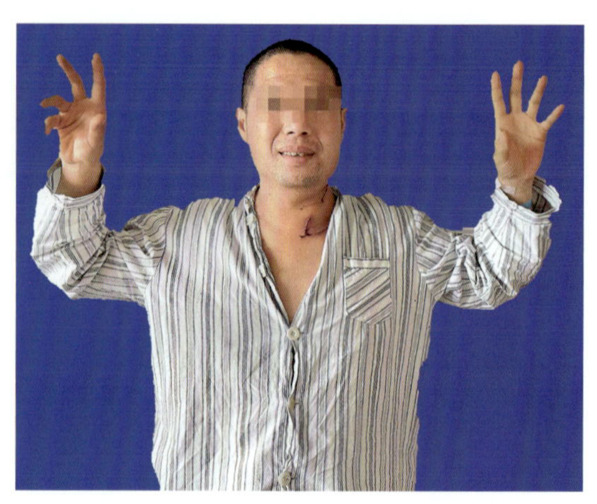

图 33-7 术后恢复情况

术后恢复良好，无明显神经功能缺失。

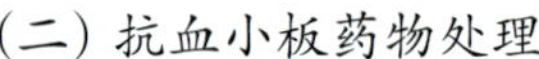

(二) 抗血小板药物处理

1. 入院后行凝血系列和血栓弹力图检查，明确凝血功能。

2. 围手术期继续口服阿司匹林（100mg/d）和氯吡格雷（75mg/d）。

(三) 术后防治

1. 术后入监护室，严密观察生命体征，严控血压平稳。

2. 定时观察术区皮肤有无渗血、青紫或过度肿胀，并询问患者有无憋喘等不适。

3. 预防性应用止吐药物，合理应用止疼药物，保持大小便通畅。

4. 术后第 1 天行 CT 检查，明确术区止血效果。

【专家点评】

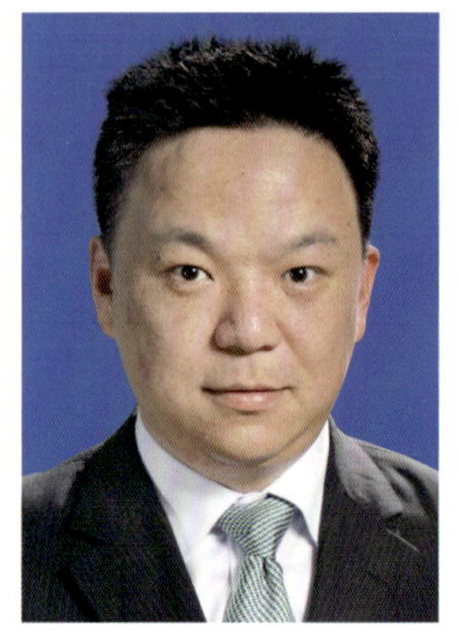

赵元立 主任医师 首都医科大学附属北京天坛医院

本病例是一个比较少见的左侧椎动脉和颈动脉都做了支架置入手术，又都出现了再狭窄和闭塞的病例。主刀医师采取一次手术同时开通近闭塞的椎动脉，并解除颈动脉支架后再狭窄的问题，是一个很成功的复合手术病例，值得借鉴。

手术视频中显示了主刀医师处理颈部血管的高超技巧，解剖层次清晰，术野出血很少，首先处理椎动脉，打开血管后切除包裹了支架增厚的血管内膜，并通过介入导管拉栓的方法开通近闭塞的椎动脉，处理颈动脉支架后再狭窄的过程中，顺利地完整剥离嵌入到内膜的血管支架，清除血管内壁的残余斑块，缝合血管壁，整个手术过程一气呵成，关键步骤显示清晰，可以作为同类手术一个很好的教学示范。

《神经外科围手术期出血防治专家共识(2018)》解读相关知识点：

1. 颈部手术显露过程中注重解剖层次，尽量减少出血，保持术野清晰，渗血处使用速即纱按压止血。

2. 在血管上的手术操作，既要注意阻断血流，保证手术在无血流状态下快速完成，同时又要适当使用肝素等抗凝药物，防止血流停滞以后血栓的形成。

3. 此类手术在围手术期要特别注意管理血压和控制循环，既要避免术后高灌注出血，又要保证足够的血容量，避免出现术后梗死。

病例 34

神经电生理监测下右翼点小骨窗 Dolenc 入路颈内动脉眼动脉段动脉瘤夹闭 + 鞍结节脑膜瘤切除术

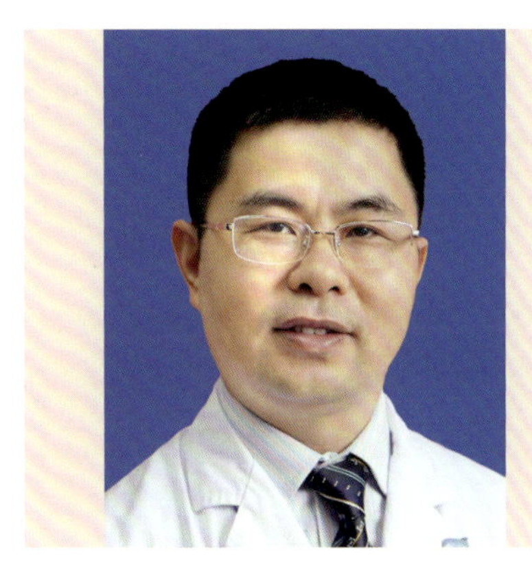

术者：林元相，主任医师
福建医科大学附属第一医院

【病例简介】

患者，女，66 岁。

主诉：发现血压高 10 余年，头痛 10 天。

现病史：患者 10 余年前发现血压高，当地诊断为高血压，长期服用降压药（苯磺酸氨氯地平片），血压控制不佳。3 年前双眼视物模糊，当地颅脑 CTA 检查“右颈内动脉动脉瘤，直径 0.4cm”，患者未予重视及治疗。10 天前出现头痛，行颅脑 CTA 检查“右颈内动脉动脉瘤增大，直径约 1.1cm，发现鞍结节（左前床突）脑膜瘤，大小直径约 1.2cm”。为进一步诊治收入院。

查体：神志清楚，血压 160/90mmHg，双眼视力 0.8，视野初测正常，双侧瞳孔等大等圆，对光反应灵敏，眼球各向活动正常，四肢肌力、肌张力正常，双侧病理征未引出。

实验室检查：血常规，中性粒细胞 8.7×10^9/L，血红蛋白 107g/L，其余正常；肝肾功能：丙氨酸氨基转移酶 69U/L、肌酐 107μmol/L，其余正常；凝血功能正常。

既往史：高血压病 10 余年，长期服用“苯磺酸氨氯地平片、阿司匹林”，2017 年 CTA 检查发现右颈内动脉动脉瘤，既往无口腔及牙龈出血史。

入院诊断：1. 右颈内动脉（眼动脉段）动脉瘤；2. 鞍结节（左前床突）脑膜瘤；3. 高血压病。

【术前检查】

1. 术前头颅 CT 增强扫描(图 34-1)

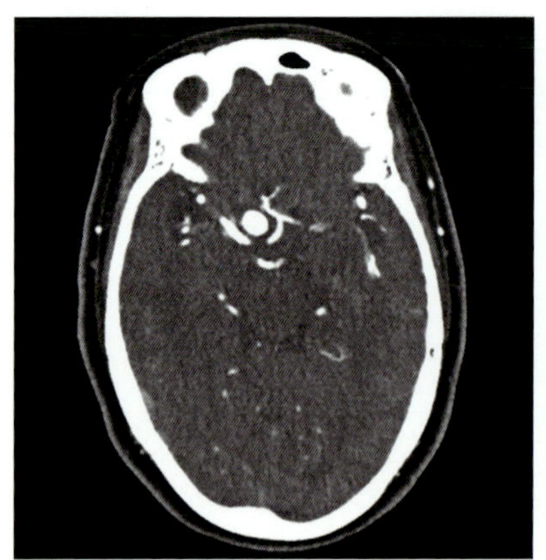
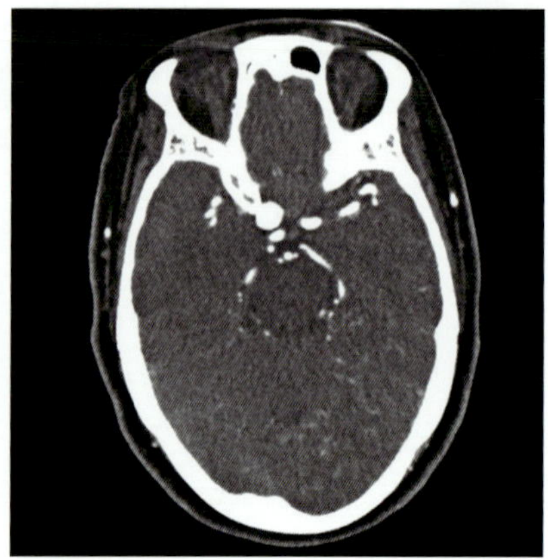

图 34-1　头颅 CT 增强扫描
右颈内动脉眼动脉段动脉瘤，左前床突脑膜瘤。

2. 术前头颅 MRI 平扫及增强(图 34-2)

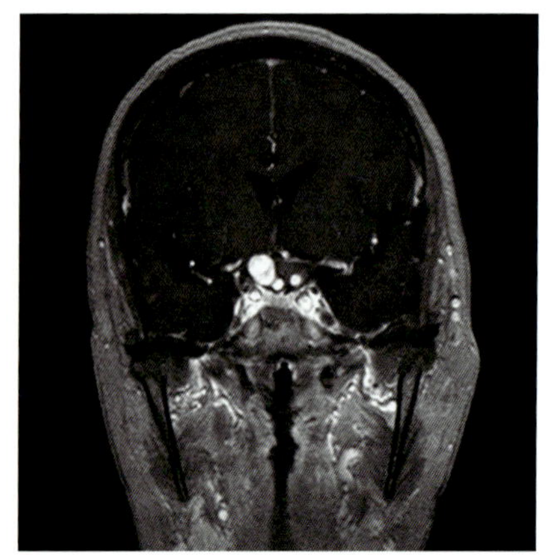

图 34-2　头颅 MRI 平扫及增强
右颈内动脉眼动脉段动脉瘤，左前床突脑膜瘤。

3. 术前颅脑 CTA(图 34-3)

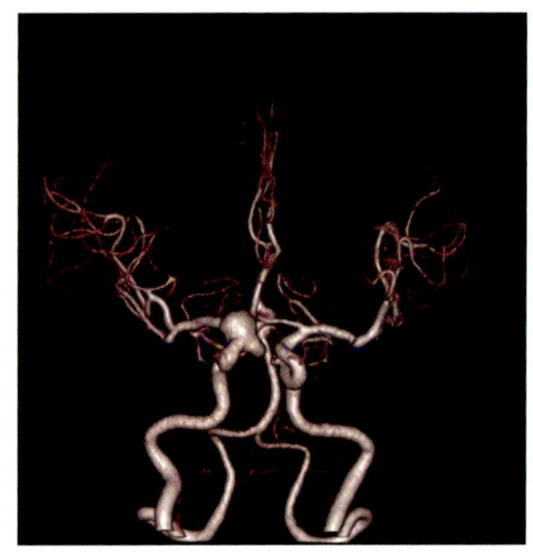
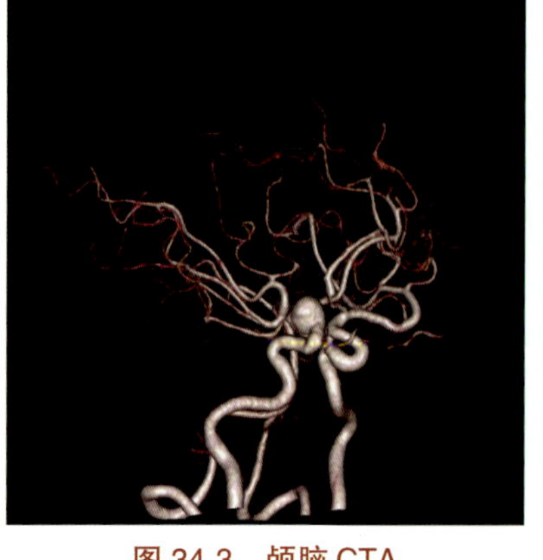
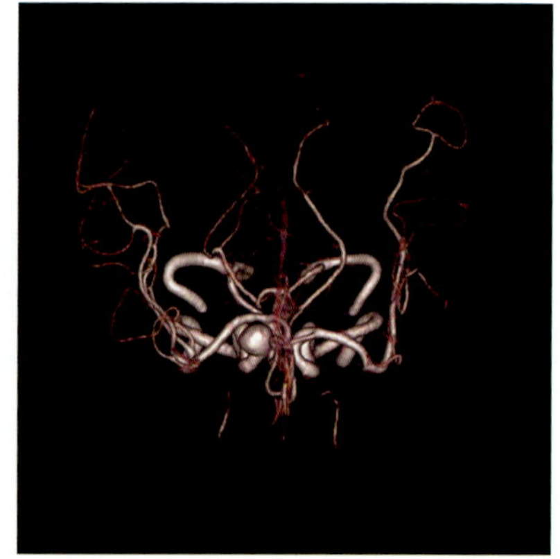

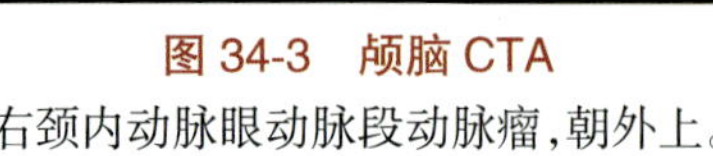

图 34-3　颅脑 CTA
右颈内动脉眼动脉段动脉瘤，朝外上。

【手术方案】

神经电生理监测下右翼点小骨窗 Dolenc 入路颈内动脉眼动脉段动脉瘤夹闭 + 鞍结节脑膜瘤切除术

制定入路依据及策略：

1. 一期翼点小骨窗开颅手术动脉瘤夹闭后，鞍结节（对侧前床突）脑膜瘤切除术。
2. 从硬膜外磨除前床突（Dolenc 入路）。
3. 术中应用神经电生理监测 / 荧光造影，确保动脉瘤完全夹闭。

【术前出血风险评估】

1. 老年患者，长期服用阿司匹林，但凝血功能正常。
2. 夹闭动脉瘤时易导致的动脉瘤破裂，术中需做到缓慢、轻柔。
3. 鞍结节脑膜瘤切除时易出血，可合并应用超声刀（CUSA），减少出血。

【手术视频】

病例 34 手术视频　神经电生理监测下右翼点小骨窗 Dolenc 入路颈内动脉眼动脉段动脉瘤夹闭 + 鞍结节脑膜瘤切除术

【术后影像学资料】

1. 骨窗大小（图 34-4）
2. 术后第 1 天头颅 CT 平扫（图 34-5）

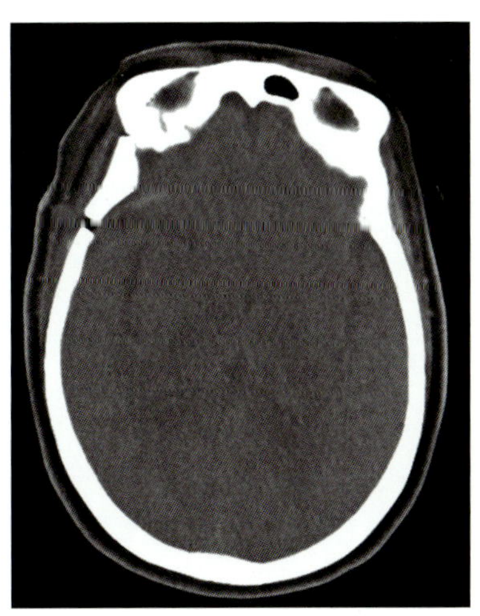

图 34-4　术后颅脑 CT

骨窗大小约 3cm。

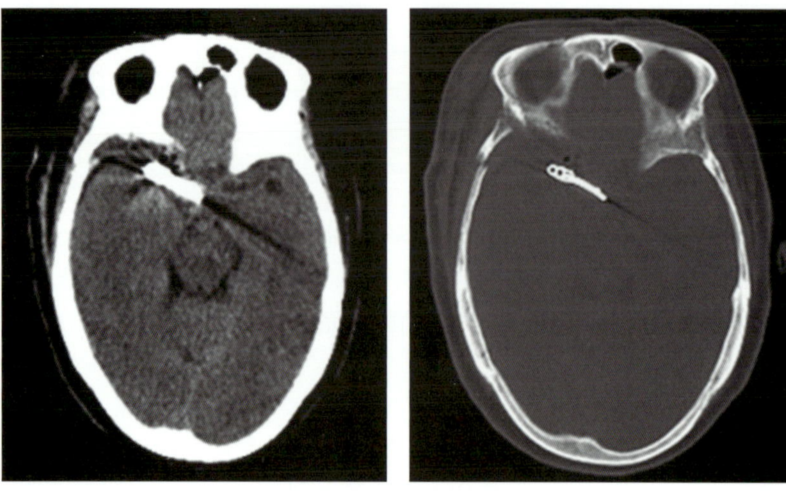

图 34-5　术后第 1 天头颅 CT

示术腔无出血，可见动脉瘤夹。

3. 术后 3 天头颅 MRI（图 34-6）

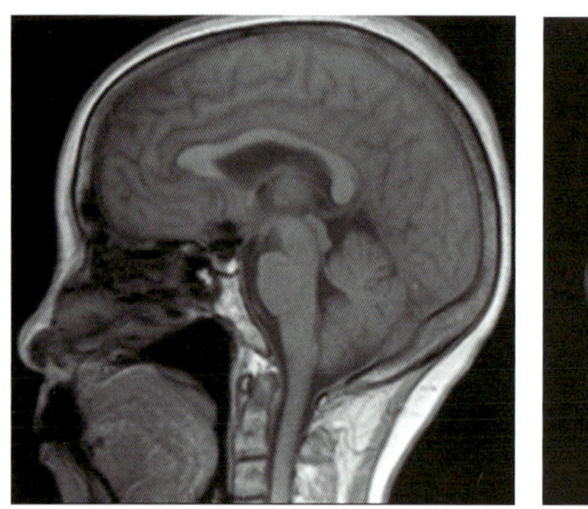

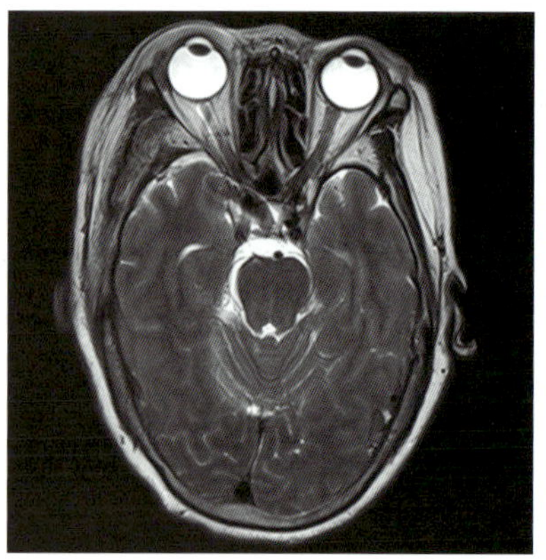

图 34-6　术后 3 天头颅 MRI

肿瘤完全切除。

4. 术后 3 个月颅脑 CTA（图 34-7）

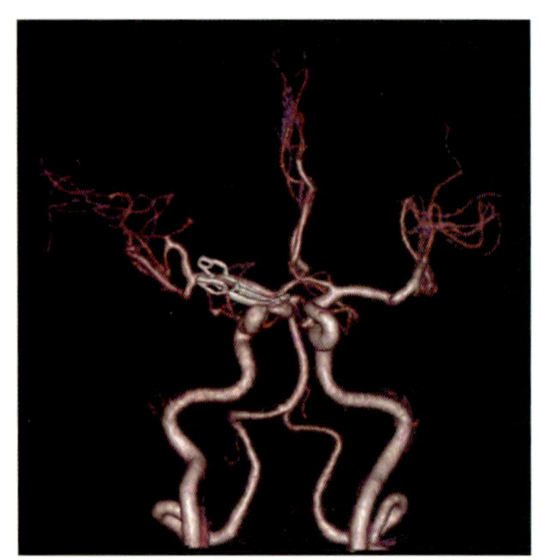

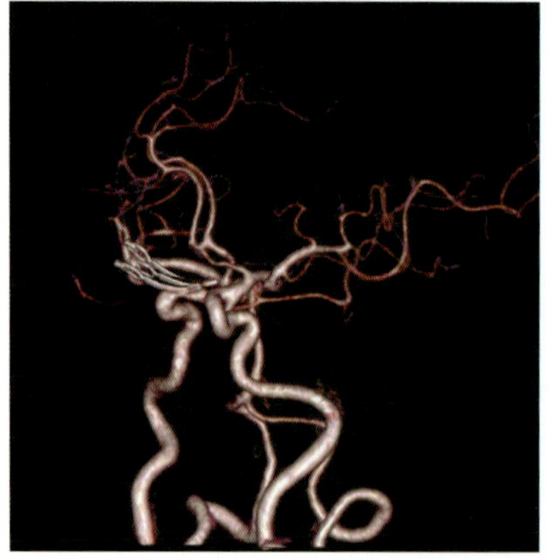

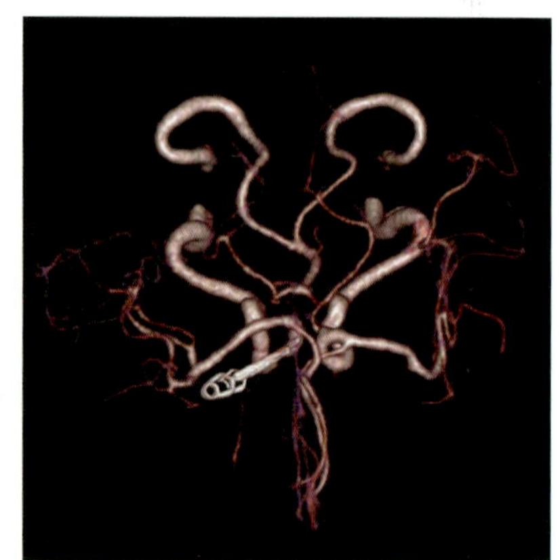

图 34-7　术后 3 个月颅脑 CTA

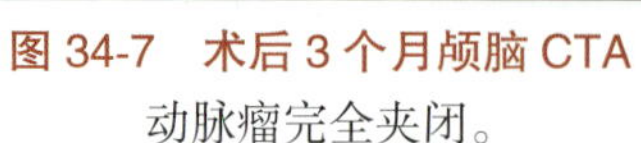

动脉瘤完全夹闭。

5. 术后 3 个月头颅 MRI（图 34-8）

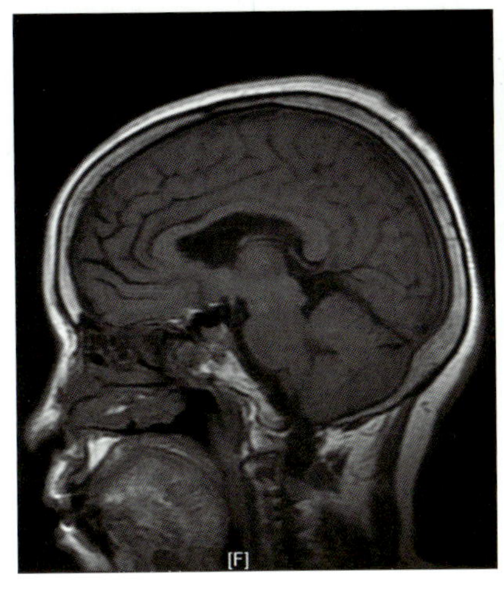

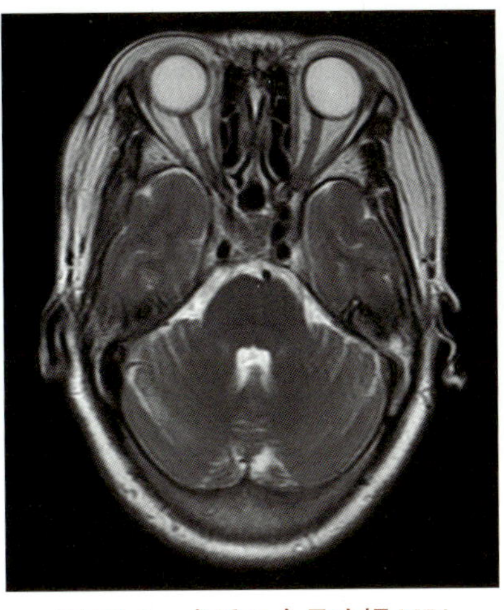
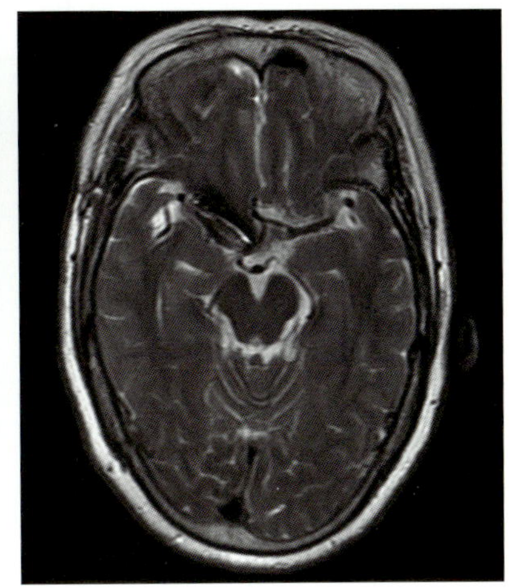

图 34-8　术后 3 个月头颅 MRI
肿瘤已完全切除，无复发。

6. 术后病理（图 34-9）

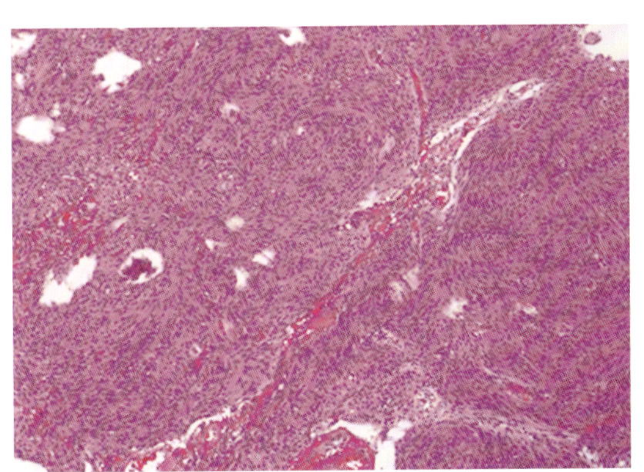

图 34-9　术后肿瘤组织病理切片提示前床突脑膜瘤

【术后患者恢复情况】

患者神志清楚，视力同术前，言语流利，肢体活动正常，无发热、头晕头痛等不适，生活正常。

【止血心得总结】

1. 尽管该患者为鞍结节脑膜瘤合并动脉瘤两个不同病变，但是仍采取小骨窗开颅，符合 ERAS 微创原则。

2. 该患者为皮内缝合，术后 5 天无需拆线即出院，符合快速康复理念。

3. 该患者因长期服用阿司匹林，若能耐受，建议停用 5~10 天，待凝血功能正常后进行手术干预。

4. 为了避免夹闭时动脉瘤的破裂（该患者未做 / 无法做近端临时阻断），永久夹闭动脉瘤时需做到缓慢、轻柔，以逐渐降低动脉瘤瘤内张力。

5. 对于鞍结节脑膜瘤先双极电凝处理，切除肿瘤附着点，减少肿瘤分块切除时的出血。可合并应用 CUSA，减少出血。

6. 为了更好地暴露眼动脉段动脉瘤的瘤蒂，我们采取硬膜外磨除前床突入路的方法。

7. 磨除蝶骨嵴、前床突时采取热磨法，减少出血。若仍有渗血，可采用骨蜡。

8. 涉及海绵窦的出血可以应用明胶海绵和 / 或流体明胶。
9. 对于瘤腔，尤其是脑挫裂伤的创面要用速即纱进行止血。
10. 磨除的蝶骨嵴和前床突周围使用脑膜补片或生物蛋白胶进行修补，预防脑脊液漏。
11. 术后 24 小时复查头颅 CT 术腔无出血，24 小时后即可恢复服用阿司匹林。

【专家点评】

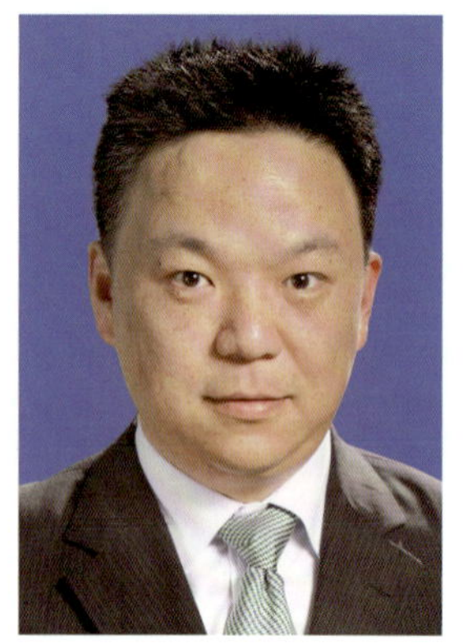

赵元立　主任医师　首都医科大学附属北京天坛医院

手术视频显示了主刀医师娴熟的操作技巧，包括颅底手术入路的选择，手术中海绵窦出血的止血，动脉瘤夹闭过程中如何降低瘤体的张力，不同类型瘤夹的选择和调整，以及切除脑膜瘤过程中对肿瘤基底的充分离断。整个手术视频完整、清晰度高、剪辑流畅、同时配合术中对重要解剖结构加以注释，易于理解。

《神经外科围手术期出血防治专家共识(2018)》解读相关知识点如下：

1. 术前服用阿司匹林的情况下，择期手术建议停用阿司匹林 1 周左右，检测凝血功能各项指标正常后，再安排手术。
2. 动脉瘤手术中对于出血的控制，强调载瘤动脉和动脉瘤的充分显露。
3. 海绵窦的止血技巧　果断使用速即纱，流体明胶等高效止血材料。
4. 脑膜瘤切除过程中需要注意的点　重点注意肿瘤基底的离断。
5. 术后注意管理患者血压。

病例 35

经左额入路大脑镰旁脑膜瘤切除术

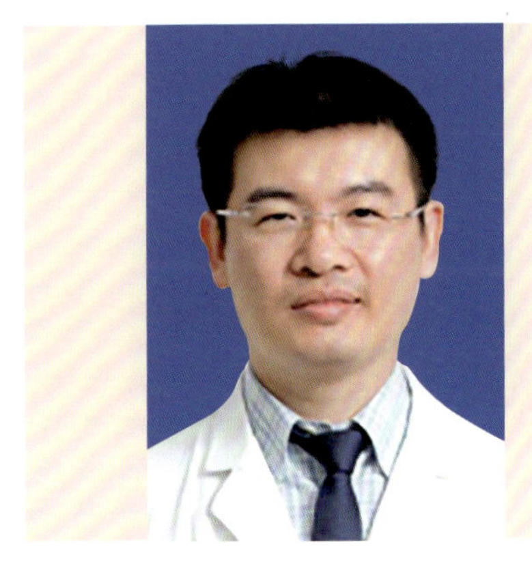

术者：陈晓霖，副主任医师
首都医科大学附属北京天坛医院

【病例简介】

患者，男，74 岁。

主诉：走路迟缓 2 年，加重并累及双上肢半年余。

现病史：患者两年前无明显诱因情况下出现走路迟缓，未予重视及治疗。近半年来走路迟缓症状明显加重，并逐渐累及双上肢。患者于我院就诊行头颅 MRI 提示"左额镰旁脑膜瘤，伴瘤周水肿明显"，收入院进一步治疗。

查体：生命体征平稳，神志清楚，部分运动性失语，四肢活动好。

实验室检查：血常规、电解质、凝血功能无明显异常。

既往史：糖尿病病史多年，口服药物控制好。否认高血压病史、外伤手术史，既往无口腔及牙龈出血史，未服用抗血小板及抗凝药物。

入院诊断：颅内占位性病变，左额镰旁脑膜瘤。

【术前检查】

术前头颅 MRI（图 35-1）

【手术方案】

经左额入路大脑镰旁脑膜瘤切除术

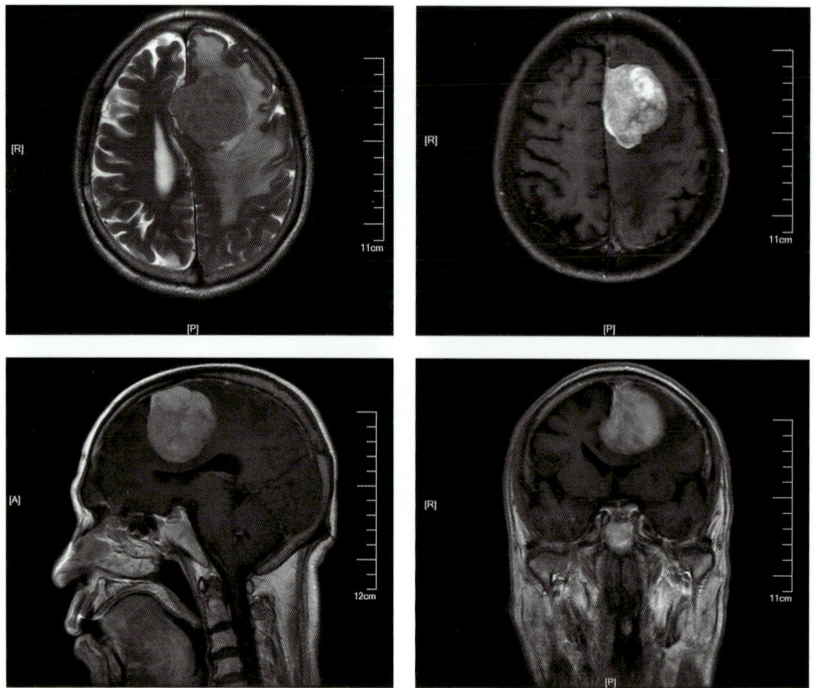

图 35-1 头颅 MRI

肿瘤位于左额，瘤周水肿明显，通过大脑镰下向右侧侵犯压迫脑干移位。

【术前出血风险评估】

1. 肿瘤较大，瘤周水肿明显，分离时易损伤周围组织，导致出血。
2. 肿瘤通过大脑镰下向右侧侵犯压迫脑干，术中操作具有较大出血风险。

【手术视频】

病例 35 手术视频 经左额入路大脑镰旁脑膜瘤切除术

【术后检查】

1. 术后头颅 CT（图 35-2）
2. 术后头颅 MRI（图 35-3）
3. 术后病理（图 35-4）

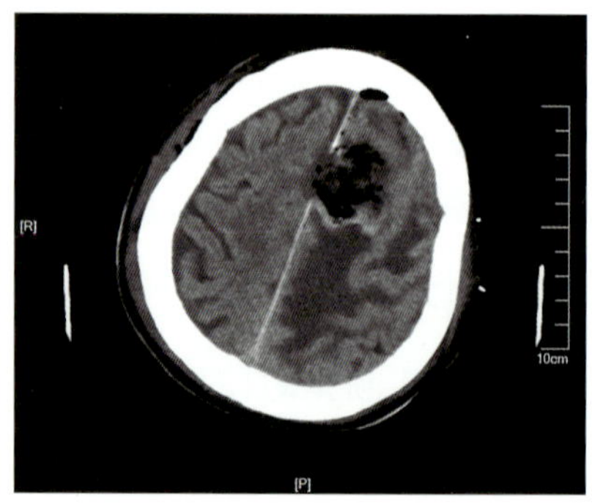

图 35-2 术后头颅 CT

肿瘤全切，术野干净无出血。

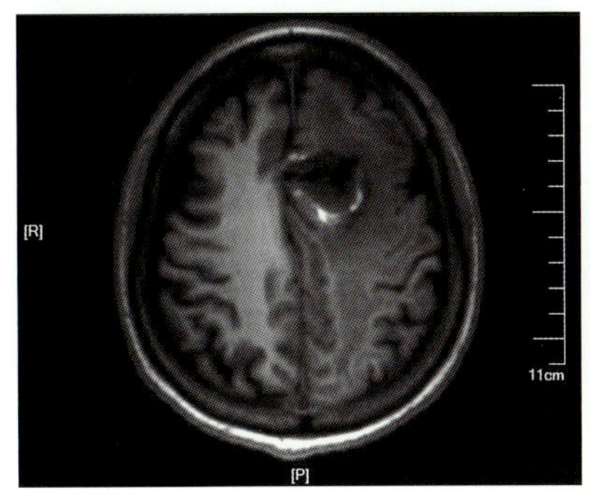
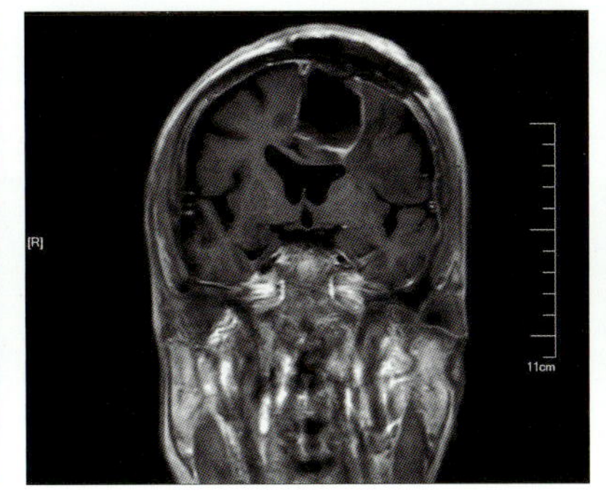
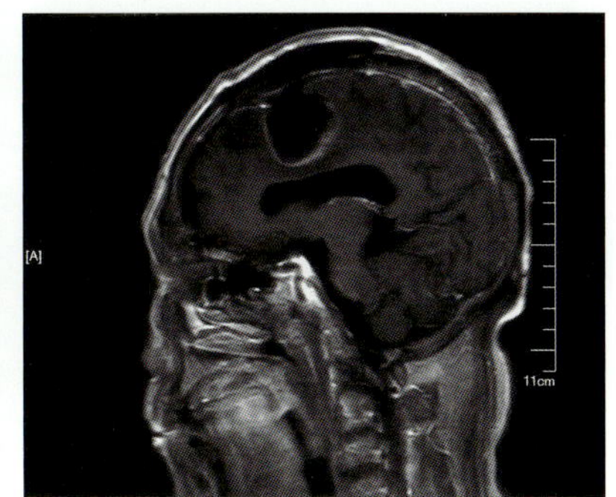

图 35-3　术后头颅 MRI

肿瘤全切，水肿未见明显加重，止血彻底。

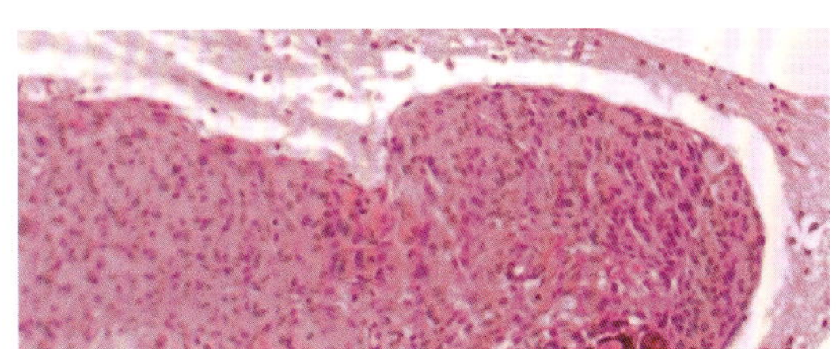

图 35-4　术后肿瘤组织病理切片提示混合型脑膜瘤（过渡型脑膜瘤）

【术后患者恢复情况】

患者神志清楚、语言流利、肢体活动正常，无发热、头晕头痛等不适。

【止血心得】

1. 对于水肿明显病变，尽量减少对水肿脑组织的骚扰。

2. 瘤体明胶局部充填术腔，约 1~2 分钟后冲洗干净以明确止血效果，可发现流体明胶在小出血点形成气栓，起到止血效果。

3. 应用速即纱进一步止血。

4. 创面渗血　手术创面脑组织出血是常见情况，常规手术创面组织自身具有良好的止血能力，只需对明显的小动脉出血进行电凝和对静脉性出血进行必要的压迫即可控制出血，而不建议对所有小出血点进行大面积的电凝止血。创面敷以再生氧化纤维素、流体明胶、纤维蛋白黏合剂等止血材料可减少术后渗血的风险。

【专家点评】

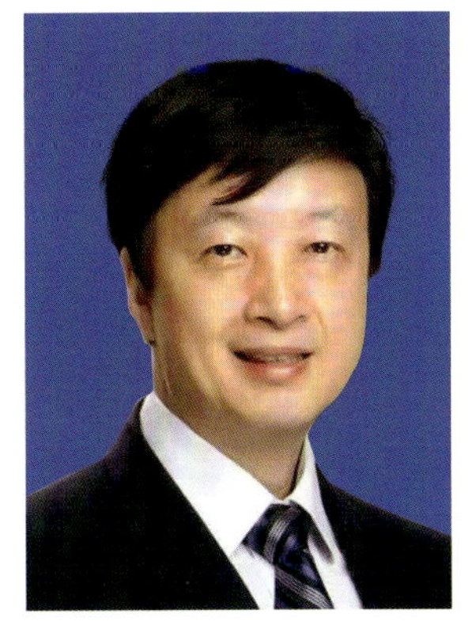

刘宏毅　主任医师　南京医科大学附属脑科医院

大脑镰是脑膜瘤的好发部位之一。因肿瘤位于大脑半球内侧面和大脑镰之间，操作空间狭小，且表面有桥静脉阻挡，如术中操作不当易引起静脉和大脑皮质的损伤。当肿瘤位于中 1/3 区时，这种风险发生的概率更大。该病例肿瘤位于前中 1/3 交界处，体积较大，占位效应及瘤周水肿明显，瘤周皮质有静脉环绕，这些特点均增加了血管和瘤脑界面保护的难度。手术视频显示术者手术操作轻柔，切除肿瘤的策略正确，对周围水肿的脑组织骚扰较轻，术后复查的影像显示肿瘤切除完全，水肿区域无明显增大。术者对于瘤脑界面的保护策略、止血技巧、流体明胶等止血材料的使用合理。体现了术者扎实的显微操作技术和止血能力。

病例 36

神经内镜下小骨窗脑出血清除术

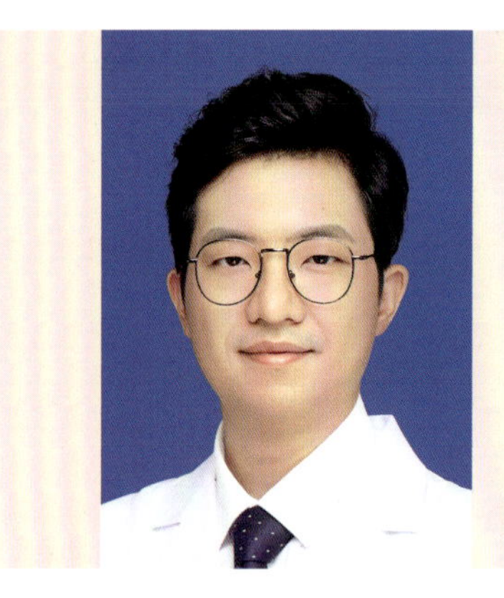

术者：成睿，主治医师
山西省人民医院

【病例简介】

患者，男，61 岁。

主诉：意识障碍 7 小时。

现病史：患者 7 小时前突发意识障碍摔倒，神志不清，呼之略有回应，发现时患者身边可见呕吐物为胃内容物，伴右侧肢体无力，伴大小便失禁，不伴眼震、抽搐，不伴发热、咳嗽、咳痰，前往繁峙县人民医院就诊，行头颅 CT 提示“左侧基底节区脑出血”。收入院进一步治疗。

查体：昏睡，言语含糊，查体不配合，格拉斯哥昏迷指数评分 8 分，双侧瞳孔等大等圆，直径 2.5mm，对光反射灵敏，右侧肌力 0 级，肌张力不高，右侧巴宾斯基征阳性。

实验室检查：血常规，中性粒细胞 13.4×10^9/L，血红蛋白 101g/L，其余正常；肝肾功能：丙氨酸氨基转移酶 74U/L、肌酐 107μmol/L，其余正常；凝血功能正常。

既往史：高血压病史，血压控制程度不详，长期服用阿司匹林 100mg/d。既往无口腔及牙龈出血史，未服用抗血小板及抗凝药物。

入院诊断：1. 左侧基底节区脑出血；2. 高血压病。

【术前检查】

1. 术前头颅 CT（图 36-1）
2. 术前人工智能影像诊断（图 36-2）

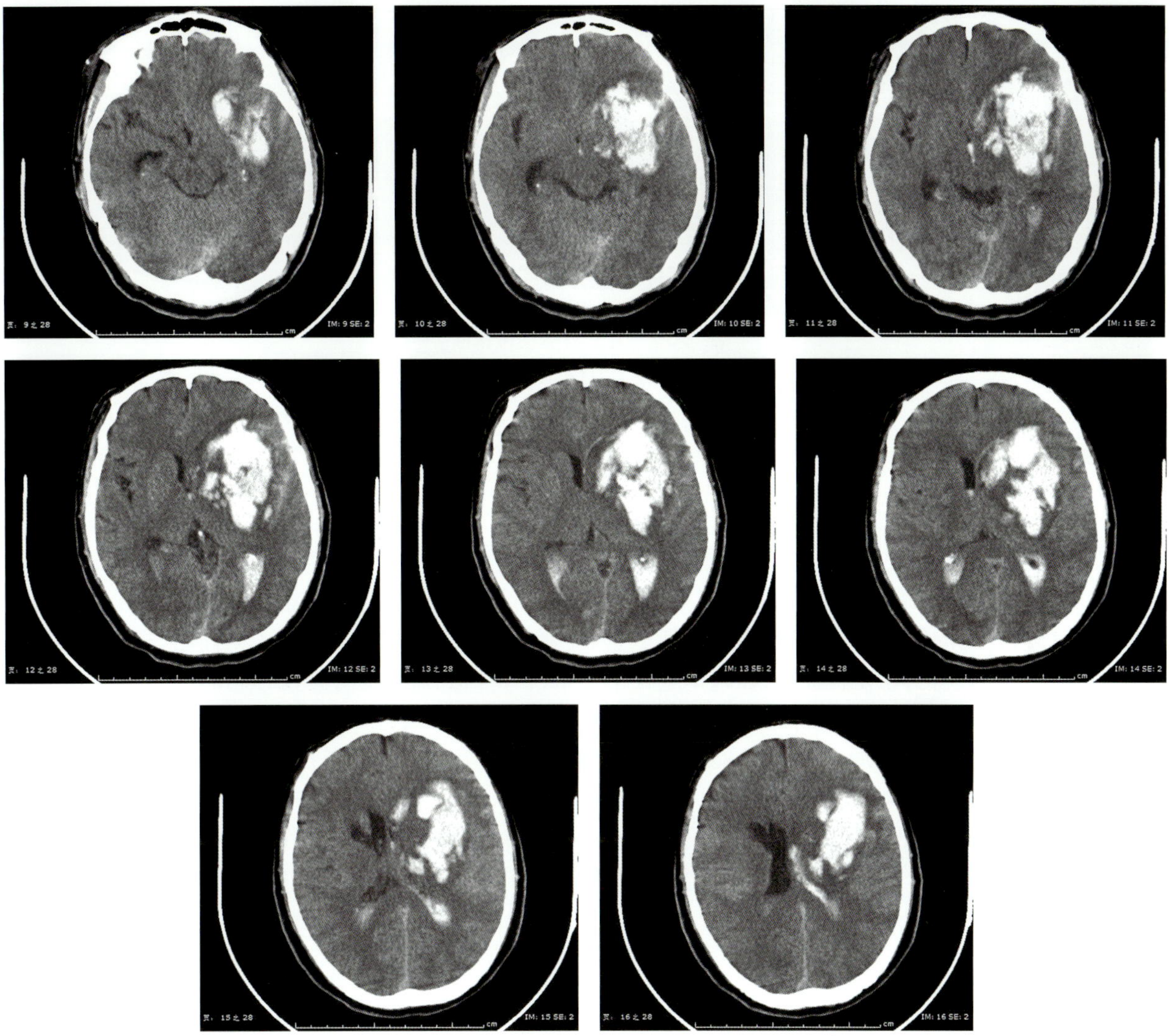

图 36-1　头颅 CT

血肿压迫中线移位。

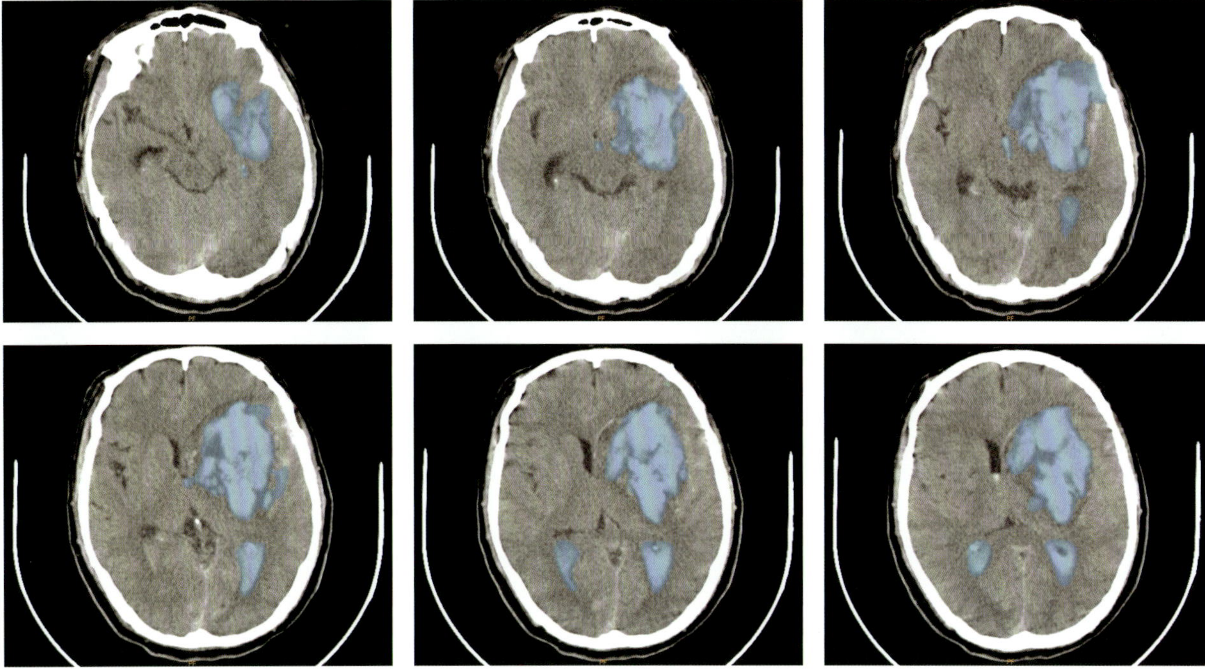

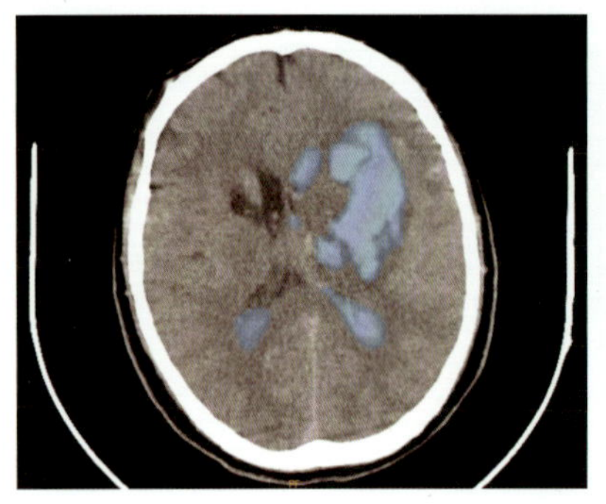
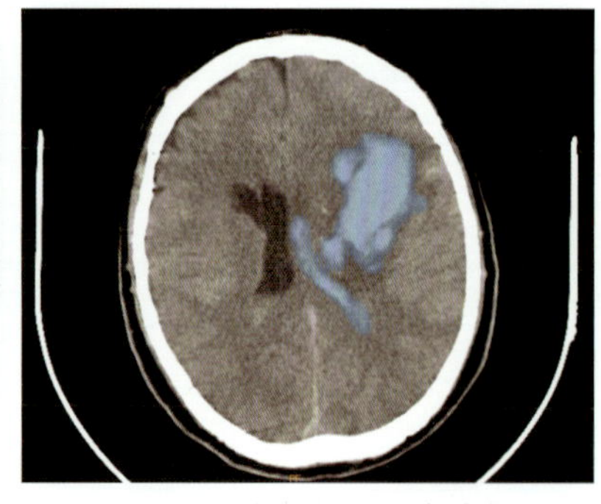
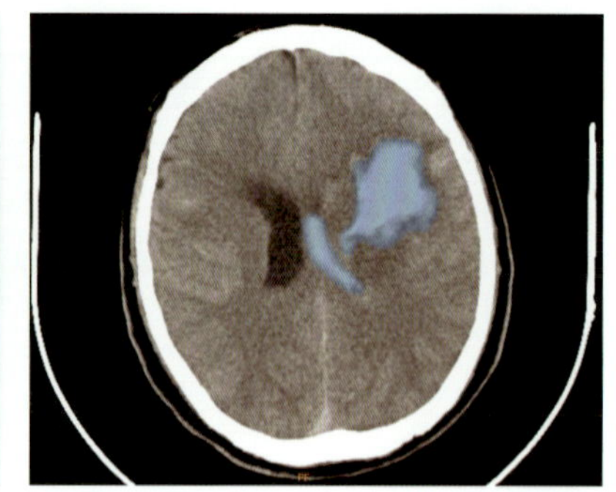

图 36-2 人工智能影像诊断

血肿较大，且范围较大。

【手术方案】

神经内镜下小骨窗脑出血清除术

制定入路依据及策略：

1. 选择入路的原则是路径最短、避开功能区、纵向避开传导束。可通过术前 CT 标记、3Dslicer 重建、术中导航、立体定向等方法定位血肿，在这个过程中要重视外耳道、冠状缝等骨性标志的作用。

2. 患者体位　取仰卧位，头右偏 45°~60°。

3. 开颅与通道使用　取直切口 6~8cm，小骨窗 2.5~3cm，切开硬膜并牵开，软脑膜电凝切开，湿润通道，于脑沟插入通道至血肿表面。

4. 血肿清除与止血　先清除深部血肿，然后向外活动通道，逐次清除外周血肿。操作中注意精细操作，轻吸引，弱电凝，轻牵拉，对于动脉出血、静脉出血及创面渗血要采取不同的止血方法，注意血肿腔及穿刺通道止血。

【术前出血风险评估】

1. 患者长期服用抗血小板药物，虽然凝血功能正常，但同样影响术中止血，应预防性使用去氨加压素和 / 或输注血小板。

2. 血肿范围较大，流入脑室，压迫中线移位。

【手术视频】

病例 36 手术视频　神经内镜下小骨窗脑出血清除术

【术后检查】

1. 术后第 1 天头颅 CT（图 36-3）

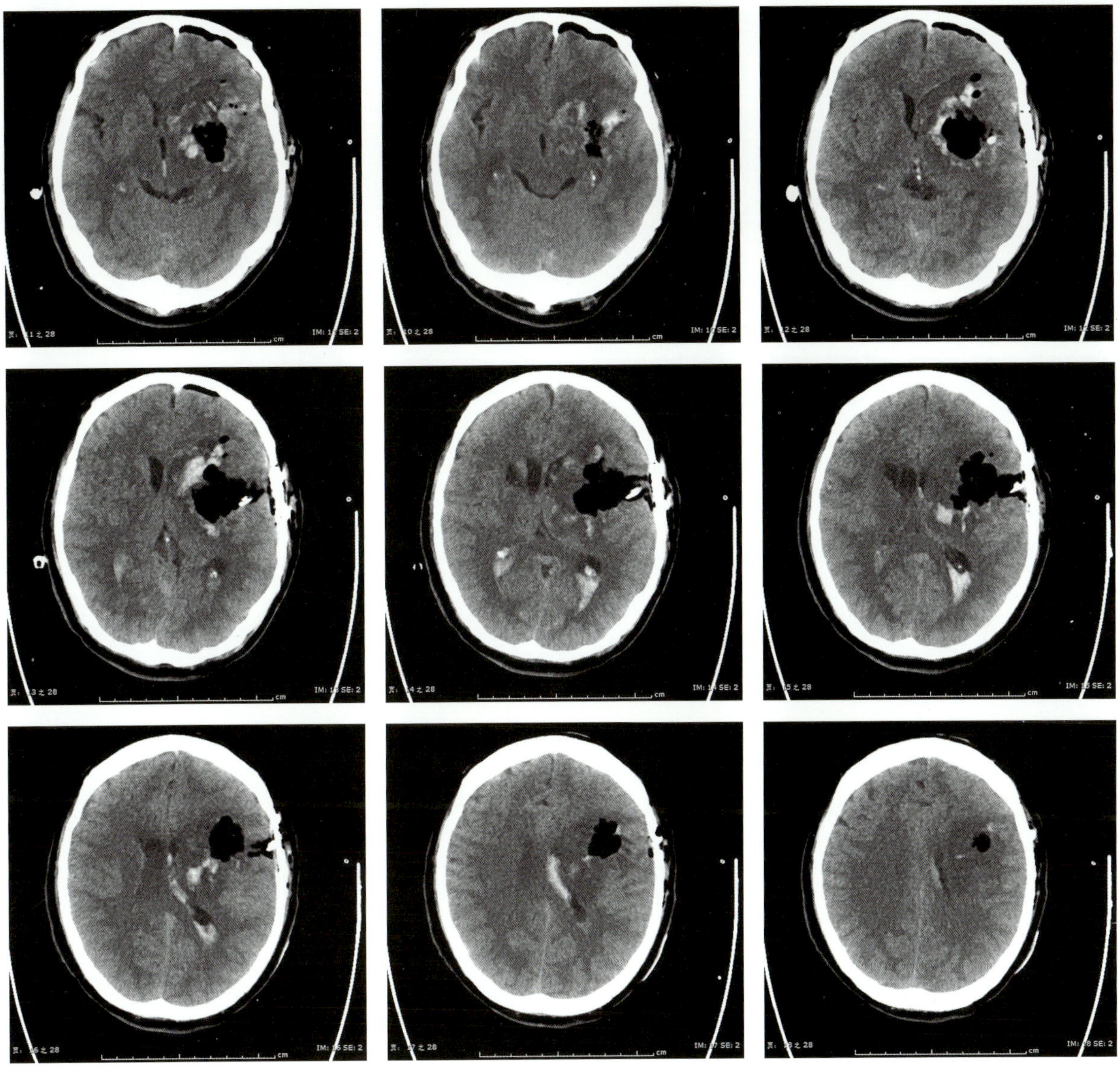

图 36-3　术后头颅 CT

血肿清除理想，脑组织无牵拉挫伤。

2. 术后第 7 天头颅 CT（图 36-4）

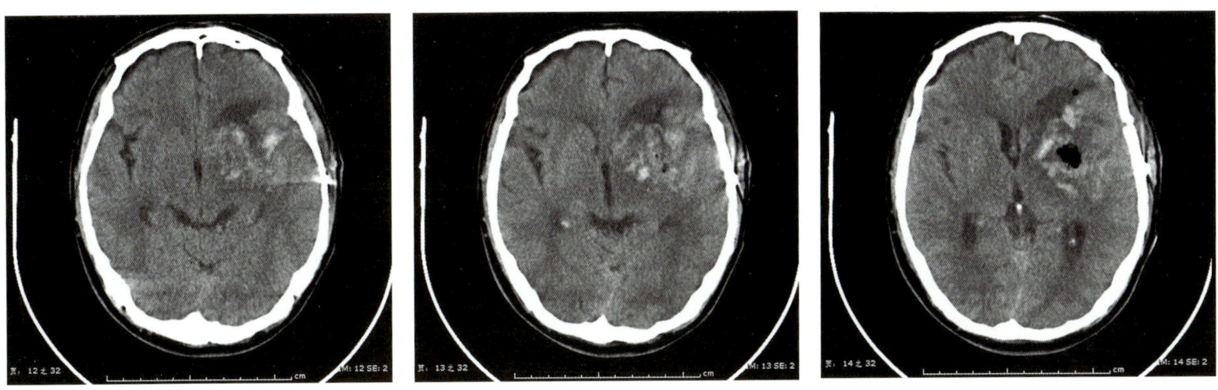

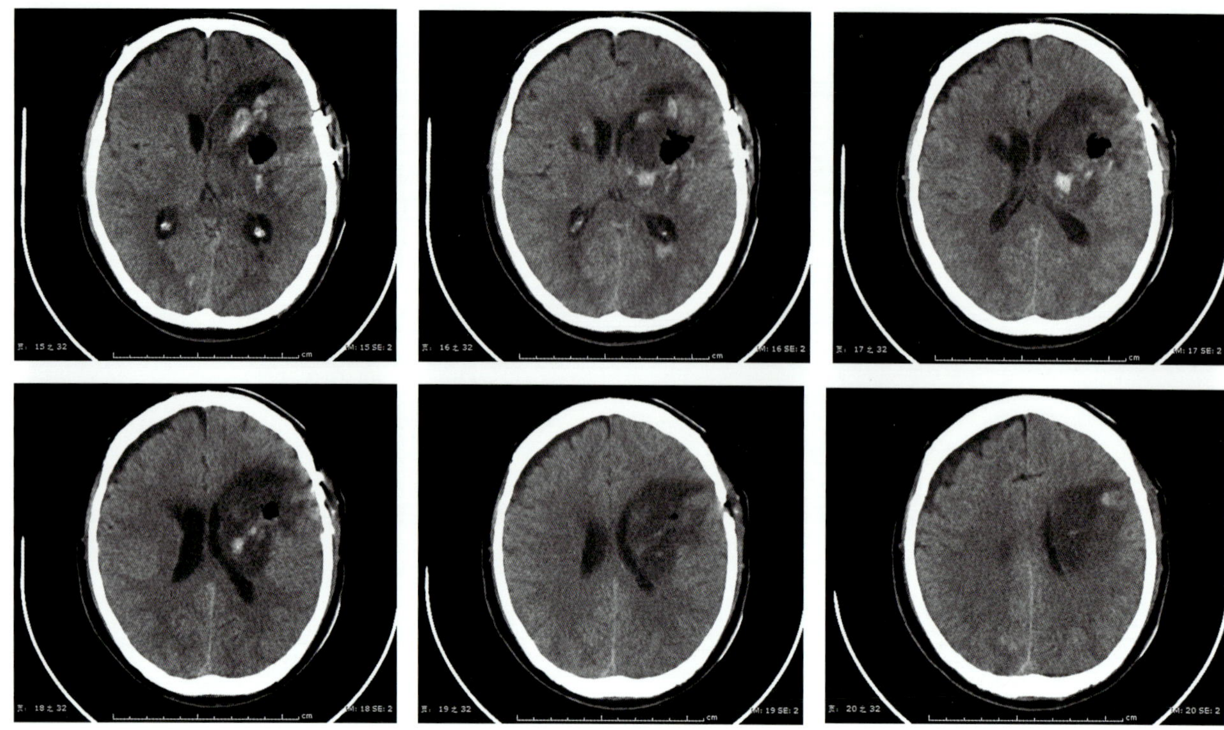

图 36-4 术后第 7 天头颅 CT
血肿清除彻底，较前好转。

【术后患者恢复情况】

患者神志清楚，无明显并发症，右侧肢体仍不能活动，转康复医院进一步康复治疗。

【止血心得】

（一）术前系统评估、预防为主

1. 根据脑出血出血量、周围脑组织及中线结构受压情况、血肿形态（靶心征、李琦岛征提示血肿可能增加）、人工智能等手段，预测病情进展情况及手术必要性，如需手术当机立断。

2. 术前长期使用阿司匹林，常规凝血检查往往不能为凝血功能异常提供参考，更可靠的指标应为血栓弹力图 AA 抑制率以及针对阿司匹林基因敏感性的基因检测，但这些检查受设备和时间的限制，不能完全依赖。对于考虑阿司匹林可能影响手术的，应预防性使用去氨加压素和 / 或输注血小板。

（二）术中彻底有效止血

1. 高血压脑出血首要出血原因为豆纹动脉及分支出血，由于出血动脉管径小，大部分就诊时已自行止血（血块阻塞、血管壁痉挛等），手术不追求过度清除血肿、找到出血点，血肿底部残余部分血肿有利于避免出现术中止血困难和预防术后出血。

2. 如果术中明确看到动脉性出血必须严格止血，使用适当型号的吸引器，充分吸除出血保持术野清晰，同时避免负压吸破动脉壁；可使用带吸引功能的专用单极或双极电灼血管止血。

3. 术野静脉渗血常因血肿挤压、脑水肿、牵拉脑组织不当，使用圆柱形脑牵开器能避免单方向牵拉所致脑挫裂伤，静脉性渗血使用流体明胶、明胶海绵、纤丝速即纱等压迫止血即可。

（三）术后严密观察、及时处理

1. 预防缺氧、高碳酸血症、控制血压，预防脑水肿。

2. ERAS 理念　镇痛、预防癫痫、早期拔除各种引流管、床旁康复治疗。

【专家点评】

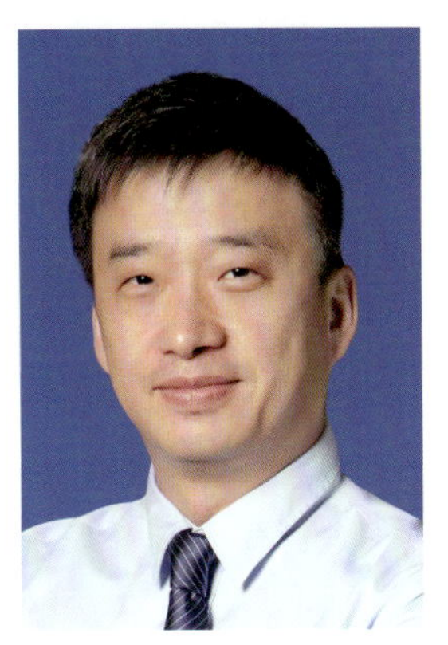

康　军　主任医师　首都医科大学附属北京同仁医院

高血压脑出血的治疗可分为内科保守治疗和外科手术治疗。外科治疗中手术方式的选择需要综合患者的一般情况、出血部位、出血量以及医师的技术设备情况而定。常用的手术方式有开颅清除血肿术、定向穿刺抽吸血肿引流术、脑室穿刺血肿引流术等。

本病例为高血压引起左侧基底节区脑出血破入脑室。术者在术前制定了详细的手术计划，采用术前 CT 标记、3Dslicer 重建、术中导航、立体定向等辅助对血肿进行精确定位，从而确定手术入路和方向，避开了重要功能区、纤维束、重要血管，对脑功能的影响降到最低。其手术体位摆放及通道设计合理；采用套筒自血肿远端边退出边清除血肿的技术，血肿清除彻底；操作精细，术中采用不同的止血方法合理止血，术者充分利用内镜下脑出血清除血肿微创、直视的优势，手术切口小，对脑组织的牵拉损伤小，最大限度保护周围正常的脑组织；充分利用吸引器和双极电凝的配合，止血彻底、有效，血肿清除彻底。术后患者神志清楚，无明显并发症，于康复机构进一步康复治疗。脑出血手术已在向小创伤、优疗效、少并发症的方向发展，选择一种合适的治疗方案对患者的恢复有重要意义。本例病例采用神经内镜下小骨窗清除血肿，手术方案设计合理，术前准备充分，术中操作轻柔，血肿清除彻底，预后良好，显示出术者精湛的神经内镜操作水平。神经内镜下血肿清除术因其相对微创、视野清晰、手术操作时间短、易于开展等特点，近几年尤其在基层医院得到了比较广泛的推广，但是目前仍缺乏其治疗高血压脑出血的大宗病例报告以及相对于其他外科治疗方法的随机对照研究。

病例 37

右侧翼点入路后交通动脉动脉瘤介入栓塞术后弹簧圈取出 + 动脉瘤夹闭术

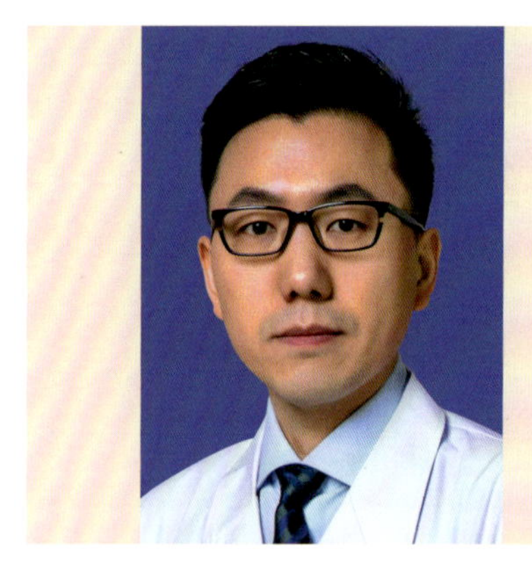

术者：郭庚，副主任医师
山西医科大学第一医院

【病例简介】

患者，女性，69 岁。

主诉：8 小时前突发头晕后摔倒。

现病史：患者 8 小时前突发头晕后摔倒，伴恶心呕吐等症状。急诊行头颅 CT 平扫提示"蛛网膜下腔出血，右侧颞叶脑挫裂伤"。遂收入院进一步治疗。

查体：神志嗜睡 - 昏睡，不言语，查体不合作。右侧额部头皮青紫肿胀，右眉弓皮肤擦伤。双侧瞳孔等大等圆，直径左∶右 =3mm∶3mm，对光反射灵敏。四肢可自主活动。双侧巴宾斯基征阴性。右侧额部头皮下血肿。Hunt-Hess 分级：Ⅲ级。

实验室检查：血常规，中性粒细胞 12.7×10^9/L，血红蛋白 98g/L，其余正常；肝肾功能：肌酐 97μmol/L，其余正常；凝血功能正常。

既往史：冠心病史，未正规就诊及规律服药，既往无口腔及牙龈出血史，未口服抗凝剂及抗血小板药物。

入院诊断：1. 颅内动脉瘤破裂伴蛛网膜下腔出血；2. 闭合性颅脑损伤，脑挫裂伤（右侧颞叶）。

【术前检查】

1. 术前头颅 CT（图 37-1）

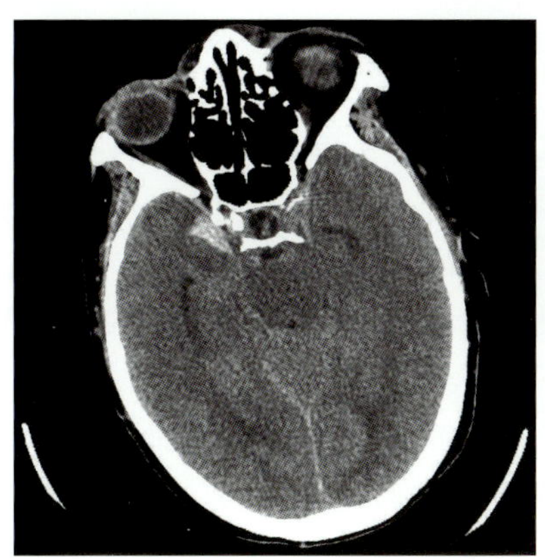
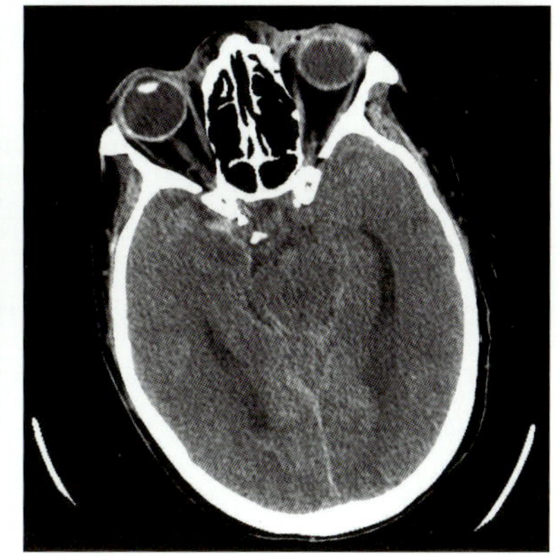

图 37-1　头颅 CT 示蛛网膜下腔出血

蛛网膜下腔片状血肿位于右侧鞍旁。

2. 术前全脑 DSA（图 37-2、图 37-3）

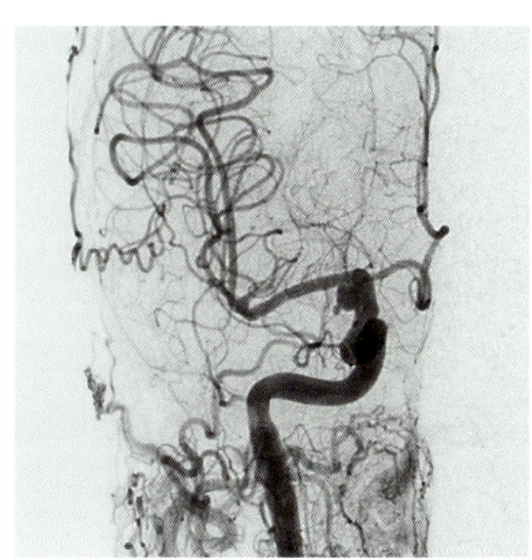
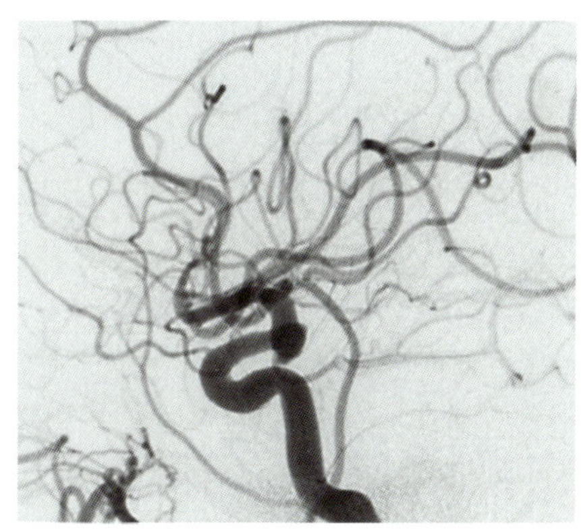

图 37-2　全脑 DSA 检查

动脉瘤破裂伴出血。

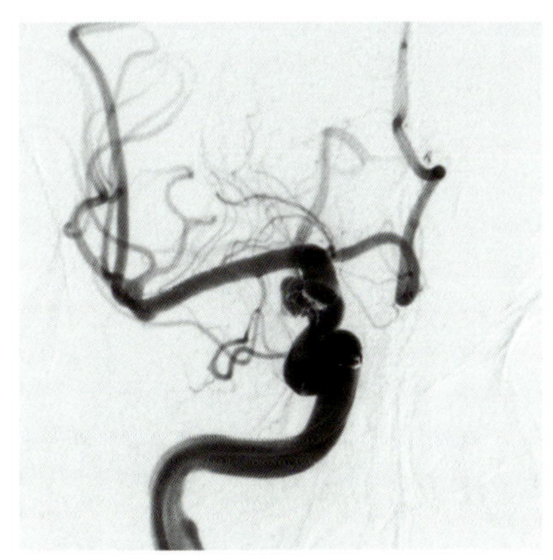
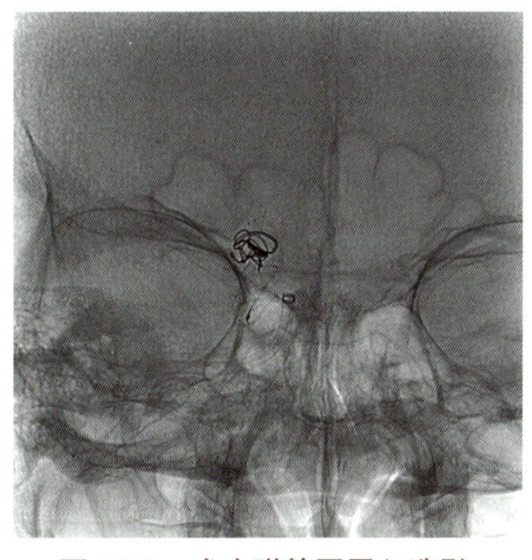
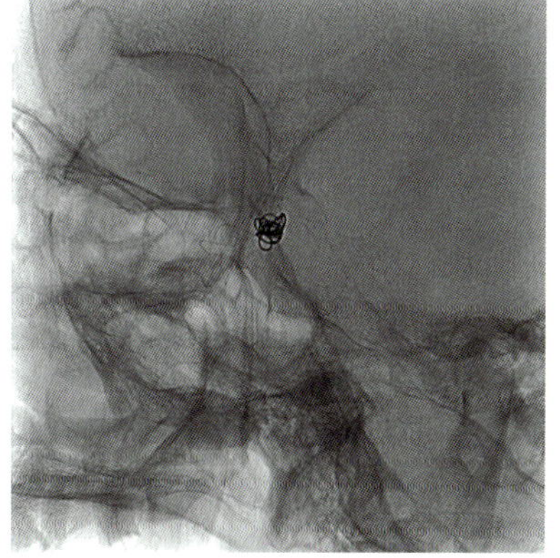

图 37-3　术中弹簧圈置入造影

载瘤动脉内支架及瘤腔内弹簧圈。

【手术方案】

右侧翼点入路后交通动脉动脉瘤介入栓塞术后弹簧圈取出 + 动脉瘤夹闭术

制定入路依据及策略：

1. 原计划手术方案　右侧后交通动脉动脉瘤支架辅助介入栓塞术。介入手术过程中出现 LIVS 支架完全释放后，弹簧圈微导管在送入首枚弹簧圈后管腔无法通过第二枚弹簧圈，故中止手术，改行右侧翼点入路后交通动脉动脉瘤夹闭术。

2. 病变位于右侧颈内动脉交通段，所以常规选择右侧翼点开颅经侧裂及额外侧入路分离显露载瘤动脉及动脉瘤。

3. 术前造影结果及头颅 CT 结果提供右侧蝶骨大翼和前、后床突骨性发育情况及与载瘤动脉、动脉瘤解剖位置关系。动脉瘤指向后外侧，且介入手术中已于颈内动脉交通段置入支架及瘤内填入部分弹簧圈。

4. 本团队既往有多例颅内动脉瘤介入手术中转为开颅夹闭手术、抗凝抗血小板及止血经验。

5. 首先通过额外侧入路解剖，释放交叉池、颈内动脉池脑脊液，释放脑组织张力，避免过度牵拉脑组织。

6. 其次选择经典翼点入路解剖侧裂，同时保护好视神经、动眼神经、颈内动脉床突段及交通段、大脑中动脉及大脑前动脉等血管主干及分支，控制术中创面渗血，避免对脑组织及血管神经过度牵拉造成损伤及出血。

7. 术中首先考虑减少手术解剖创面进而减少术中出血及术后迟发性出血风险，同时考虑到术中出血如动脉瘤夹不全或瘤颈撕裂可能，术前做好颈部准备，必要时经颈部暴露颈内动脉近端进行阻断，控制出血，同时尽可能取出弹簧圈后进行夹闭瘤颈。

【术前出血风险评估】

1. 急诊介入手术给予复合剂量阿司匹林 + 氯吡格雷抗血小板治疗，术中静脉全身肝素化，转开放手术容易导致术中出血。

2. 术中动脉瘤腔内已有部分弹簧圈，存在夹闭不全或瘤颈撕裂的风险。

【手术视频】

病例 37 手术视频　右侧翼点入路后交通动脉动脉瘤介入栓塞术后弹簧圈取出 + 动脉瘤夹闭术

【术后检查】

1. 术后第 1 天头颅 CT（图 37-4）
2. 术后第 7 天头颅 CT（图 37-5）

【术后患者恢复情况】

患者术后第 32 天出院，神志清楚，对答切题，查体合作。瞳孔双侧等大等圆，直径左：右 =2.5mm：2.5mm，对光反射灵敏。四肢肌力、肌张力正常。双侧巴宾斯基征阴性。mRS 评分 1 分，格拉斯哥昏迷指数评分 5 分。

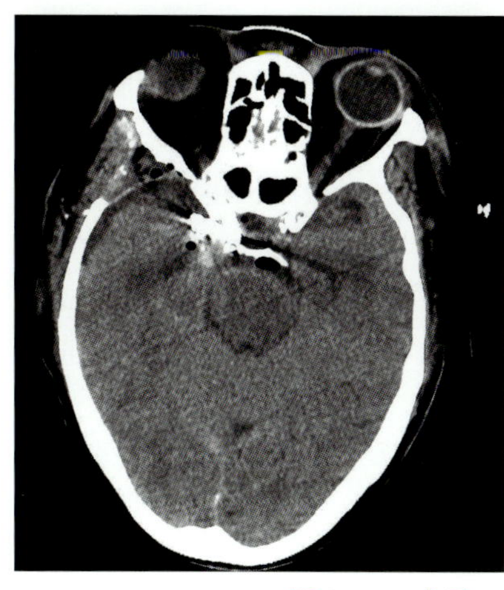
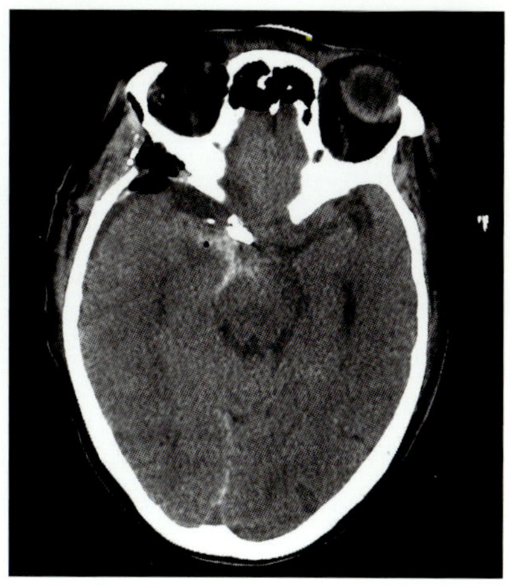

图 37-4　术后 24 小时头颅 CT 平扫

动脉瘤夹闭良好，无出血征象。

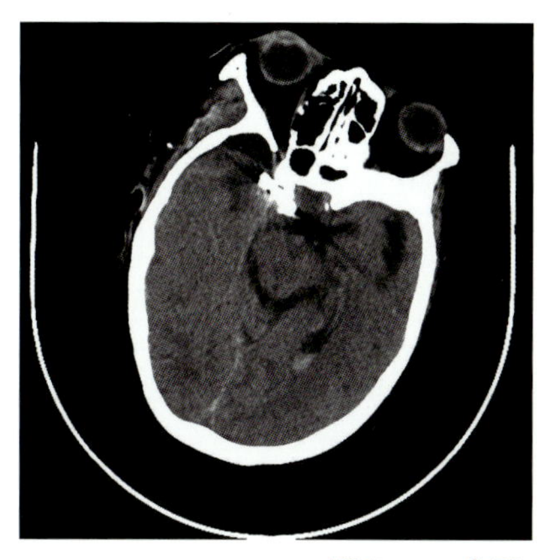
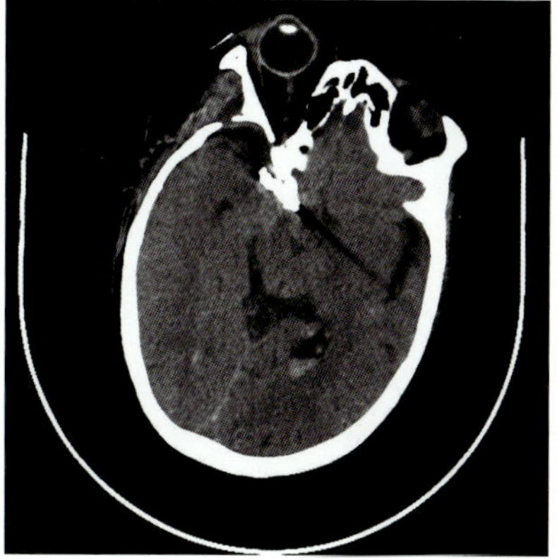

图 37-5　术后 7 天头颅 CT 平扫

动脉瘤夹闭良好，无出血征象。

【止血心得】

（一）正确理解病变的解剖学特点，掌握常见出血类型及处理方式

1. 术前仔细阅片，通过影像准确分析动脉瘤起源与载瘤动脉、分支动脉关系，了解周围骨性解剖标志发育情况，提早判断及制定术中动脉瘤破裂控制出血方案。

2. 术前通过造影检查可以准确了解及判断侧裂中浅静脉及蝶顶窦发育情况及引流方向。

3. 解剖过程皮质动脉出血，可采取双极直接电凝法，M1 及 A1 主干及分支出血可在阻断后进行显微缝合。

4. 侧裂中浅静脉细小属支出血可以明胶海绵棉片压迫止血，蝶顶窦及静脉出血在明确出血点情况下可以双极尖端小功率配合生理盐水冲洗电凝止血，对于阻挡手术解剖路径粗大静脉尽可能充分游离后适度牵拉远离。

5. 术中出现动脉瘤早期破裂出血，考虑颈内动脉颅内段近端阻断或进行颈内动脉颈部解剖阻断治疗。

6. 解剖侧裂池过程脑组织面皮质小动脉活动性出血，采用尖头双极小功率电凝。静脉出血用海绵棉片及速即纱压迫即可。

（二）掌握双极与吸引器的使用技巧

1. 止血时双极尖端间断滴水降温、降低热传导损伤。双极电凝方向与血管走行可垂直或平行或反向夹持血管。

2. 止血时双极和吸引器选择（吸引器、双极的大小及型号适中，与出血类型匹配）。

3. 双极与吸引器要配合使用，必须要用吸引器吸净看清出血位置，对于动脉瘤手术术中需要助手配合进行点吸清除术野活动性出血，显露破裂点或动脉瘤颈进行夹闭。

4. 止血时，可用双极先夹持血管，判断是否为出血点，再踩双极踏板电凝止血，同时滴水防粘连，避免双极尖和血管粘在一起。

5. 切记双极止血，不能着急，要判断出血来源是重点，以避免将非出血功能性动脉烧闭引起神经功能缺失。动脉出血要彻底止血；静脉血特别是静脉丛的出血，宜采用速即纱或明胶海绵压迫止血。

（三）合理规范地使用止血材料

1. 速即纱在术中止血中用于临时压迫止血，有时用于大动脉或大静脉破口止血，选与破口相近的止血材料压紧成球状，堵塞血管破口，同时双极电凝中低量烧灼。

2. 在肿瘤创面较大，有广泛渗血时，应用流体明胶有意想不到的止血效果；但切记，流体明胶使用后，务必仔细检查创面，如发现有动脉性出血，须再次双极电凝止血。

【专家点评】

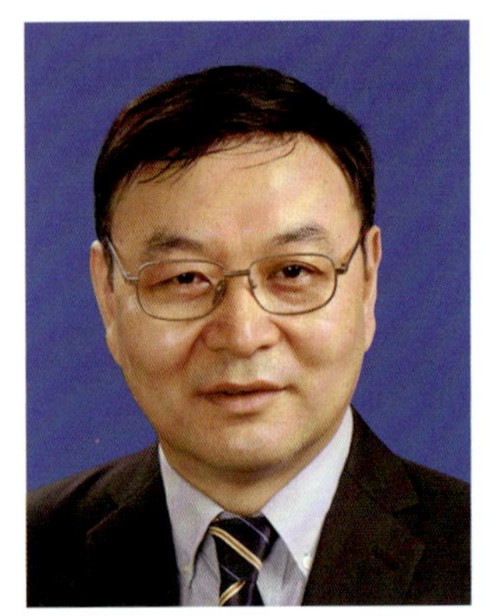

杨　军　主任医师　北京大学第三医院

颅内动脉瘤好发于脑底动脉环分叉处及其主要分支，40%~60% 的动脉瘤在破裂之前有某些先兆症状，因为动脉瘤在破裂前往往有一个突然扩张或局部少量漏血的过程。80%~90% 的动脉瘤患者是因为破裂出血才被发现，故出血症状以自发性蛛网膜下腔出血的表现最多见。

该病例病变位于右侧颈内动脉交通段，对于治疗策略、手术方式的选择非常重要。术者对病变的解剖学特点理解清晰，在术前做好了详细的手术计划，评估之后选择右侧翼点入路后交通动脉动脉瘤介入栓塞术后弹簧圈取出 + 动脉瘤夹闭术，同时保护好视神经、动眼神经、颈内动脉床突段及交通段、大脑中动脉及大脑前动脉等血管主干及分支。

术者术前评估了患者的抗凝抗血小板，对术中的出血风险做好了预估及准备。术前做好了颈部准备，以备必要时阻断颈内动脉，控制出血。术中巧妙地搭配使用双极、吸引器，合理规范地应用止血材料，控制术中创面渗血，避免对脑组织及血管神经过度牵拉造成损伤及出血，手术术野清晰，相关神经和血管保护良好，术后评估患者取得了良好的治疗效果。体现出了术者优秀的操作技巧和娴熟的经验决策。

病例 38

左侧枕下乙状窦后入路桥小脑角区脑膜瘤切除术

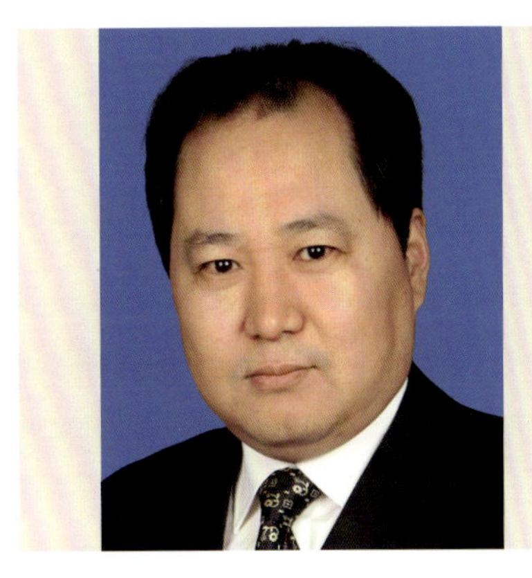

术者：惠磊，副主任医师
新乡医学院第一附属医院

【病例简介】

患者，女，33 岁。

主诉：左侧下颌部及牙龈疼痛半年，加重 1 月余。

现病史：半年前患者进食时突发左侧下颌部及牙龈间断性跳痛，进食时可诱发，每次持续约数秒，可自行缓解，未治疗；1 月余前上述症状加重，表现为疼痛频率增加和疼痛程度加重，说话、刷牙、洗脸及进食可诱发。于门诊行颅脑 MRI 提示“左侧桥小脑角区肿物”。发病后患者神志清，精神好，饮食、睡眠尚可，大小便正常。

查体：生命体征平稳，神志清楚，心肺听诊未及异常，四肢感觉运动正常，病理征阴性。

实验室检查：血常规正常；肝肾功能正常；凝血功能正常。

既往史：否认高血压、糖尿病病史，否认外伤手术史，既往无口腔及牙龈出血史，未服用抗血小板及抗凝药物。

入院诊断：1. 左侧桥小脑角区肿物，脑膜瘤可能；2. 左侧继发性三叉神经痛。

【术前检查】

1. 术前头颅 CT（图 38-1）

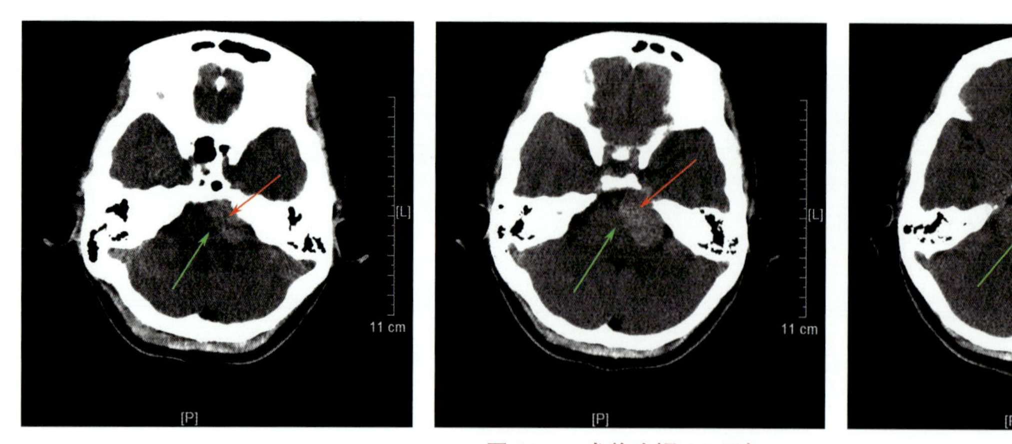

图 38-1　术前头颅 CT 平扫

肿瘤位于左侧桥小脑角区，推挤脑干并侵及左侧岩骨(红色箭头示肿瘤，绿色箭头示脑干)。

2. 术前头颅 MRI(图 38-2~ 图 38-4)

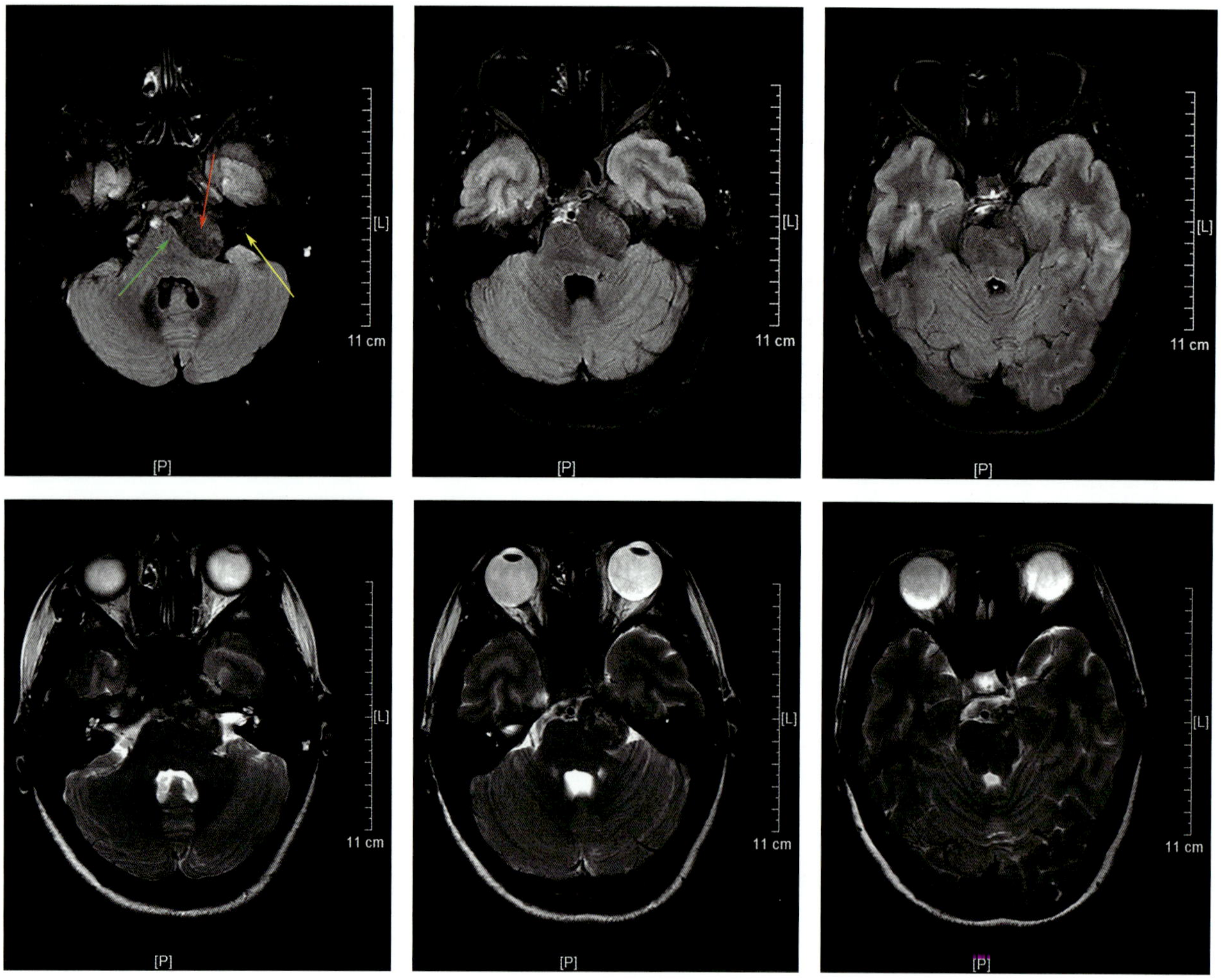

图 38-2　术前头颅 MRI(轴位，T_1、T_2 加权像)

肿瘤边界清，邻近基底动脉，挤压脑干并推挤左侧面、听神经(红色箭头示肿瘤，绿色箭头示脑干，黄色箭头示面、听神经)。

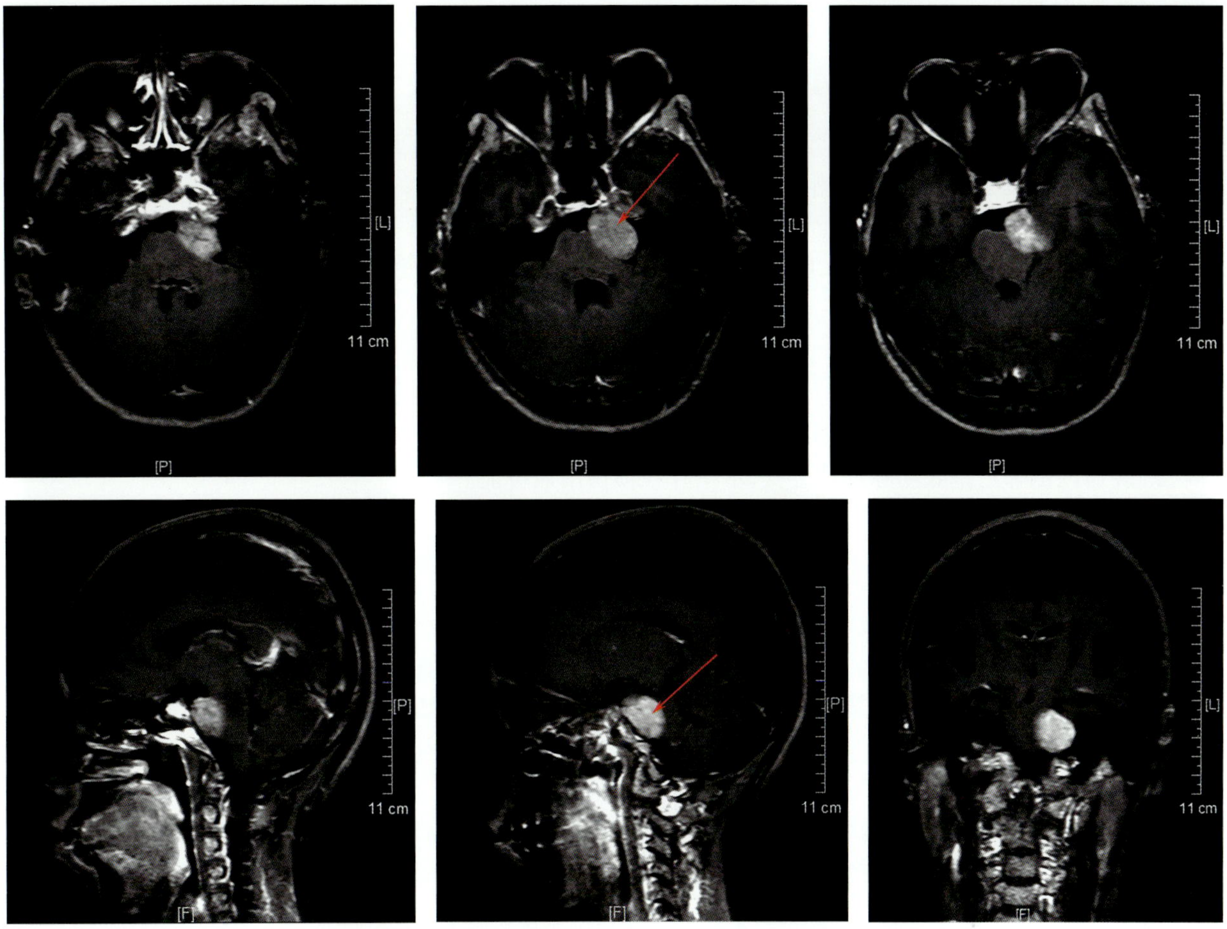

图 38-3　术前头颅 MRI（轴位、矢状位、冠状位，增强扫描）

肿瘤明显强化，跨小脑幕上下（红色箭头示肿瘤）。

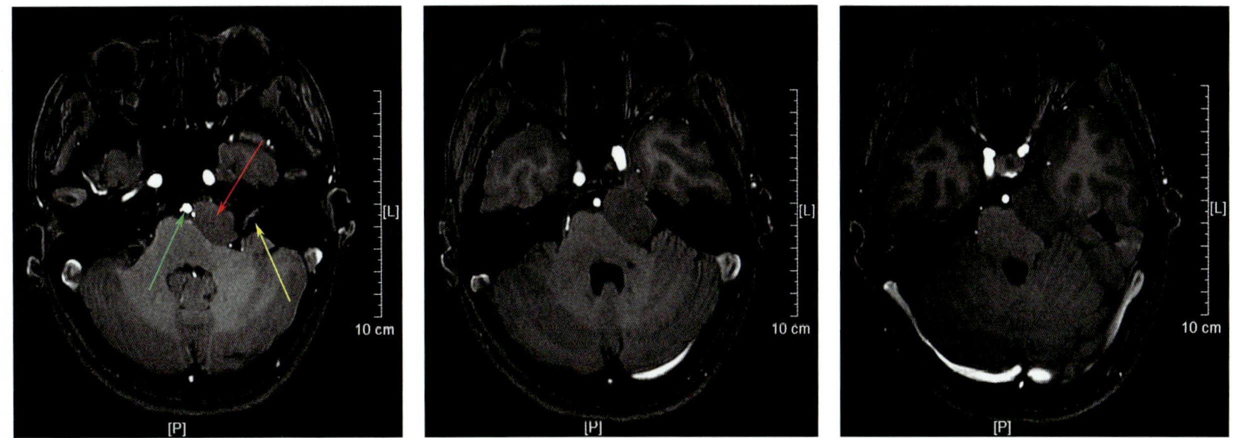

图 38-4　术前头颅 MRI（轴位，脑神经平扫）

左侧面、听神经受肿瘤推挤，左侧三叉神经显示不清（红色箭头示肿瘤，绿色箭头示基底动脉，黄色箭头示面、听神经）。

【手术方案】

左侧枕下乙状窦后入路桥小脑角区脑膜瘤切除术

制定入路依据及策略：

1. 术前影像提示肿瘤位于左侧桥小脑角区，主体部分在小脑幕下，基底部位于岩骨硬膜，挤压脑干并推挤左侧面、听神经、三叉神经，肿瘤质地韧，富血供。

2. 选择经典枕下乙状窦后入路，便于早期识别和保护面、听神经、三叉神经、脑干和基底动脉等结构。

【术前出血风险评估】

1. 肿瘤挤压脑干并与之粘连，术后存在创面渗血可能。
2. 肿瘤内侧邻近基底动脉及其分支，术中存在损伤出血可能。
3. 肿瘤强化明显，血供丰富。

【手术视频】

病例 38 手术视频　左侧枕下乙状窦后入路桥小脑角区脑膜瘤切除术

【术后检查】

1. 术后头颅 CT（图 38-5）

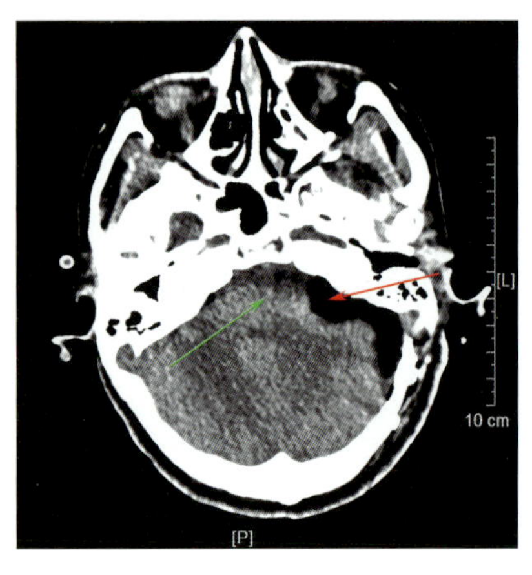

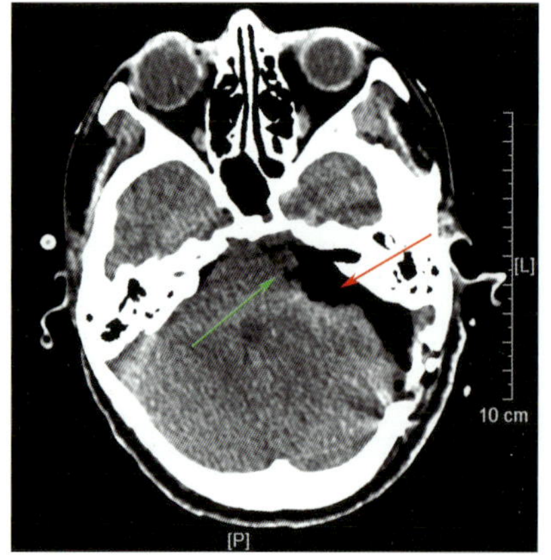

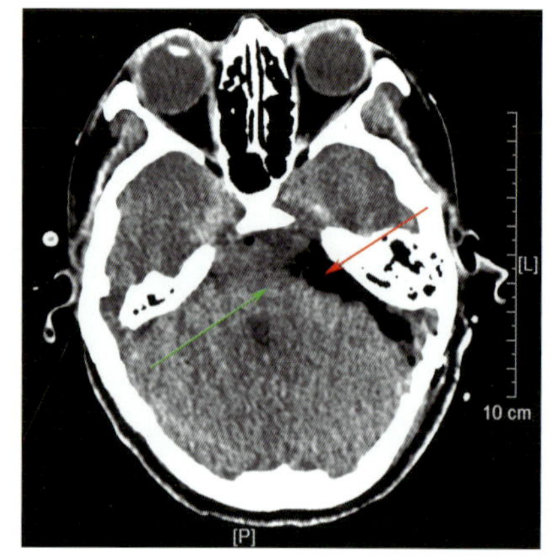

图 38-5　术后头颅 CT 平扫

肿瘤全切，脑干复位，术野干净无出血（红色箭头示肿瘤切除完整，绿色箭头示脑干复位）。

2. 术后头颅 MRI（图 38-6）
3. 术后病理（图 38-7）

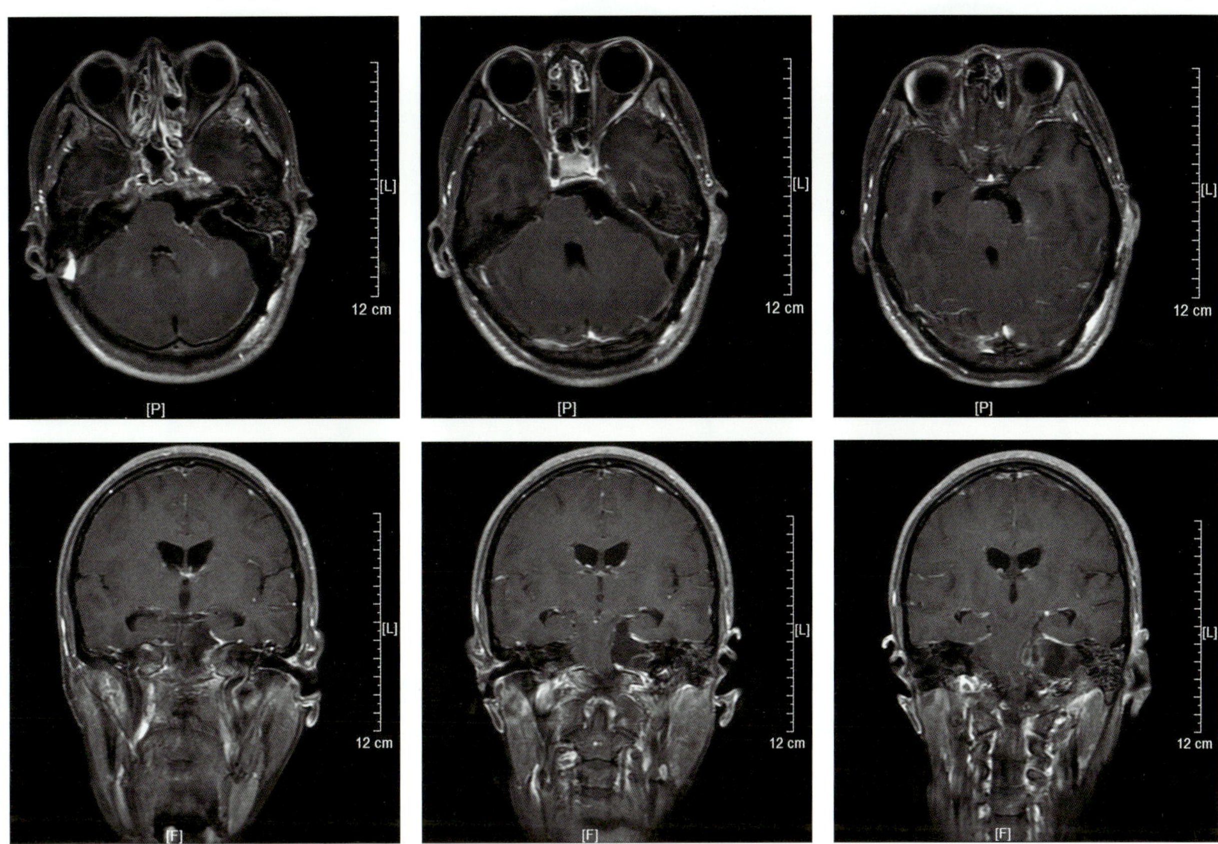

图 38-6　术后头颅 MRI（轴位、冠状位，增强扫描）

肿瘤全切，脑干复位，术野干净无出血。

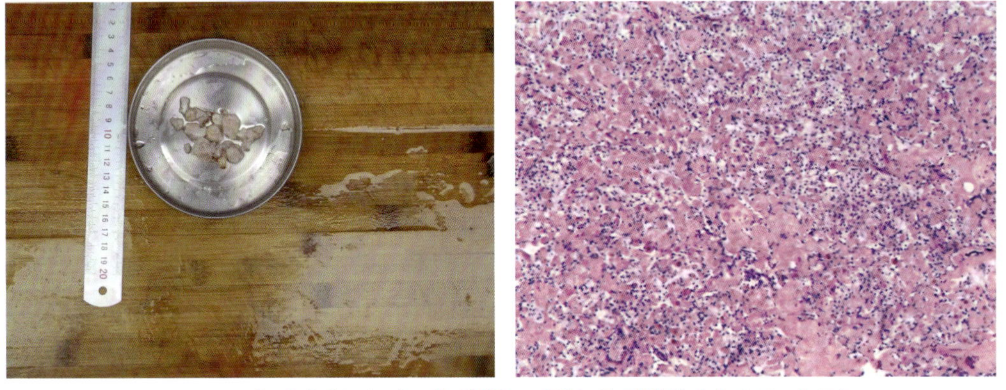

图 38-7　术后肿瘤组织病理切片提示透明细胞型脑膜瘤（WHO Ⅱ级）。

【术后患者恢复情况】

患者术后 10 天出院，神志清楚，言语流利，肢体活动正常，左侧下颌部及牙龈疼痛消失，咀嚼运动无异常，自觉左侧面部麻木感，示齿口角无偏斜，左眼睑闭合力稍弱，无听力下降，无头痛、头晕，恢复正常生活(图 38-8)。

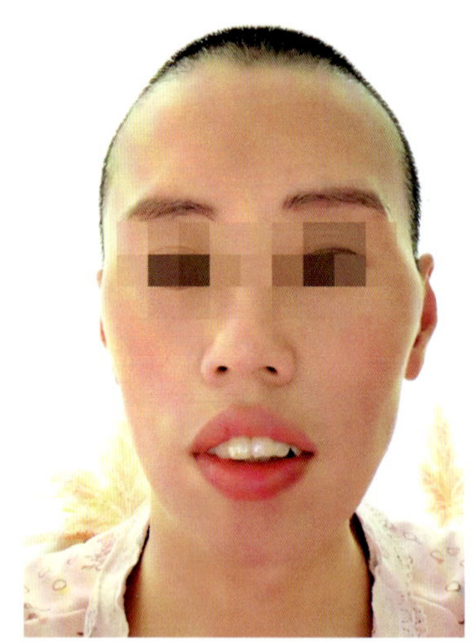
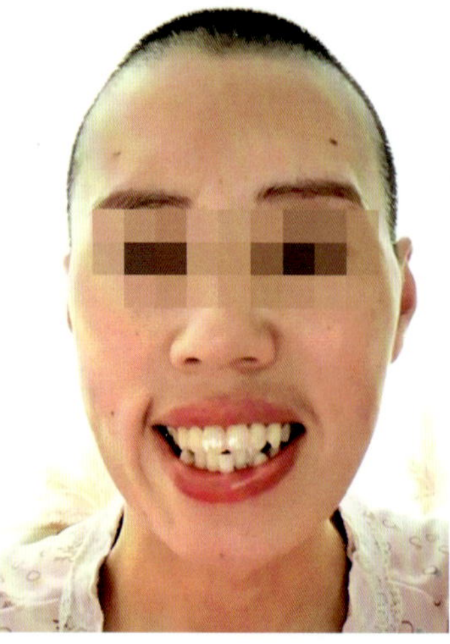
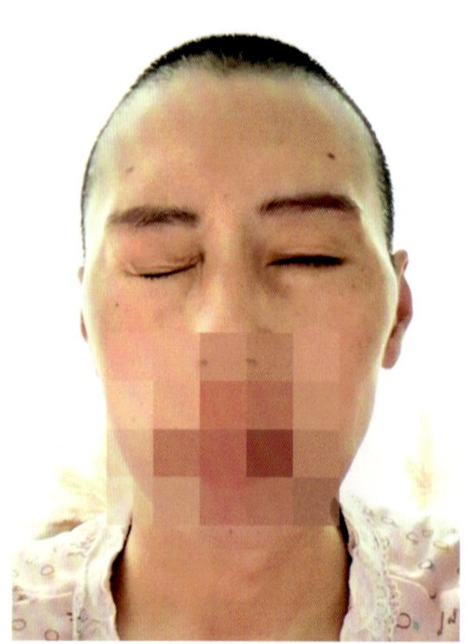

图 38-8 患者术后情况

患者示齿口角无偏斜，左眼睑闭合力稍弱。

【止血心得】

1. 沿着肿瘤周边铺垫明胶海绵，保护瘤周脑组织并发挥压迫止血作用。
2. 对于肿瘤附着点硬膜和为肿瘤供血的动脉血管，采用双极电凝确切止血。
3. 对于脑干粘连面活动性出血，采用双极小功率电凝止血。
4. 对于脑组织创面渗血和静脉出血，采用止血材料（速即纱、明胶海绵）压迫即可。
5. 创面止血完成后，可辅以流体明胶喷涂固定止血材料，并可轮廓化肿瘤切除范围。

【专家点评】

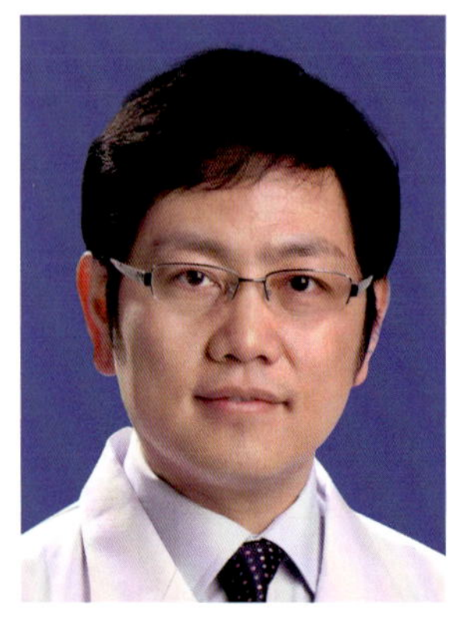

吴 震 主任医师 首都医科大学附属北京天坛医院神经外科

该病例比较难以暴露肿瘤，而且肿瘤周围有很多的重要血管神经，手术具有一定难度。

肿瘤位于面、听神经内侧，因此可归类为岩尖脑膜瘤（脑桥小脑三角脑膜瘤位置要浅，基底应该在面神经外侧，或者包裹面、听神经）。该脑膜瘤侵及岩骨后1区，对于该区域的脑膜瘤来讲，手术入路选择，可以采用颞下岩前入路，肿瘤没有侵及海绵窦，乙状窦后入路也可以。对于该患者乙状窦后入路对于面神经的保护更好，而且患者肿瘤位于左侧（优势半球），乙状窦后入路对于保护 Labbé 静脉有一定好处。

乙状窦后入路切除岩斜区肿瘤，要注意面神经、展神经及三叉神经的保护，对于侵犯小脑幕的肿瘤，我们可以一并切除小脑幕。彻底切除的目的：从乙状窦后入路切除小脑幕时，应该避免损伤到滑车神经和大脑后动脉。岩骨尖脑膜瘤的基底往往位于岩后，岩下窦，往往大多数会影响到岩静脉，导致岩静脉的回流不畅，所以保护岩静脉不是必要的，但离断时，应该贴近岩骨。切除肿瘤时应该沿肿瘤周边分离，注意保护小脑上动脉和小脑下前动脉，也应该注意保护脑干组织，对于粘连严重的可以适当残留。肿瘤切除应该遵循"4S"理论，锐性分离，分块切除。

岩斜区肿瘤的切除应该尽可能全切除，但因为其颅底结构复杂，颅底脑膜瘤往往侵及骨组织和脑组织，往往根治性切除很困难，故颅底脑膜瘤的复发率也是相当高的，有文献报道术后10年的复发率达20%。而且颅底脑膜瘤的病理类型很多是生长活跃，对于颅底脑膜瘤的综合治疗需要得到关注。

止血方面，流体明胶可以产生空间效应，切除过肿瘤的范围可以明显勾画出来，止血效果也非常满意。

病例 39

额叶镰旁脑膜瘤切除术

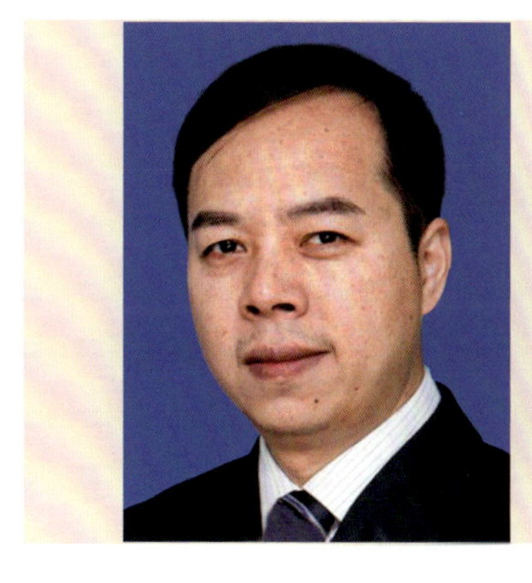

术者：迁荣军，主任医师
河南省人民医院

【病例简介】

患者，男，81 岁。

主诉：右侧肢体活动无力 20 余天。

现病史：患者于 20 余天前无明显诱因出现右侧肢体活动无力，步态不稳，向右倾斜，伴言语不清，偶尔饮水呛咳，出现大小便失禁。就诊于项城市第一人民医院，行头颅 MRI 检查示：左侧脑桥急性期脑梗死；右侧额部大脑镰旁颅内占位，考虑“急性脑梗死，颅内占位”，给予“血栓通注射液、丹参注射液”等药物静脉滴注治疗，口服抗血小板药物等治疗。

查体：生命体征平稳，神志清楚，心肺听诊未及异常，病理征阴性。

实验室检查：血常规，血红蛋白 96g/L，中性粒细胞 7.7×10^9/L，其余正常；肝肾功能：白蛋白 27.0g/L、肌酐 103μmol/L，其余正常；凝血四项指标均正常。

既往史：2011 年在外院行“冠状动脉支架植入术”，术后长期口服阿托伐汀钙片、盐酸氯吡格雷、阿司匹林肠溶片；高血压病史 2 年，最高血压 160/90mmHg，长期口服氯沙坦钾氢氯噻嗪片，目前血压维持在 140/80mmHg。

入院诊断：1. 脑梗死；2. 颅内占位（脑膜瘤可能性大）；3. 高血压病 2 级，极高危。

【术前检查】

1. 术前头颅 MRI（图 39-1）

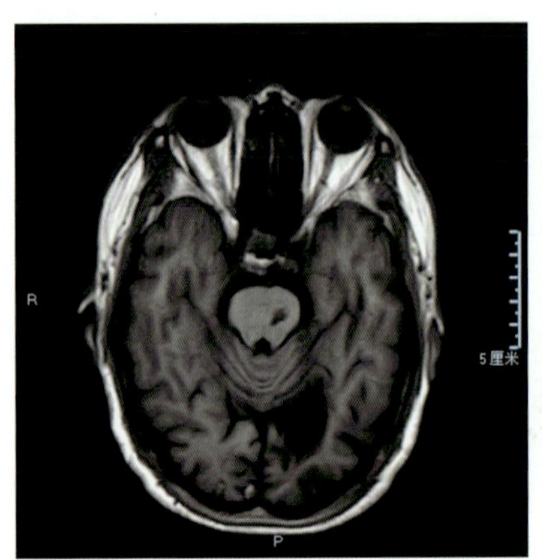

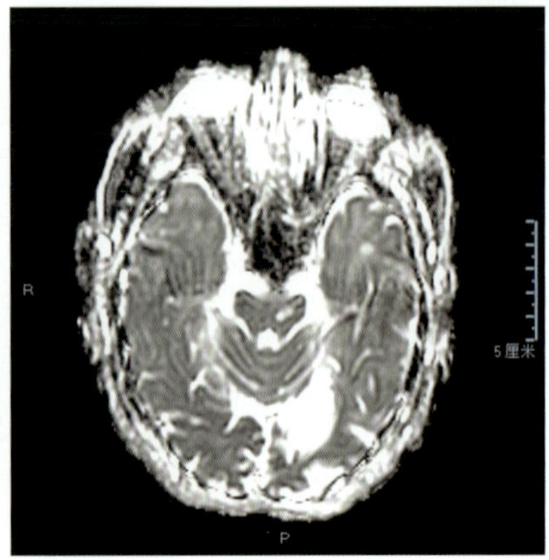

图 39-1 术前头部 MRI

陈旧性梗死灶位于脑桥左侧中间部，呈长 T_1 低信号。

2. 术前头颈部 CTA（图 39-2）

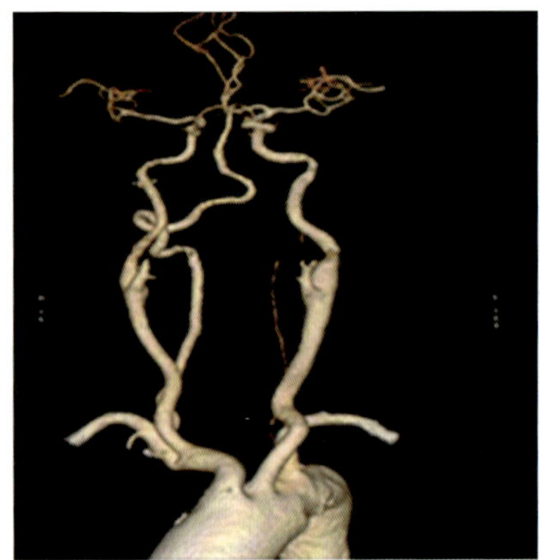
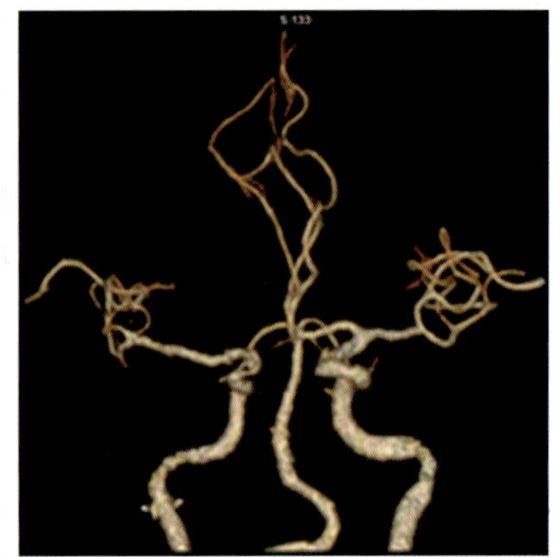

图 39-2 头颈部 CTA 检查

左侧椎动脉纤细，右侧椎动脉，双侧颈内动脉多处狭窄。

3. 术前头部 MRI 平扫及增强扫描（图 39-3~ 图 39-6）

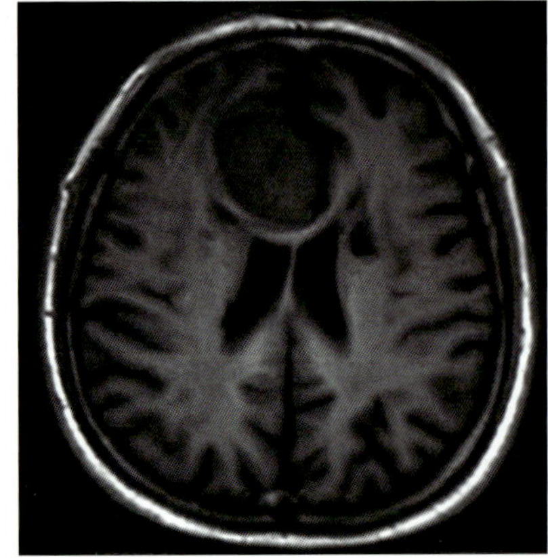
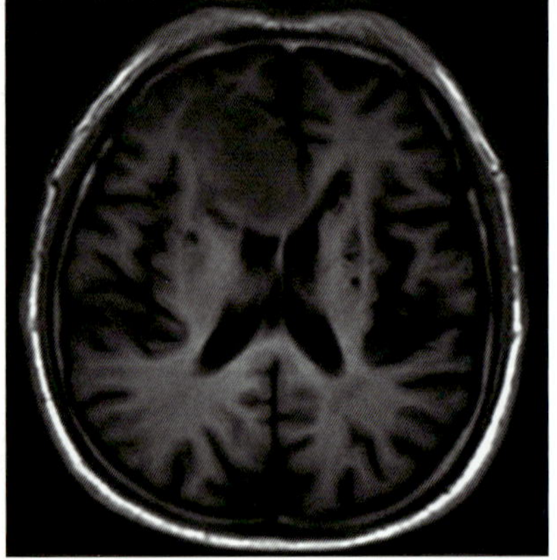

图 39-3 头部 MRI 平扫

肿瘤压迫双侧侧脑室额角部位。

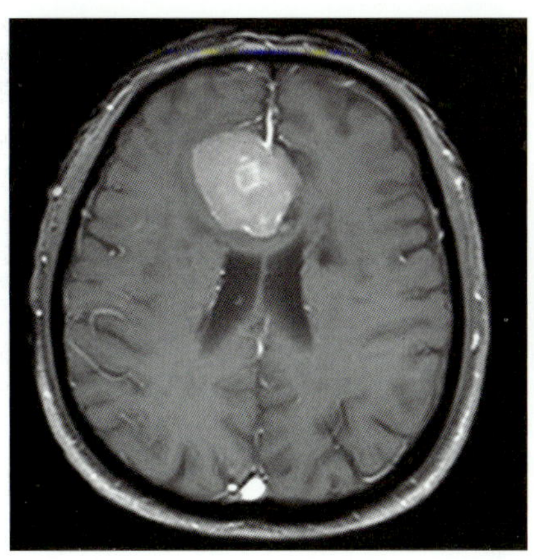
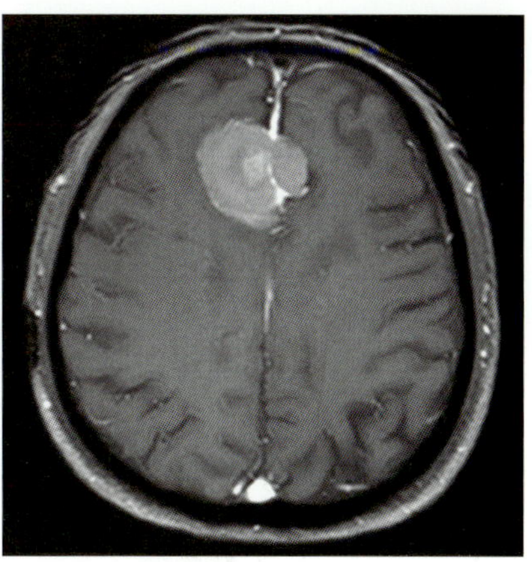

图 39-4　头部 MRI 增强扫描横断位
肿瘤组织大部分在右侧，少部分突入大脑镰左侧。

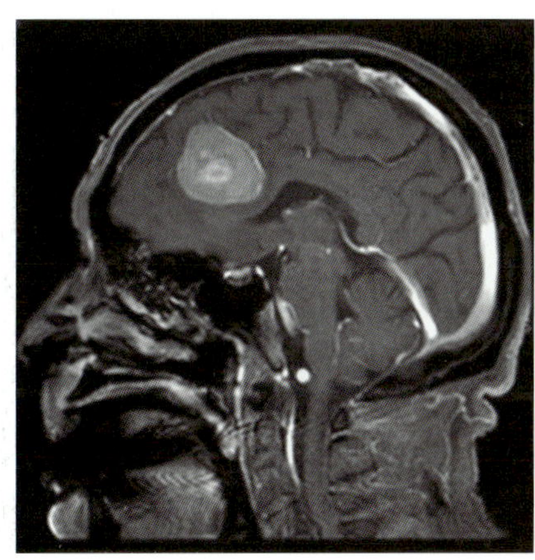
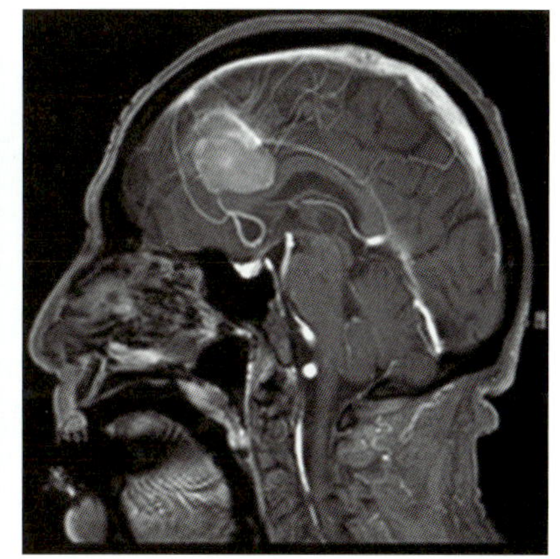

图 39-5　头部 MRI 增强扫描矢状面
肿瘤压迫胼胝体膝部，与大脑前动脉分支胼周动脉及胼缘动脉关系密切。

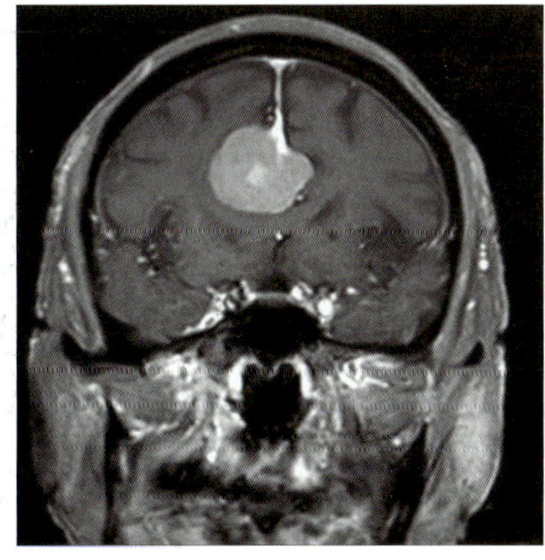
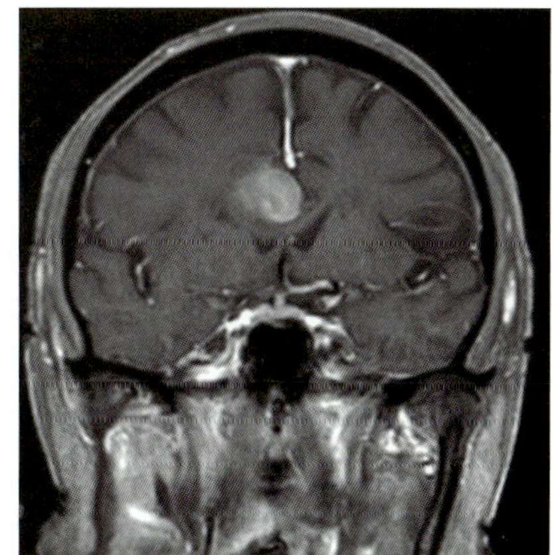

图 39-6　头部 MRI 增强扫描冠状位
肿瘤边界清楚，压迫胼胝体膝部，导致双侧脑室受压变形。

【手术方案】

额叶镰旁脑膜瘤切除术

制定入路依据及策略：

1. 肿瘤位于额叶大脑镰旁，由大脑镰右侧侵入至左侧，向下压迫胼胝体、侧脑室，与胼周动脉及胼缘动脉关系密切。

2. 术前 MRI 增强扫描显示肿瘤强化明显，提示肿瘤血供丰富，质地硬韧。

3. 患者高龄，存在脑萎缩，大脑镰旁纵裂入路可以有足够的手术空间使用。

4. 前纵裂入路利于首先处理肿瘤基底部供血，减少出血，有利于顺利切除肿瘤。

5. 本团队既往有多例大脑镰旁脑膜瘤无牵拉技术切除术的经验，对此手术入路比较熟悉。

6. 手术切口用冠状缝前中线旁马蹄形皮瓣，显露部分上矢状窦，仔细保护矢状窦及窦旁回流桥静脉(图 39-7)。

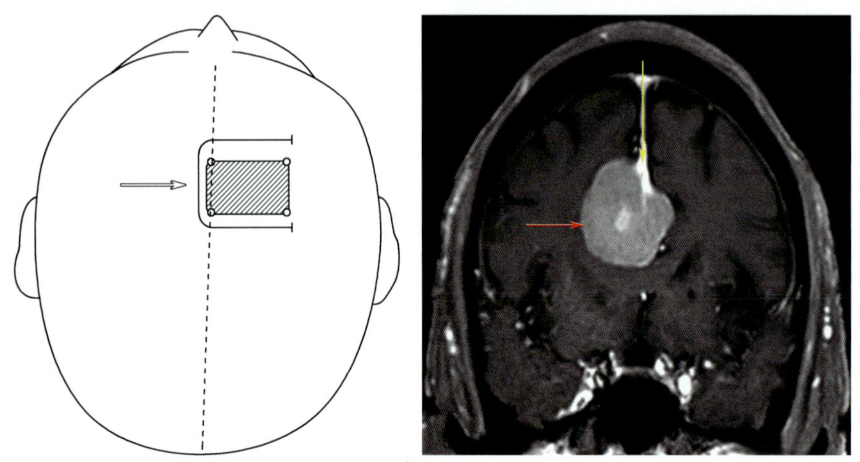

图 39-7 术前手术规划，开颅切口及入路设计

红色箭头示肿瘤，白色箭头示头皮切口和骨窗，黄色箭头示额部纵裂手术入路。

【术前出血风险评估】

1. 术前患者因行心脏冠状动脉支架植入和脑梗死而口服抗凝药物阿司匹林、波立维治疗，患者于术前 1 周停用阿司匹林、波立维等抗凝药物，给予低分子量肝素替代治疗，术前 24 小时停药。虽然术前复查凝血四项指标均正常，但仍存在严重创面渗血的风险。

2. 手术路径通过矢状窦和窦旁桥静脉，有可能造成损伤出血。

3. MRI 增强扫描肿瘤强化明显，血供丰富。

4. 肿瘤与大脑前动脉胼周动脉及胼缘动脉关系密切。

【手术视频】

病例 39 手术视频 额叶镰旁脑膜瘤切除术

【术后检查】

1. 术后头部 CT（图 39-8）

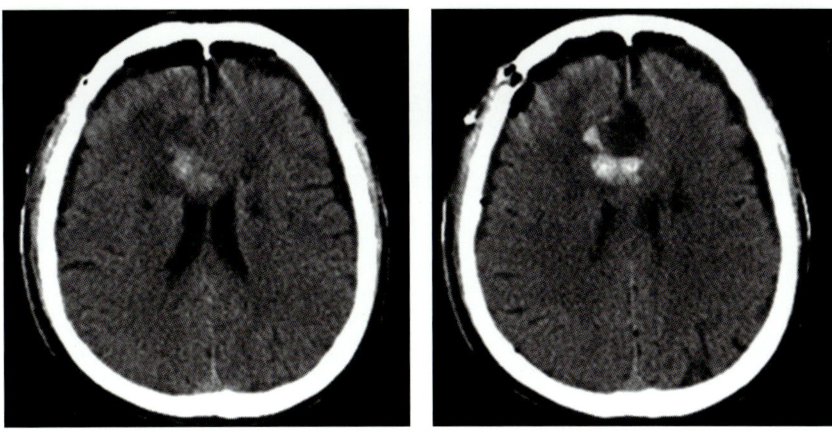

图 39-8　术后第 3 天头部 CT

术后第 3 天头部 CT 示术野渗血无明显增多，术野周边水肿不重。

2. 术后病理（图 39-9）

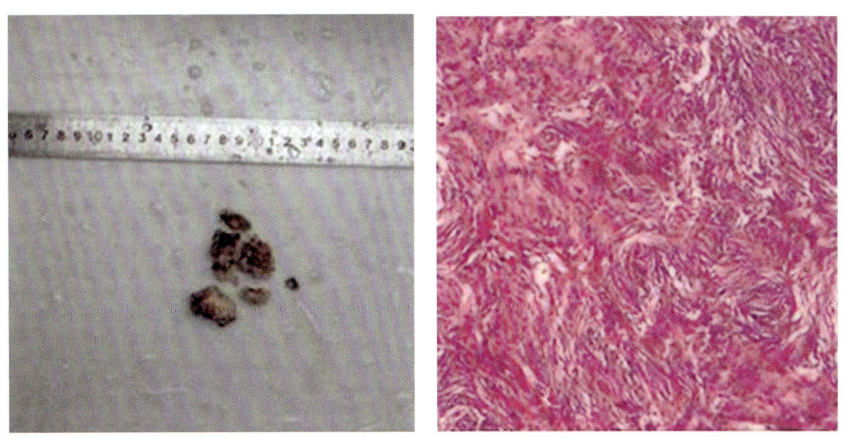

图 39-9　术后病理大体标本和病理组织切片提示脑膜瘤（纤维型，WHO Ⅰ级）

【术后患者恢复情况】

患者术后神志清楚，言语流利，肢体活动正常，无发热、头痛等不适，术后给予常规治疗，严密监测血压及凝血功能，48 小时后恢复低分子量肝素，第 4 天开始口服阿司匹林，术后住院 10 天顺利出院。

【止血心得】

（一）根据患者具体情况，术前个体化预防出血

1. 患者术前有长期应用抗血小板药物阿司匹林、氯吡格雷病史，根据《神经外科围手术期出血防治专家共识（2018）》术前需停药 5~10 天，如凝血检查正常，有必要需查血栓弹力图等。

2. 患者有心脏冠状动脉支架植入病史，需要用低分子量肝素钙进行桥接治疗。

3. 术前脑梗死病史，需先行内科治疗，待其梗死转变为陈旧性病灶后再行开颅手术治疗脑膜瘤。

（二）术前详细检查，熟知肿瘤血供、周边脑组织、神经及血管走行与结构特点

1. 肿瘤起源于大脑镰，手术中先离断肿瘤基底，切断血供，减少肿瘤分离时出血。

2. 术前仔细研读各种检查结果，术中根据血管走行，显微下判断肿瘤与相关血管关系，锐性分离为

主，然后用明胶海绵隔离血管与肿瘤。

3. 直接供应肿瘤的动脉血管，判断清楚后电凝切断。

4. 静脉出血 镰旁脑膜瘤切除对静脉的保护主要是窦旁回流静脉及矢状窦，此患者术中发现有丛集性回流静脉骑跨于肿瘤正上方，即采用回流静脉前、后纵裂入路会师的办法切除肿瘤，最后完整保留了回流静脉。

5. 术中去除骨瓣后上矢状窦渗血采用明胶海绵及速即纱压迫的方法，静置压迫 3~5 分钟即完全止血。

6. 肿瘤基底止血离断后钝性分离周边与脑组织粘连部分，采用电凝肿瘤表面方法止血并分辨供血动脉及静脉，电凝切断。肿瘤床的渗血如有活动出血，双极电凝止血，一般渗血用明胶海绵压迫即可，如渗血明显时再加用速即纱压迫。

（三）止血材料合理使用

1. 最常应用的止血材料是明胶海绵，对一般性创面渗血均可成功止血，必要时可运用速即纱单独压迫或配合明胶海绵使用，先用明胶海绵或先用速即纱，然后再覆盖另外一种，止血效果更好。特别是对于贴附困难的地方，如颅底、后颅窝，速即纱有明显优势，可以分层、塑形，以更好地适应创面形状而完全贴附，不易脱落。

2. 在创面较大有广泛渗血时可使用流体明胶或纤维蛋白胶。

（四）止血器械的应用技巧

1. 双极电凝使用一次性滴水镊，并调低电凝强度，降低热传导损伤，减少双极电凝头端粘连，减少清理电凝头端的次数，节省时间。

2. 电凝血管一定确切后再剪断，避免电凝不完全，切断血管后断端回缩再次出血导致止血困难。

【专家点评】

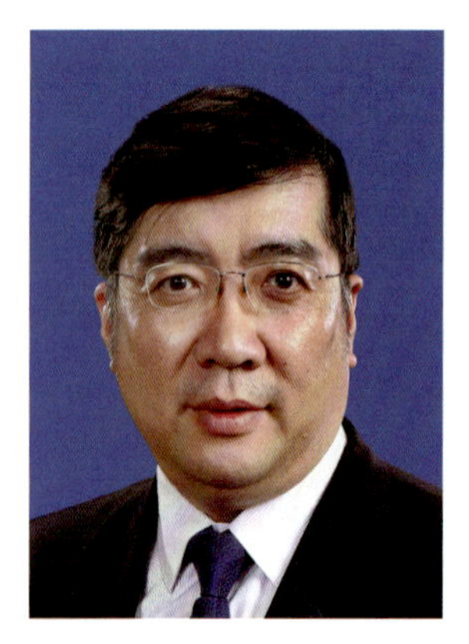

马文斌 主任医师 北京协和医院

世界卫生组织规定，60 岁及以上人群即可归入老年人范畴，美国国立综合癌症网络（NCCN）指南则以 65 岁作为老年界限。目前中国已经步入老年社会，相应的老年恶性肿瘤及非恶性肿瘤发病也在增加。脑膜瘤作为最主要的颅内非恶性肿瘤的组成部分，随着患者年龄的增长，发病率也不断增长（文献报告 0~19 岁年龄段脑膜瘤发病率为每年 0.14/10 万，而 85 岁以上年龄段，则发病率高达每年 51.31/10 万），同时脑膜瘤的 WHO 级别随年龄增加而出现增加的趋势，WHO Ⅱ~Ⅲ级的比例在 60 岁以上患者中为 11.9%，而 60 岁以下者则为 6.9%。因此绝不能忽略老年脑膜瘤患者的治疗。另外老年患者还具有合并症多、多种用药史、认知功能下降、生活质量下降、虚弱、营养不良、老年并发症等特点，对于老年脑膜瘤患者的治疗需要医疗团队不仅要有脑膜瘤治疗的专科知识及手术技巧，同时还要对老年医学有较好认识，这样才能提高老年脑膜瘤患者治疗效果，减少术后并发症发生率，减少术后 30 天、90 天、1 年的死亡率。

该病例患者 81 岁，右侧大脑镰的脑膜瘤合并新近缺血性脑血管病，既往缺血性心脏病，冠状动脉支架放置后，长期双抗治疗中。除了是老年患者之外，患者使用两个抗血小板药物（阿司匹林、波立维）也使得围手术期出血性卒中发生率及死亡率升高，增加了手术风险。根据《神经外科围手术期出血防治专家共识治疗（2018）》对择期手术且使用上述抗血小板药物者，需要术前停药 5~10 天，血小板功能检查亦是推荐检查项目以策手术安全；术中动脉性及静脉性出血，共识也相应给出处理意见。对于该复杂老年脑膜瘤患者的治疗，术者团队参考指南精心制定围手术期方案后，在相关科室共同努力下，顺利切除脑膜瘤并安全度过围手术期，治疗结果还是比较圆满的。术者团队对处理抗血小板药物术前与术后桥接具有一定心得，该患者术后第 2 天使用低分子量肝素 48 小时进行桥接，术后第 4 天开始恢复阿司匹林治疗，术后未出现新发心脑血管事件，患者在术后 10 天顺利出院。多学科合作及双抗药物术前使用到围手术期合理过渡的治疗全过程，体现了个体化的处理与共识推荐相结合的治疗理念。

目前中国有近两亿 60 岁以上的老年人，老年脑血管病及脑肿瘤的发病率增高是一个共性的问题。从神经外科既往学历教育及学历后继续教育来讲，神经外科医师对老年医学 / 老年肿瘤学普遍缺乏系统性学习，显然这种状态满足不了日益增长的老年神经外科患者要求。对于老年神经外科患者，如何做好术前评估及术前准备显得更加重要；不仅需要评估心脑血管疾病和重要脏器功能，还需要评估认知、生活质量、营养和并发症，尤其是 80 岁甚至 85 岁以上的老年患者，在合并症指数中仅年龄一项就可以达到高危因素。从合并疾病而言，该患者在 4 月份诊断急性脑梗死，与此次手术时间间隔不足 3 个月以上，而缺血性血管病急性亚急性期手术风险和慢性期手术安全性相比还是有明显差异的，这一点需要引起神经外科医师的注意。从本例患者诊治全过程可以由小及大看到对老年神经外科患者处理的复杂性。保障老年患者手术安全最重要的一环在于多学科 MDT 合作，根据老年医学 / 老年肿瘤学的特点进行术前准备，在围手术期结合患者自身特点与共识推荐的进行规范化及个体化医疗，并加强术后长期随访并指导神经外科疾病及老年伴随疾病的治疗，才能使得老年神经外科手术患者真正长期受益。

病例 40

神经内镜下高血压脑出血血肿清除术

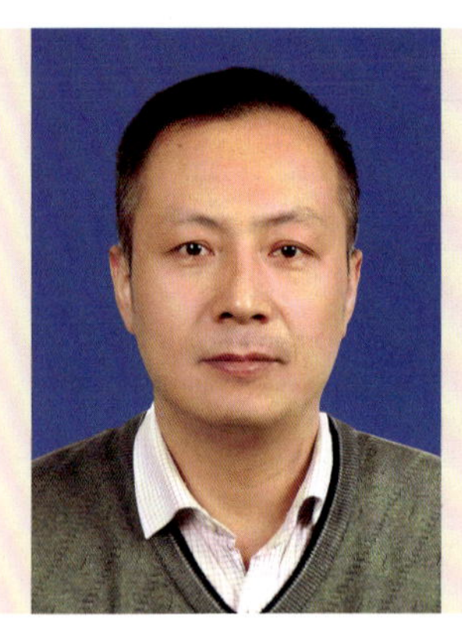

术者：于国渊，主任医师
河北省邯郸市中心医院

【病例简介】

患者，女，75 岁。

主诉：突发右侧肢体活动不利伴言语不清 4 小时。

现病史：患者 4 小时前无明显诱因下突然出现右侧肢体活动不利，并伴有言语不清、恶心呕吐，无肢体抽搐及二便失禁。于邯郸市中心医院就诊，行头颅 CT 检查示"右侧基底节区脑出血破入脑室"，给予对症治疗，具体不详，以"脑出血"收入院。

查体：浅昏迷，刺痛左侧肢体定位，双侧瞳孔左：右 =2.5mm：2.5mm，左侧巴宾斯基征阴性，右侧巴宾斯基征阳性。

实验室检查：血常规正常；肝功能异常；凝血功能异常（详见术前检查）。

既往史：高血压病史 10 余年，规律口服降压药物治疗：利血平，0.5mg，每日 2 次，阿司匹林，100mg，每日 1 次；糖尿病病史 7 年，口服药物治疗，具体不详。既往无口腔及牙龈出血史。

初步诊断：右侧基底节区脑出血。

【术前检查】

1. 术前头颅 CT（图 40-1）

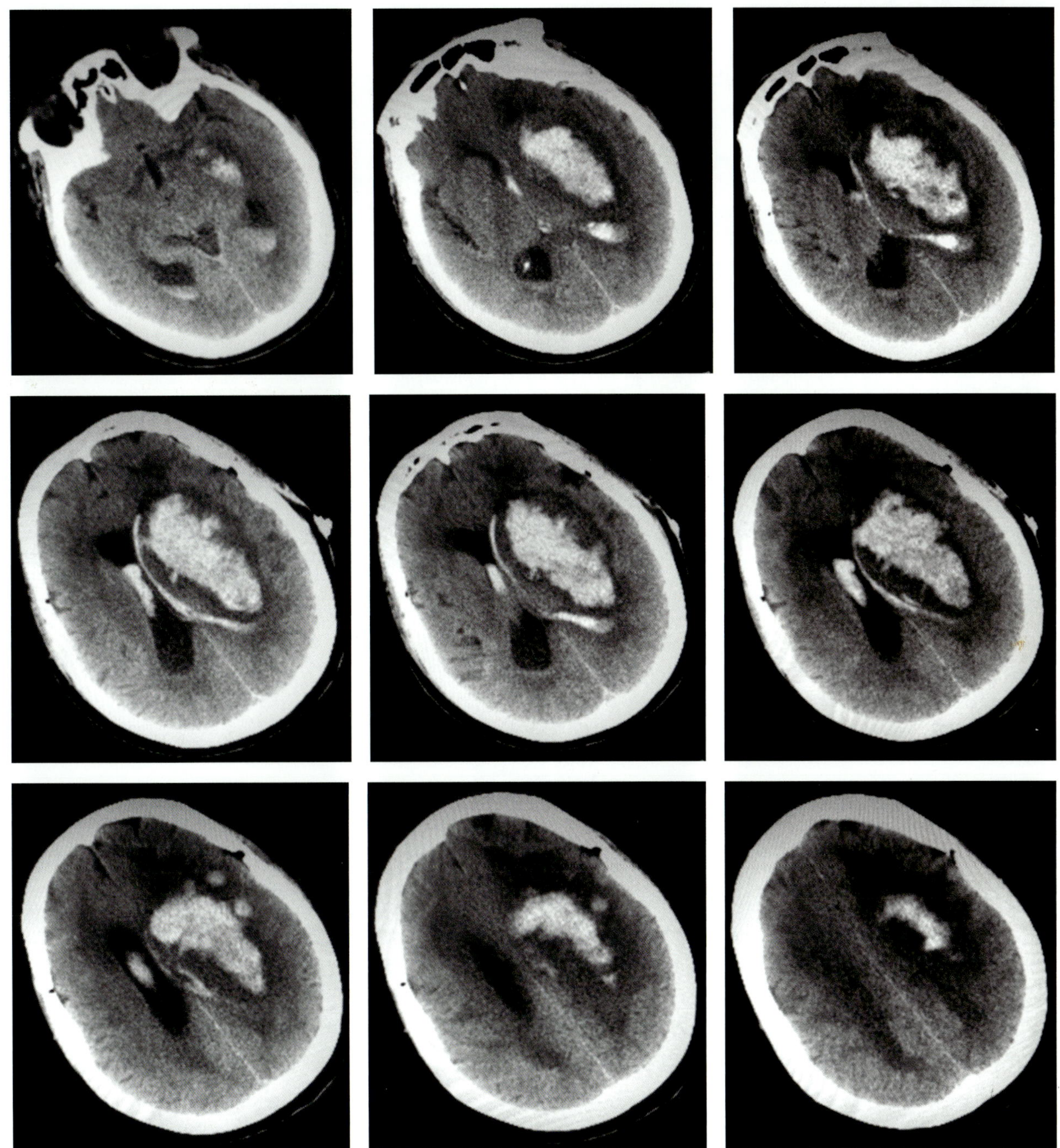

图 40-1　头颅 CT

左侧基底节区脑出血，双侧脑室、第三脑室内血肿，并可见出血岛征。

2. 术前肝肾功能检查示肝功能异常，谷丙转氨酶 63U/L、谷草转氨酶 159U/L、直接胆红素 4.1μmol/L，均高于正常。

3. 术前凝血功能检查示 PT 14.10s，较正常值延长；INR 1.26，较正常值升高；D- 二聚体 0.47ng/L，较正常值升高。

【手术方案】

神经内镜下高血压脑出血血肿清除术

制定入路依据及策略：

1. 依据血肿位置定位切口线，骨瓣大小直径约 3cm 左右（图 40-2）。
2. 悬吊硬膜，置入透明脑压板，穿刺血肿腔置入脑压板。
3. 内镜下清除血肿，缝合硬膜，防止漏液置引流管。

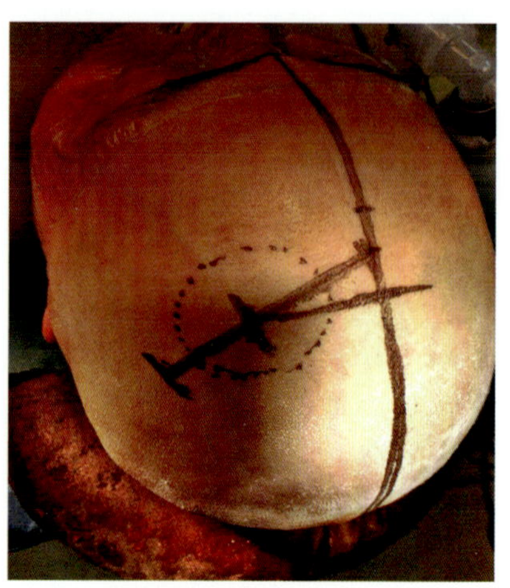

图 40-2 头部手术切口
依据血肿位置定位切口线。

【术前出血风险评估】

1. 患者为高龄女性，长期服用抗凝 / 抗血小板药物，凝血功能异常，术中易出现渗血。
2. 脑出血量较大，血肿破入双侧脑室、第三脑室内，清除血肿较为困难。

【手术视频】

病例 40 手术视频 神经内镜下高血压脑出血血肿清除术

【术后检查】

1. 术后当日头颅 CT（图 40-3）

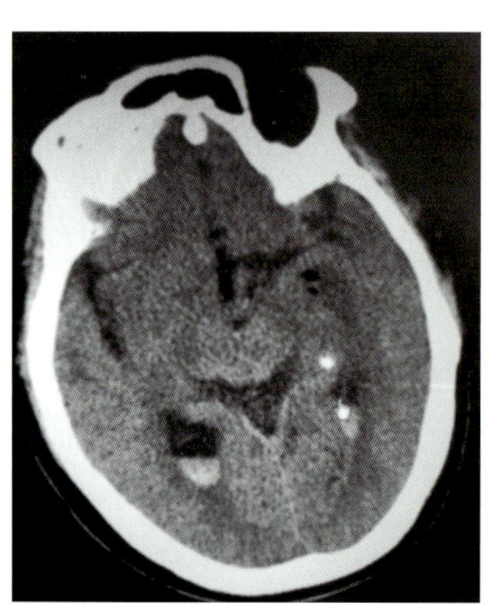
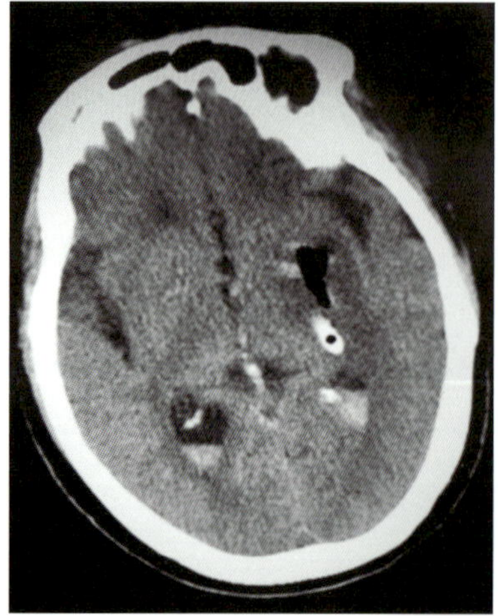
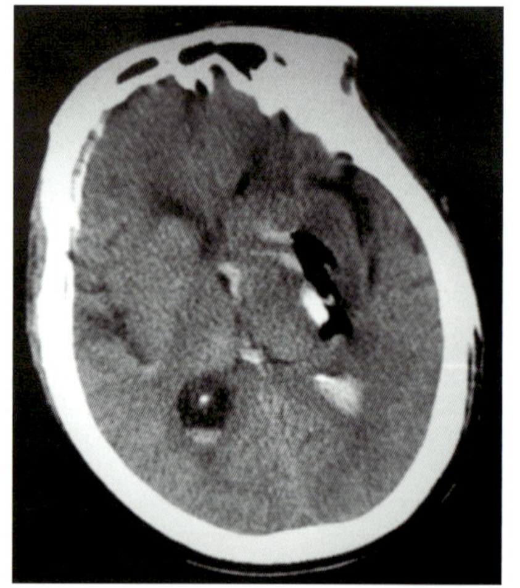

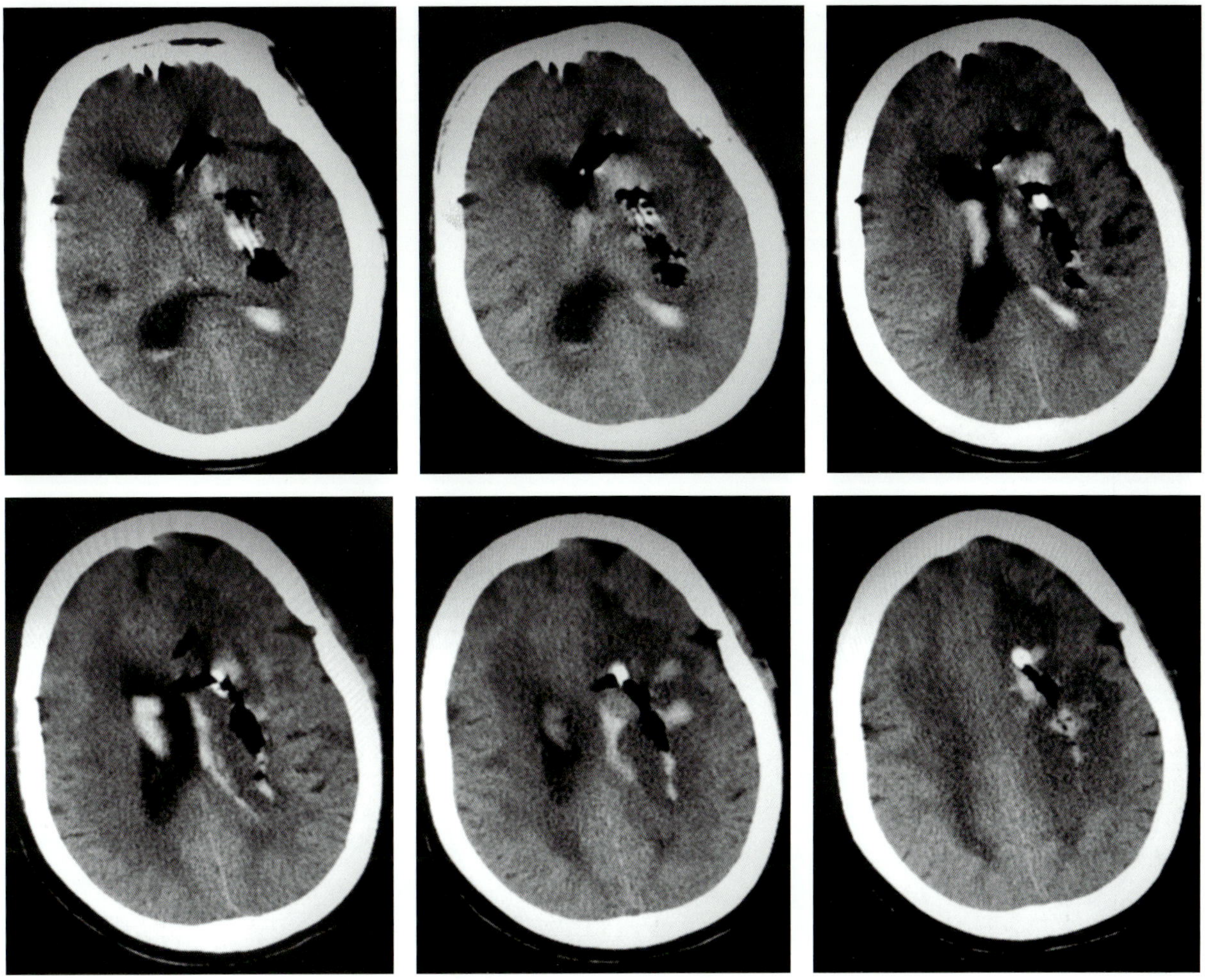

图 40-3　术后当日头颅 CT

可见血肿基本清除，剩余少量血肿腔及脑室内血肿，并可见引流管。

2. 术后 20 天复查头颅 CT（图 40-4）

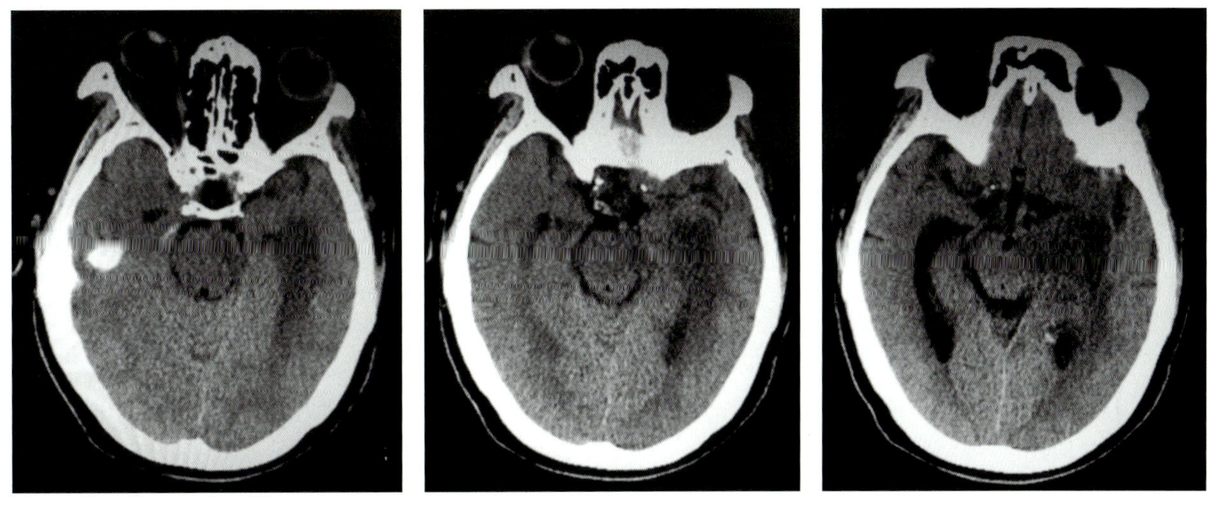

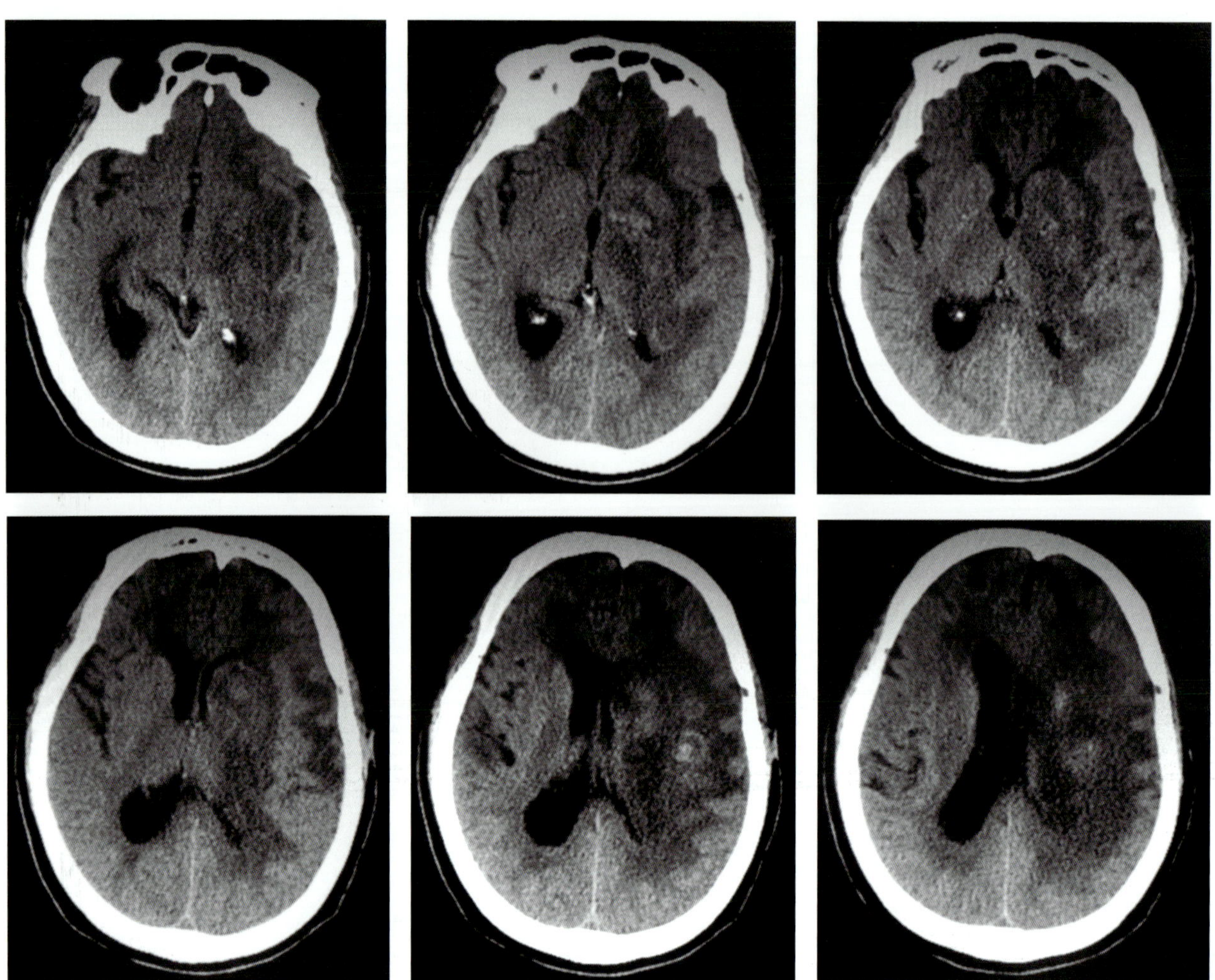

图 40-4 术后 20 天复查头颅 CT

血肿基本完全吸收，术区可见水肿及软化灶，脑室系统未见明显扩张。

【术后患者恢复情况】

患者生命体征稳定，神志恍惚，自动睁眼，左侧肢体可活动。术后 3 个月随访，患者神志基本清楚，可简单言语，可经口进食。左侧肢体可活动，右侧肢体偏瘫。

【止血心得】

1. 硬膜至少对角悬吊两针，必要时可适当扩大骨窗 1mm 给予悬吊。

2. 避开皮质引流静脉，如有引流静脉处于骨窗中央，显微剪刀给予游离小棉片保护，一般不易造成出血。

3. 置入透明脑压板时应保证脑压板和球囊之间无缝隙状态推进，以避免透明脑压板对脑组织造成切割。

4. 吸除血肿，若吸引器吸住黏丝样血肿，或为断裂的血管，应及时给予断端电凝，不能忽略。

5. 止血应逐层深入，不能顾此失彼。

6. 出血迅猛时吸引器和双极交换使用应迅速到位，否则血液会瞬间灌满视野，导致止血困难——提倡双手三器械（图 40-5）。

7. 血肿腔四壁少许渗血，多次冲洗后可自行凝止，不必过分追求完美。

8. 血肿的清除应按螺旋式推进的方法，边清除边止血，否则由于血肿清除后周围脑组织回落，导致部分血肿被脑组织“掩埋”而无法全部清除。

9. 不过分牵拉，吸引器吸住的条索状组织有可能为小动脉断裂后血管残端受血管内血流冲击而漂浮在血肿中央的部分，强行牵拉有可能使血管残端回缩至脑组织内，导致止血困难。

10. 撤出透明脑压板时，通道壁不规则创面有弥漫性渗血，应给予薄层速即纱贴附止渗血，减少电凝止血，减少必要的脑组织损伤，从而减少通道出血反流至血肿腔的发生机会。

11. 硬脑膜缝合后，硬膜外给予同直径全层明胶海绵覆盖后再返还骨瓣。

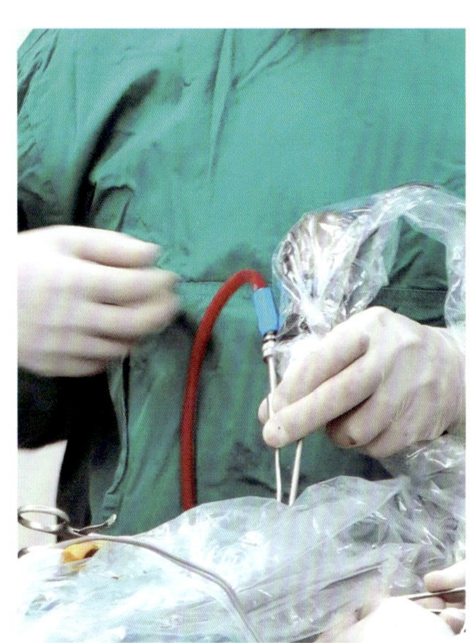
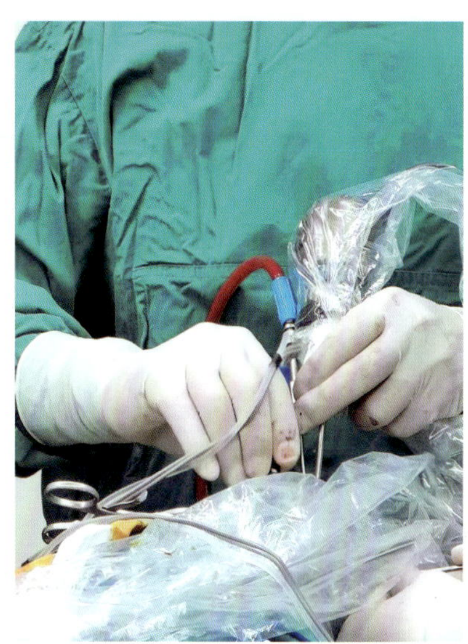

图 40-5　双手三器械

左手同时持吸引器及内镜；右手持双极电凝。

【专家点评】

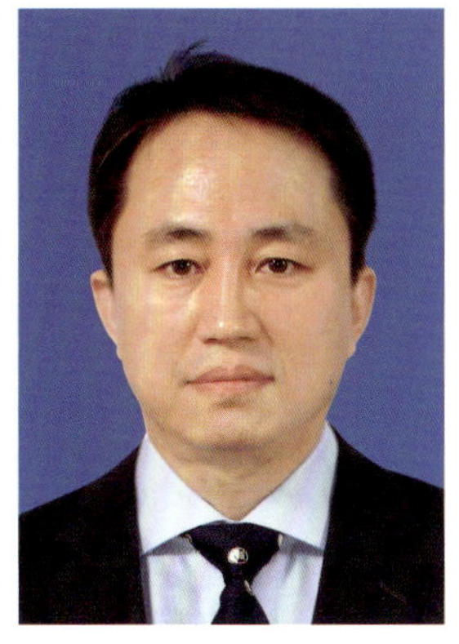

岳树源　主任医师　天津医科大学总医院

内镜手术在神经外科发挥很大的作用，内镜的显露特点使得能够看清深部的病变、创伤更小且病灶能够彻底的清除。以往内镜多应用于经鼻手术，近些年内镜使用上有一些拓展，该病例将内镜用于以往使用肉眼或显微镜进行的血肿清除术，内镜手术的优势在于切口小、深部血肿显露更加清楚，改善了高血压脑出血血肿清除术的术后效果；术者手术技术熟练且流畅，手术创伤小，深部血肿清除彻底，术后 CT 显示血肿清除非常干净，是内镜清除高血压脑血肿非常成功的典型病例，值得推广。

病例 41

高流量搭桥颈内动脉巨大动脉瘤孤立术

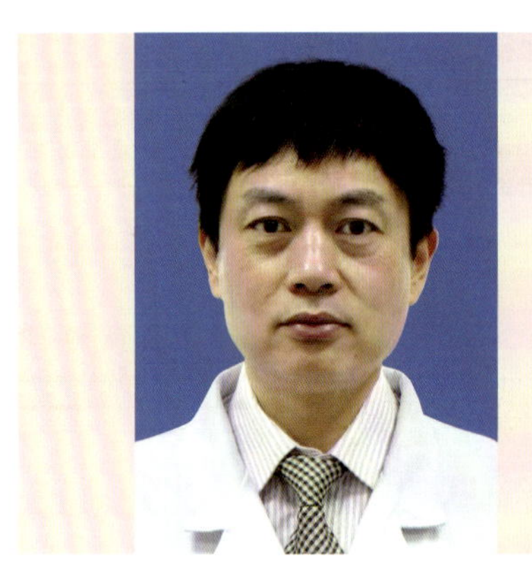

术者：雪亮，主任医师
天津医科大学总医院

【病例简介】

患者，女，55 岁。

主诉：右侧视力下降 1 月。

现病史：患者 1 个月前无明显诱因下出现右眼视物模糊，不伴视野改变。未予重视及治疗，近来症状加重，于我院行头颅 MRI 提示“右鞍旁巨大占位”，遂收入院进一步治疗。

查体：神清语利，双瞳孔等大等圆，右眼视力 0.1，左眼视力 0.8，眼球运动可，四肢肌力 5 级。

实验室检查：血常规、肝肾功能、凝血功能均无异常。

既往史：否认高血压、糖尿病病史，否认外伤手术史，既往无口腔及牙龈出血史，未服用抗血小板及抗凝药物。

入院诊断：右侧颈内动脉海绵窦段巨大动脉瘤。

【术前检查】

1. 术前头颅 MRI（图 41-1、图 41-2）

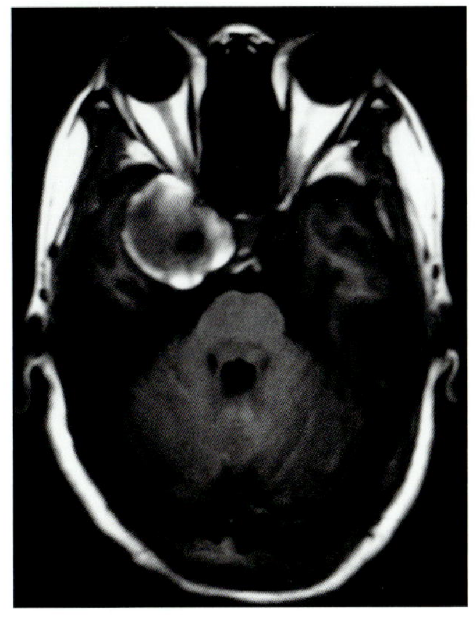

图 41-1　头颅 MRI
右侧海绵窦占位。

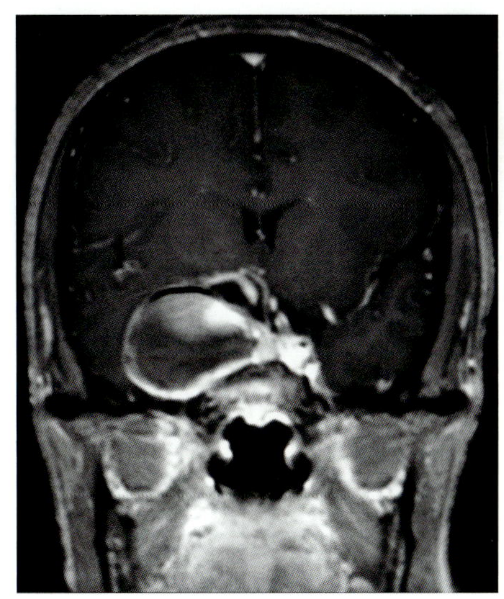

图 41-2　头颅 MRI
右侧海绵窦占位（动脉瘤大小约为 4cm × 3cm × 3cm）。

2. 术前全脑 DSA（图 41-3）
3. 术前头颅 CTA（图 41-4）

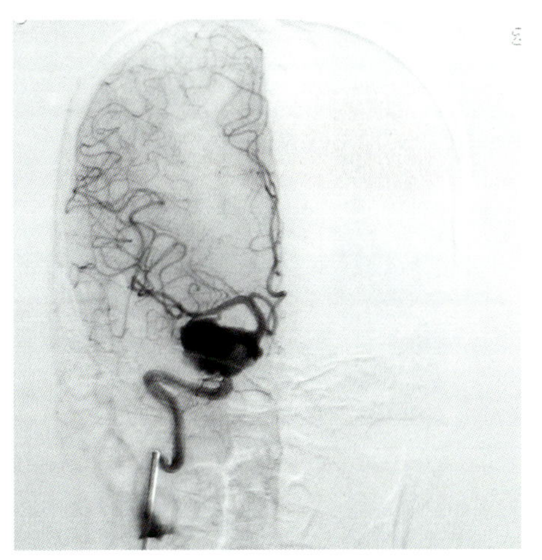

图 41-3　全脑 DSA
右颈内动脉海绵窦段动脉瘤。

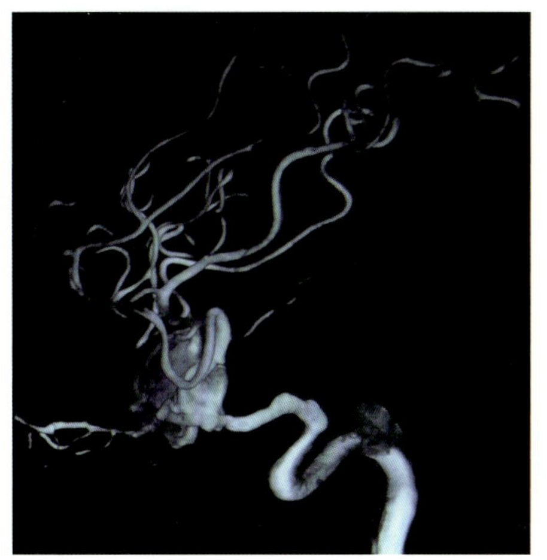

图 41-4　头颅 CTA
右颈内动脉海绵窦段动脉瘤。

【手术方案】

高流量搭桥颈内动脉巨大动脉瘤孤立术

【术前出血风险评估】

1. 动脉瘤较大，术中操作不当易引发大出血。
2. 颅内血管吻合口易出血，止血困难。

【手术视频】

病例 41 手术视频　高流量搭桥颈内动脉巨大动脉瘤孤立术

【术后检查】

术后头颅 CT（图 41-5）

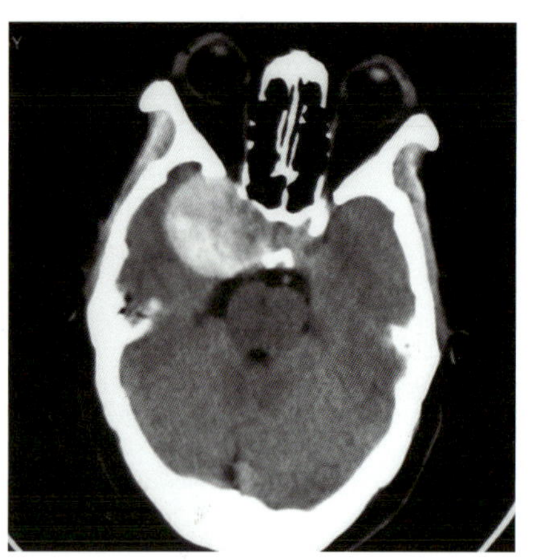

图 41-5　头颅 CT

可见动脉瘤夹，术区无出血。

【术后患者恢复情况】

患者恢复良好，四肢活动正常，复查影像桥动脉通畅，动脉瘤未显影（图 41-6）。

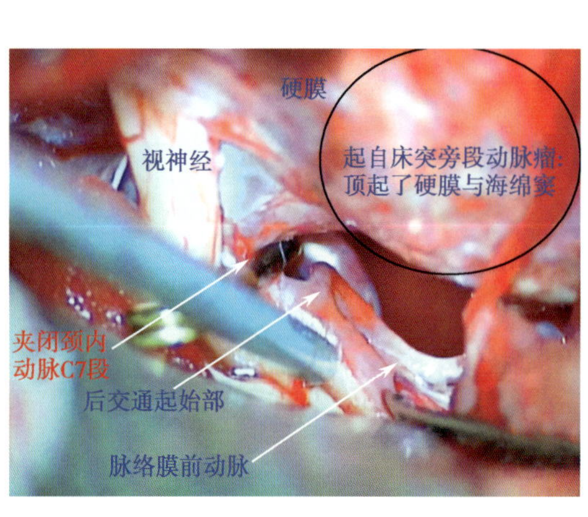

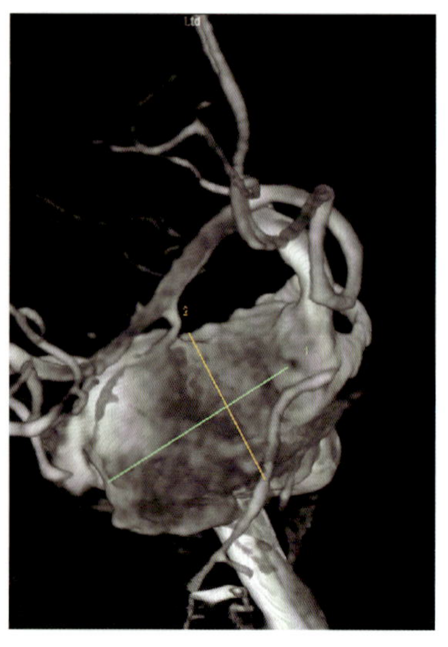

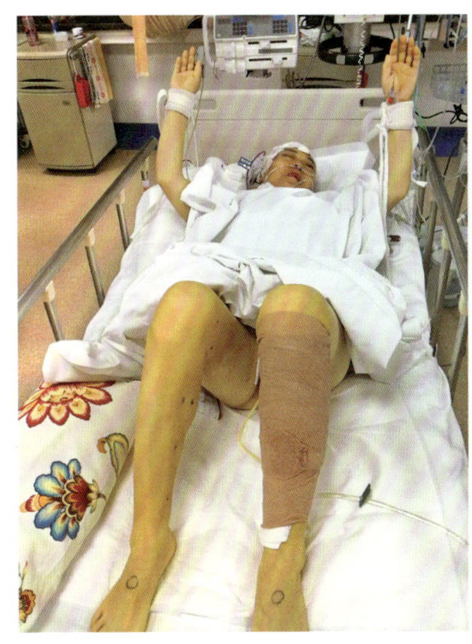
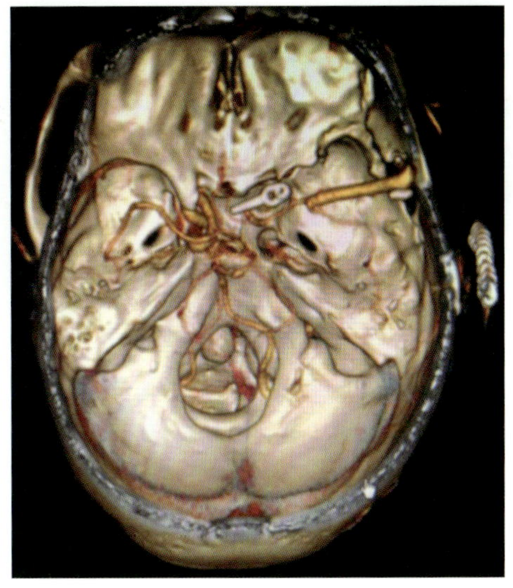

图 41-6　术后患者恢复情况

恢复良好，四肢活动正常，复查影像桥动脉通畅，动脉瘤未显影。

【止血心得】

1. 桥血管获取及置入过程中，避免血管牵拉损伤内膜。
2. 防止皮下软组织压迫桥血管造成术后血管狭窄。
3. 吻合时先行颅内段吻合，再行颈动脉近端吻合。
4. 熟练掌握深部血管吻合技术，缩短动脉夹闭时间。
5. 使用纤丝速即纱包裹血管吻合口，可以减少吻合口渗血，还可以起到支撑血管的效果，防止血管弯折。

【专家点评】

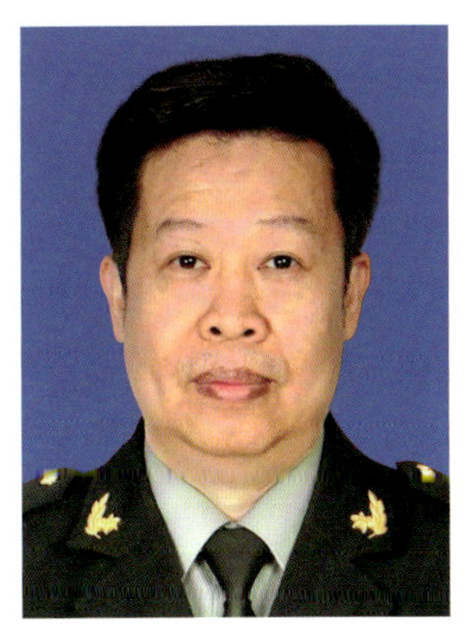

余新光　主任医师　解放军总医院

此病例为右侧海绵窦段动脉瘤，瘤体直径超过 2.5cm，属于巨大动脉瘤。海绵窦段内的动脉瘤，由于位置特殊，自然破裂率较低，但由于动脉瘤体巨大，对脑神经产生压迫，而且随着时间延长，瘤体可能还会进一步增大，因此积极处理是有必要的。如果术前做压颈试验，造影时做球囊闭塞，显示对侧代偿供血良好，也可以考虑仅做动脉瘤近端闭塞，期待动脉瘤内血栓形成然后闭塞。也可以行动脉瘤近端和远端的闭塞，将其孤立。即使球囊闭塞试验显示对侧代偿良好，仍有约 15% 的病例实施血管闭塞后会发生迟发脑缺血。为慎重起见，孤立动脉瘤后，行血管架桥，使得手术效果更加保险。本例即采用了这种方法。从手术视频可以看出，术者显微外科操作技术娴熟、稳定，吻合口没有漏血。假如有微量的漏血，又不便夹缝，用速即纱等止血材料压迫数分钟，一般也可以妥善制止出血。正如术者所言，此处速即纱的机械性支撑，也可以防止吻合血管的扭曲。

病例 42

冠切右额开颅嗅沟脑膜瘤切除术

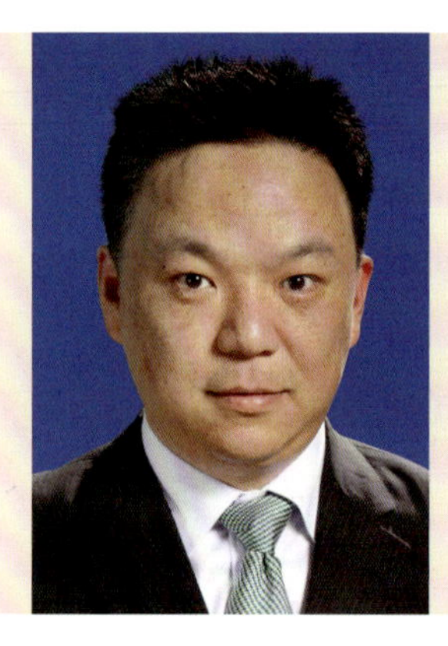

术者：赵元立，主任医师
首都医科大学附属北京天坛医院

【病例简介】

患者，男，56 岁。

主诉：间断头痛头晕 6 年，嗅觉下降 2 年，加重伴性格改变 3 个月。

现病史：患者 6 年前无明显诱因出现头痛头晕，间断发作伴有心悸及盗汗，患者无明显恶心呕吐，无肢体抽搐及意识丧失，无明显肢体无力，未引起患者及家属相关重视，对症口服药物治疗，效果可。2 年前无明显诱因突发嗅觉下降伴有记忆力减退。未行相关诊治，近 3 个月患者症状加重，伴有性格改变及易疲乏，就诊于外院，完善相关头颅 MRI 检查，考虑“颅内占位：前颅底”，建议进一步手术治疗，患者及家属为行进一步诊治就诊于北京大学国际医院门诊，门诊以“颅内占位”收入院。

查体：生命体征平稳、神志清楚、心肺听诊未及异常，病理征：双侧嗅觉消失。

实验室检查：血常规、肝肾功能、凝血功能正常。肿瘤标志物无异常。

既往史：糖尿病病史 3 年，口服药物控制血糖，血糖控制可，高血压高血脂病史 2 年，口服药物控制，效果可。既往无口腔及牙龈出血史，未服用抗血小板及抗凝药物。

入院诊断：1. 颅内占位性病变（前颅窝：嗅沟脑膜瘤？）；2. 2 型糖尿病；3. 高血压；4. 高脂血症。

【术前检查】

1. 术前头颅 CT（图 42-1）

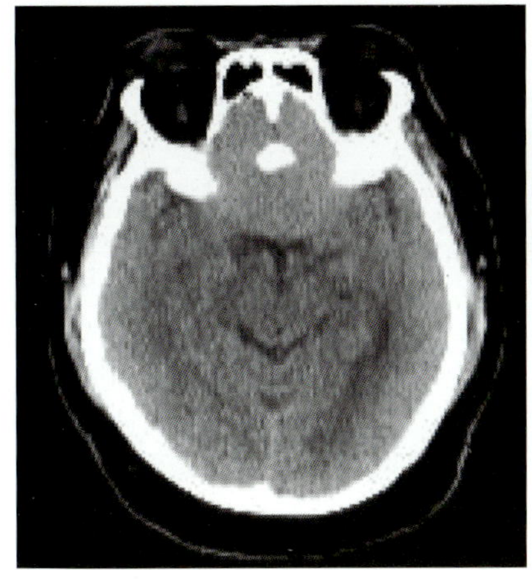
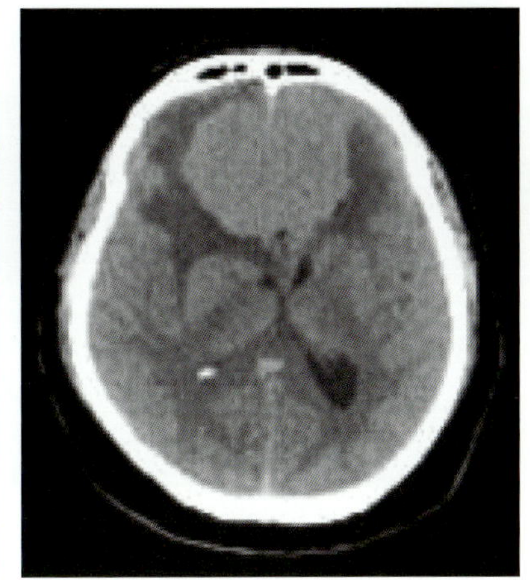
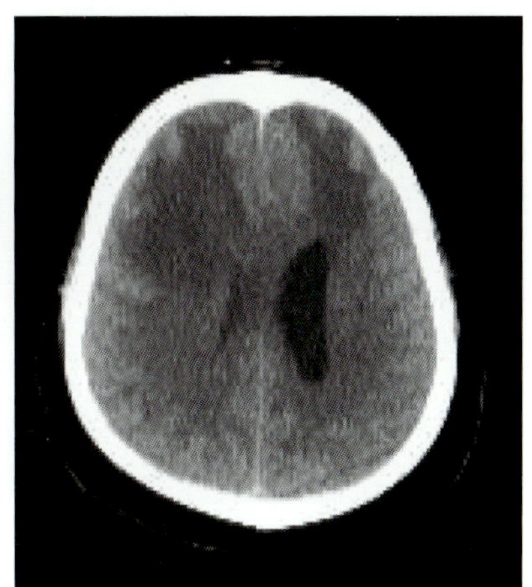

图 42-1　术前头颅 CT

病变位于前颅窝底，局部可见骨质增生。

2. 术前头颅 MRI（图 42-2~ 图 42-4）

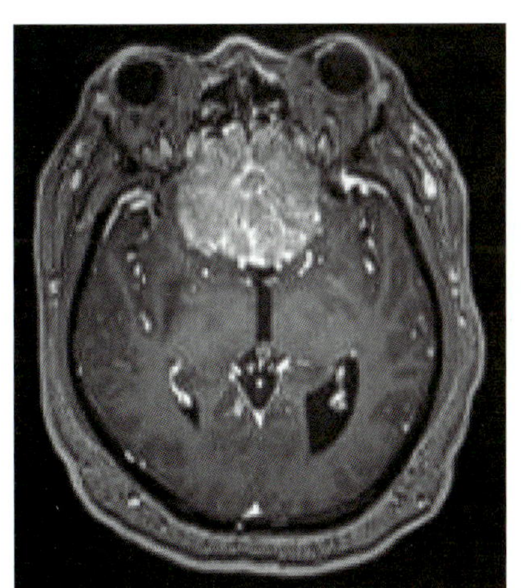
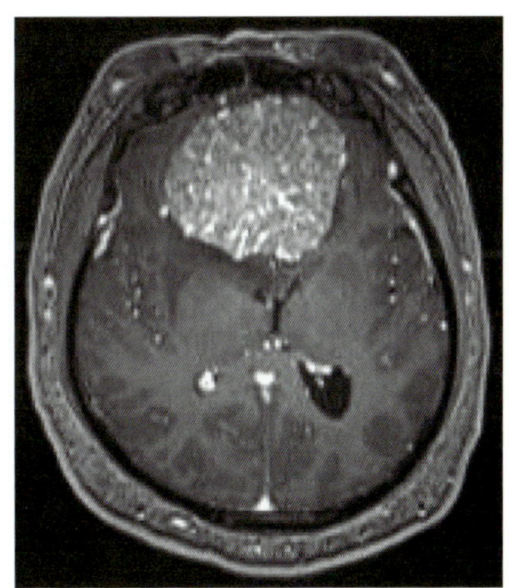
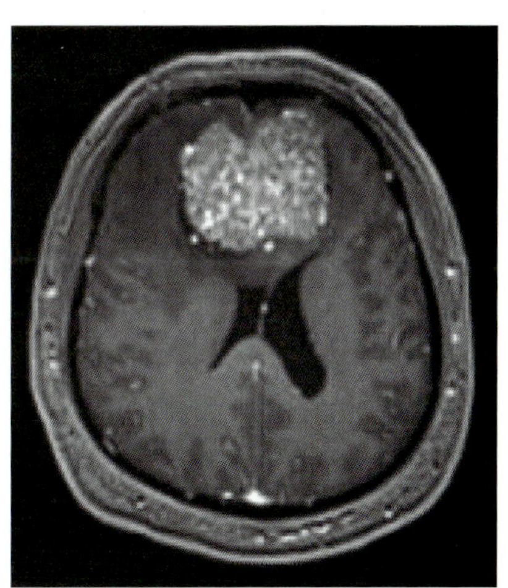

图 42-2　术前头颅 MRI 横断面

病变位于前颅底，毗邻双侧大脑前动脉，大脑前动脉挤压移位。

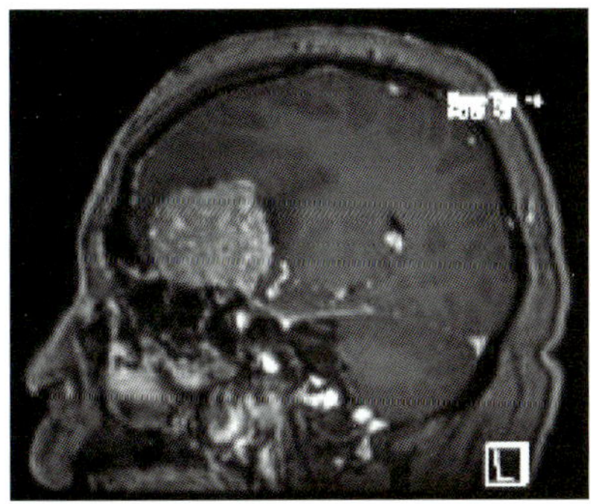
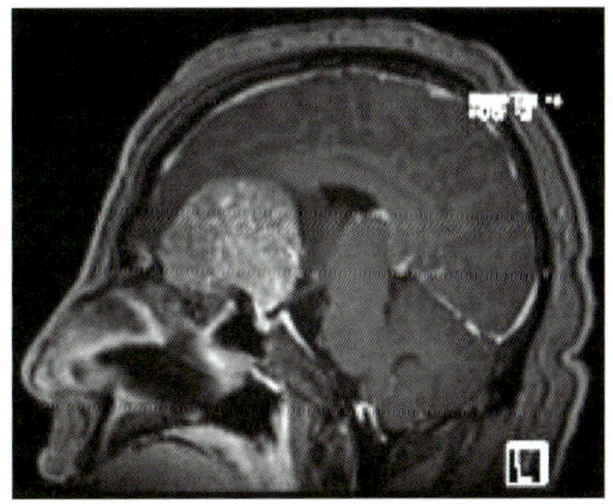
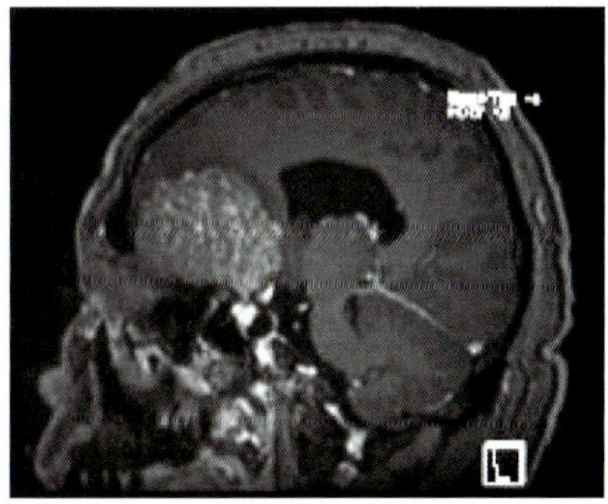

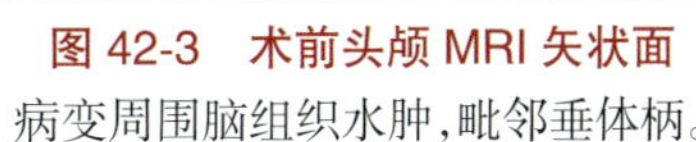

图 42-3　术前头颅 MRI 矢状面

病变周围脑组织水肿，毗邻垂体柄。

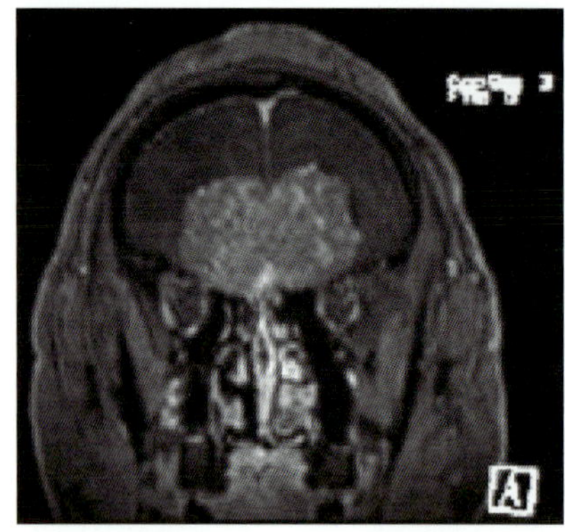
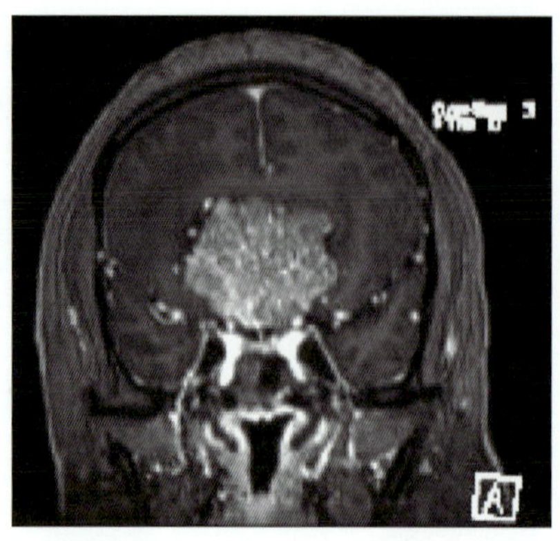
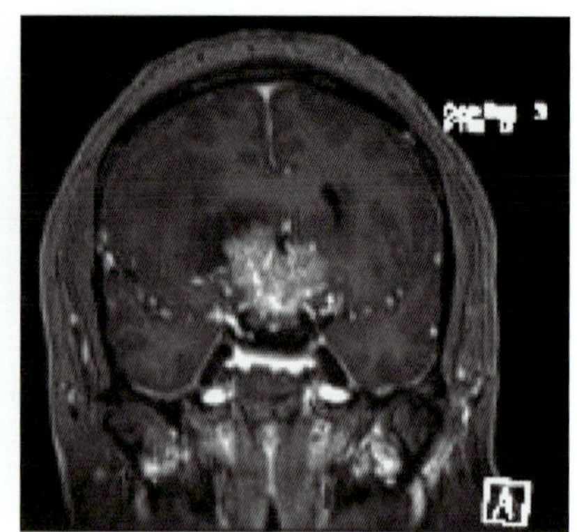

图 42-4 术前头颅 MRI 冠状面

病变基底位于嗅沟及蝶骨平台，毗邻颈内动脉。

【手术方案】

冠切右额开颅嗅沟脑膜瘤切除术

制定入路依据及策略：

1. 肿瘤位于双侧前颅窝底，目前患者双侧嗅觉丧失，考虑嗅沟脑膜瘤可能。
2. 肿瘤基底明显钙化，考虑脑膜瘤可能性大。
3. 考虑冠切右额开颅，局部造瘘，切除右侧病变，后再经大脑镰，切除对侧病变。
4. 病变紧邻视神经、颈内动脉、大脑前动脉，术中需注意保护。
5. 病变基底位于前颅窝，患者术后有脑脊液瘘可能，术后注意修补。
6. 切除肿瘤后，密切监测患者视力视野变化。

【术前出血风险评估】

1. 肿瘤巨大，基底位于前颅窝，基底广泛，颅底骨质增生，颅底硬膜有新生血管，参与肿瘤供血。
2. 肿瘤与脑组织粘连紧密，术后患者创面巨大，存在术后创面渗血可能。
3. 病变毗邻颈内动脉、视神经，有术中损伤可能，导致止血困难。

【手术视频】

病例 42 手术视频　冠切右额开颅嗅沟脑膜瘤切除术

【术后检查】

1. 术后头颅 CT（图 42-5）

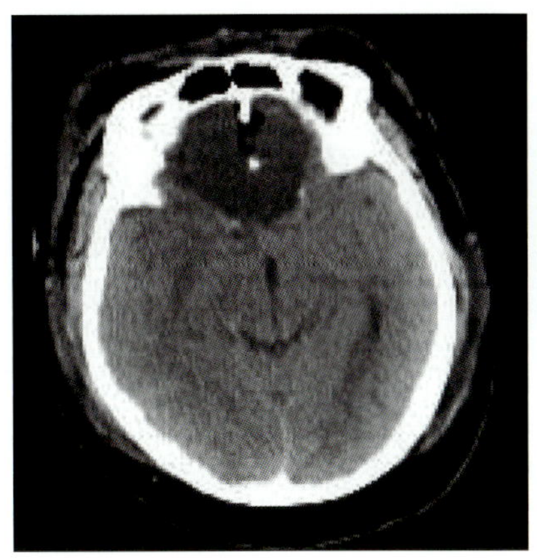
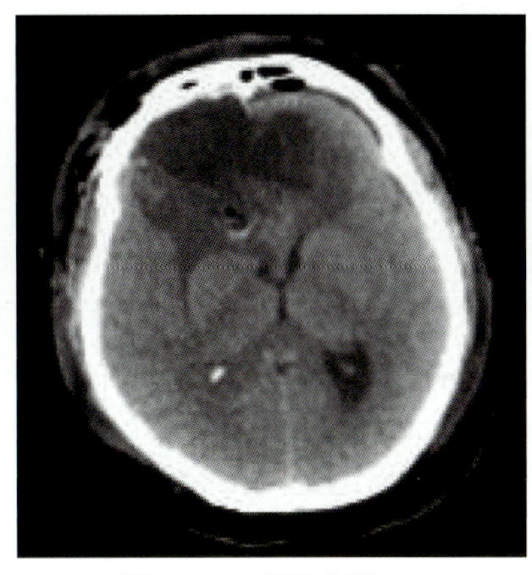
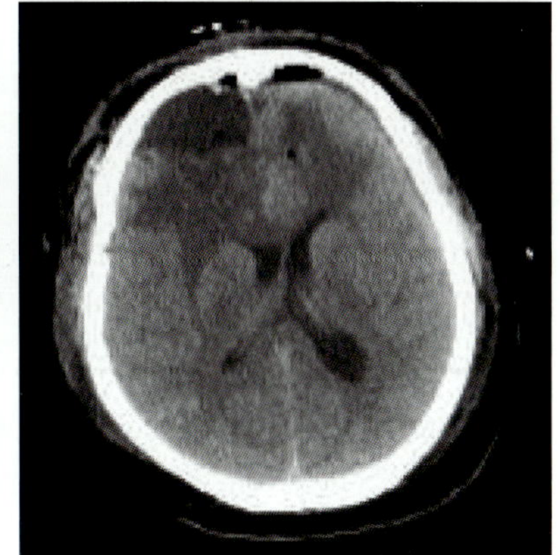

图 42-5　术后头颅 CT
肿瘤全切，术野干净无出血。

2. 术后头颅 MRI（图 42-6）

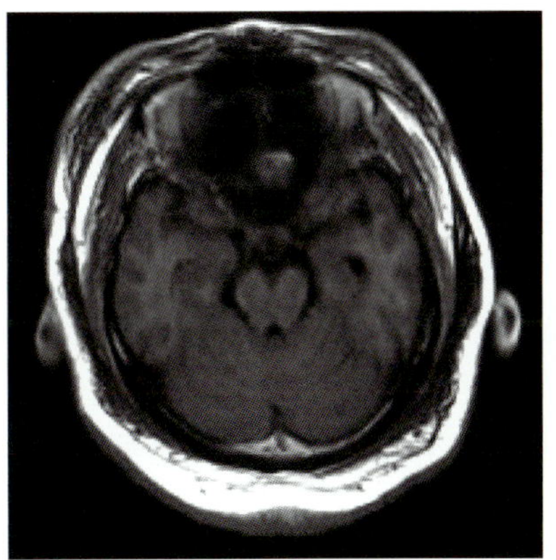
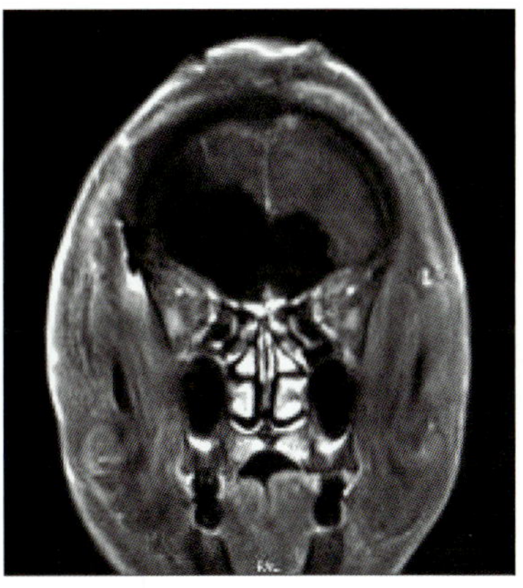
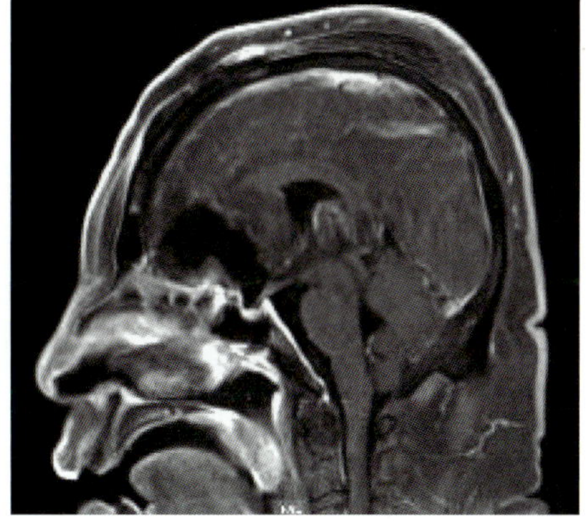

图 42-6　术后头颅 MRI
肿瘤全切，周围血管保护良好。

3. 术后病理（图 42-7）

（颅内）肿物切除标本：皮细胞型脑膜瘤，WHO Ⅰ级，送检组织共计 10cm × 7cm × 3.5cm。免疫组化结果：GFAP（-），OligII（-），EMA（+），Vimentin（+），PR（+），SSTR2（+），CD34（血管+），Ki-67（约 2%+），P53（野生型）。

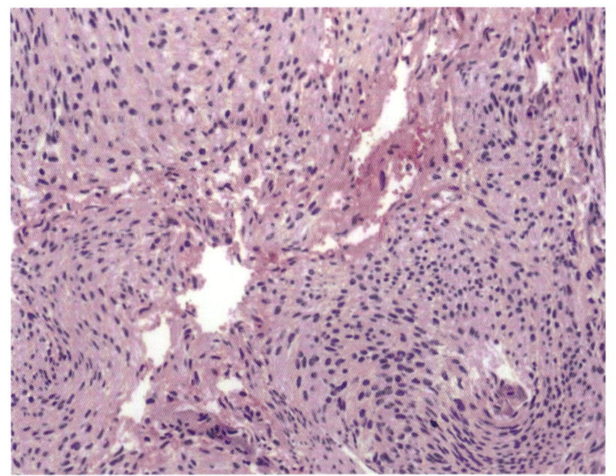

图 42-7　术后病理提示皮细胞型脑膜瘤（WHO Ⅰ级）

【术后患者恢复情况】

肿瘤完全切除，患者术后恢复良好，嗅觉同术前，无神经功能障碍。

【止血心得】

对于深部脑膜瘤，在肿瘤切除过程当中，往往需对周边正常脑组织进行牵拉，容易导致脑组织挫伤，所以在肿瘤完全后，要小心检查瘤腔及脑组织相关造瘘通道，对于挫伤脑组织给予小心清除并仔细止血。

对于深部巨大脑膜瘤，将肿瘤完整取出十分困难，手术过程当中往往需将肿瘤分块取出，手术过程当中往往需要阻断肿瘤的基底血供和瘤内减压交替进行。

病变毗邻视神经、颈内动脉及大脑前动脉，手术过程当中应当仔细辨认，对于视神经的出血，应尽量减少双极电凝，如需使用，可双极低量烧灼，以“速即纱”在局部压迫止血为主，可减少电凝危害，完全止血后，要小心移除视神经上的海绵、棉条等压迫物，减少对视神经的压迫。

肿瘤对视神经压迫时，切除肿瘤过程中，需小心谨慎，肿瘤与视神经的分离以锐性分离为主，减少对视神经牵拉。术前仔细读片，当在血管周围的操作时，应小心谨慎，降低双极功率，避免术中血管损伤。

【专家点评】

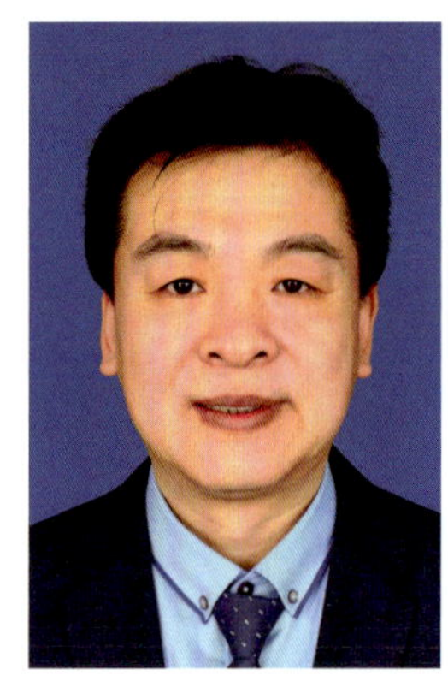

吉宏明 主任医师 山西省人民医院

本例系嗅沟脑膜瘤，手术采用冠状切口右额入路切除肿瘤，手术切口设计合理。术中应用了经典的显微及止血技术：离断肿瘤基底，减少肿瘤血供；肿瘤内分块切除同时控制出血；然后再将残余瘤壁与周围脑组织及神经血管仔细分离，全切肿瘤。手术过程：术野清晰，操作精细，周围神经血管显露、保护良好而完整；尤其止血到位且严密，术毕，瘤周精确止血后，仍反复检查，再创面喷涂流体明胶，确保止血效果。为防止术后脑脊液漏，采用人工硬膜和生物胶严密修补颅底。总之，手术过程流畅，操作精准，止血细节完美，效果良好。

探讨：若开颅再贴近颅底，是否更利于保护右额脑组织和磨除脑膜瘤生发处颅骨，达 simpson Ⅰ级切除。

病例 43

经鼻鞍结节蝶骨平台入路脑膜瘤切除术

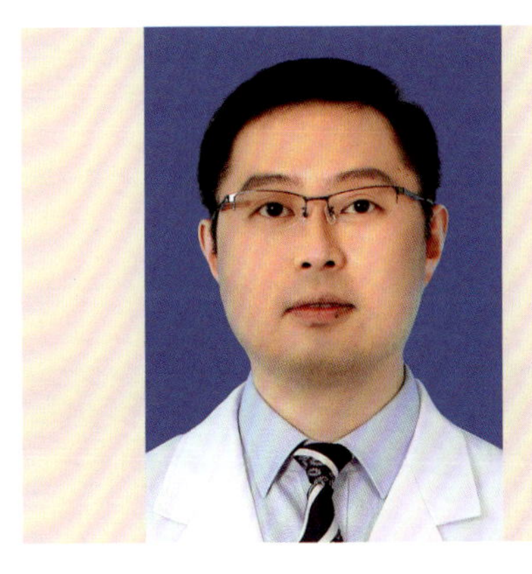

术者：高宇飞，主任医师
吉林大学中日联谊医院

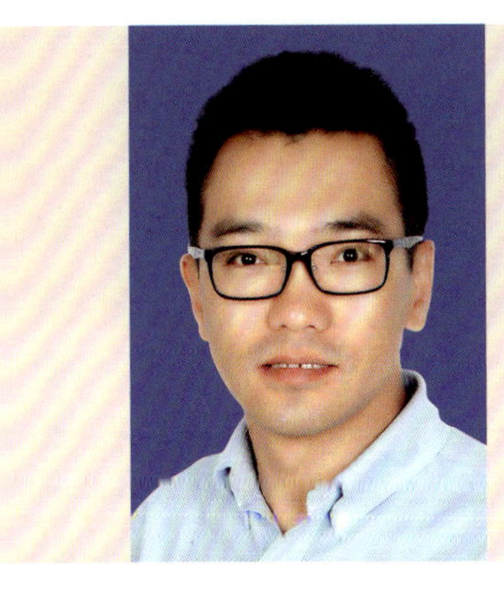

术者：赵航，副主任医师
吉林大学中日联谊医院

【病例简介】

患者，女，65 岁。

主诉：视力下降 2 月余。

现病史：患者 2 个月前无明显诱因出现视力下降、视物模糊，无视物双影。视力下降以左眼为著。就诊于我院眼科，行头部 MRI 示“鞍区占位性病变”，患者为进一步诊治就诊我科。

查体：生命体征平稳，神志清楚，心肺听诊未及异常，四肢感觉运动正常，病理征阴性。

实验室检查：血常规、肝肾功能、凝血功能均正常。

既往史：否认高血压、糖尿病病史，否认外伤手术史，既往无口腔及牙龈出血史，未服用抗血小板及抗凝药物。

入院诊断：鞍区占位。

【术前检查】

1. 术前头部 CT（图 43-1）

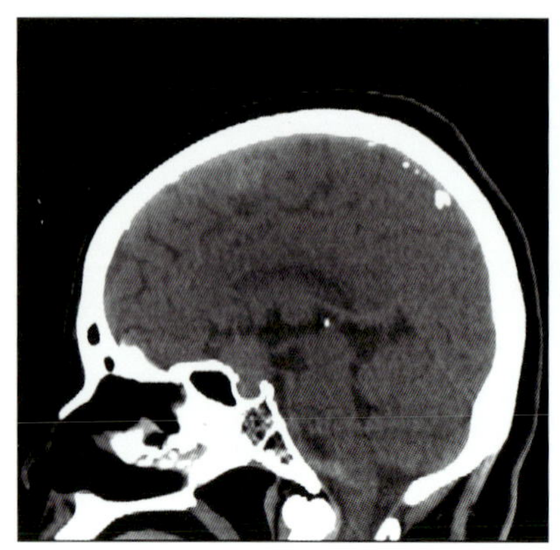
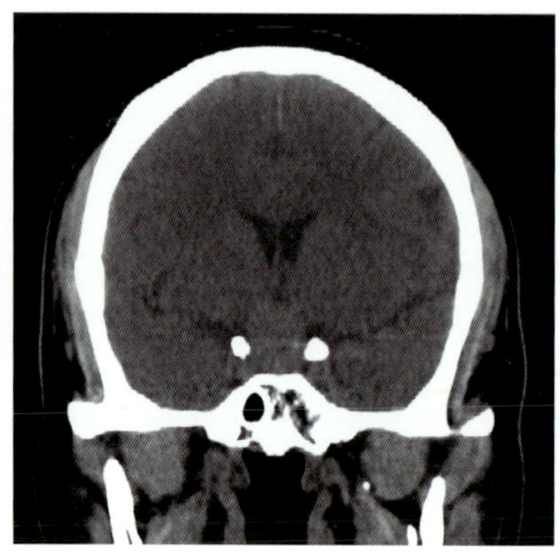
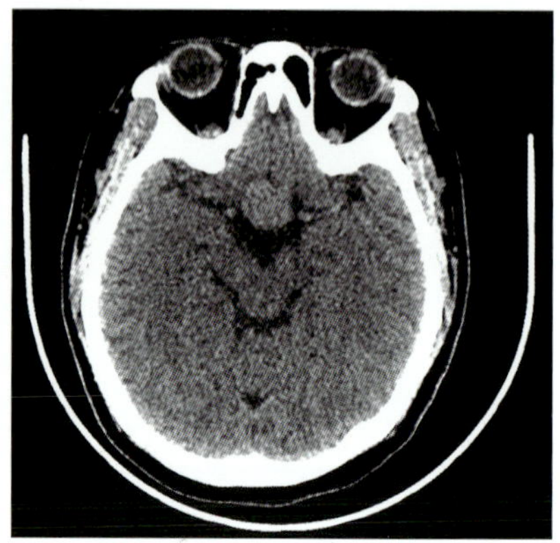

图 43-1 术前头部 CT
鞍区等密度占位改变。

2. 术前头部 MRI 增强扫描（图 43-2）

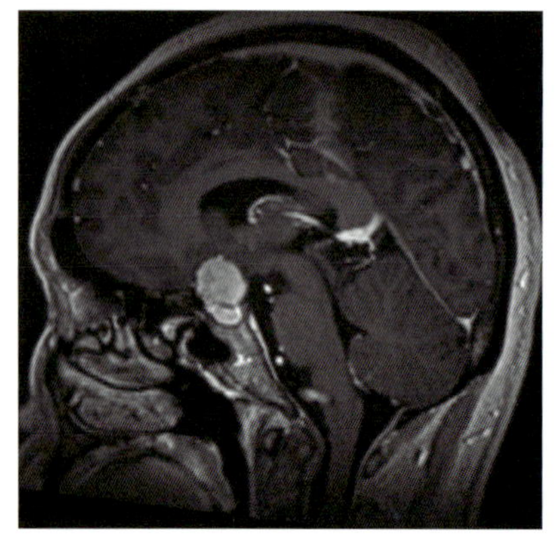
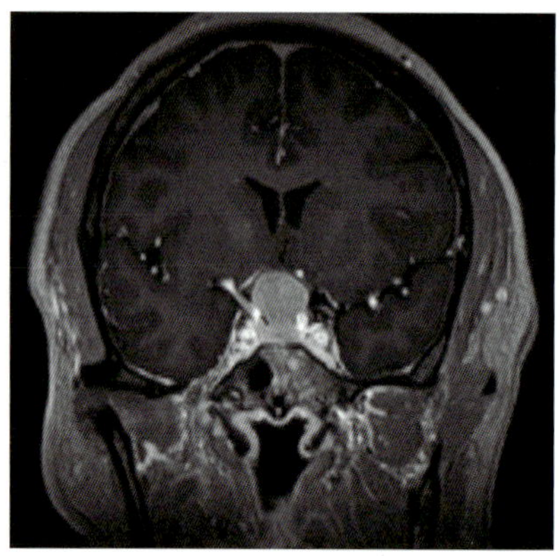

图 43-2 头部 MRI
鞍区占位病变，病变与垂体界限清楚。

3. 术前三维重建（图 43-3）

【手术方案】

经鼻鞍结节蝶骨平台入路脑膜瘤切除术

制定入路依据及策略：

1. 充分依据术前影像学进行科学的分析。
2. 初步诊断患者为鞍结节脑膜瘤。
3. 考虑采取的手术入路方式为经鼻鞍结节蝶骨平台入路（图 43-4）。

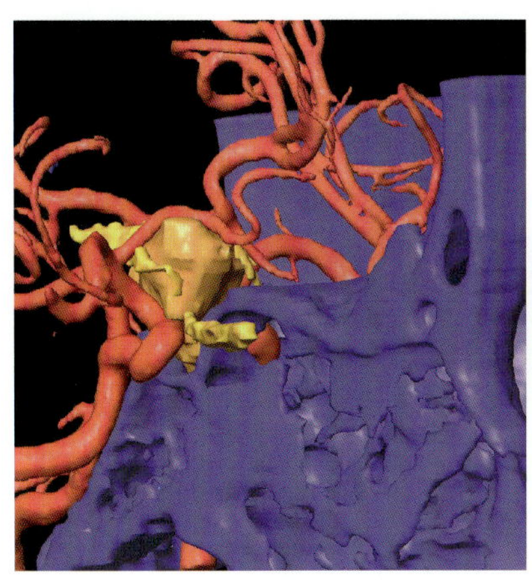
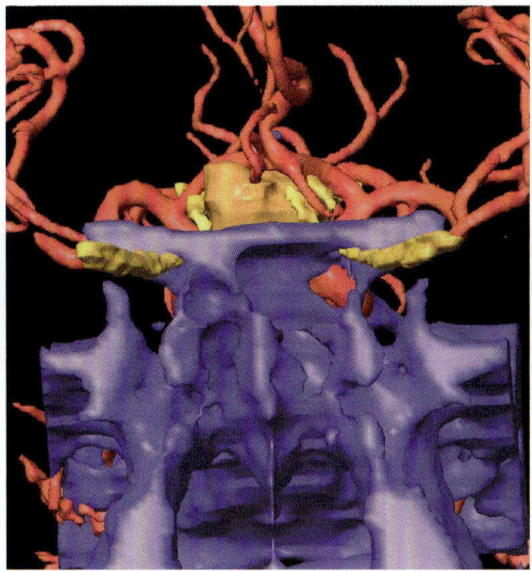
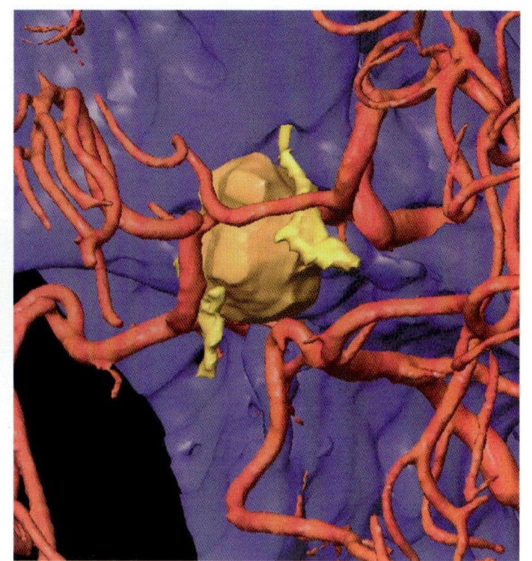

图 43-3　术前三维重建

多模态影像数据显示肿瘤与周围组织关系。

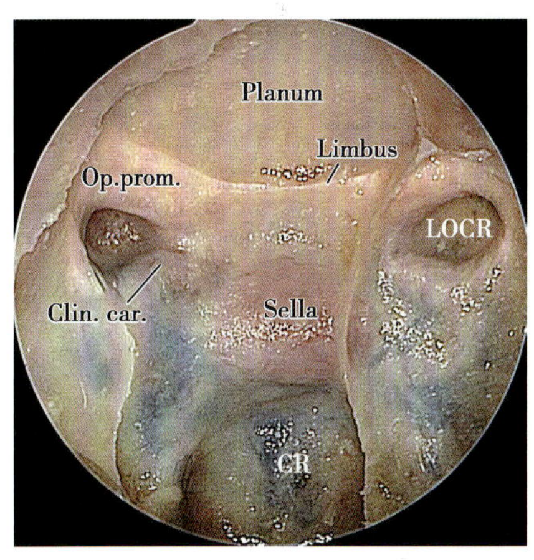

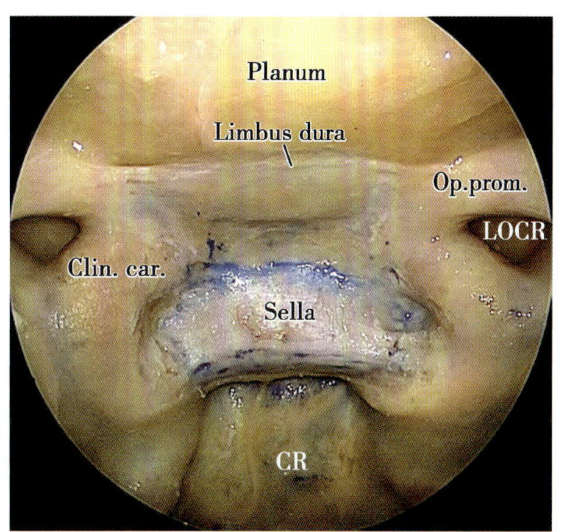

图 43-4　入路示意图

经鼻鞍结节蝶骨平台入路。

4. 止血技术应用

(1)蝶腭动脉出血：低功率电凝及扩大蝶腭孔后电凝。

(2)颈内动脉及分支出血：通过详细的术前影像评估，预防为主；术中根据具体情况采用不同的方式。

(3)海绵间窦出血：小的破口采取电凝；大的破口可以用止血材料流体明胶或止血夹。

【术前出血风险评估】

1. 肿瘤与大脑前动脉、前交通动脉复合体关系密切，术中应仔细处理，避免出血。
2. 切除肿瘤，需考虑蝶腭动脉出血，且蝶腭动脉经常有回缩情况，可采用磨钻磨开蝶腭孔，然后再止血。

【手术视频】

病例 43 手术视频　经鼻鞍结节蝶骨平台入路脑膜瘤切除术

【术后检查】

1. 术后头颅 MRI(图 43-5)

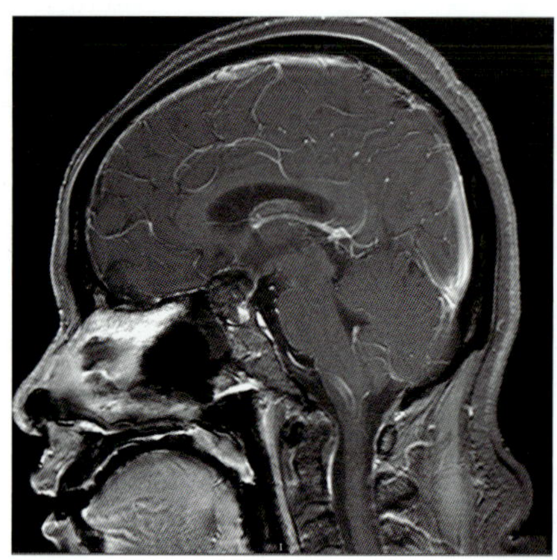
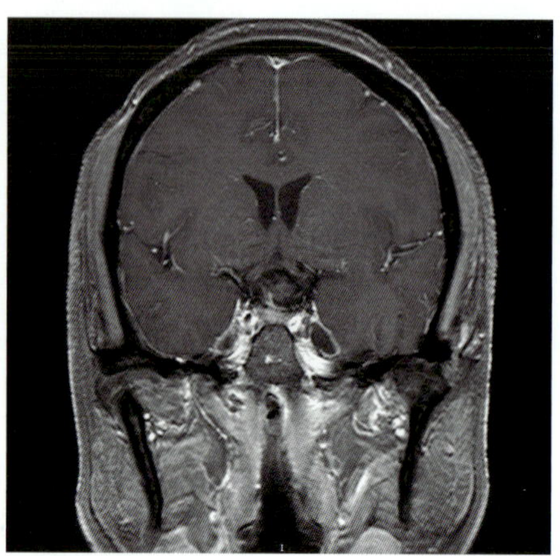

图 43-5 术后头颅 MRI

肿瘤完全切除。

2. 术后病理 肿瘤组织病理提示：过渡型脑膜瘤（WHO Ⅰ型）。

【术后患者恢复情况】

术后患者恢复良好，视力明显缓解，无脑脊液瘘，无神经功能障碍。

【止血心得】

1. 围手术期根据患者影像学资料，制订周密的手术计划，充分考虑手术入路相关的出血因素，并制订详实的应对方案。

2. 术中不同出血情况的处理

(1)蝶腭动脉出血：采取电凝止血的方法，经常有蝶腭动脉回缩的情况，可以采用磨钻磨开蝶腭孔，然后再止血。

(2)颈内动脉及分支出血的处理：颈内动脉分支出血可以采取电凝的方法。颈内动脉主干出血，必须及时控制出血，并二期行覆膜支架治疗。

(3)术中海绵间窦静脉出血，可以采用电凝和流体明胶压迫的方法。

3. 止血器械的应用技巧，合理使用双极电凝及卡萨姆电凝。

【专家点评】

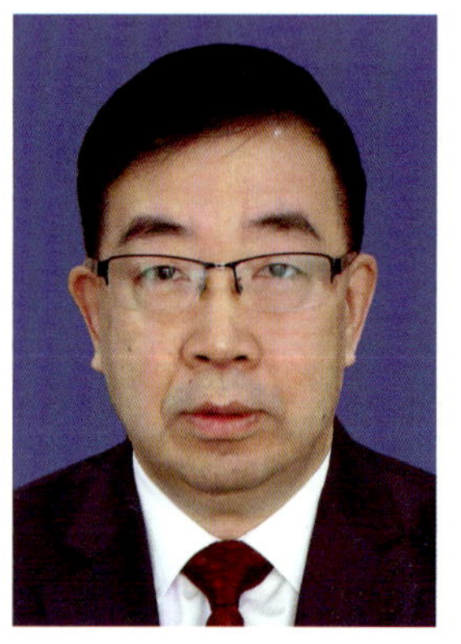

刘云会 主任医师 中国医科大学盛京医院

经鼻鞍内镜下结节蝶骨平台入路脑膜瘤切除术技术日臻成熟。由于首先处理肿瘤根部，术中切除肿瘤时出血少，肿瘤界面清晰。在切除肿瘤前，把握肿瘤与大脑前动脉、前交通动脉复合体的关系对术中防止血管损伤十分重要。术前术者通过多模态手段充分评估了肿瘤与血管、垂体、蝶骨平台骨质的关系，术中血管损伤的应对预案等对术中出血的控制以及防止大血管损伤十分重要。术中对蝶腭动脉出血，采取电凝止血的方法，经常有蝶腭动脉回缩的情况，采用磨钻磨开蝶腭孔，然后再止血，效果非常好。术中海绵间窦静脉出血，采用电凝和流体明胶压迫的方法，节约了手术时间。术中合理使用双极电凝及卡萨姆电凝，起到了很好的止血效果。肿瘤切除后，术腔止血明胶和鞍底重建有效地防止渗血和脑脊液漏。术后影像显示肿瘤切除满意、止血效果好。此病例充分体现了术者对《神经外科周手术期出血防治专家共识(2018)》的理解和实践，同时也展示了术者内镜操作的娴熟技巧和止血功底。

病例 44

右侧枕下乙状窦后入路听神经瘤切除术

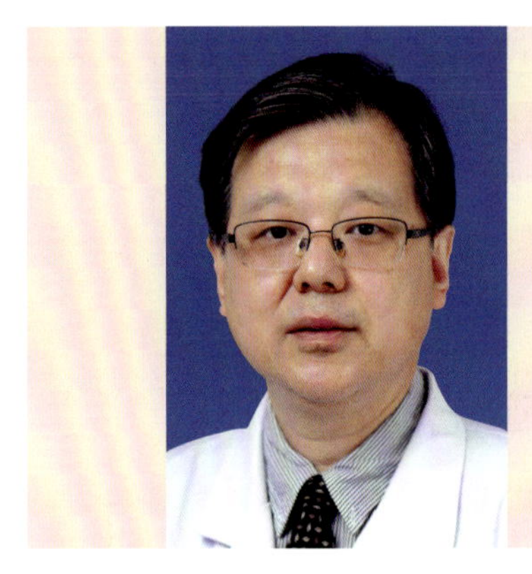

术者：张洪涛，主任医师
青岛大学附属烟台毓璜顶医院

【病例简介】

患者，女，61 岁。

主诉：右侧耳鸣 4 年伴听力下降 3 年。

现病史：患者于 4 年前无明显诱因出现右侧耳鸣，3 年前开始出现右侧听力下降，偶有头晕，无头痛，无恶心呕吐，无肢体无力，无肢体抽搐，无视力下降，无视物模糊，未予特殊处理。近日于我院就诊，行头颅 MRI 检查提示“右侧桥小脑角区囊实性占位病变，右侧内听道扩大”，收入院进一步治疗。

查体：生命体征平稳，神志清楚，心肺听诊未及异常，四肢感觉运动正常，病理征阴性。

实验室检查：血常规，血红蛋白 98g/L；肝肾功能，白蛋白 29.0g/L；凝血功能，活化部分凝血酶原时间 42.7s，其余正常。

既往史：高血压病史 8 年，服用缬沙坦控制血压良好，近 2 年开始服用阿司匹林，于术前 2 周停药，既往无口腔及牙龈出血史。

入院诊断：1. 颅内占位性病变（右侧桥小脑角区），听神经瘤；2. 高血压。

【术前检查】

1. 术前头颅 CT（图 44-1）

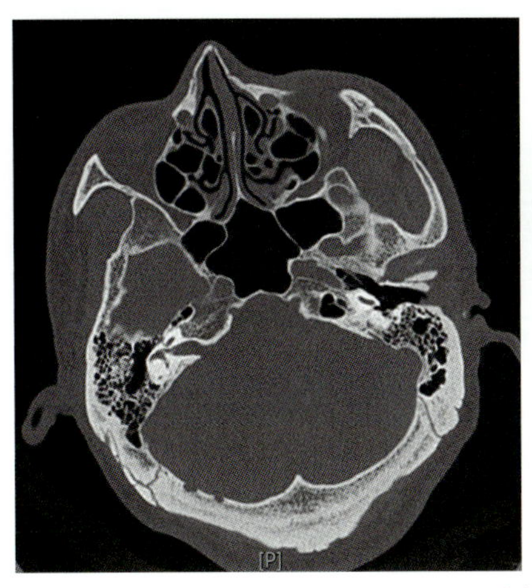
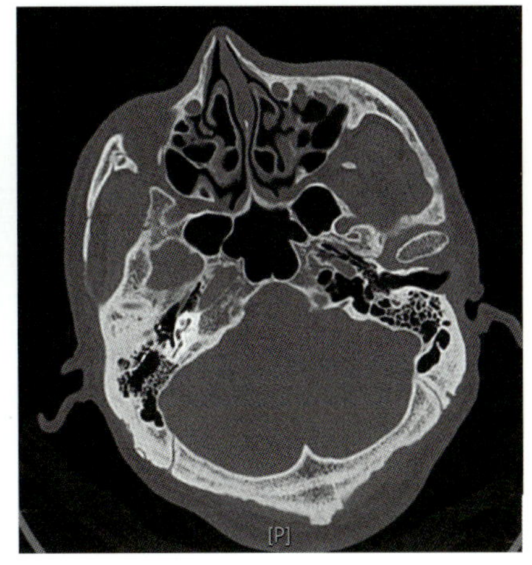

图 44-1　头颅 CT 薄层扫描

显示肿瘤生长导致内听道明显扩大，并可观察乳突气化情况。

2. 术前头颅 MRI（图 44-2）

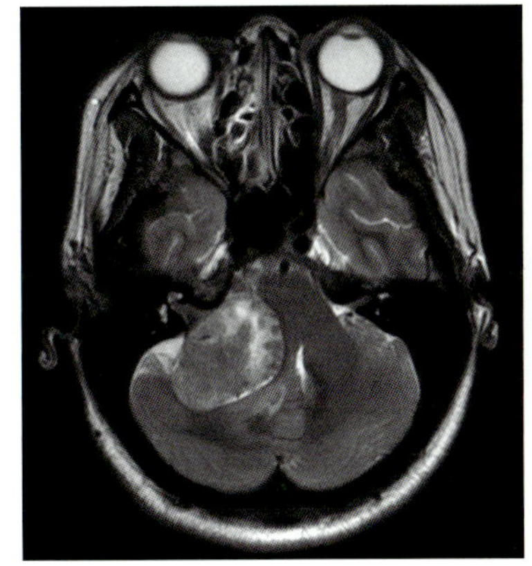
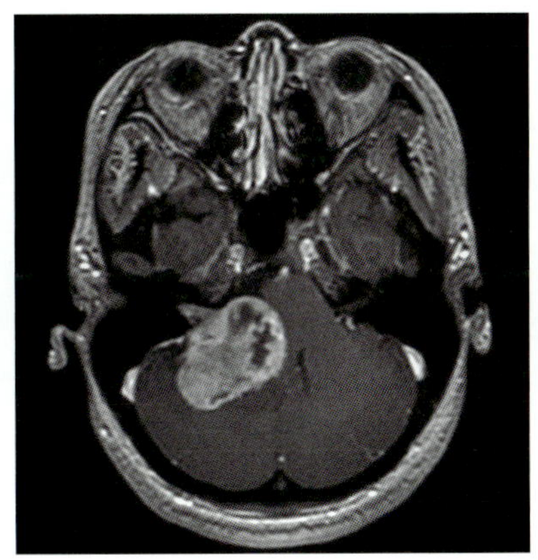
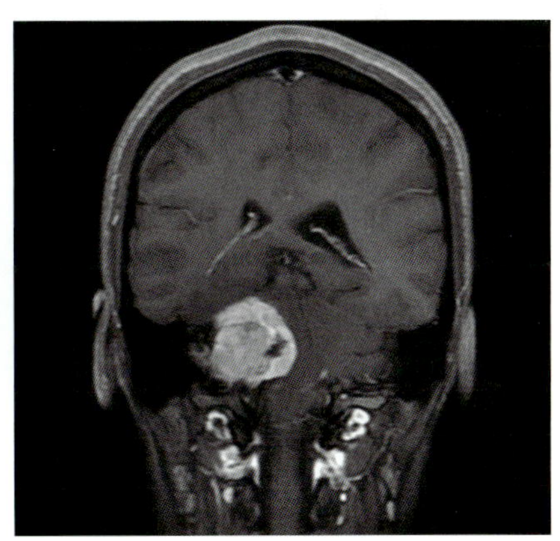

图 44-2　术前头颅 MRI

肿瘤挤压脑干及小脑，肿瘤源于内听道，面、听神经增粗。

【手术方案】

右侧枕下乙状窦后入路听神经瘤切除术

制定入路依据及策略：

1. 侧俯位全麻下乙状窦后入路显微手术。
2. 应用 CUSA 进行囊内减压，沿蛛网膜平面分离切除肿瘤，这是保护面神经的关键。
3. 止血技术的综合应用，尽量避免双极电凝的使用，可使用速即纱、明胶海绵处理出血，如使用双极电凝，尽量降低功率。
4. 神经电生理监护设备进行手术全程监测。
5. 注意辨识骨性解剖、蛛网膜解剖、神经与血管解剖。

【术前出血风险评估】

1. 肿瘤巨大，位于颅底，与脑干及小脑关系密切，肿瘤增强明显，血供丰富。
2. 患者既往高血压，服用阿司匹林，术前凝血功能轻度异常。

【手术视频】

病例 44 手术视频 右侧枕下乙状窦后入路听神经瘤切除术

【术后检查】

1. 术后头颅 CT（图 44-3）

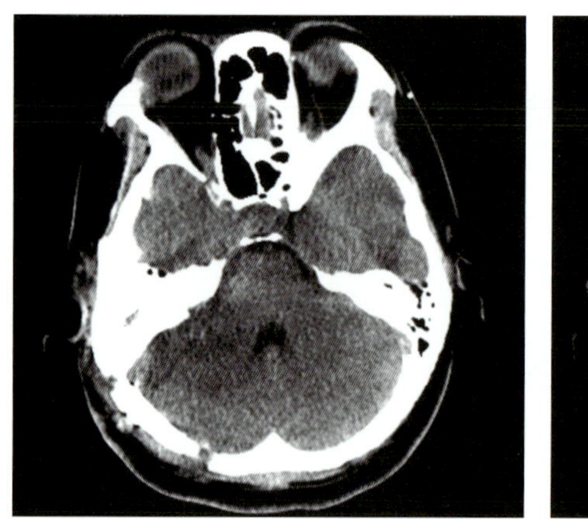

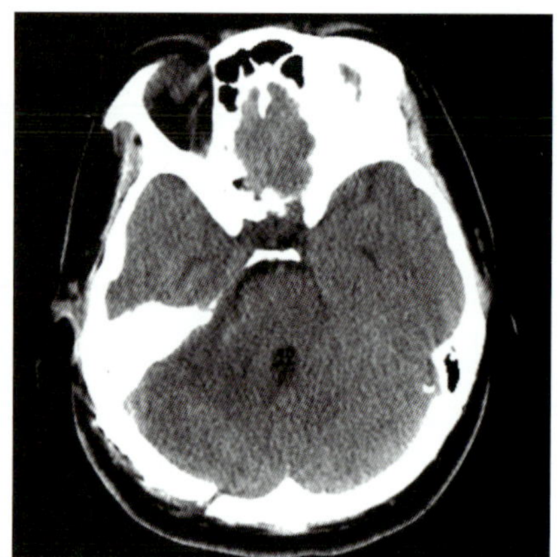

图 44-3 术后头颅 CT

显示肿瘤全切，骨瓣复位，术野干净无出血。

2. 术后头颅 MRI（图 44-4）

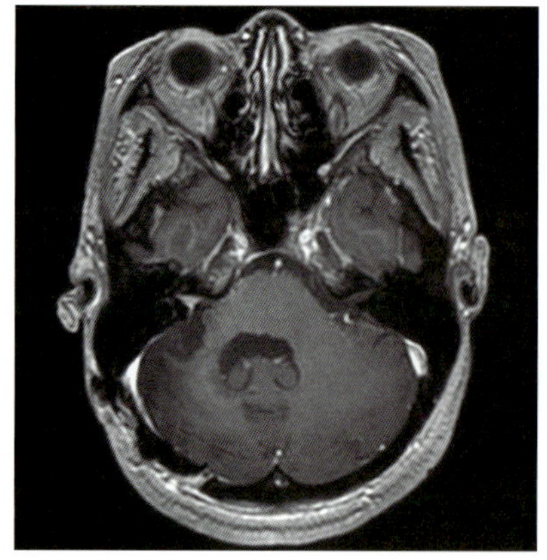

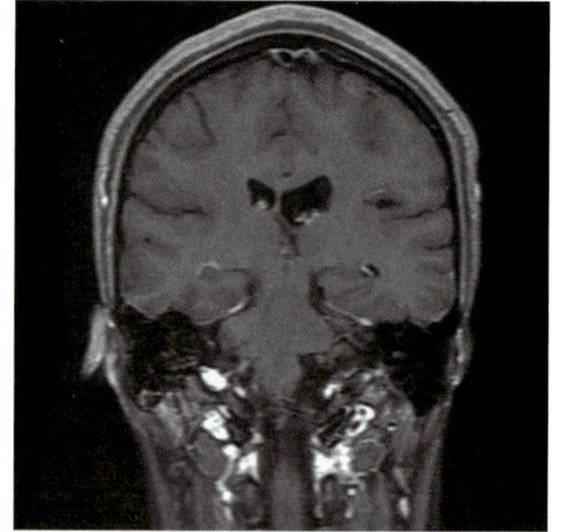

图 44-4 术后头颅 MRI

显示肿瘤全切，脑干保留完好，回位，术野干净无出血，可见面、听神经轮廓。

3. 术后病理（图 44-5）

图 44-5　术后病理组织切片提示神经鞘瘤

【术后患者恢复情况】

患者术后神志清楚、言语流利、肢体活动正常，无发热、头痛头晕等不适，生活正常。术后面神经功能 HB Ⅱ级（图 44-6A），术后 3 个月复查，显示面神经功能 HB Ⅰ级（图 44-6B）。

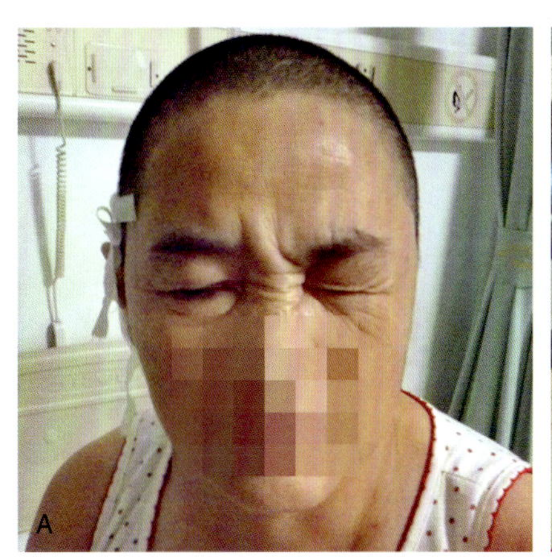

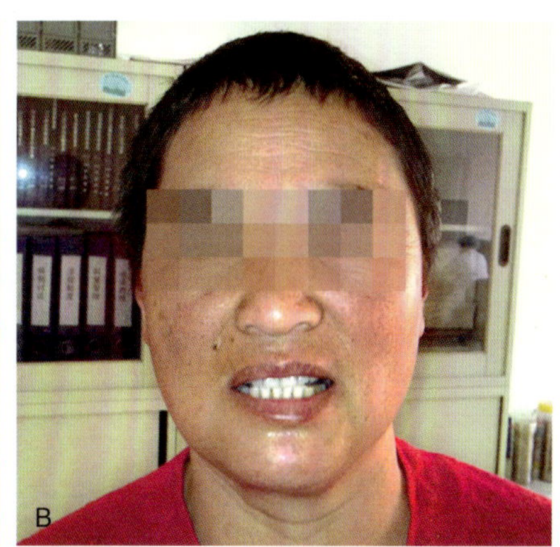

图 44-6　术后患者恢复情况

术后恢复良好，言语、面部表情、吞咽及肢体活动等正常。A. 术后 1 周；B. 术后 3 个月。

【止血心得】

1. 充分止血的基础是对肿瘤解剖及肿瘤血供的理解。

2. 术中需准确辨识三大解剖结构，骨性解剖、蛛网膜解剖、神经与血管解剖。

3. 准确理解肿瘤起源与血供。听神经瘤多源自内听道，血供多来自内听动脉，因此术中尽早辨认内听动脉，阻断肿瘤血供是止血的关键，可明显减少肿瘤分离时出血。术中根据血管走行，直视下判断肿瘤血供与伴行血管的关系，采取锐性分离为主。

4. 对于动脉血管的出血，可配合吸引器的使用，精准定位血管断端，采取小功率电凝止血，尤其在处理脑干端出血时，更应注意，避免过度灼烧导致的热传导损伤神经及脑组织。

5. 静脉出血应避免双极电凝，采用速即纱压迫止血即可。

6. 止血材料的合理应用是确保手术成功的重要环节。速即纱可用于术中静脉出血的压迫止血，从而在整个手术过程中，基本可避免双极电凝的使用，减少手术时间，避免副损伤。而对于较大的创面渗血及颅底硬膜的渗血，使用流体明胶喷洒，可获得较为理想的止血效果。

【专家点评】

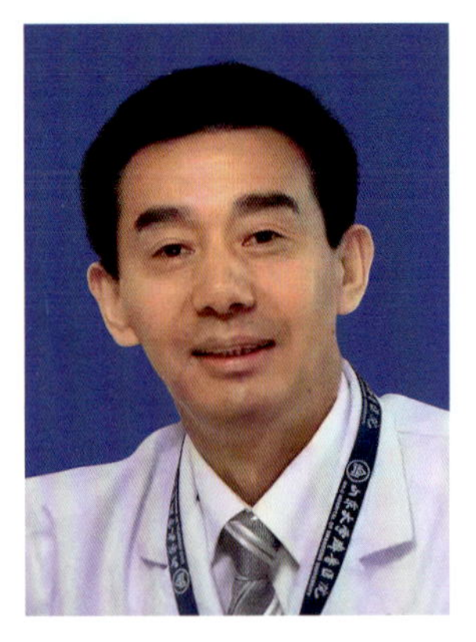

李 刚 主任医师 山东大学齐鲁医院

患者有阿司匹林服用史及高血压病史，术中止血可能较为困难，术后再出血风险相对较高。术者仔细询问病史并停阿司匹林2周，凝血功能及血小板功能在术前检验无异常，降压药物使用合理且临床效果较好。颅脑磁共振显示肿瘤巨大，增强明显，与脑干关系密切，血供丰富。术者充分评估了患者的身体状态，结合具体病情及影像学特点，制定了详细的诊疗计划，体位、切口、入路及手术方式设计合理。手术中术者以锐性分离为主，层次精准，解剖结构清晰，手术视野控制干净，止血技巧及材料选用合理，止血效果满意，体现出术者对该手术理解深刻且准确，也显示术者扎实的解剖功底及娴熟的显微操作技巧。术后影像学资料显示肿瘤切除满意。患者术后面神经功能保护良好，恢复正常社会生活。

关于内听道内肿瘤处理或可考虑磨除部分内听道后唇骨质，增加内听道内肿瘤的显露和切除肿瘤的操作空间。

病例 45

神经内镜下经蝶鞍区肿瘤切除术

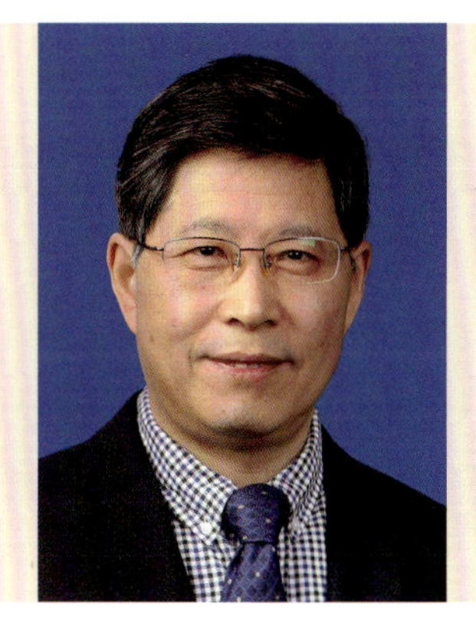

术者：卞留贯，主任医师
上海交通大学医学院附属瑞金医院

【病例简介】

患者，女，33 岁。

主诉：月经不规律 8 个月，脸部逐渐变圆 6 月余。

现病史：患者 8 个月前无明显诱因下出现月经不规律，月经周期延长，周期约 37~60 天，持续 5~6 天，月经量正常。入院前 6 月余发现脸部逐渐变圆，体重逐渐增加约 5.8kg，经饮食控制不佳，上唇部、下颌出现小须，脱发明显，经常有皮下瘀斑，四肢皮肤菲薄，伴有口干、多饮、多尿等症状。入院前 3 个月就诊于外院，予芬吗通（雌二醇片 / 雌二醇地屈孕酮片）口服调整月经周期，并建议内分泌科就诊。入院前 1 个月在我院内分泌科查，血皮质醇昼夜节律消失，1mg/2mg 地塞米松抑制试验均不被抑制，8mg 地塞米松抑制试验可被抑制，诊断为 ACTH 依赖性皮质醇增多症，建议 3 周后行双侧岩下窦采血明确中枢是否有优势。为进一步治疗收入院。

患者月经史：12 岁初潮，月经周期 28~30 天，经期 5~7 天，既往月经规律；近 8 个月来月经周期 37~60 天，经量正常；末次月经时间：2020 年 4 月 18 日。生育史：31 岁结婚，未育。

查体：生命体征平稳，神志清楚，心肺听诊未及异常，四肢感觉运动正常，病理征阴性。

实验室检查：血常规、尿常规、粪常规、感染、尿蛋白等指标未见明显异常。凝血功能均正常，D- 二聚体：1.13mg/L。

既往史：否认糖尿病、高血压、冠心病等其他慢性病史；否认肝炎、结核等传染病；否认手术史；否认嗜烟酒；否认激素类药物使用史。既往无口腔及牙龈出血史，未服用抗血小板及抗凝药物。否认家族遗传疾病史，否认肥胖症、高血压等家族史。

入院诊断：皮质醇增多症（ACTH 依懒性，大剂量地塞米松抑制试验抑制，双侧岩下窦采血中枢优势待定）。

【术前检查】

1. 入院查体　肥胖，满月脸，水牛背，多毛，皮下瘀斑，色素沉着，多血质，低发际，体重变化，月经紊乱，真菌感染。

2. 双侧岩下窦采血（BIPSS）（表 45-1）

表 45-1　激素水平

	L1	L2	R1	R2	P1	P2
ACTH pg/ml	107.35	135.31	2 740.52	3 927.67	71.71	67.33
PRL ng/ml	12.31	10.42	87.74	127.77	12.36	10.58

3. 去氨加压素试验（DDAVP）　BIPSS：ACTH 中枢 / 外周 >2；DDAVP：ACTH 中枢 / 外周 >3。符合 ACTH 中枢分泌优势（表 45-2）。

表 45-2　加压素试验结果

	L	R	P
2min	614.89	19 670.72	129.22
5min	1 360.51	21 052.98	200.38
10min	1 836.21	24 062.40	317.11

4. 术前垂体 MRI 增强（图 45-1）

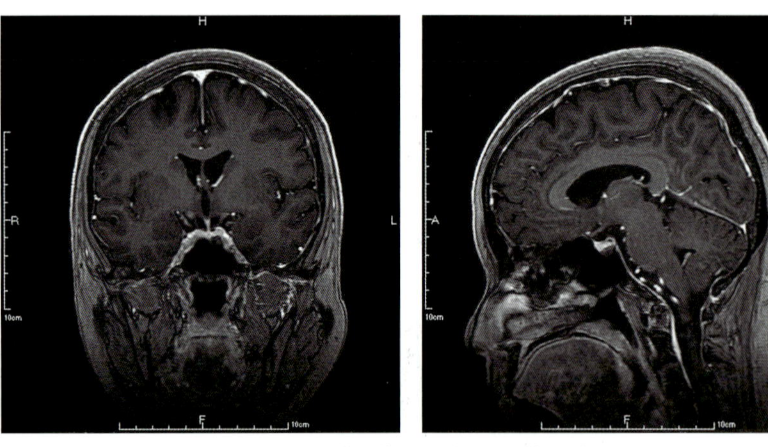

图 45-1　术前垂体 MRI 提示垂体微腺瘤

5. 血管超声　左侧颈内静脉血栓形成，双下肢深静脉血流通畅。

【手术方案】

神经内镜下经蝶鞍区肿瘤切除术

制定入路依据及策略：

1. 围手术期每 12 小时予 4 000 国际单位低分子量肝素抗凝治疗，手术当日停用，术后 24 小时恢复抗凝治疗。

2. 全麻，平卧位，上身略抬高，头左偏固定，常规消毒铺巾，麻黄素棉片浸润收缩双侧鼻腔黏膜。

3. 右侧鼻腔内置入内镜，切开蝶窦前壁黏膜，显露蝶窦前壁骨质并用磨钻磨除，去除蝶窦内分隔，显露鞍底，磨除鞍底骨质。

4. 切开鞍底硬膜，探查见垂体左翼质软肿瘤，分块切除，送检病理；继续探查垂体右翼，未见明确肿瘤样组织。

5. 充分止血，人工脑膜重建鞍底，右侧鼻腔膨胀海绵填塞。

【术前出血风险评估】

1. 患者左侧颈内静脉血栓形成使用抗凝药物治疗，造成出血风险。
2. 围手术期应选用半衰期短、体内代谢快的抗凝药物（如低分子量肝素）。
3. 手术方式应尽可能选择微创的方式，同时应尽可能控制手术时长。

【手术视频】

病例 45 手术视频 神经内镜下经蝶鞍区肿瘤切除术

【术后检查】

1. 术后病理 垂体腺瘤（致密颗粒型促肾上腺皮质激素细胞腺瘤）。

免疫组化：AE1/AE3（+），SYN（+），CgA（+），SSTR2a（-），pit-1（脱片），t-pit（+），SF-1（-），ER（-），Ki67（1%+），ACTH（100% 强 +；肿瘤周边 25% 强 +），LH（-），FSH（-），PRL（-），GH（-），TSH（-），网染（网状支架破坏）。

2. 术后血 ACTH 及血 F（表 45-3）

表 45-3 术后血 ACTH 及血 F

	血 ACTH（Pg/ml）	8 点血 F（μg/dl）	16 点血 F（μg/dl）	24 点血 F（μg/dl）	24h 尿 F（Ug/24h）
术后第 1 天	40.46	18.15	48.46	47.59	300.44
术后第 3 天	/	4.03	14.35	2.68	/
术后 1 个月	14.00	0.63	1.75	0.86	22.00

3. 术后血管超声 双侧颈内静脉血流通畅、双侧下肢深静脉血流通畅。

4. 术后 DIC APTT、PT、TT、FDP 正常范围，Fg 4.9g/L，D-D 0.98mg/L。

【术后患者恢复情况】

患者术后恢复良好，未见鼻腔渗血渗液，语言及运动感觉均正常。

【止血心得】

术中不同渗血情况的处理：

1. 创面渗血　脑棉片压迫。

2. 海绵窦出血　流体明胶、止血纱布及生物蛋白胶的结合应用。

3. 止血材料的合理应用　根据术者的操作习惯，合理选择生物蛋白胶、止血纱布、明胶海绵（流体明胶）。

【专家点评】

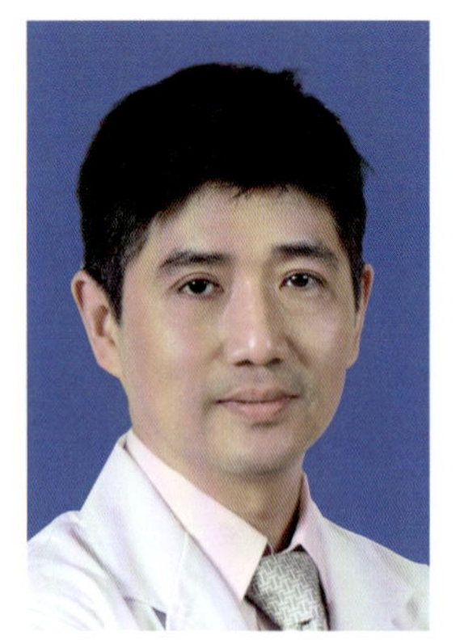

费智敏　主任医师　上海中医药大学附属曙光医院

33 岁女性患者因“月经不规律 8 个月，脸部逐渐变圆半年余”入院，血皮质醇昼夜节律消失，1mg/2mg 地塞米松（DST）均不被抑制，8mgDST 可被抑制，诊断为 ACTH 依赖性皮质醇增多症，岩下窦静脉采血（BIPSS）：ACTH 中枢 / 外周>2，去氨加压素兴奋实验（DDAVP）：ACTH 中枢 / 外周>3，符合 ACTH 中枢分泌优势，诊断为原发性库欣病，拟采用神经内镜经手术治疗。术前准备血管超声检查发现：左侧颈内静脉血栓形成，围手术期采用低分子量肝素 4 000IU q12h 抗凝治疗。

术前诊断明确，手术准备充分，方案得当，术中磨除鞍底骨质，避免损伤颈内动脉等重要器官，仔细分离暴露，探查、切除肿瘤样组织。止血策略正确，材质选取合理，使用速即纱和流体明胶充分止血，术后影像复查满意。人工脑膜重建鞍底，右侧鼻腔膨胀海绵填塞，有效地防止脑脊液鼻漏、出血和感染等并发症。治疗后激素水平迅即有明显下降并逐渐恢复至正常水平。

目前观点认为术后 24 小时深静脉血栓形成风险最高，虽然抗凝药物并不增加出血风险，但手术医师一般都忌惮术后出血，所以术后当天多会停用，术后复查证实无出血后再开始使用抗凝药物，本例也在手术当日停用了低分子量肝素。如术后当天考虑桥接使用 DVT 替代方案，安全简单有效，可将术后深静脉血栓形成的风险降至最低。

病例 46

内镜经鼻蝶巨大垂体瘤切除术

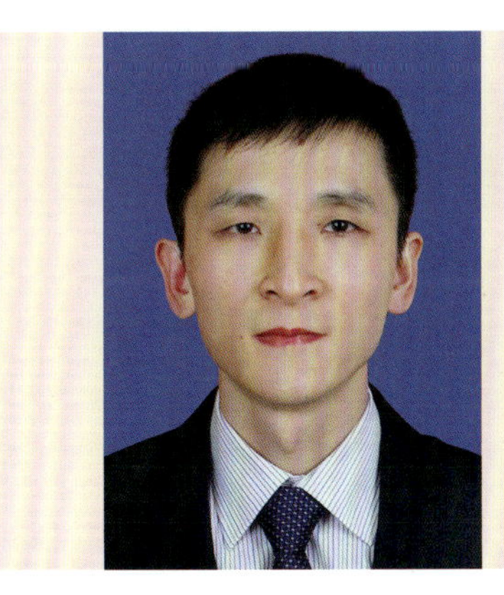

术者：苏忠周，主任医师
湖州市中心医院

【病例简介】

患者,女,64 岁。

主诉:检查发现鞍区占位 4 年余,左眼视力下降 2 月余。

现病史:患者 4 年余前因头部外伤行头颅 CT 检查发现“鞍区占位”,当时无明显相关症状,未重视。2 月余前,患者无明显诱因下出现左眼视力下降,目前仅能看见物体在眼前晃动,无明显头痛头晕,无恶心呕吐,无胸闷气促,无肢体抽搐。垂体 MRI 检查提示“鞍区占位,考虑垂体瘤”,收入院进一步治疗。

查体:生命体征平稳,神志清楚,心肺听诊未及异常,四肢感觉运动正常,病理征阴性。

实验室检查:血常规、肝肾功能、凝血功能均正常,肿瘤标志物无异常,激素水平检查:皮质醇,0.35μg/dl,游离 T3,1.55pg/ml;游离 T4,0.71ng/ml;促甲状腺激素,1.59uIU/ml;睾酮,3.82ng/ml;总泌乳素,2.19ng/ml。

既往史:否认高血压、糖尿病病史,否认外伤手术史,既往无口腔及牙龈出血史,未服用抗血小板及抗凝药物。

入院诊断:鞍区占位,垂体瘤考虑。

【术前检查】

1. 术前头颅 CT 增强(图 46-1)

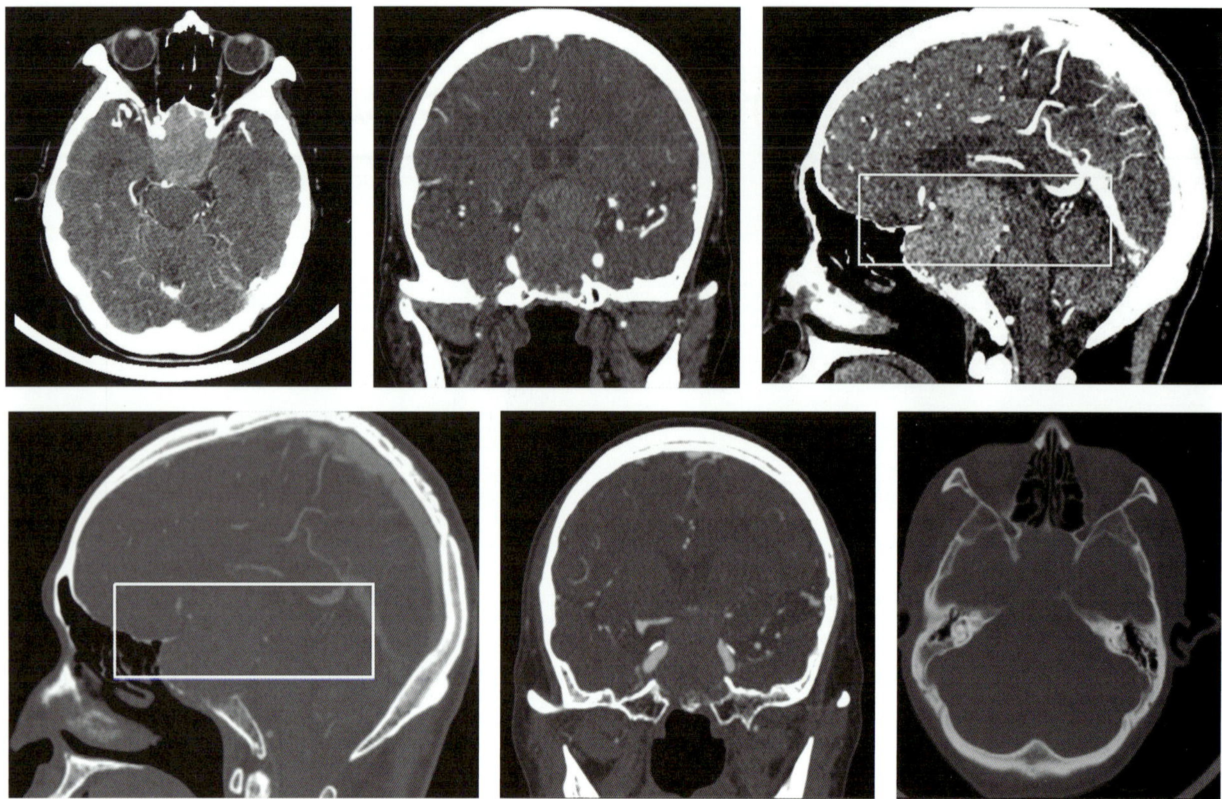

图 46-1 术前头颅 CT 示鞍区占位，肿瘤部分包裹颈内动脉

2. 术前头颅 MRI（图 46-2）

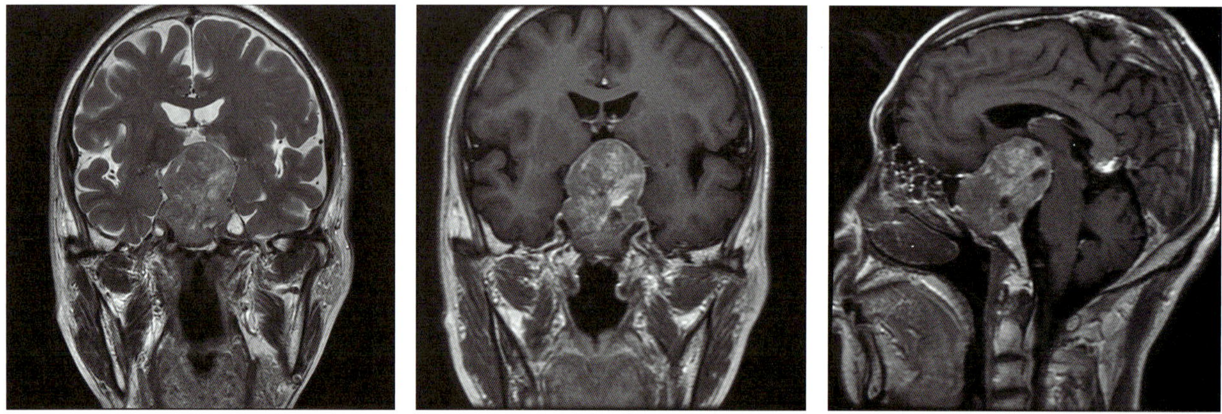

图 46-2 术前头颅 MRI 示肿瘤侵犯海绵窦及部分包裹颈内动脉

肿瘤大小约 5cm × 4cm × 3.6cm

【手术方案】

内镜经鼻蝶巨大垂体瘤切除术

制定入路依据及策略：

1. 术中抬高 30°，后仰 15°，左旋 15°，右偏 15°，减轻鼻腔黏膜渗血和静脉窦出血，有利于术者操作（图 46-3）。

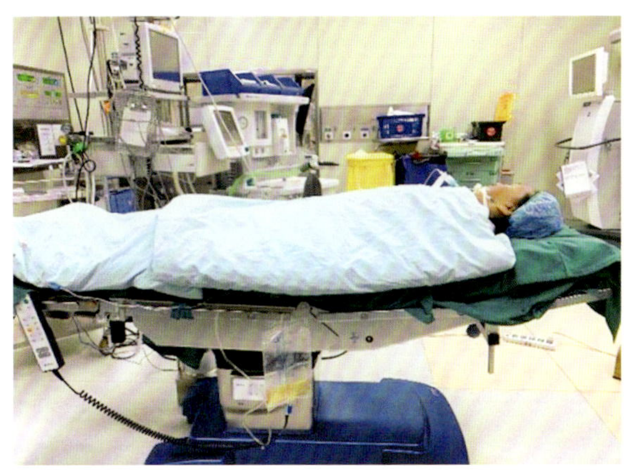
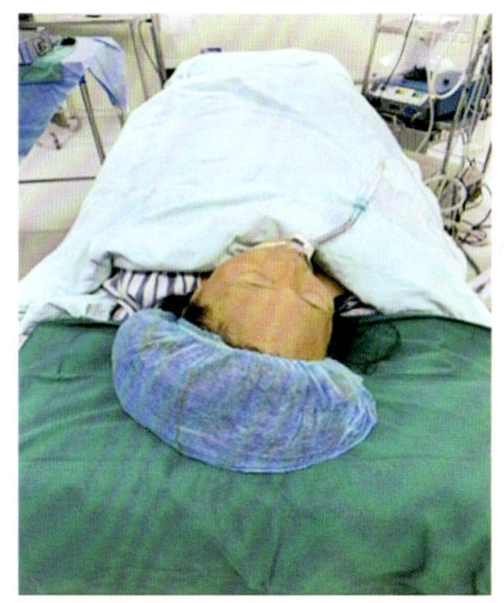

图 46-3　手术患者体位

该体位减轻鼻腔黏膜渗血和静脉窦出血。

2. 将浸有肾上腺素稀释液的棉片(图 46-4)依次填塞在下鼻道(下鼻甲与鼻中隔之间)、中鼻道及上鼻道，收缩黏膜，扩大手术空间。于蝶窦开口下方 3mm 处开始，向上距离顶壁 2cm 避开嗅区黏膜，在犁骨和鼻中隔后部切开鼻中隔黏膜，注意蝶腭动脉止血。

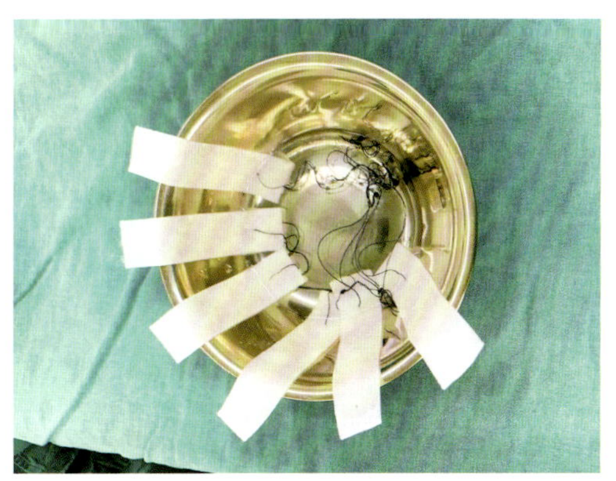

图 46-4　浸有肾上腺素稀释液(1mg 肾上腺素 /10ml 生理盐水)的棉片

3. 术前预做了带蒂鼻中隔黏膜瓣，留做高流量脑脊液漏修补用(图 46-5)。

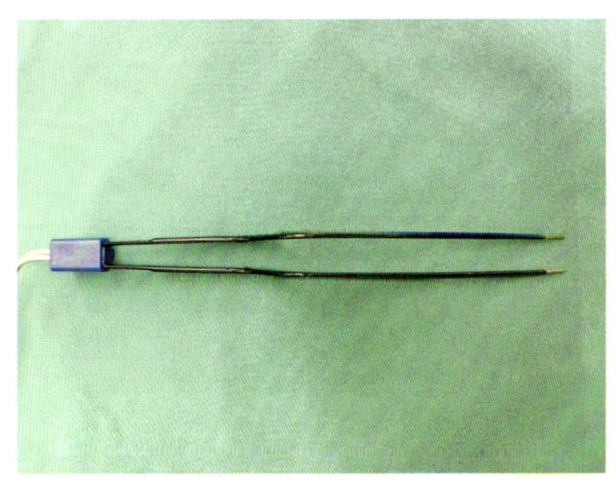
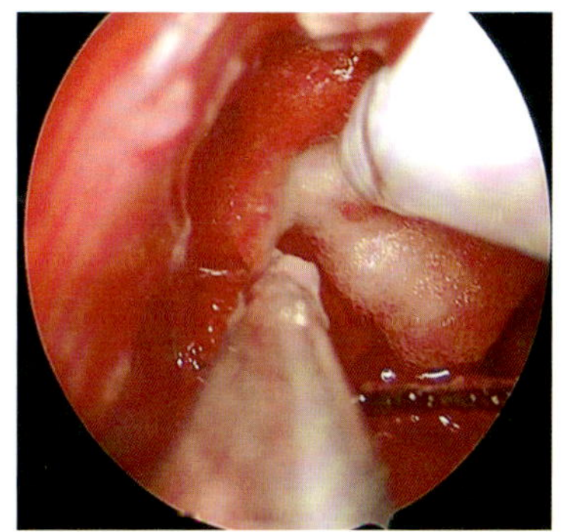

图 46-5　术中止血器械及材料

术中海绵间窦出血采用电凝和流体明胶相结合。

【术前出血风险评估】

1. 肿瘤巨大，与海绵窦及颈内动脉关系密切。
2. 肿瘤增强强化，血供较丰富。

【手术视频】

病例 46 手术视频 内镜经鼻蝶巨大垂体瘤切除术

【术后检查】

1. 术后头颅 CT（图 46-6）

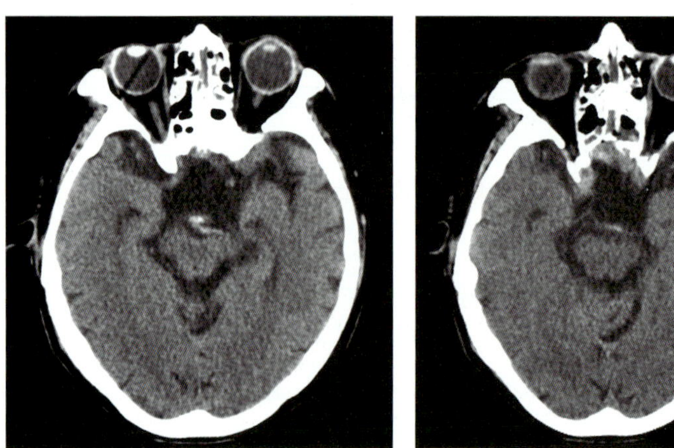

图 46-6 术后头颅 CT 示颅内未见明显出血

2. 术后头颅 MRI 增强（图 46-7）

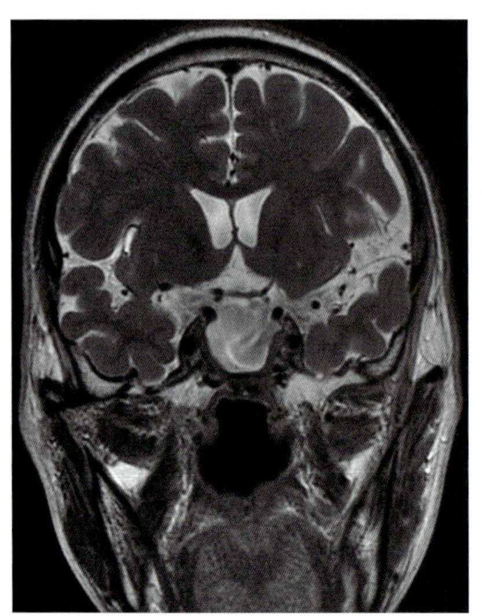

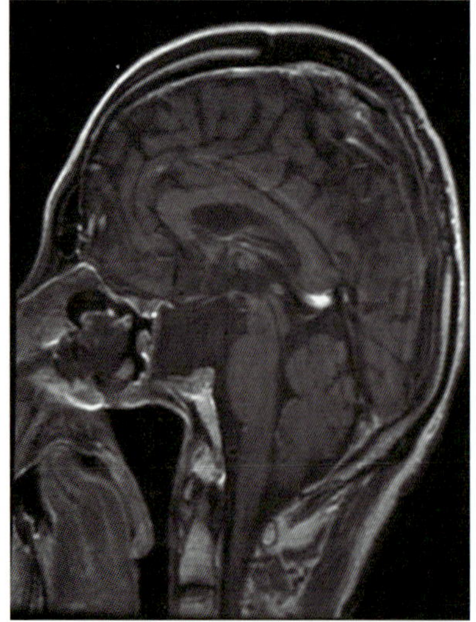

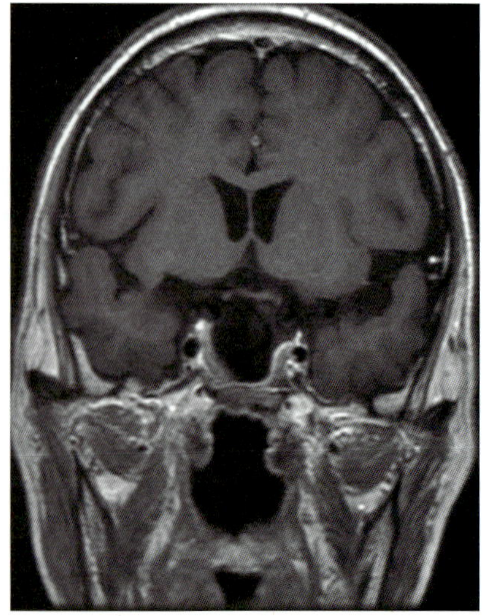

图 46-7 术后 3 个月头颅 MRI 未见明显残留及复发（肿瘤全切）

3. 术后病理（图 46-8）

图 46-8 术后病理组织切片提示无功能垂体腺瘤

【术后患者恢复情况】

患者术后恢复顺利，神志清，格拉斯哥昏迷指数评分 15 分，双侧瞳孔等大等圆，直径 3.0mm，对光反应敏感，颈软，心肺听诊无特殊，四肢活动可，肌力 5 级。

【止血心得】

1. 术前蝶窦冠状位矢状位 CT 有利于了解蝶窦分隔及双侧颈内动脉位置及距离避免颈内动脉损伤出血。

2. 术中要注意对黏膜、海绵间窦和瘤体创面出血迅速彻底止血。

3. 术中头高体位有利于减轻鼻腔黏膜渗血和静脉窦出血，可采用速即纱、流体明胶、生物蛋白胶、电凝等多种技术止血。

【专家点评】

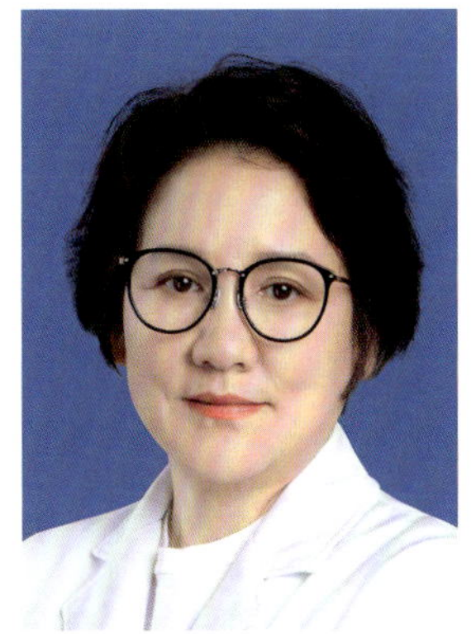

孙青芳 主任医师 上海交通大学医学院附属瑞金医院

本例为巨大垂体腺瘤的手术演示，诊断明确，手术策略制定完善，手术步骤顺畅，尤其在处理侵犯双侧海绵窦和颈内动脉的肿瘤过程中，联合使用止血材料和双极电凝等工具的方法可圈可点。但由于垂体腺瘤是内分泌肿瘤，术者未系统提示激素的补充和替代，特别是术前、术中的补充对患者的应激状态提高至关重要。

病例 47

神经内镜下经鼻蝶窦鞍结节蝶骨平台入路颅咽管瘤切除术

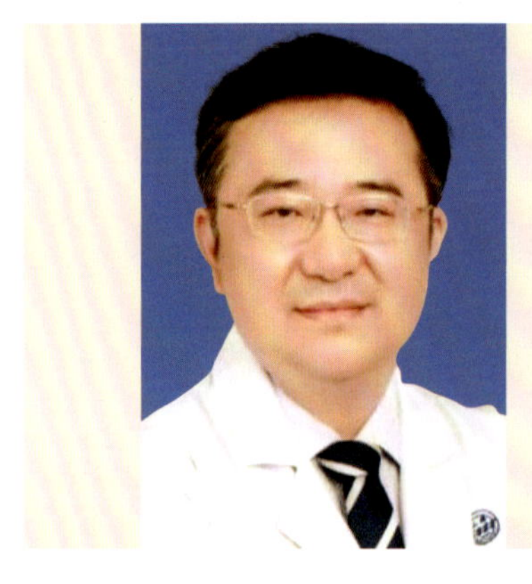

术者：王宇，副主任医师
上海交通大学医学院附属仁济医院

【病例简介】

患者，男，32 岁。

主诉：头痛 3 个月伴视力下降 1 个月。

现病史：患者于 3 个月前无明显诱因下出现顶部间歇性疼痛，未予相关治疗，1 个月前出现视力下降，伴尿量增多，至当地医院就诊，眼底检查未见明显病变，头颅 CT 提示“鞍区占位”，来我院行 MRI 平扫 + 增强检查提示“鞍区囊实性占位，颅咽管瘤首先考虑”。患者病程中无头晕及恶心呕吐，无抽搐，无明显乏力。现患者为进一步手术治疗，拟“鞍区占位性病变(颅咽管瘤首先考虑)”收治入院。

查体：心肺听诊无异常，四肢感觉运动正常，病理征阴性。神经系统检查：双颞侧视野缺损，右侧为甚。

实验室检查：血常规、肝肾功能、凝血功能均正常。

既往史：否认高血压、糖尿病病史，否认外伤手术史，既往无口腔及牙龈出血史，未服用抗血小板及抗凝药物。

入院诊断：鞍区占位，颅咽管瘤可能。

【术前检查】

1. 术前头颅 CT(图 47-1)

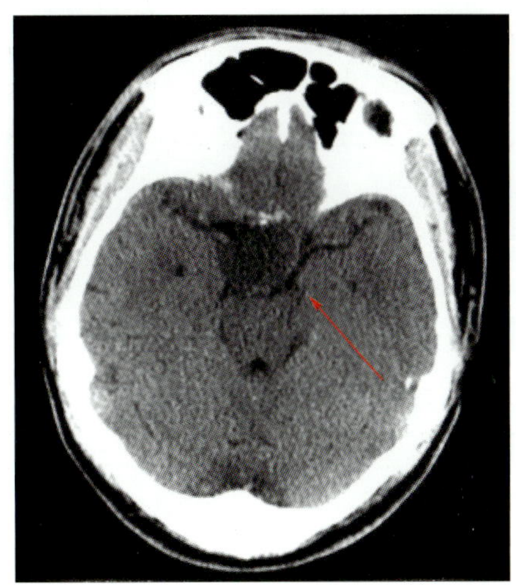

图 47-1　术前头颅 CT

鞍区囊性占位（红色箭头），特征性“蛋壳样”环形钙化。

2. 术前头颅 MRI（图 47-2~ 图 47-4）

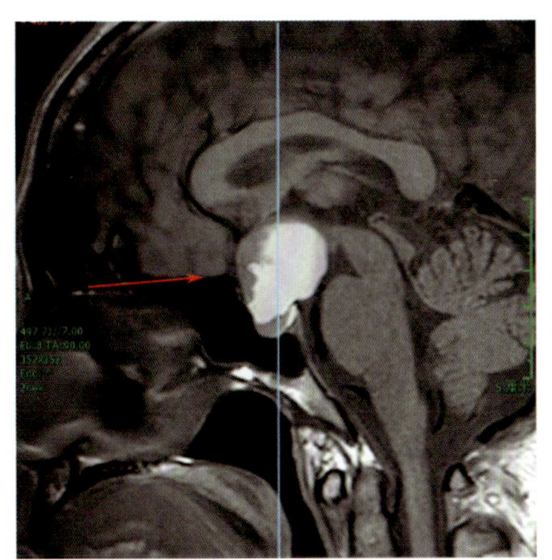
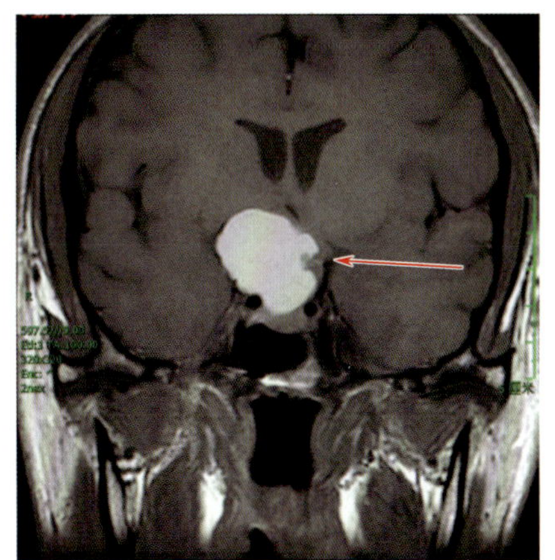

图 47-2　术前头颅 MRI

T_1 加权示鞍区巨大囊性占位（红色箭头）。

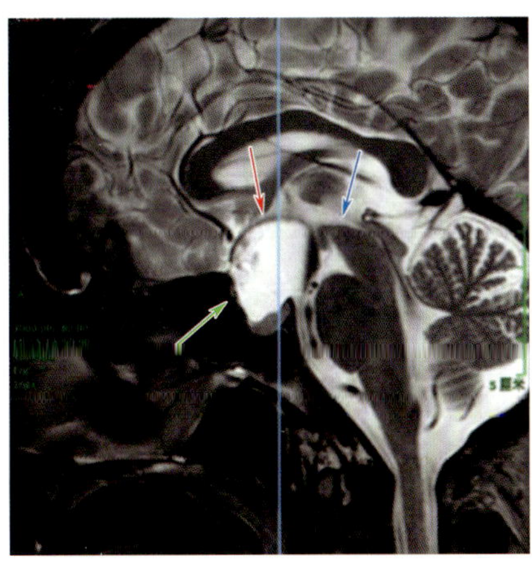
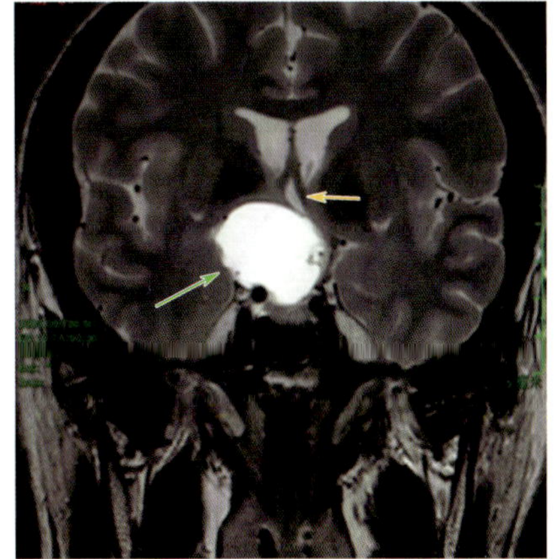

图 47-3　术前头颅 MRI

T_2 加权示肿瘤压迫下丘脑，第三脑室底、脑干，绿色箭头囊性占位伴液平，红色箭头示肿瘤压迫第三脑室底上抬，蓝色箭头示中脑及向乳头体和第三脑室底壁延续结构，形似鹰头及鹰喙，受肿瘤的推挤表现为上翘，黄色箭头示下丘脑被肿瘤推挤偏向左侧，提示垂体柄位于肿瘤左侧。

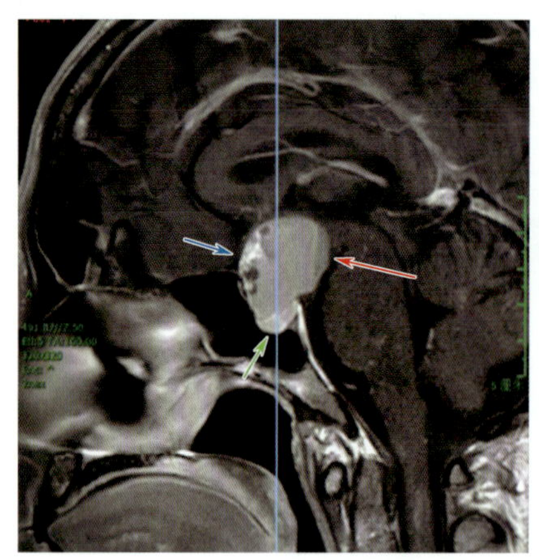
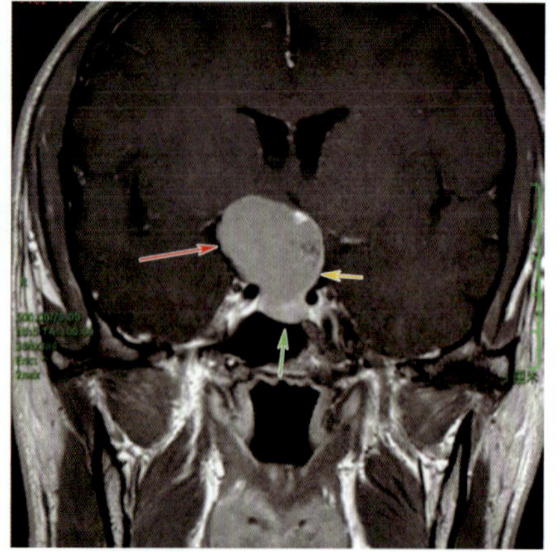

图 47-4 术前头颅 MRI

增强示肿瘤实质不均强化伴囊性变，红色箭头示囊性占位，绿色箭头示增强的正常垂体，蓝色箭头示实质性肿瘤，黄色箭头示被肿瘤推挤偏左侧的垂体柄。

3. 术前头颅 CTA（图 47-5）

【手术方案】

神经内镜下经鼻蝶窦鞍结节蝶骨平台入路颅咽管瘤切除术

制定入路依据及策略：

1. 肿瘤呈囊实性占位，位于鞍膈上和视交叉（MRI T_2 显示的大脑前动脉复合体可提示位于下方的视神经交叉位置）下间隙，正常垂体位于下方；肿瘤大体居中，偏右上方生长，两侧未跨越颈内动脉分叉。

2. 肿瘤上缘向上挤压并将第三脑室底上抬，造成中脑及乳头体和第三脑室底壁延续结构受肿瘤的推挤表现为上翘，即所谓的鹰喙征上翘特征（图 47-3），此类颅咽管瘤为鞍上垂体柄型，即肿瘤生长起源于垂体柄的中下段，肿瘤向上生长推挤压迫下丘脑第三脑室底壁，第三脑室底壁应是完整的而未被肿瘤侵袭，手术中应注意完整保留避免损伤。

3. 由下丘脑被肿瘤推挤偏向左侧，提示垂体柄位于肿瘤左侧（图 47-3，图 47-4），则可以指导手术中应该先从右侧向左侧逐步分离暴露并最后离断起源于偏左侧垂体柄上的肿瘤。

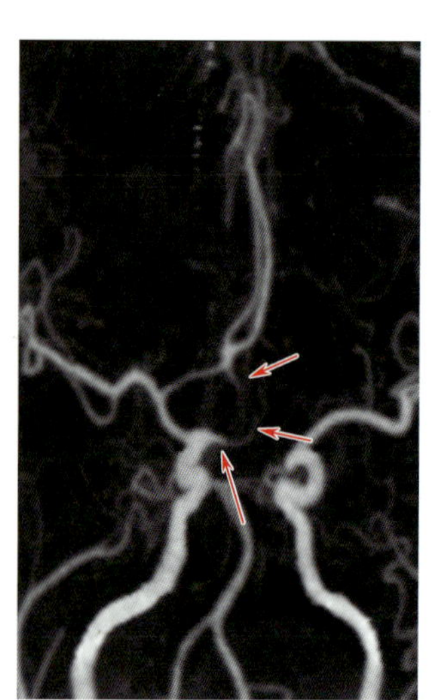

图 47-5 术前头颅 CTA

红色箭头示右侧大脑前动脉双 A1 的超大开窗畸形，术中造成对视交叉下间隙的部分阻挡。

4. 此病例术前头部 CTA（图 47-5）示罕见的右侧大脑前动脉双 A1 的超大开窗畸形，右侧粗大异位的 A1 段动脉造成在此手术入路中对视交叉下间隙的部分阻挡，妨碍手术操作。

5. 经鼻蝶窦鞍结节蝶骨平台入路（图 47-6）打开鞍结节和部分蝶骨平台颅底骨质，利用视交叉下和鞍膈之间间隙（即肿瘤的前下缘）进入，可以避开开颅手术入路中遇到的脑组织、视神经和颈内动脉的阻挡，此病例在视交叉下更宽大的间隙，由下往上沿着肿瘤和垂体柄生长关系的纵轴，在直视下做显微分离操作，在此例鞍上垂体柄型颅咽管瘤，肿瘤未侵犯第三脑室底壁，即可在直视下将肿瘤前上缘的包膜从视交叉下和下丘脑第三脑室底壁分离下来，完整保留第三脑室底壁，避免盲目的拖拽而损伤视神经及穿支血供和下丘脑第三脑室底壁。

6. 神经内镜利用抵近放大观察的优势，提供优质的照明和高清晰的肿瘤和神经、穿支血管、下丘脑垂体柄解剖结构关系的辨认。

【术前出血风险评估】

1. 鼻腔黏膜的渗血对手术视野清晰度的干扰，造成止血困难。

2. 打开鞍结节部位硬膜，此部位硬膜夹层常存在发达的海绵前间窦，如不能彻底处理好会妨碍术野范围的充分暴露。打开硬膜如出血较多，可能会导致进入蛛网膜下腔时无法清晰辨认肿瘤和神经、穿支血管、下丘脑垂体柄解剖结构的关系。

3. 辨认、分离和保留肿瘤周围蛛网膜的界面，对肿瘤包膜上的供应和过路粘连穿支血管做仔细辨别，做相对应的处理，避免不必要的功能损伤。

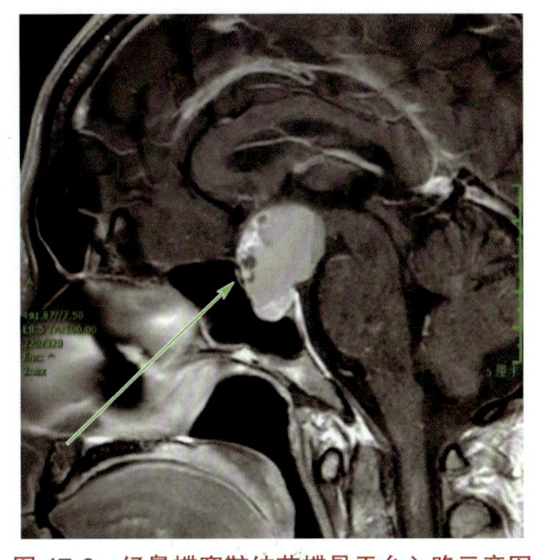

图 47-6　经鼻蝶窦鞍结节蝶骨平台入路示意图
绿色箭头示手术从视交叉下间隙进入，对视交叉下和下丘脑可直视下操作显露。

【手术视频】

病例 47 手术视频　神经内镜下经鼻蝶窦鞍结节蝶骨平台入路颅咽管瘤切除手术

【术后检查】

1. 术后头颅 MRI（图 47-7）

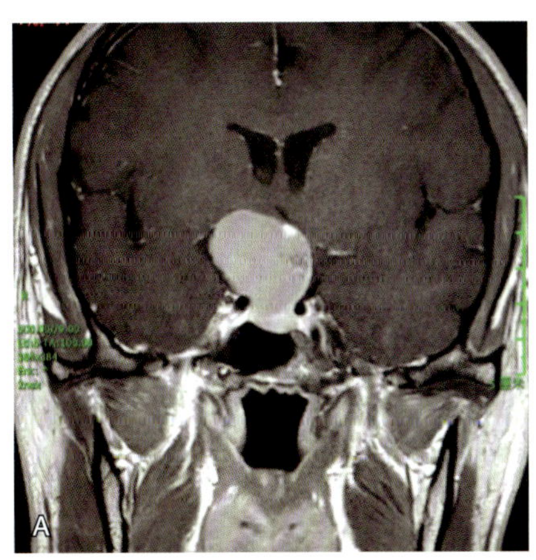

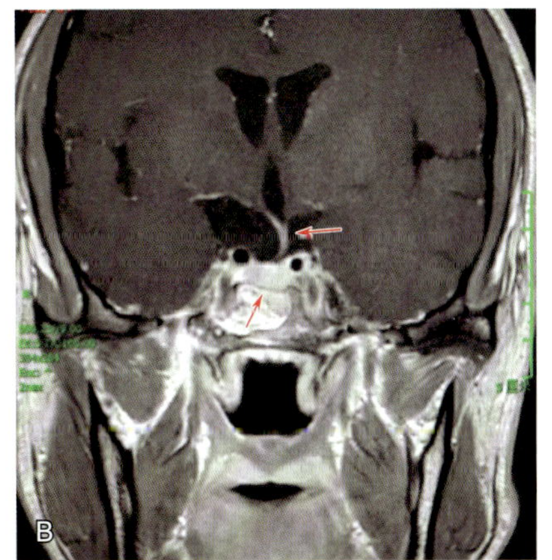

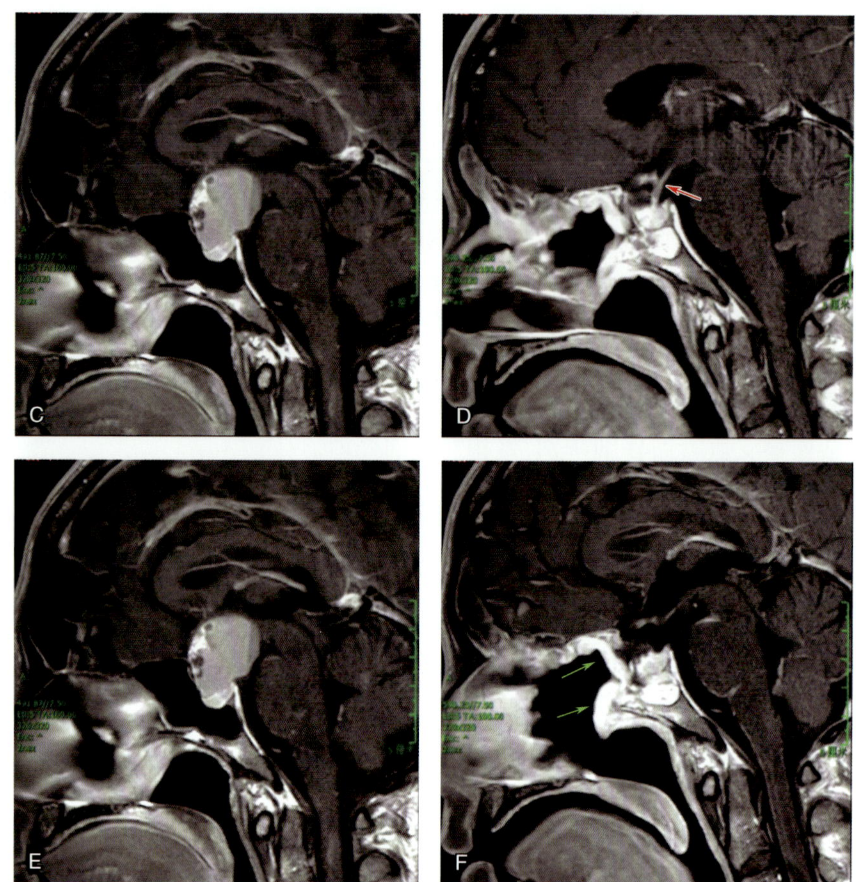

图 47-7 术后垂体增强 MRI（图右）和术前（图左）比较

A~D. 红色箭头示肿瘤全切，垂体柄保留及正常垂体；E、F. 绿色箭头示颅底缺损鼻中膈黏膜瓣修补。

2. 术后病理 术后病理提示颅咽管瘤。

【术后患者恢复情况】

患者神志清楚，言语流利，肢体活动正常，无发热。患者术后未出现尿崩症状，未发生高钠等电解质紊乱。术后 5 天脑脊液生化常规检验结果示未发生脑脊液漏和颅内感染。术后两周拔除填塞的碘仿纱条，垂体前叶激素检验结果示垂体前叶功能无明显低下。

【止血心得】

（一）内镜下基于膜性结构切除颅咽管瘤，关键是止血以保证蛛网膜这层膜性结构清晰

经鼻蝶窦鞍结节蝶骨平台入路，切开硬膜即可见肿瘤外的蛛网膜结构，在高清内镜的观察下可以从鞍膈上清晰地辨别垂体柄从蛛网膜袖套穿出并进入鞍膈的解剖结构，同时位于肿瘤前方的垂体上动脉分别供应视交叉下、垂体柄和垂体的分支也贴附于蛛网膜上，清晰辨认它们之间的解剖关系并予以推移保留可避免术后的功能损伤。一旦有血进入蛛网膜下腔脑脊液，上述的结构关系马上就变得难以辨别，同时也牵涉肿瘤侧后方和后交通动脉、大脑后动脉分支的供应和粘连关系的区别以及肿瘤和下丘脑第三脑室底的膜性分离，故蛛网膜下腔相对无血透明的脑脊液环境是保证颅咽管瘤基于膜性结构分离切除的关键。

（二）止血器械和止血材料的合理搭配

1. 在做鼻腔通道过程中，使用软性球囊扩张来推移鼻甲形成手术通道，安全简便，在压迫止血同时大大减少鼻腔黏膜的损伤，对于黏膜损伤，需用小功率的滴水双极及时彻底止血，避免后期的黏膜渗血干扰手术环境。

2. 在磨除鞍底鞍结节部位颅底骨质时，需要尽量去除内侧颈内动脉视神经凹陷（内侧 OCR）硬膜表

面的骨质，达到充分暴露。此处硬膜夹层的前海绵窦间窦会有破损出血妨碍操作，可采用细管抵住破损出血口注入流体明胶使之闭塞，方便而且不影响后续操作。对于海绵间窦破损口的出血也可用细管注入生物蛋白胶的方法来闭塞止血。

3. 打开鞍结节部位硬膜时的海绵前间窦出血是此手术入路的拦路虎，不处理好甚至无法继续后面的手术步骤。此手术中采用横行完全切开鞍结节和鞍底海绵窦前间窦上下硬膜，先用 Storz 侧弯双极插入直接夹闭海绵间窦双层硬膜，电凝使之彻底凝固闭塞，同时见有局部间窦小的破损出血，仍可采用在破损出血口注入流体明胶的方法使之闭塞，随后即可放心地剪开鞍结节部位硬膜，充分暴露肿瘤前缘的视交叉下间隙。

4. 肿瘤切除后，瘤腔内垂体柄肿瘤起源部切除残端渗血时，可用纤丝速即纱贴敷止血。在颅底缺损修补阶段，速即纱常规用于带血管蒂的鼻中膈黏膜瓣边缘的压迫止血和固定。

【专家点评】

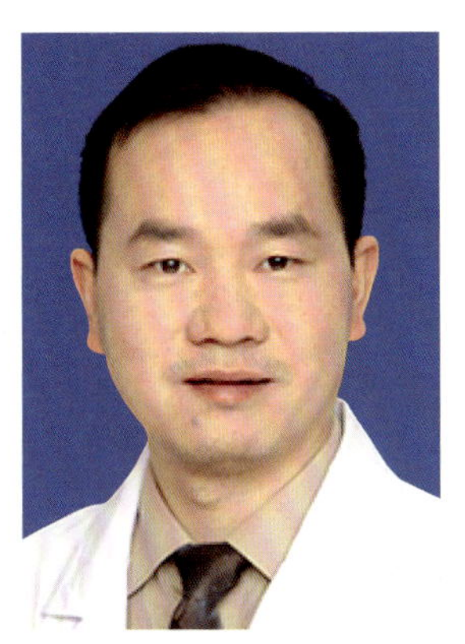

杨树旭　主任医师　浙江大学医学院附属邵逸夫医院

全切颅咽管瘤一直是神经外科医师的挑战，近年来逐渐开展并为大家广泛接受的经鼻蝶扩大入路，为颅咽管瘤手术打开了一个全新的视角。加上内镜的抵近观察，外科医师能够在完全直视下分离和切除肿瘤，使邻近重要结构和血管的保护成为可能。

术者手术操作规范、术野清晰、病灶全切并且重要结构和血管得到良好保护。手术过程令人赏心悦目，展示了神经外科内镜医师的高超技巧，主要体现在以下几个方面：

1. 手术医师对内镜视觉效果的不懈追求。

2. 手术医师对手术出血的良好控制。鼻腔阶段：重视鼻腔黏膜的保护，蝶腭动脉及其分支的处理；鞍区阶段：主要是海绵窦及海绵间窦出血的控制。鞍上阶段：颈内动脉分支的保护。

3. 手术医师对病灶病理解剖（包括胚胎发育解剖）的充分理解。

病例 48 无牵拉技术经枕下乙状窦后入路岩尖斜坡脑膜瘤切除术

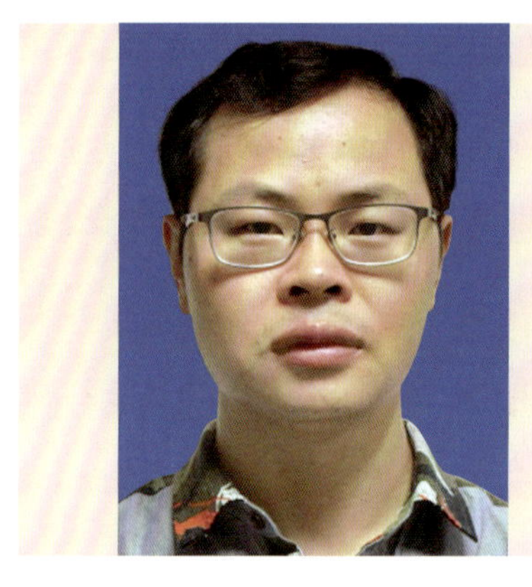

术者：狄广福，副主任医师
皖南医学院第一附属医院（弋矶山医院）

【病例简介】

患者，女，45 岁。

主诉：头晕头痛 3 月余。

现病史：患者 3 月余前感头晕头痛，休息后不好转，无恶心呕吐，无四肢抽搐，无眩晕、耳鸣，无意识障碍。患者为求进一步诊治来我科就诊，查头颅 CT 示：脑桥右前方等密度结节影。进一步行头 MRI 平扫 + 增强示：右侧岩斜区脑膜瘤。我科拟以“右侧岩斜区脑膜瘤”收住入院。

查体：神志清楚，生命体征平稳，头颈部检查未及异常，心肺听诊正常，听力及视力均正常。病理征阴性。

实验室检查：血常规正常；肝肾功能：总蛋白 64.9g/L、白蛋白 39.0g/L、丙氨酸氨基转移酶 45U/L、天门冬氨酸氨基转移酶 42U/L，其余正常；凝血功能正常；肿瘤标志物无异常。

既往史：高血压病 2 年，口服苯磺酸氨氯地平，血压控制可；糖尿病 1 年余，口服二甲双胍控制血糖。

入院诊断：1. 脑膜瘤；2. 高血压 2 级（高危）；3. 2 型糖尿病。

【术前检查】

1. 术前头颅 CT（图 48-1）

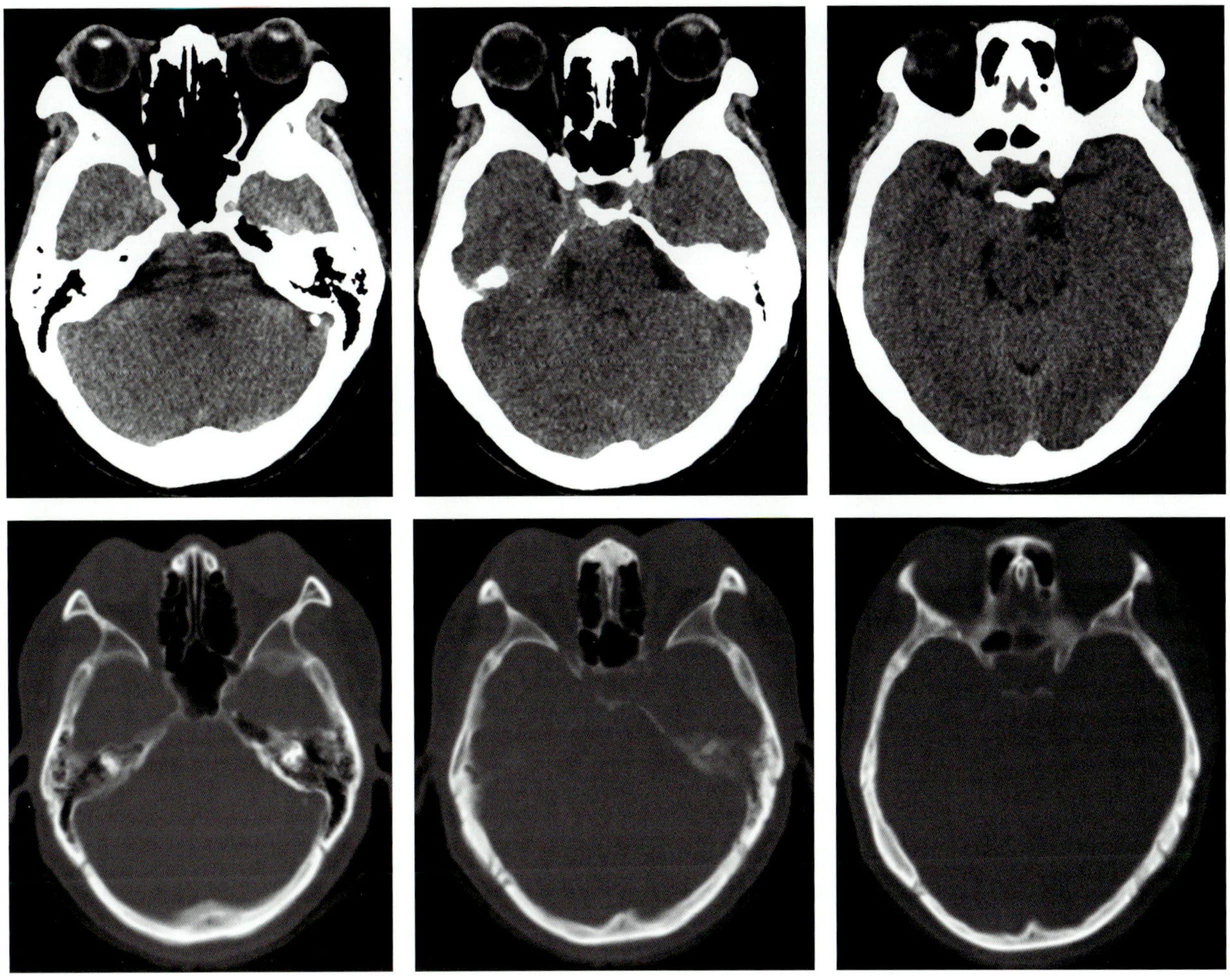

图 48-1　术前头颅 CT

头颅 CT 示肿瘤位于岩骨尖、斜坡区，压迫脑干，骨窗位示未见明显骨质破坏或增生。

2. 术前头颅 MRI 平扫加增强（图 48-2、图 48-3）

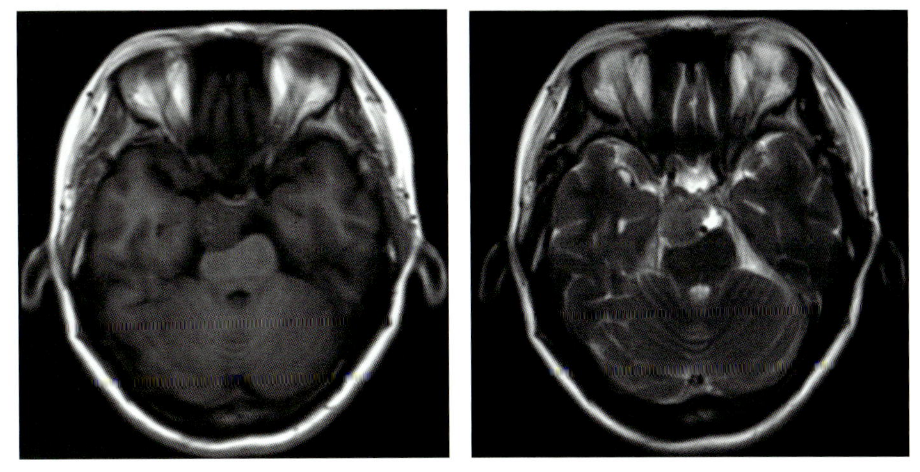

图 48-2　术前头颅 MRI 平扫

头颅 MRI 平扫示肿瘤位于岩骨尖、斜坡区，压迫脑干。

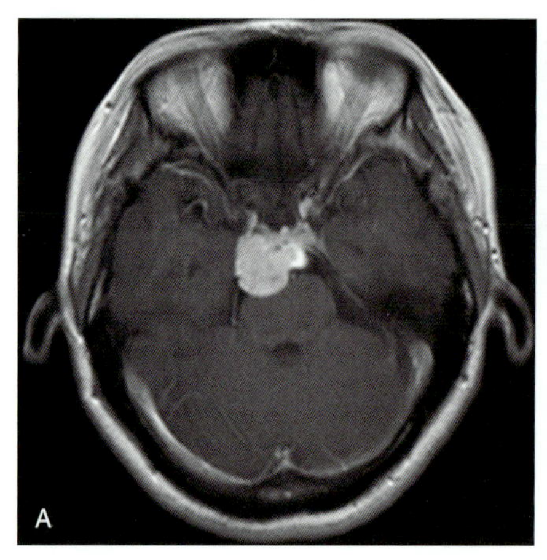

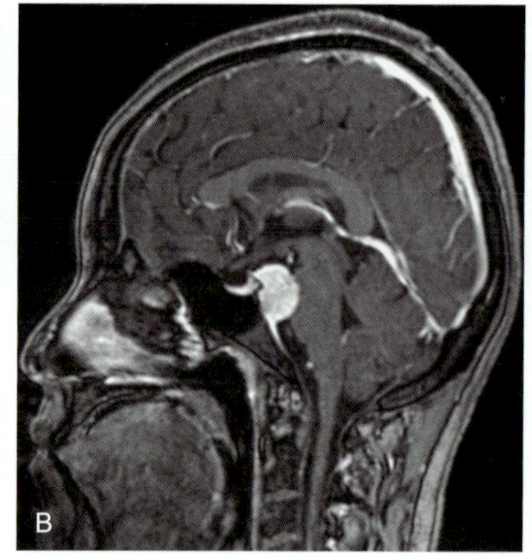

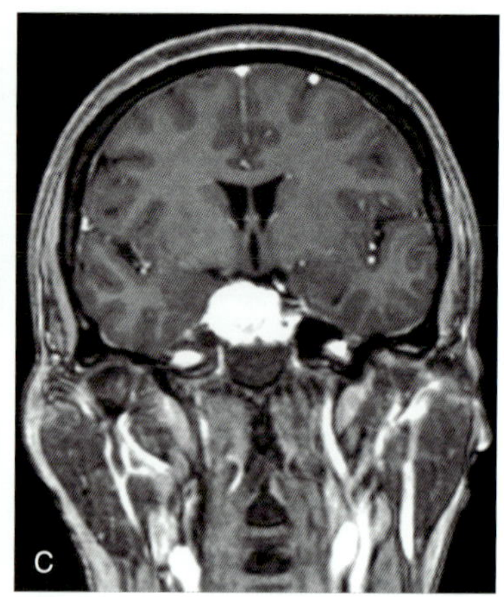

图 48-3 术前头颅 MRI 增强

A. 轴位示肿瘤未向海绵窦内生长；B. 矢状位示肿瘤基底位于斜坡，向上至脚间池；C. 冠状位示肿瘤向对侧生长。

【手术方案】

无牵拉技术经枕下乙状窦后入路岩尖斜坡脑膜瘤切除术

制定入路依据及策略：

1. 根据患者术前影像学资料，术前诊断为岩斜区脑膜瘤，肿瘤基底位于岩骨尖后部及斜坡，全切肿瘤基底部可降低肿瘤复发风险。乙状窦后入路操作相对简单，根据肿瘤部位及术中情况，可灵活运用，可切开小脑幕、磨除道上结节可增加向上、向前显露，向下可暴露至颈静脉孔区肿瘤（图 48-4）。

2. 术前头颅 MRI 虽有助于判断肿瘤特性，但对“潜在”的脑膜尾症的显示并不完全可靠。本例术前 MRI 示肿瘤主体位于面、听神经内上方，但术中证实脑膜尾症已达到后组脑神经的内下方（图 48-5）。

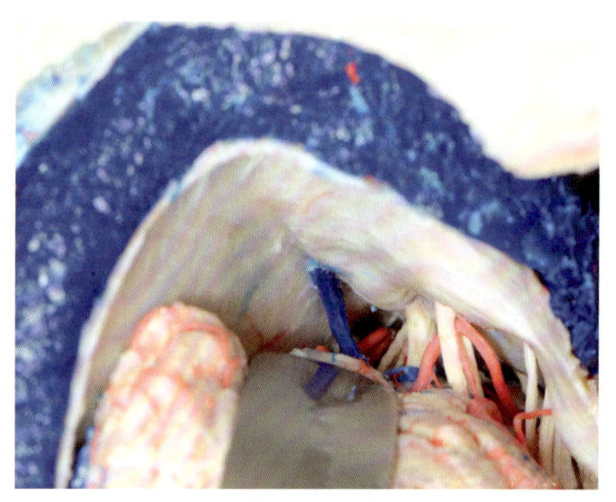

图 48-4 乙状窦后入路解剖示意图

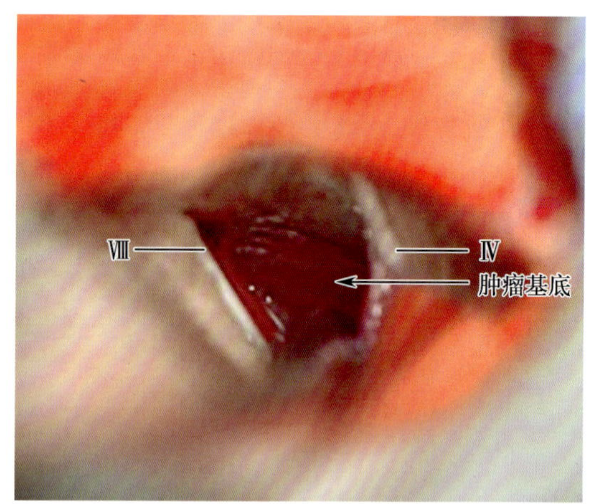

图 48-5 术中见肿瘤基底已侵蚀到后组脑神经下、内侧

【术前出血风险评估】

1. 肿瘤毗邻第四至第十一对脑神经、岩静脉、岩上、下窦，小脑上动脉、小脑下前动脉、基底动脉、脑干等，术中有可能损伤动脉血管，导致大出血，止血困难。

2. 肿瘤位于岩斜区，基底广泛，位置深且与脑干有粘连，彻底切除肿瘤组织后，仍存在术后创面渗血的可能。

【手术视频】

病例 48 手术视频　无牵拉技术经枕下乙状窦后入路岩尖斜坡脑膜瘤切除术

【术后检查】

1. 术后 6 小时复查头颅 CT（图 48-6）

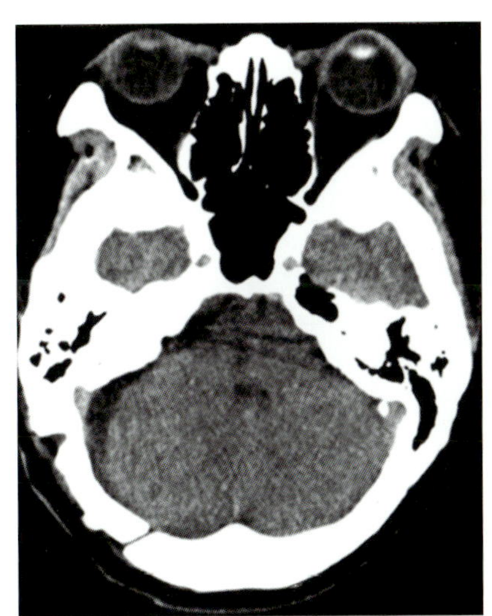
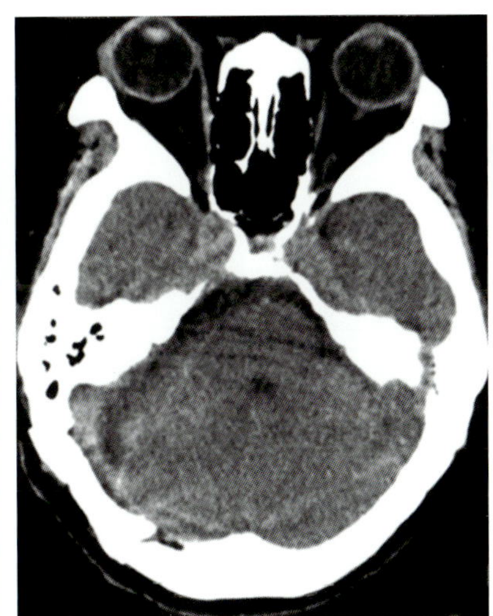
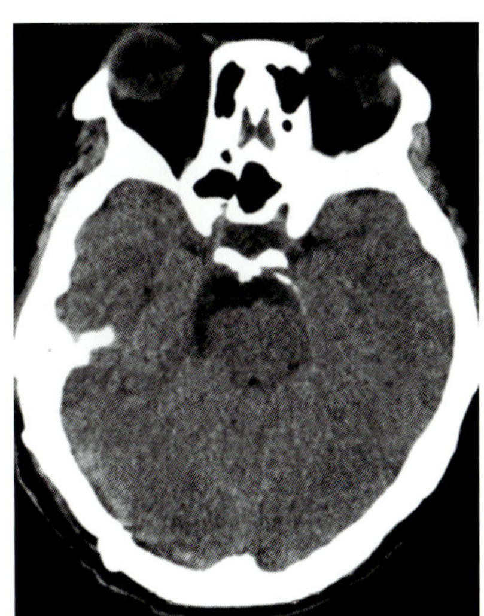

图 48-6　术后头颅 CT 示创面无渗血、脑组织无挫伤

2. 术后 3 个月头颅 MRI（图 48-7）

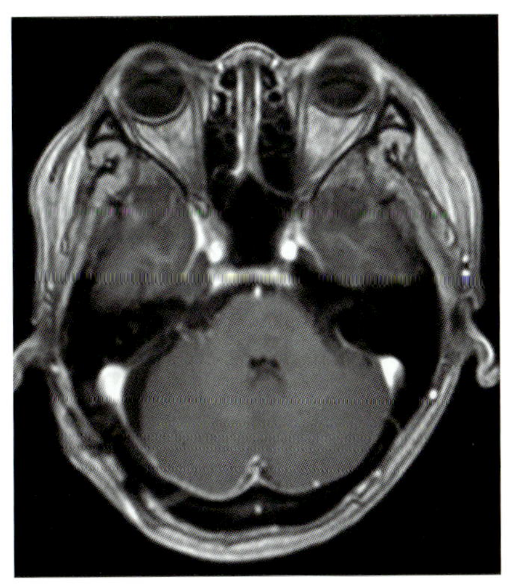
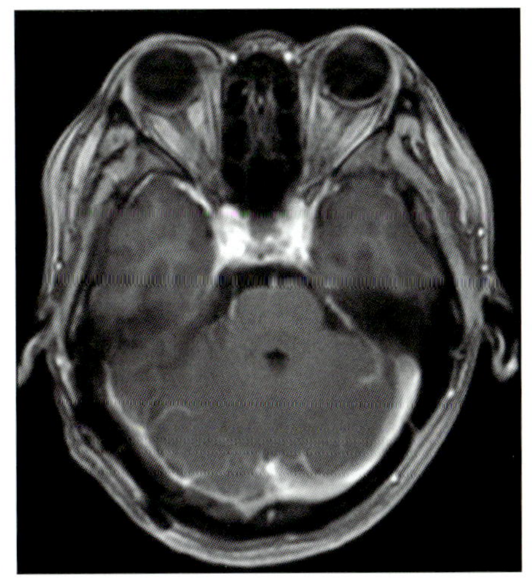

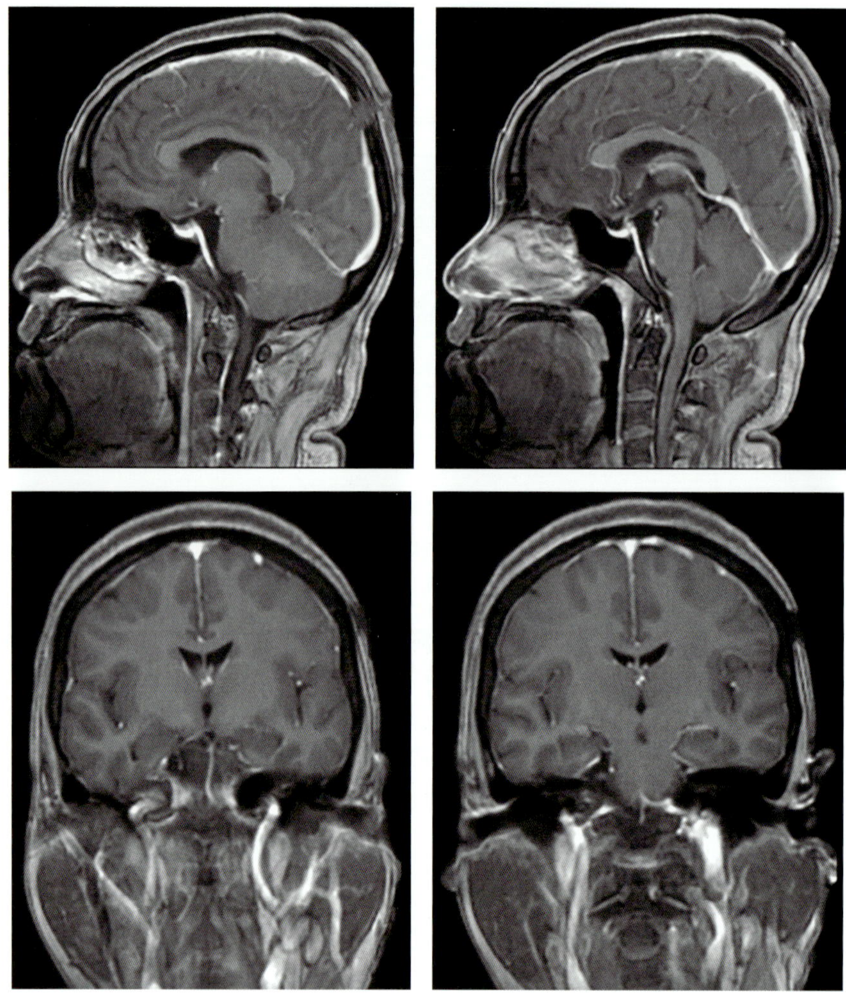

图 48-7　术后头颅 MRI 增强示肿瘤切除

3. 术后病理（图 48-8）

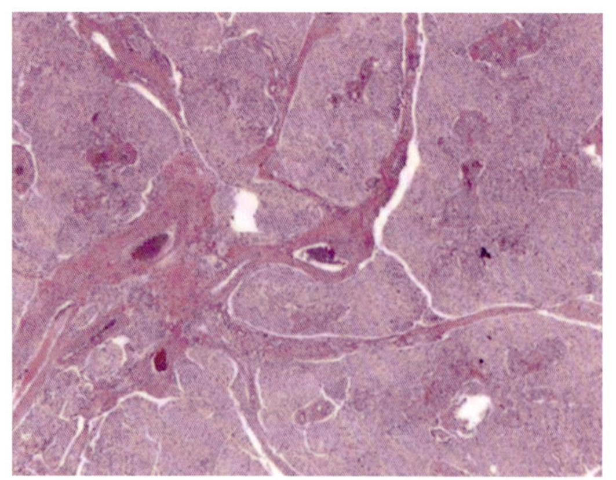

图 48-8　术后病理组织切片证实为脑膜瘤（WHO Ⅰ级）

【术后患者恢复情况】

患者神志清楚，言语流利，四肢肌力、肌张力正常，术后 1 周查体示患者右侧眼球外展受限，余脑神经检查无异常（图 48-9），3 个月后患者展神经恢复正常（图 48-10）。

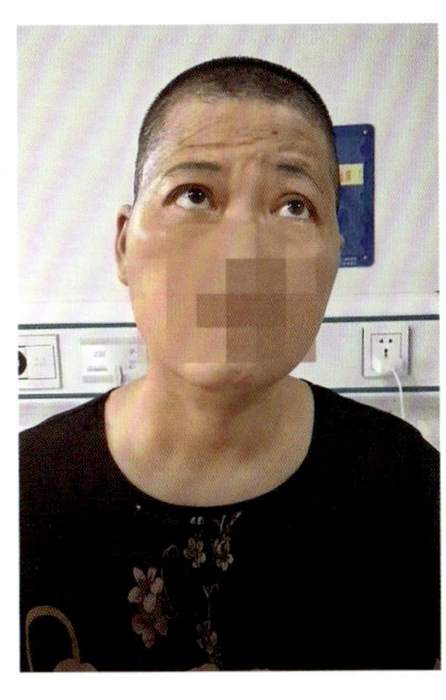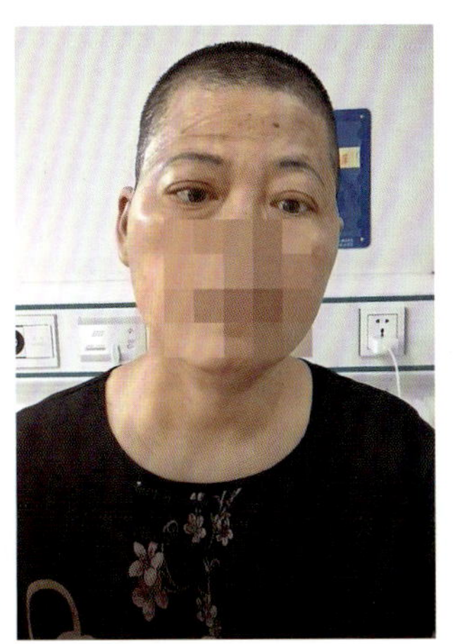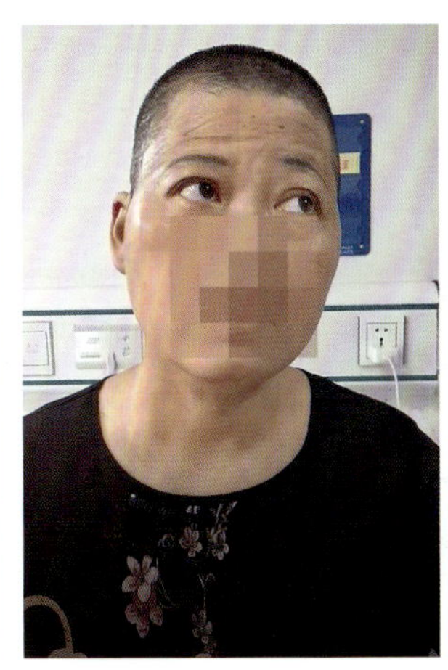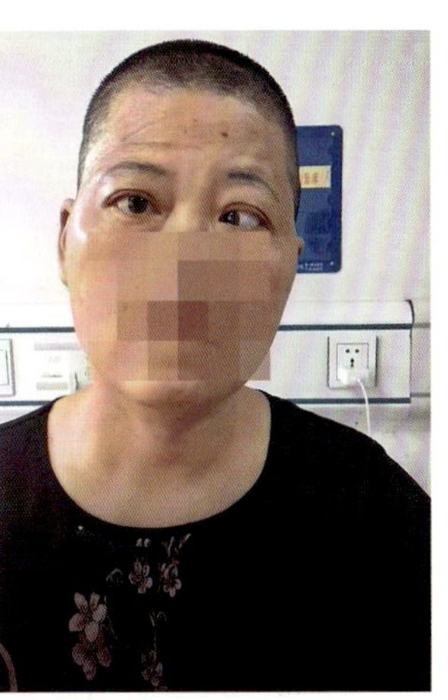

图 48-9　术后 1 周查体

患者右侧眼球外展受限，余脑神经检查无异常。

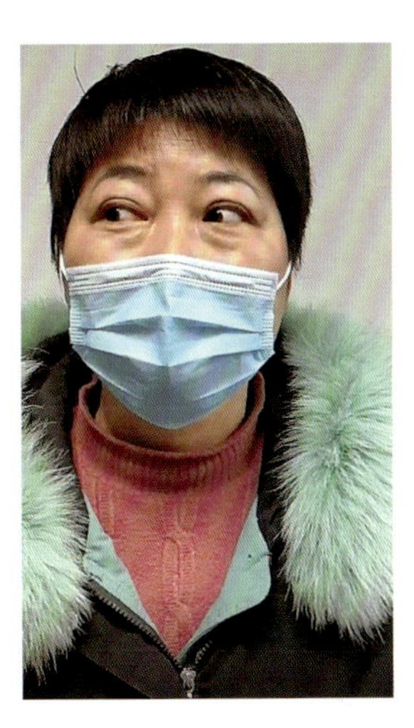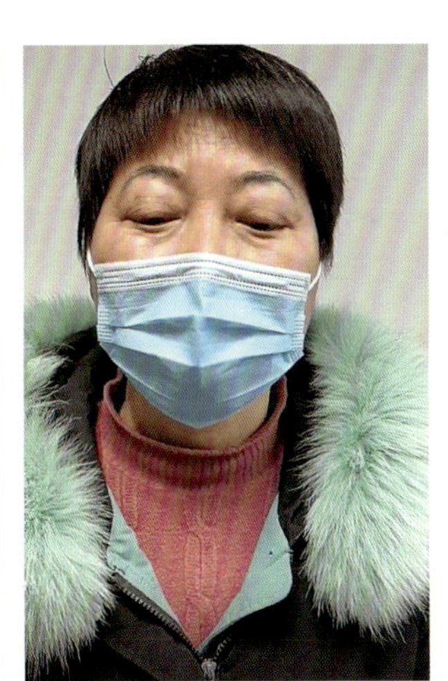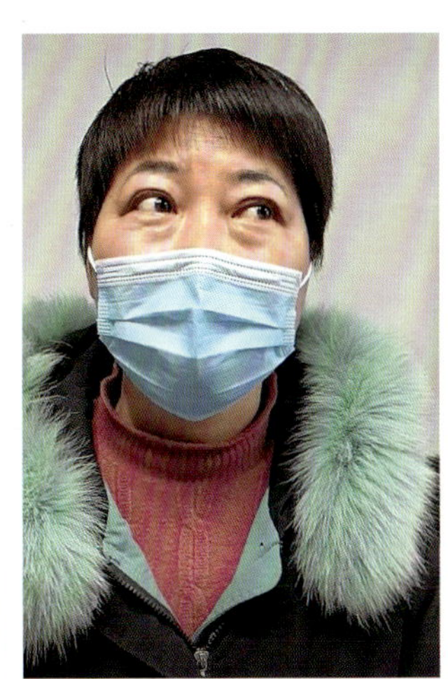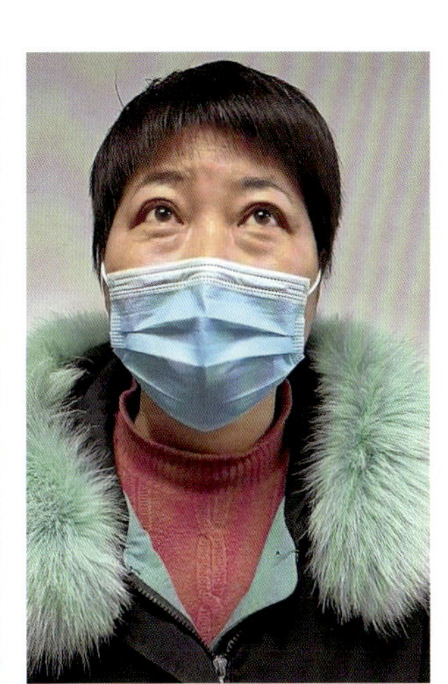

图 48-10　3 个月后查体患者脑神经无异常

【止血心得】

（一）重在预防出血

1. 术前控制患者基础疾病、纠正凝血功能障碍等。

2. 术前仔细读片，根据肿瘤特性及部位，选择合适手术入路，并熟知此入路所涉及的神经解剖结构。

（二）术中止血技巧

1. 对于本例患者行乙状窦后入路，采用无牵拉技术，减少岩静脉及脑挫伤的概率。

2. 利用脑神经间隙，首先处理脑膜瘤基底，减少出血来源，与瘤腔减压相结合的方式，逐步分块切除肿瘤（本例利用面、听神经与后组脑神经之间间隙、三叉神经复合体与面、听神经之间间隙以及幕下小脑上与三叉神经复合体之间间隙）。

3. 此肿瘤位于岩斜区，毗邻脑神经、脑干等结构，术中出血需确认出血来源，动脉出血使用弱电凝精准止血，止血时双极尖端间断滴水降温、降低热传导损伤；静脉出血也可用海绵棉条及速即纱压迫止血。

（三）术后处理

1. 术后合理使用止血剂，常规术后 4~6 小时复查头颅 CT，了解瘤腔有无出血。

2. 预防深静脉血栓形成，如患者情况允许，尽早下床活动。

【专家点评】

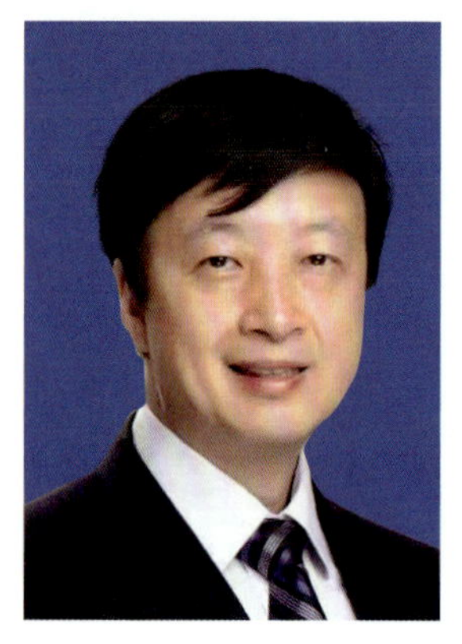

刘宏毅 主任医师 南京医科大学附属脑科医院

岩尖是脑膜瘤的好发位置之一。该区域周围毗邻众多重要的神经(三叉神经、面神经、听神经、滑车神经、展神经等)和血管(岩静脉、小脑上动脉、小脑下前动脉等),此外该区域手术操作空间狭小,容易导致神经损伤及出血,且止血困难。因此,对术者手术技术有很大挑战。此例肿瘤位置深,术者通过逐步减压,增加操作空间,有利于处理肿瘤基底减少出血,同时利于观察出血点,进行精准止血。采用无牵拉技术有助于减轻对静脉和小脑组织的牵拉,降低出血的概率。从手术视频上看术者操作措施得当,止血方法及材料选择合理。术后复查影像提示肿瘤切除满意,患者状态良好。此病例显示了术者对《神经外科围手术期出血防治专家共识(2018)》较深入的理解,展示了术者较扎实的显微操作技术和对病变的处理策略及止血技术。

病例 49

经额神经内镜下脑室出血清除术

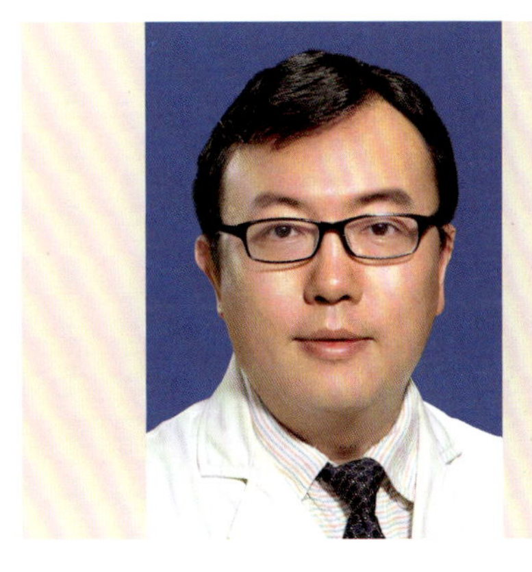

术者：金伟，副主任医师
南京大学医学院附属鼓楼医院

【病例简介】

患者，女，51 岁。

主诉：突发意识不清，伴恶心呕吐 5 小时。

现病史：患者于 5 小时前无明显诱因下突发意识不清，呼之不应，伴恶心呕吐，呕出胃内容物，无大小便失禁，无肢体抽搐，立即就诊于当地医院急诊，行头颅 CT 检查提示“脑室出血铸型”。当地医院建议立即转上级医院行进一步治疗，遂就诊于我院，急诊 CTA 提示“脑室出血铸型，脑室明显扩张，CTA 提示烟雾病”。

查体：格拉斯哥昏迷评分 5 分，查体不能配合，双瞳孔等大等圆，直径 2.0mm，对光反射无。颈软无抵抗，脊柱四肢未见明显畸形，肌力查体不能配合，肌张力正常，生理反射存在，病理征未引出。

实验室检查：血常规，中性粒细胞 15.2×10^9/L，血红蛋白 96g/L，其余正常；肝肾功能：丙氨酸氨基转移酶 74U/L、肌酐 113μmol/L，其余正常。

既往史：既往有高血压病史，口服拜新同（30mg qd）控制血压，血压控制可。否认外伤手术史，既往无口腔及牙龈出血史，未服用抗血小板及抗凝药物。

入院诊断：1. 脑室出血铸行伴脑积水形成；2. 烟雾病；3. 高血压病 3 级（很高危）。

【术前检查】

1. 术前头颅 CT（图 49-1）

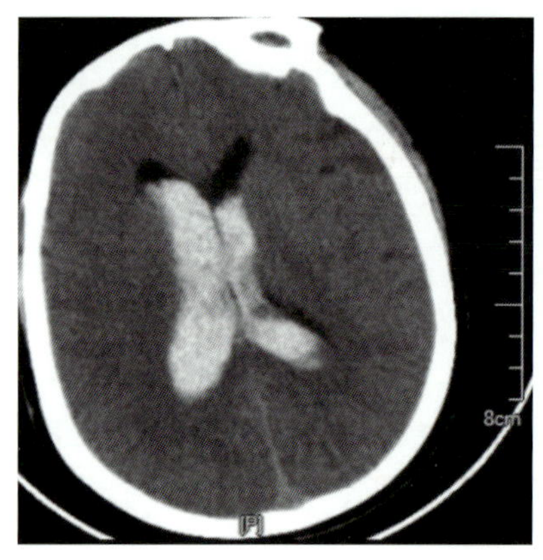
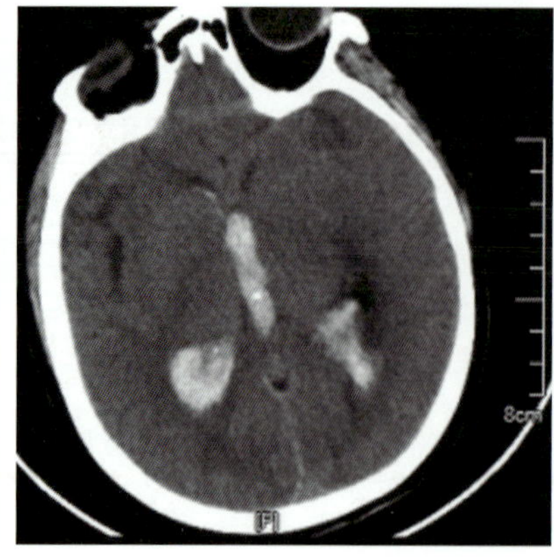
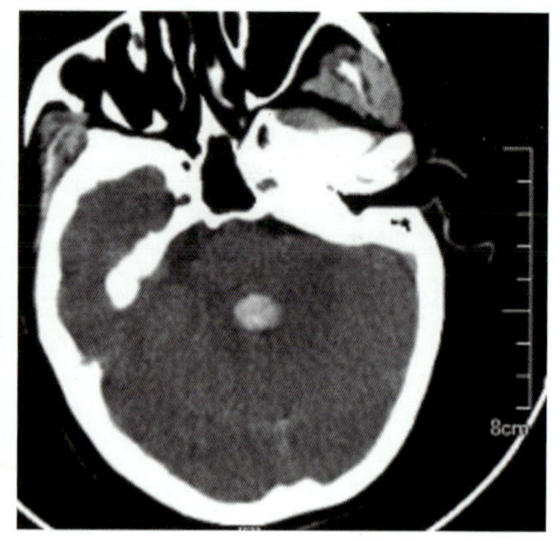

图 49-1 术前头颅 CT

脑室出血铸型(侧脑室、第三脑室及第四脑室),脑室扩张,脑积水形成。

2. 术前头颅 CTA(图 49-2)

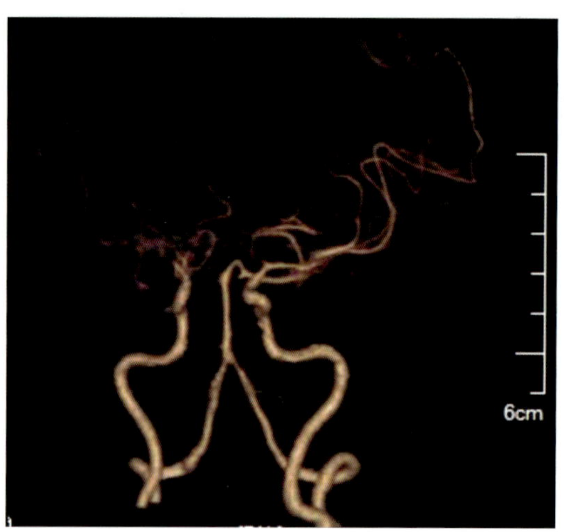

图 49-2 术前头颅 CTA 提示烟雾病

【手术方案】

经额神经内镜下脑室出血清除术

制定入路依据及策略:

1. 侧脑室、第三脑室及第四脑室内均布满血肿,外引流效果不佳且容易堵管,需多次脑室内给予尿激酶,感染风险较高。
2. 术前 CT 仔细阅片示右侧脑室血肿较多,且右侧半球为非优势半球,故手术切口定于右侧(图 49-3)。
3. CTA 示烟雾病,此类出血多为脑室周围烟雾状血管破裂所致。
4. 经额部神经内镜下清除脑室血肿可清除双侧脑室及第三脑室内血肿,尽早解除占位效应,并可缩短脑室外引流时间。
5. 本团队既往有多例 Endoport 辅助神经内镜下侧脑室肿瘤切除经验,技术娴熟。
6. 第一步选择经额部神经内镜下清除右侧脑室内血肿,待血肿清除后可清晰识别侧脑室结构。
7. 第二步经透明隔造瘘清除左侧脑室内血肿。
8. 第三步充分暴露室间孔,清除第三脑室内血肿。

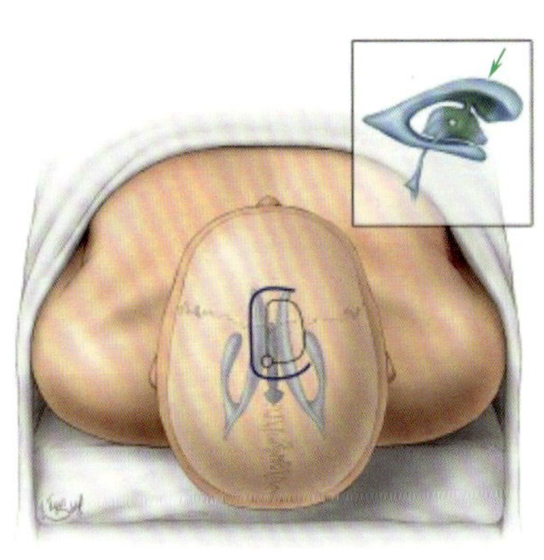

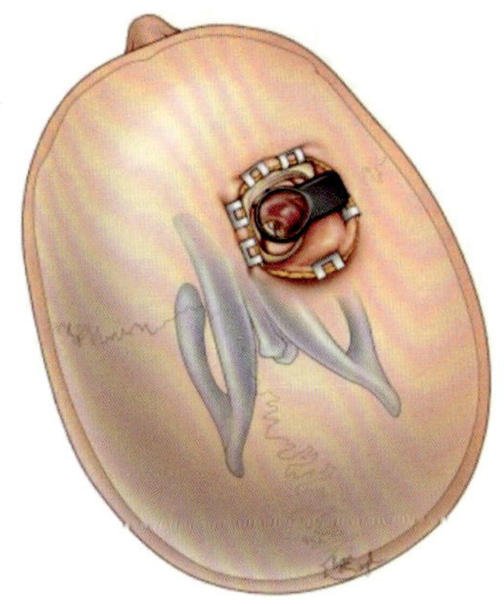

图 49-3　手术体位及切口示意图（切口定于右侧）

【术前出血风险评估】

1. 烟雾病患者，脑室周围扩张小动脉较多。
2. 术中行透明隔造瘘，需注意透明隔前静脉、丘纹静脉等重要静脉结构。

【手术视频】

病例 49 手术视频　经额神经内镜下脑室出血清除术

【术后检查】

1. 术后当天头颅 CT（图 49-4）

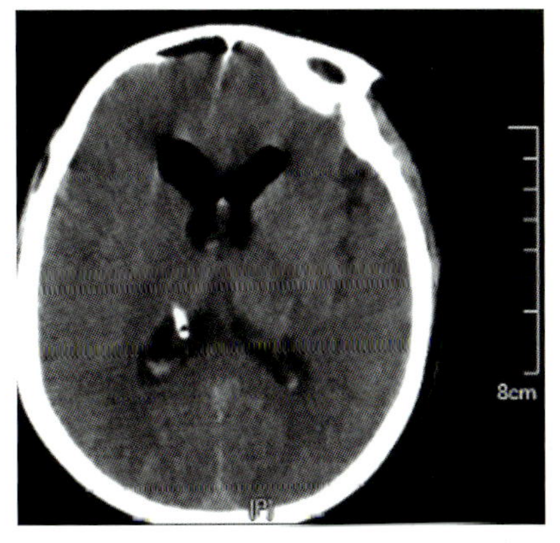

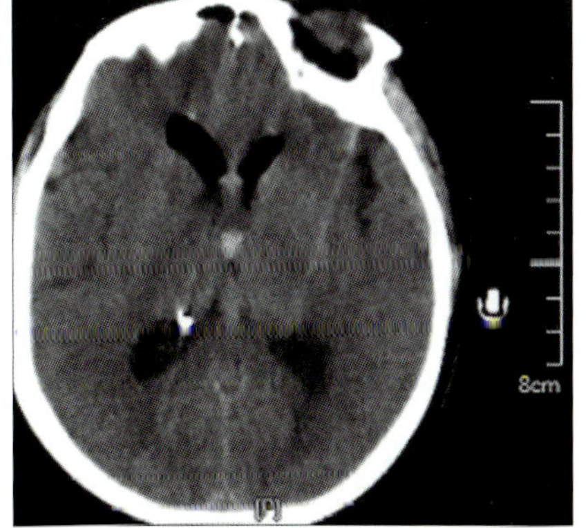

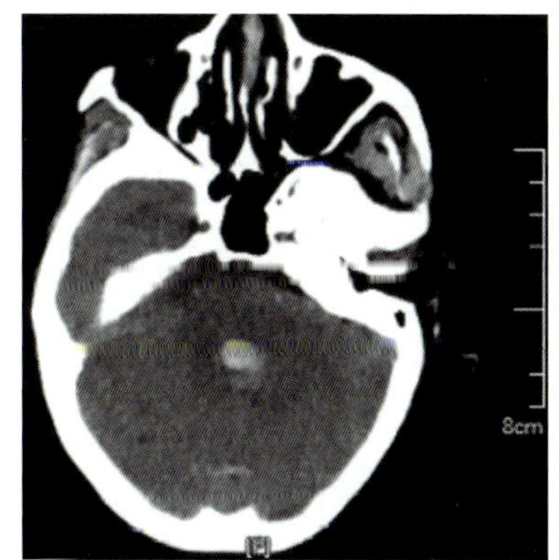

图 49-4　术后当天复查头颅 CT

侧脑室内血肿全部清除，脑室引流管在位，第三脑室部分血肿被清除，术野干净无出血。

2. 术后第 4 天头颅 CT（图 49-5）

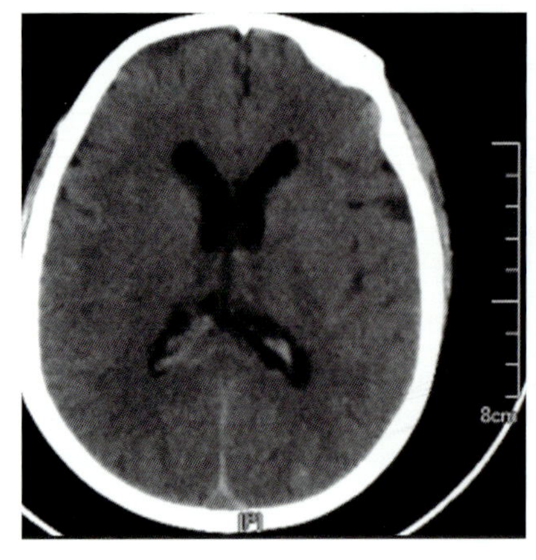

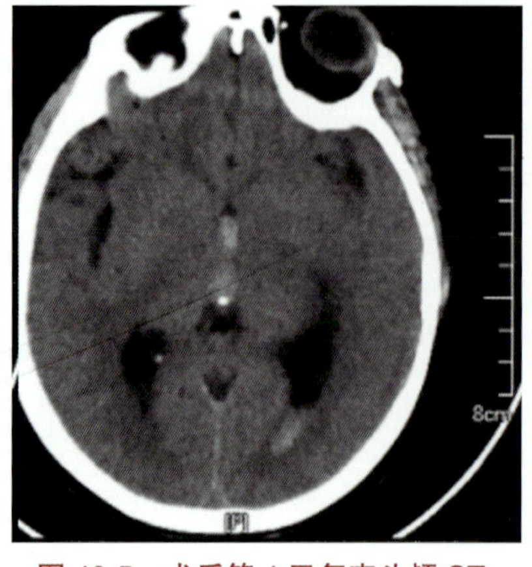

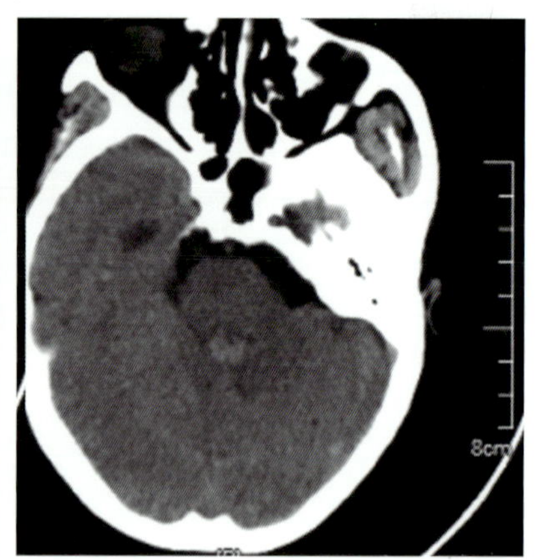

图 49-5 术后第 4 天复查头颅 CT

侧脑室内无明显血肿残留，第三脑室、第四脑室内血肿明显吸收，无梗阻性脑积水，无再出血。

【术后患者恢复情况】

术后 1 周，患者神志仍昏迷，可自主睁眼，格拉斯哥昏迷指数评分较术前明显好转（图 49-6）

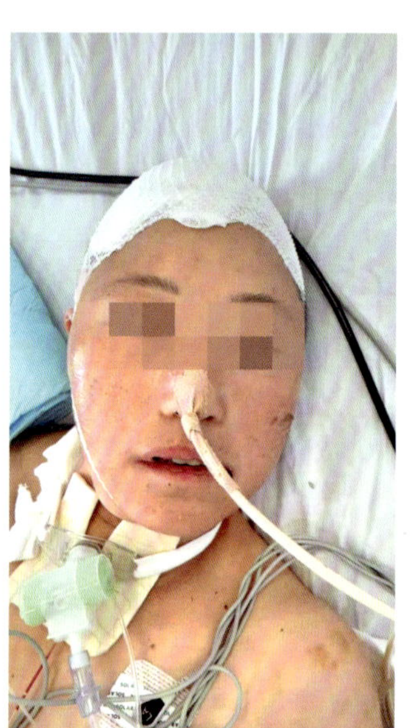

图 49-6 术后患者自主睁眼

【止血心得】

1. 术中不同渗血情况的处理

（1）动脉出血：该患者为烟雾病，出血为室周扩张小动脉时，予以双极电凝处理。

（2）静脉出血：以压迫止血（速即纱或流体明胶）为主，着重保持主要引流静脉的通畅性。

（3）创面渗血：以压迫止血（速即纱或流体明胶）为主，局部辅助使用双极电凝。

2. 止血器械 双极电凝仍是主要止血器械，应找准出血点，减小脑损伤。

3. 止血材料的合理应用 速即纱、流体明胶是帮助手术止血的重要耗材，尤其在静脉出血或创面渗血中优势明显，且流体明胶在脑室系统内的运用较为安全，可用于脑室内静脉性出血的压迫止血。

【专家点评】

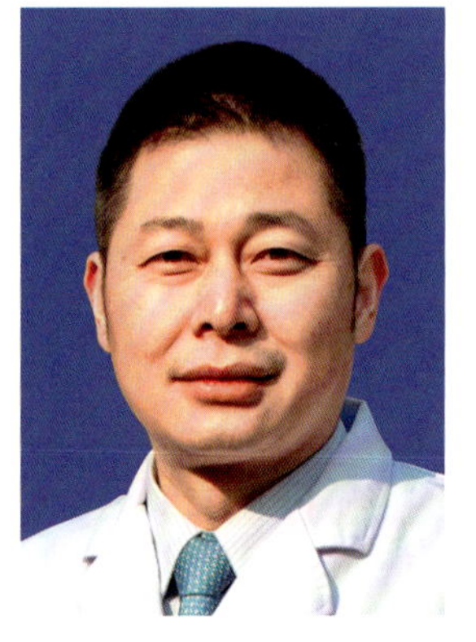

程宏伟 主任医师 安徽医科大学第一附属医院

烟雾病引起的脑室出血脑室铸型临床常见，既往对于这类脑出血的治疗方法多为双侧脑室外引流，效果欠佳，患者恢复慢，感染风险大。随着神经内镜技术的快速发展，越来越多的医师选择使用内镜清除脑室血肿，显示了良好的应用前景。术者对于此例患者急诊完善了头颅 CTA 检查，明确了烟雾病诊断，同时明确了右侧脑室入路，选择恰当，视频资料显示术者对于神经内镜的使用技术娴熟，术前对患者的出血风险进行了评估，患者为高血压病 3 级，出血风险增加，并且烟雾病的出血广泛无明确出血点，术者在血肿清除后使用流体明胶，可以深入脑室腔隙，实现很好的止血效果，显示了术者对于《神经外科围手术期出血防治专家共识（2018）》充分的理解。

病例 50

左侧翼点入路蝶骨嵴脑膜瘤切除术

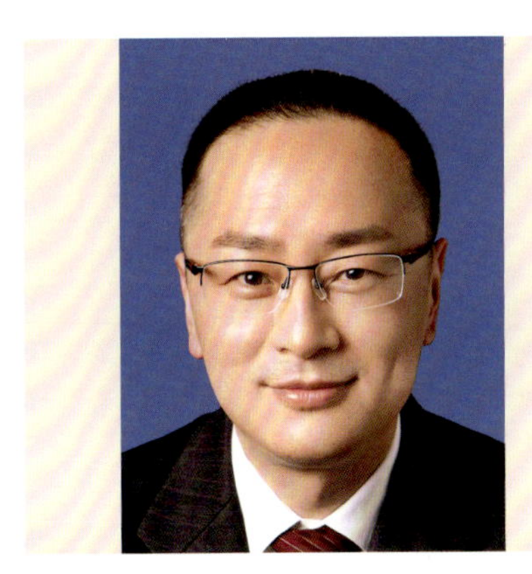

术者：李兵，主任医师
无锡市第二人民医院

【病例简介】

患者，女，76 岁。

主诉：头痛头晕半年。

现病史：患者半年前开始出现头痛、头晕、健忘，无恶心呕吐，无肢体抽搐，无行为异常，无大小便失禁，视力正常。于我院行头颅 CT 检查示"左侧颅内占位"。

查体：生命体征平稳，神志清楚，心肺听诊未及异常，四肢感觉运动正常，病理征阴性。

实验室检查：血常规、肝肾功能、凝血功能正常；肿瘤标志物无异常。

既往史：否认高血压、糖尿病病史，否认外伤手术史，既往无口腔及牙龈出血史，未服用抗血小板及抗凝药物。

查体：神经系统检查未见明显异常。

入院诊断：左侧颅内占位。

【术前检查】

1. 术前头颅 CT（图 50-1）
2. 术前 MRI（图 50-2）

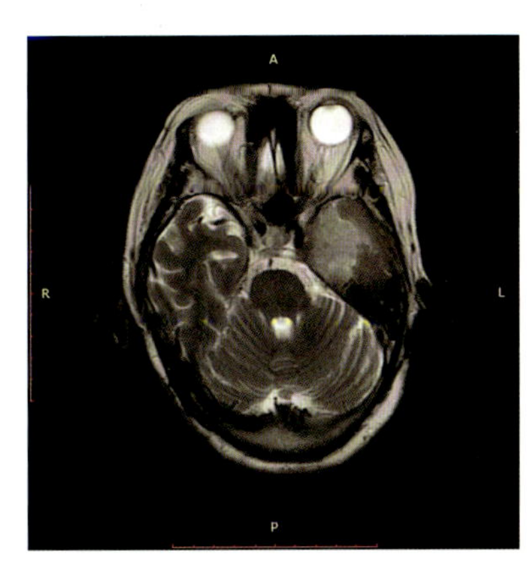

图 50-1　头颅 CT 提示左侧颞部占位

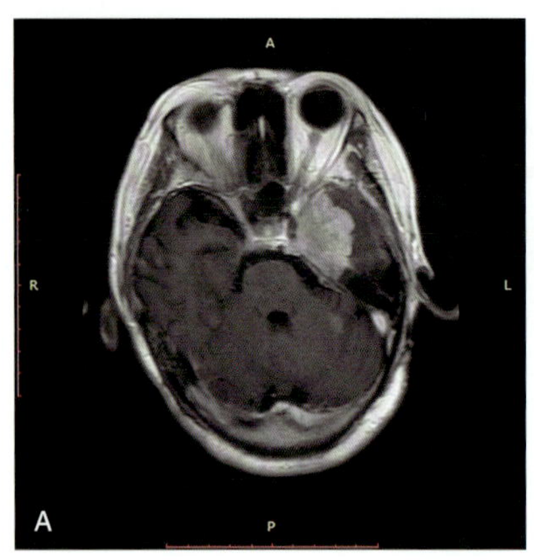
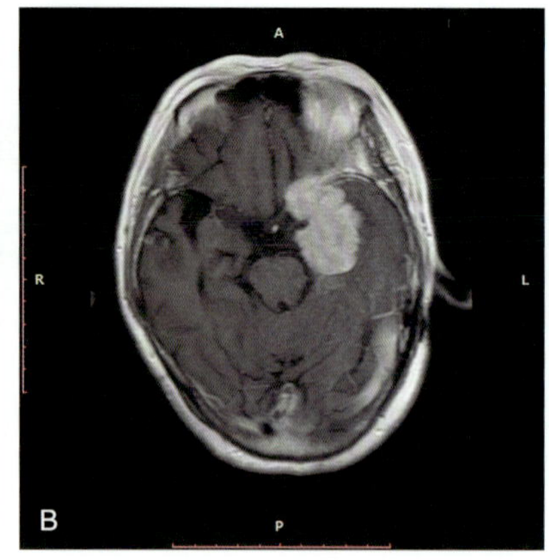
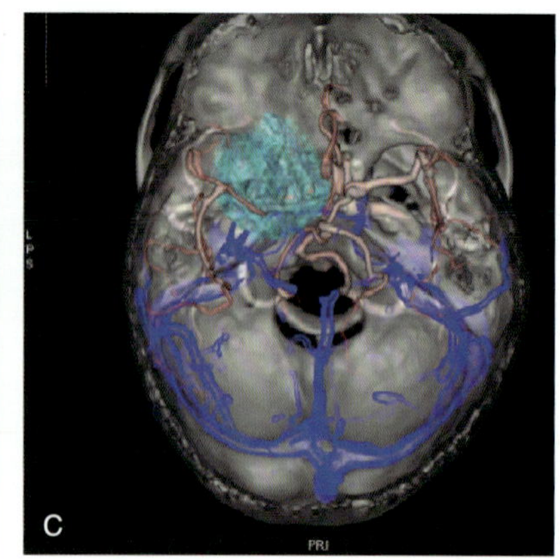

图 50-2 术前 MRI

A. 肿瘤和颈内动脉关系密切;B. 肿瘤部分包绕颈内动脉;C. 术前颅底肿瘤三维重建示肿瘤包绕颈内动脉。

【手术方案】

左侧翼点入路蝶骨嵴脑膜瘤切除术

制定入路依据及策略:

1. 肿瘤来源于脑外系统,考虑蝶骨嵴脑膜瘤,肿瘤包绕部分颈内动脉,需要保留颈内动脉及其分支、视神经和动眼神经。
2. 肿瘤和海绵窦壁关系密切。
3. 肿瘤部分生长进入天幕下方,术中可能需要切开天幕,保护好滑车神经。

【术前出血风险评估】

1. 肿瘤包绕部分颈内动脉,术中应谨慎避免损伤颈内动脉。
2. 肿瘤和海绵窦壁关系密切,术中存在止血困难的问题。

【手术视频】

病例 50 手术视频 左侧翼点入路蝶骨嵴脑膜瘤切除术

【术后检查】

1. 术后头颅 CT(图 50-3)
2. 术后 3 个月头颅 MRI(图 50-4)
3. 术后病理(图 50-5)

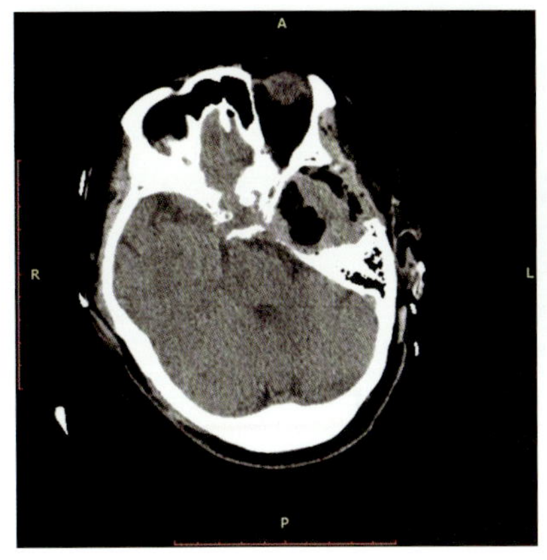

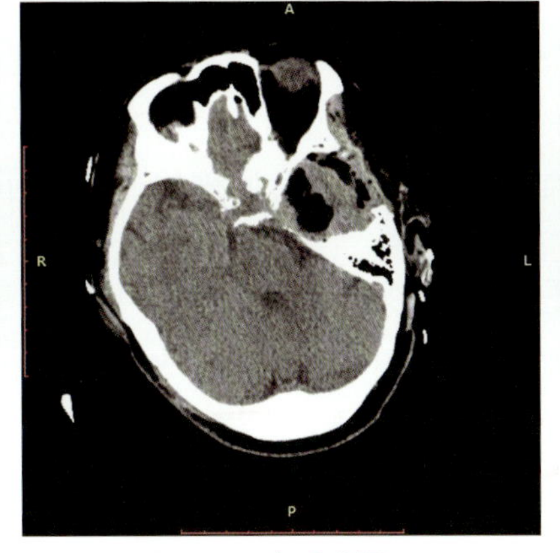

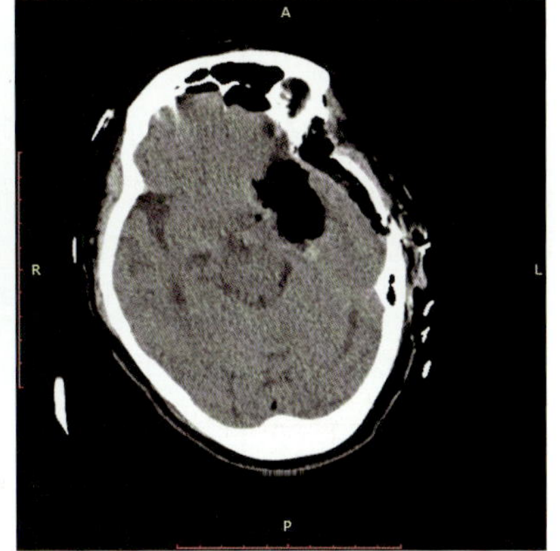

图 50-3　术后头颅 CT

肿瘤切除满意，术野无出血。

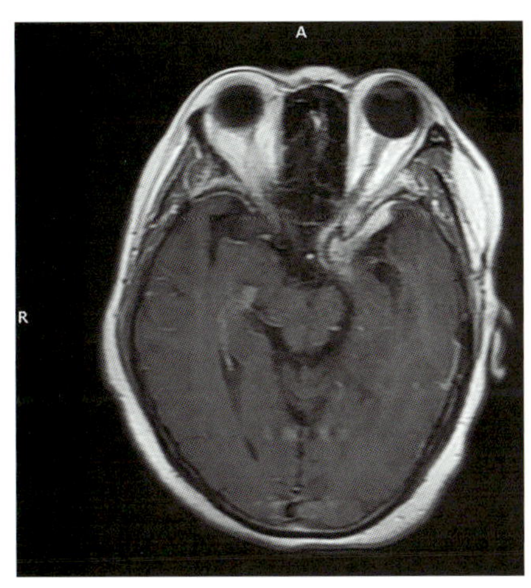

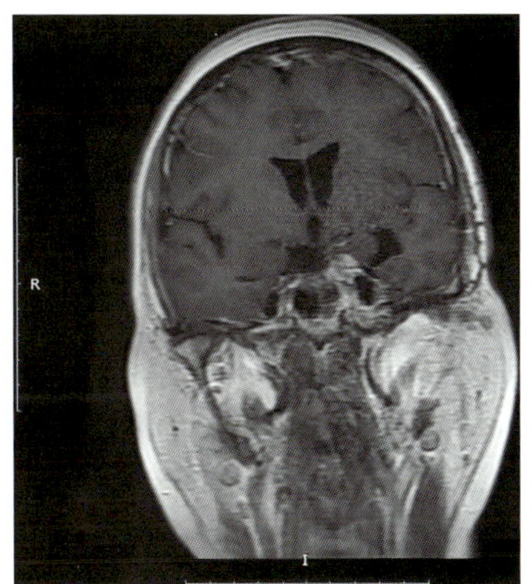

图 50-4　术后 3 个月 MRI 示肿瘤完全切除

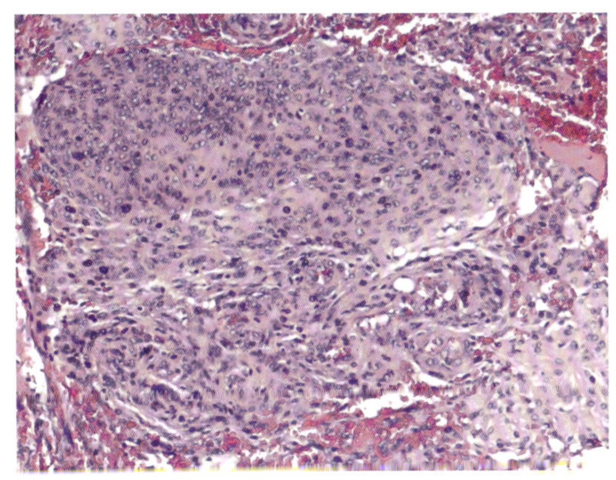
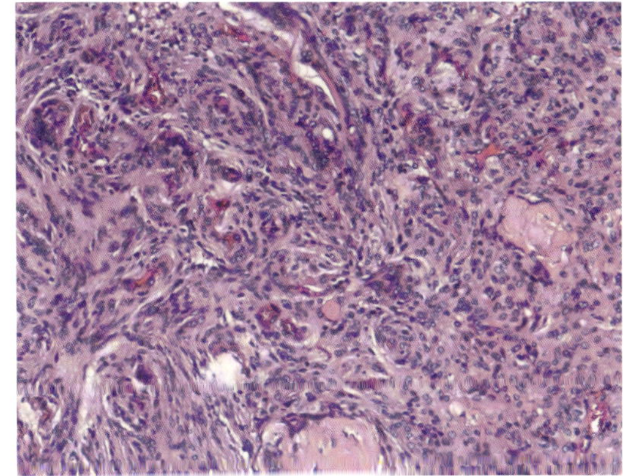

图 50-5　术后肿瘤组织病理切片提示脑膜瘤（上皮型）

【术后患者恢复情况】

患者神志清醒，格拉斯哥预后评分 5 分，格拉斯哥昏迷评分 15 分，双瞳孔等大等圆，对光反射灵敏，眼球运动良好，无视力下降，无复视，颈软，四肢肌力 5 级，肌张力正常。

【止血心得】

1. 脑膜瘤瘤内减压和断血供交替进行。

2. 避免医源性出血。肿瘤通常包绕血管，在切除肿瘤的过程中明确血管的近心端或者远心端，沿着血管路径分离是分离血管的保证。

3. 止血材料是止血的良好助手。在神经附近，避免或减少电凝的过分烧灼。在天幕切开过程中流体明胶能有效止血，不占据手术空间。手术创面予以速即纱压迫止血，避免大面积电凝。

【专家点评】

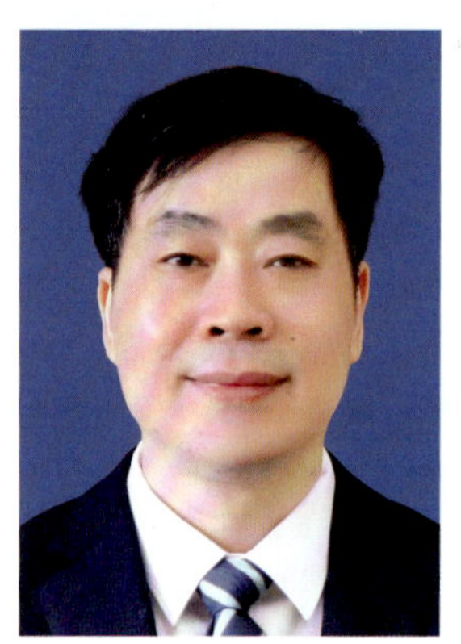

江晓春　主任医师　皖南医学院弋矶山医院

颅底脑膜瘤是神经外科有代表性的病例，对于脑膜瘤病例，基本的手术步骤是断基底、瘤内减压、分离瘤周，反复上述操作能提高颅底脑膜瘤切除效率，对于分离和保护颅底血管、神经，原位分离的办法能减少血管及神经的医源性损伤。手术的关键是要保护蛛网膜界面，止血时尽量减少使用电凝，合理使用止血材料。李主任这个病例操作思路清晰，止血操作合理有效。

病例 51

神经内镜下经鼻颅咽管瘤切除术

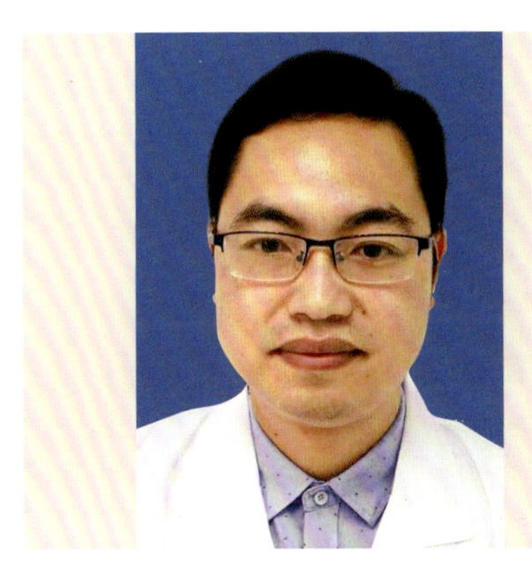

术者：严正村，副主任医师
南京大学医学院附属苏北人民医院

【病例简介】

患者，男，55 岁。

主诉：双眼视力下降伴视物模糊半月余。

现病史：患者半月前无明显诱因下出现双眼视力下降伴视物模糊，无恶心呕吐，无肢体无力、肢体抽搐，于我院行头颅 MRI 检查提示“鞍上肿瘤”，收住入院进一步治疗。

查体：神志清楚，精神稍萎，心肺听诊未及异常。双侧瞳孔等大，直径 3.0mm，对光反射灵敏，伸舌居中，颈部软，气管居中，四肢自主活动，肌力肌张力正常，病理征阴性。

实验室检查：血常规、肝肾功能、凝血功能正常；肿瘤标志物无异常。

既往史：否认高血压、糖尿病病史，否认外伤手术史，既往无口腔及牙龈出血史，未服用抗血小板及抗凝药物。

入院诊断：鞍区占位。

【术前检查】

术前头颅 MRI（图 51-1、图 51-2）

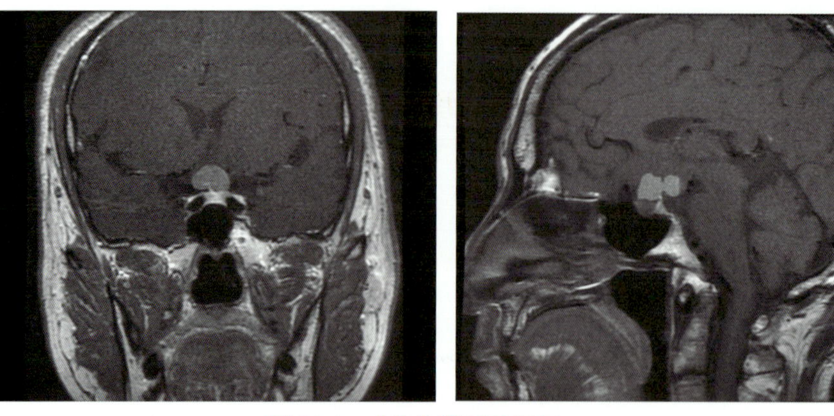

图 51-1 术前头颅 MRI 平扫

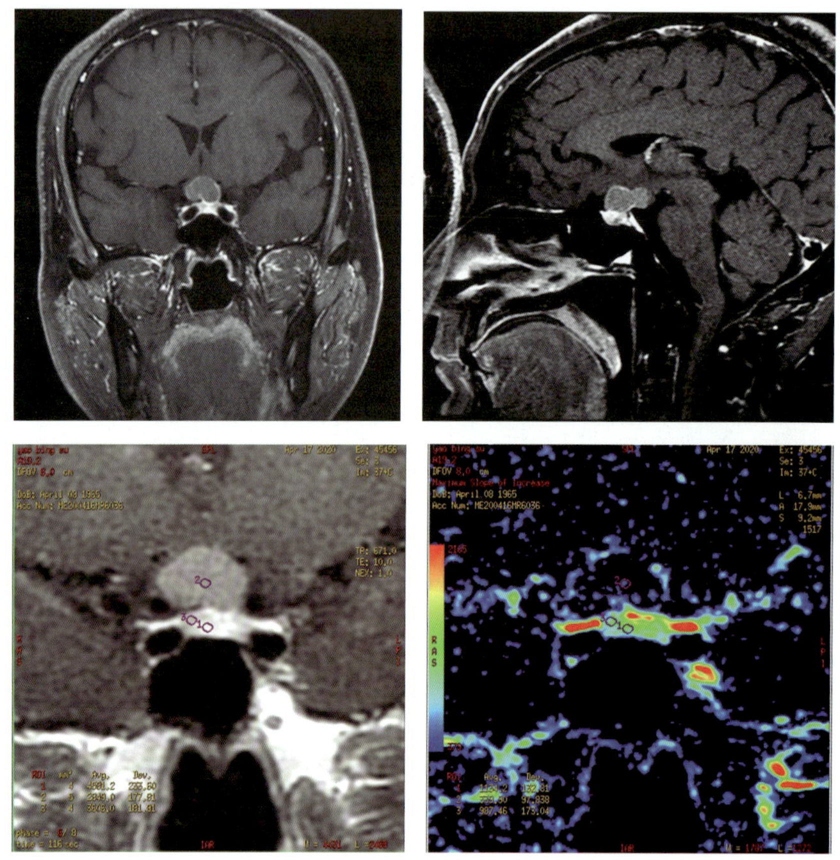

图 51-2 术前头颅 MRI 增强和灌注情况

【手术方案】

神经内镜下经鼻颅咽管瘤切除术

制定入路依据及策略：

1. 神经内镜经鼻扩大颅底，显露蝶骨平台、鞍结节、OCR、鞍底、斜坡等结构。
2. 打开鞍底和前颅底部分硬脑膜，显露垂体、视神经、前交通动脉及肿瘤。
3. 逐步分离切除肿瘤与周边组织，保证肿瘤全切除，垂体柄保护完好。
4. 多层修补及颅底重建。

【术前出血风险评估】

1. 切除肿瘤时，易导致海绵间窦出血。
2. 肿瘤增强强化，术中存在出血风险。

【手术视频】

病例 51 手术视频　神经内镜经鼻颅咽管瘤切除术

【术后检查】

1. 术后头颅 CT（图 51-3）

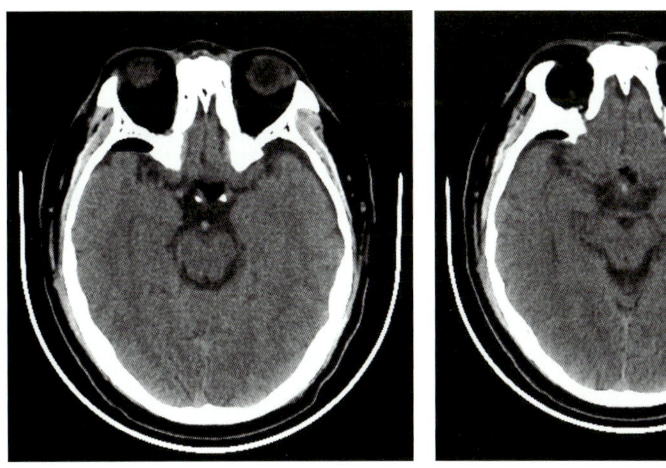

图 51-3　术后头颅 CT

2. 术后头颅 MRI（图 51-4）

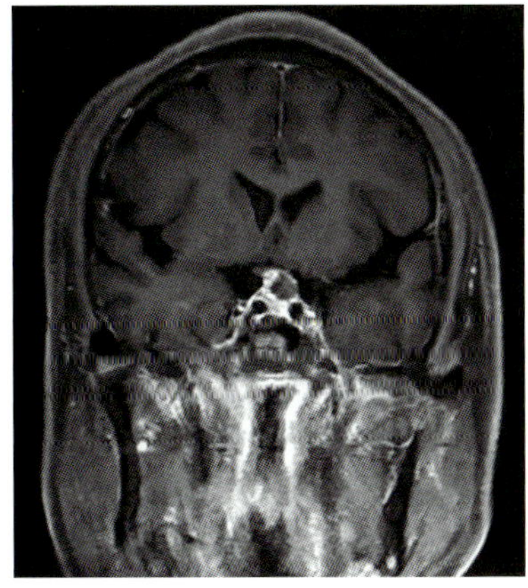
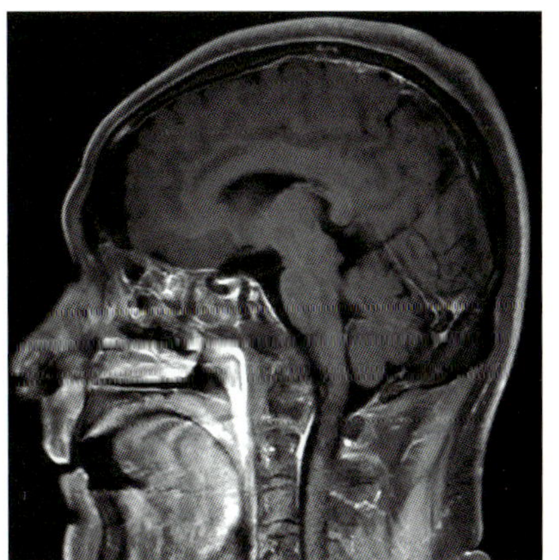

图 51-4　术后头颅 MRI

3. 术后病理(图 51-5)

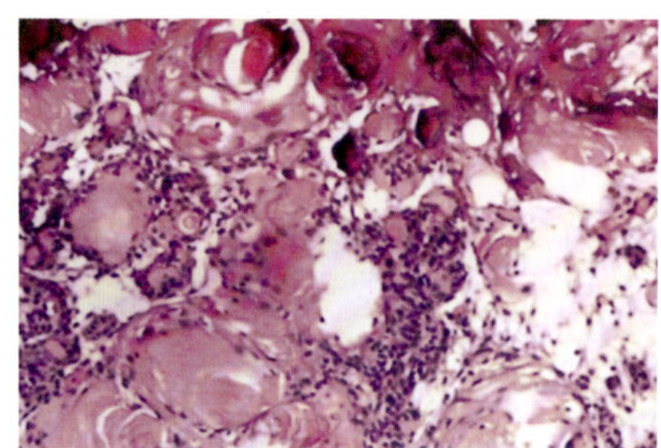
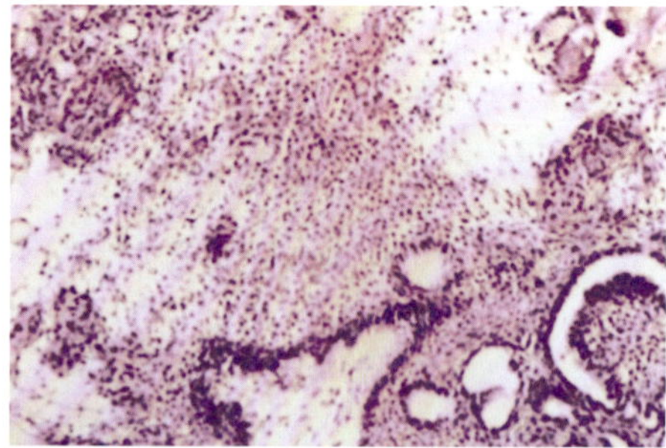

图 51-5 术后病理提示颅咽管瘤

【术后患者恢复情况】

患者神志清楚、言语流利、肢体活动正常,无发热、头痛、头晕等不适,生活正常。

【止血心得】

止血材料合理规范使用:

1. 止血材料在术中止血时多用于临时压迫,有时用于大动脉或大静脉破口止血,选与破口相近的止血材料压紧成球状,堵塞血管破口,同时双极电凝中低量烧灼。

2. 在肿瘤创面较大、有广泛渗血时,应用流体明胶有意想不到的止血效果;但切记,流体明胶使用后,务必仔细检查创面,如发现有动脉性出血,须再次双极电凝止血。

【专家点评】

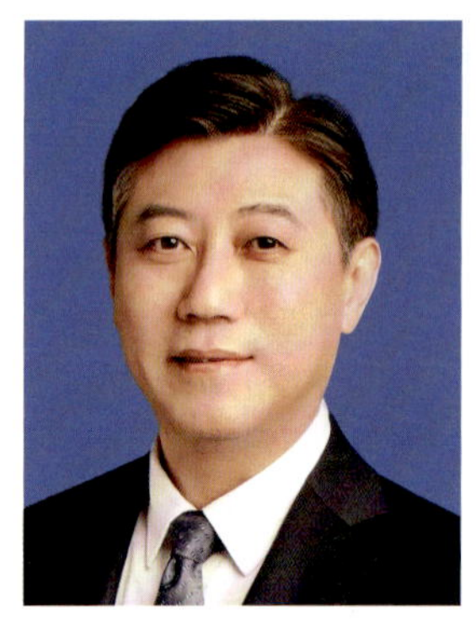

鲁晓杰 主任医师 南京医科大学附属无锡第二医院

本病例为神经内镜下经鼻入路颅咽管瘤切除术。此病例资料完整,术前计划及准备充分,术者手术策略选择正确、局部解剖熟悉、手术操作熟练、术野显露合理、肿瘤切除顺利、结构保护良好、颅底多层修补。术中止血策略合理,特别是采用流体明胶快速有效处理海绵前间窦出血。

病例 52

烟雾病搭桥术

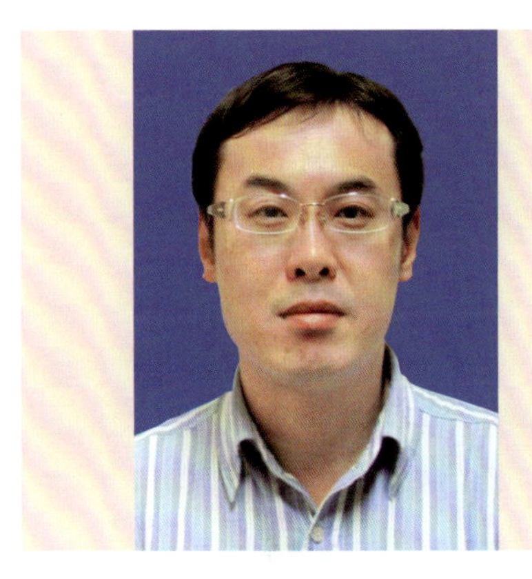

术者：杨咏波，主任医师
南京大学医学院附属鼓楼医院

【病例简介】

患者，女性，42 岁。
主诉：脑出血 3 月余。
查体：生命体征平稳、神志清楚、心肺听诊未及异常，四肢感觉运动正常、病理征阴性。
入院诊断：左侧烟雾病。

【术前检查】

1. 术前脑血管造影及 MRA 及 CTP（图 52-1）
2. 术前 MRI（图 52-2）
3. 术前凝血检查示凝血五项正常，血栓弹力图正常，氯吡格雷基因型测定为正常代谢型。

【手术方案】

烟雾病搭桥术

手术入路及操作过程（图 52-3~ 图 52-7）

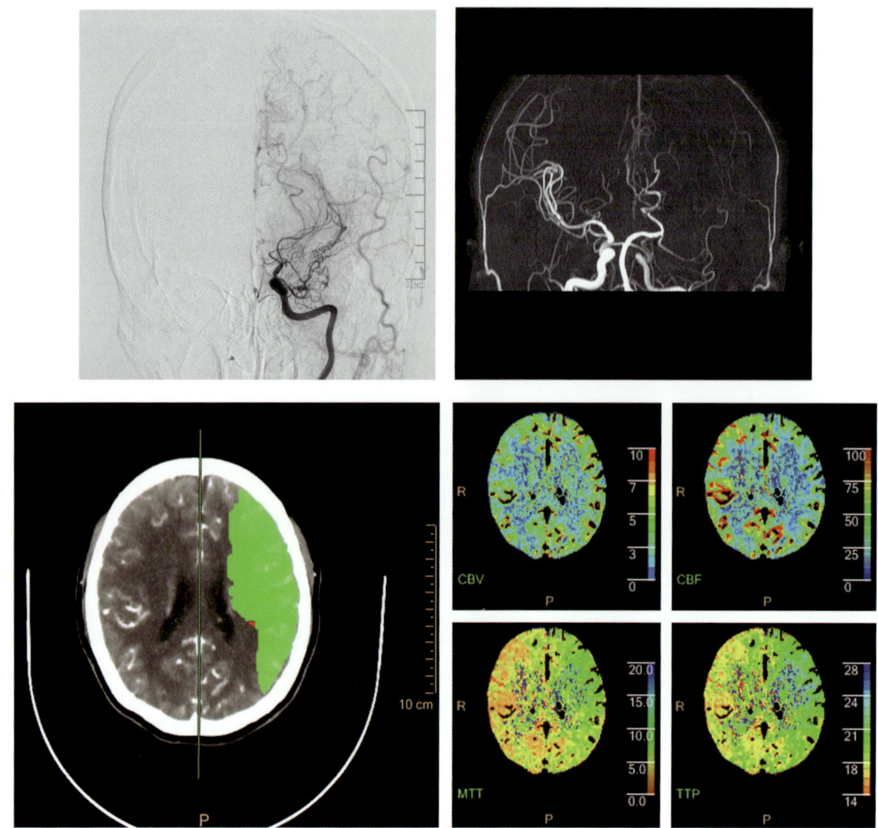

图 52-1 脑血管造影及 MRA 及 CTP

左侧出血型烟雾病，左侧 CTP 灌注差，存在左侧脑血流储备功能不足。

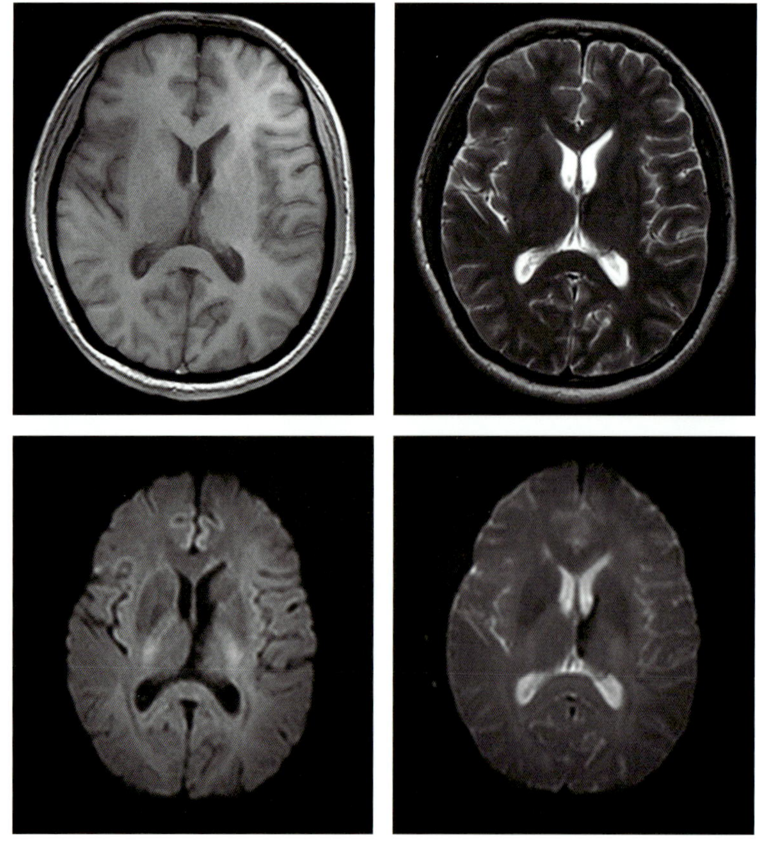

图 52-2 术前 MRI

无新发梗死及出血，术前未见明显手术禁忌证。

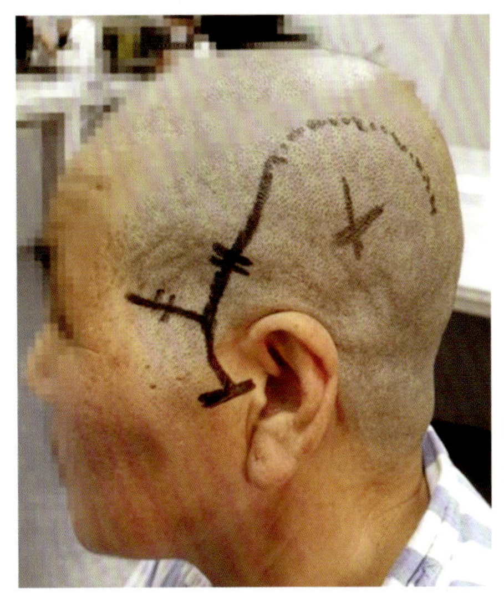

图 52-3 入路切口

沿颞浅动脉后支走行并分离颞浅动脉，切口向枕部延长并成骨瓣，行 STA-M4 血管端侧吻合。

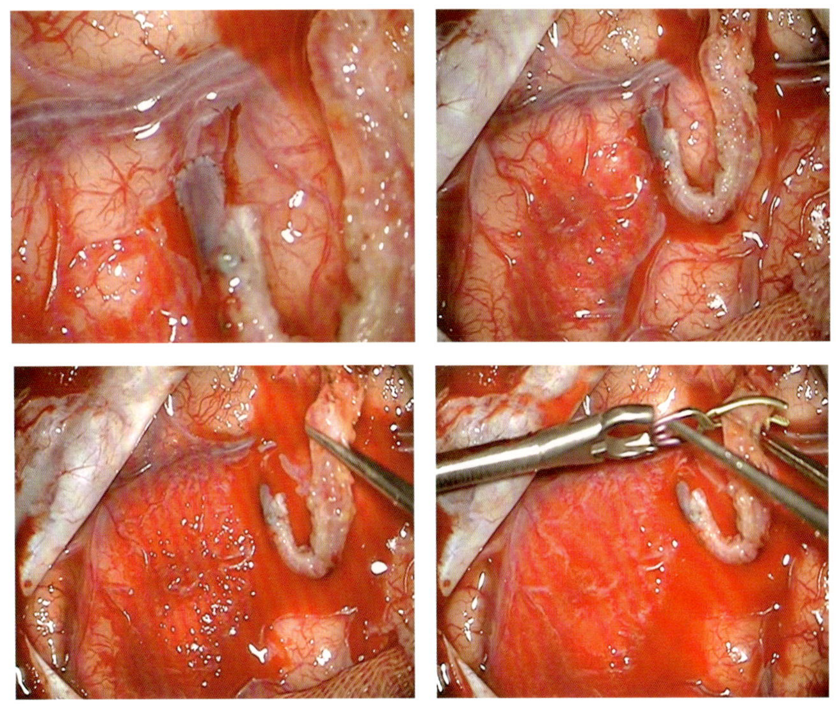

图 52-4 术中出血照片

搭桥后术中出现蛛网膜下腔出血，即刻夹闭桥血管。

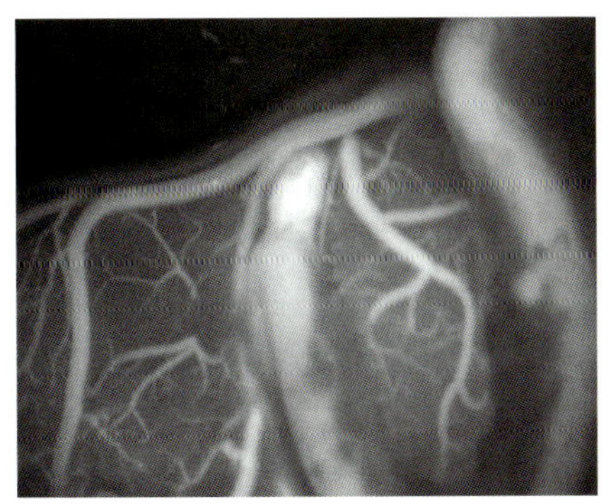

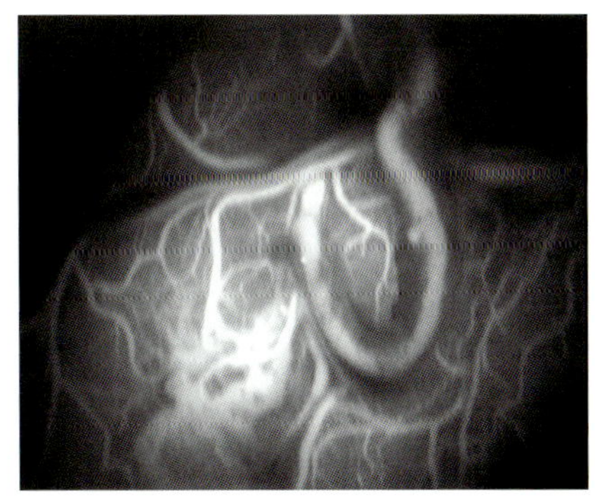

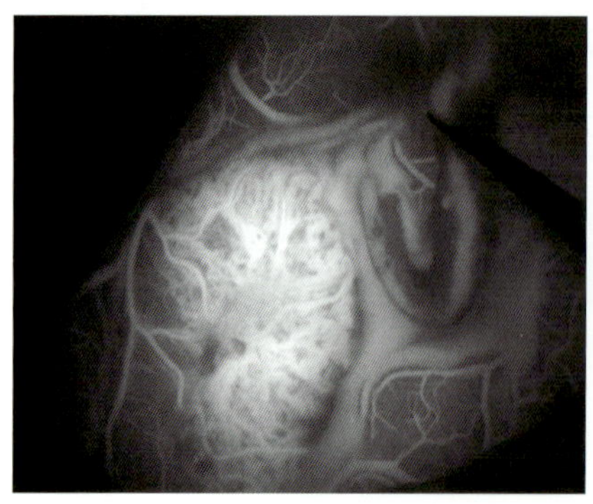
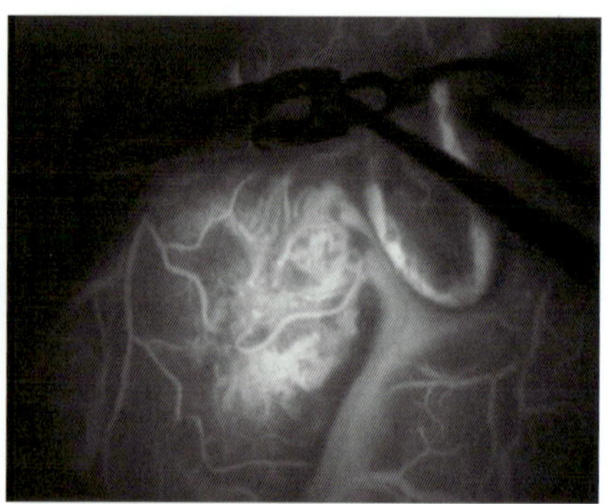

图 52-5 术中荧光造影
提示术中蛛网膜下腔出血，即刻夹闭桥血管后出血得以控制。

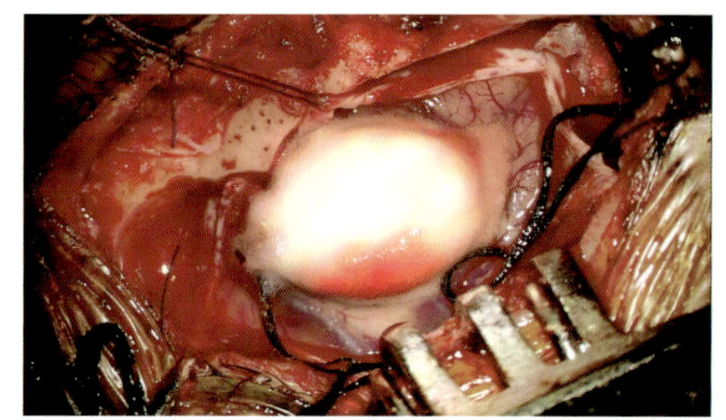

图 52-6 术中止血照片
采用流体明胶对出血腔内进行止血。

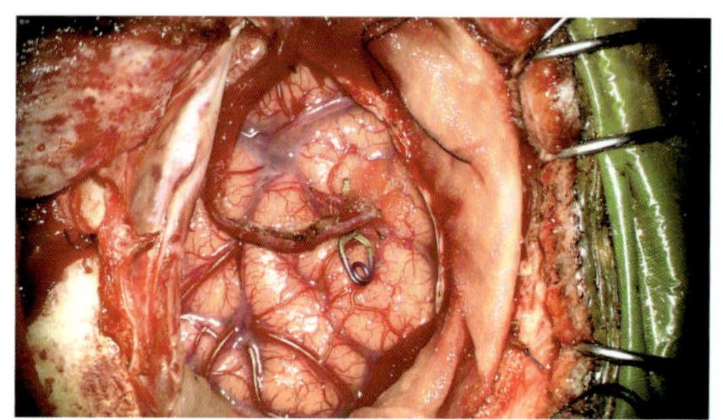

图 52-7 术中止血照片
采用速即纱包绕搭桥吻合口可以有效减少吻合口渗血。

【术前出血风险评估】

1. 烟雾病硬脑膜血供丰富，分离显露血管时易出血。
2. 出血型烟雾病，搭桥术中出血风险高。

【手术视频】

病例 52 手术视频（手术视频 52-1、手术视频 52-2） 烟雾病搭桥术

【术后检查】

术后头颅 CT（图 52-8）

【术后患者恢复情况】

患者术后恢复良好，神志清，精神可，双侧瞳孔等大等圆，对光放射灵敏，四肢活动可，四肢肌力肌张力正常，生理反射存在，病例反射未引出。

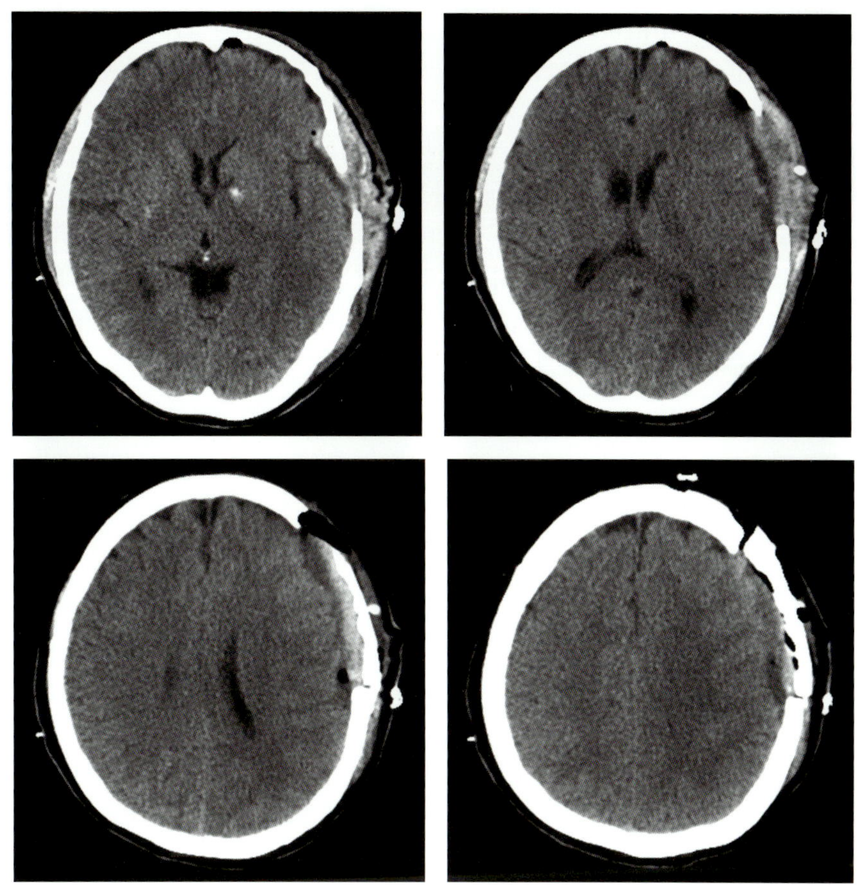

图 52-8 术后头颅 CT 示无新发出血及缺血灶

【止血心得】

1. 对于高灌注出血，阻断供体动脉，消除出血原因，打开多处蛛网膜下腔，反复冲洗置换蛛网膜下腔的出血。

2. 对于是否再次放开供体动脉，或者缩窄供体动脉，还需要进一步讨论，采用止血纱缠绕封闭吻合口可以减少吻合口出血的概率，在血肿腔内注入流体明胶可有效形成腔内止血。

【专家点评】

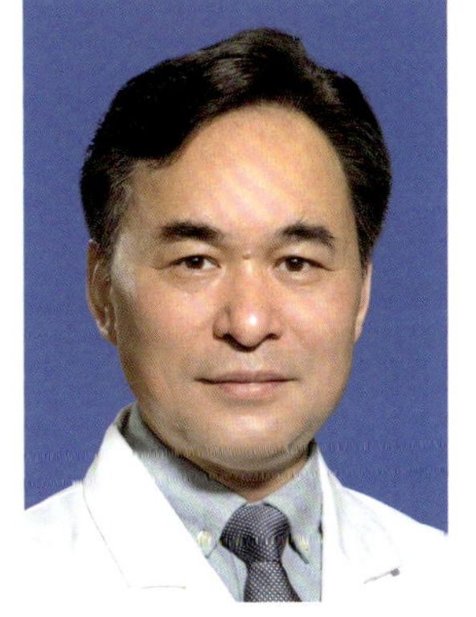

杭春华 主任医师 南京大学医学院附属鼓楼医院神经外科主任

烟雾病是一种以双侧颈内动脉末端和 / 或大脑前动脉、大脑中动脉起始部严重狭窄甚至闭塞，并伴颅底部和软脑膜烟雾状细小血管形成为特征的慢性进行性脑血管闭塞性疾病，其发病机制不明，最常见的临床表现是短暂性脑缺血发作或者脑出血，其药物治疗策略可能完全相反，如脑缺血则采用抗血小板药或者抗凝药，而出血则以止血为主。因此，不同的烟雾病患者在采取手术时面临的出凝血问题明显高于其他疾病，其围手术期的出凝血处理需要慎重对待和高度重视，很多并发症与此相关，如大面积脑梗死、脑出血和高灌注综合征等。本案例属于烟雾综合征，表现为左侧大脑中动脉闭塞，左侧半球广泛脑缺血，术前抗血小板治疗并不能改善临床预后，采用颅内外血管重建属于最佳治疗选项。术前给予出凝血功能评价、血小板功能评估（血栓弹力图），在这些指标正常的情况下执行手术，术前评估比较全面、细致和精准。烟雾病术后高灌注是常见的临床手术并发症，一般发生于术后 3~5 天，但本例展示的术中搭桥后即刻出现的高灌注现象，极其罕见，表现为蛛网膜下腔出血，术中荧光造影证实软脑膜动脉扩张充血、毛细血管通透性明显增加，在阻断桥血管后高灌注现象立即消失。侧面反映手术侧脑半球的血管属于严重失代偿状态，不足之处是术前未能对脑血流的储备及代偿能力做深入评估。在术中发生出血后，术者给予了正确的、及时有效的处置，包括阻断桥血管、采用合适的止血方法等。由于血管搭桥吻合口容易发生出血或者渗血，处理不慎容易并发术后脑内血肿，反之，若过度采用止血药或不当使用止血剂，容易引起吻合口血栓形成和桥血管闭塞。本案例中术者采用止血纱包裹吻合口达到止血目的而不影响血管内血液凝血状态，用流体明胶充填脑出血腔隙，避免了术后严重的出血和缺血事件，表明术者对《神经外科围手术期出血防治专家共识(2018 版)》有非常好的理解和实际应用，且具有扎实的显微外科技术和极强的出血处理能力。

病例 53

左侧大脑前 A3 段动脉瘤夹闭术

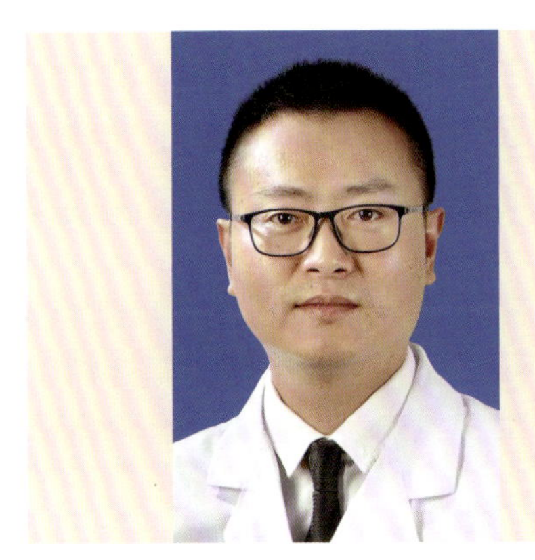

术者：左建东，副主任医师
淮安市第二人民医院

【病例简介】

患者，女，49 岁。

主诉：头痛头晕两月余。

现病史：患者两个月前无明显诱因下出现头痛头晕，不伴视物旋转，无恶心呕吐。于我院就诊行头颅 DSA 提示“左侧大脑前动脉 A3 段动脉瘤”，收入院进一步治疗。

查体：生命体征平稳，神志清楚，双瞳孔等大等圆，对光反射灵敏。无面瘫，颈软，四肢肌力肌张力正常，双侧病理征阴性。

实验室检查：血常规、肝肾功能、凝血功能正常。

既往史：否认高血压、糖尿病病史，否认外伤手术史，既往无口腔及牙龈出血史。长期服用抗血小板药物。

入院诊断：大脑前动脉 A3 段动脉瘤。

【术前检查】

1. 术前 CTA（图 53-1）
2. 术前头颅 CT（图 53-2）

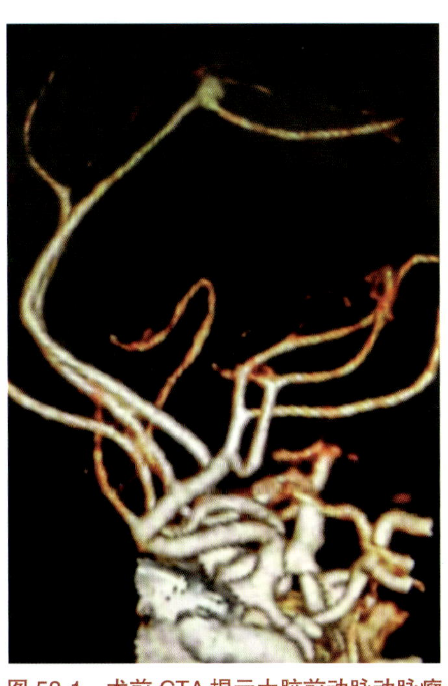

图 53-1　术前 CTA 提示大脑前动脉动脉瘤

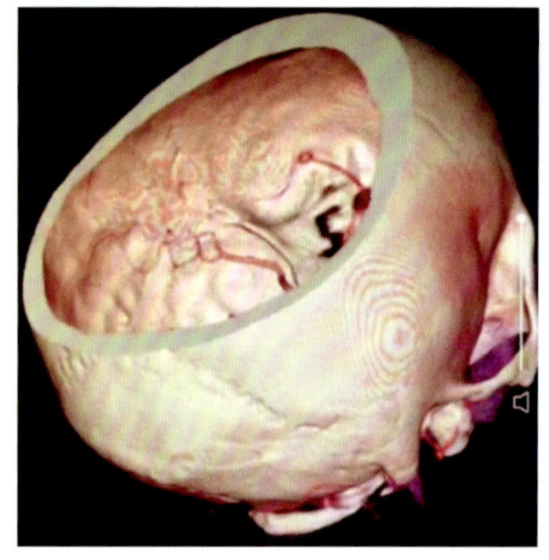
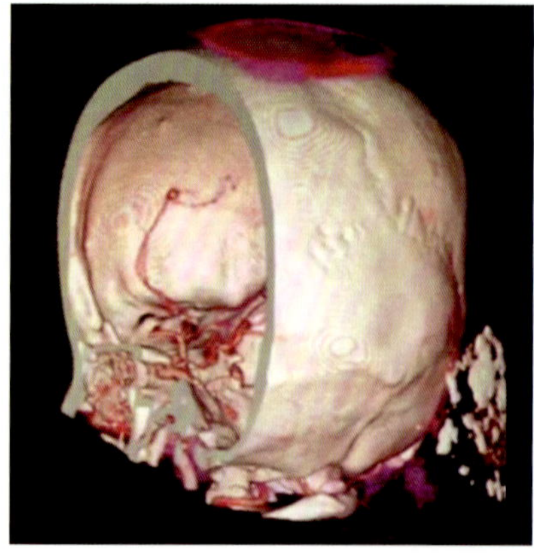
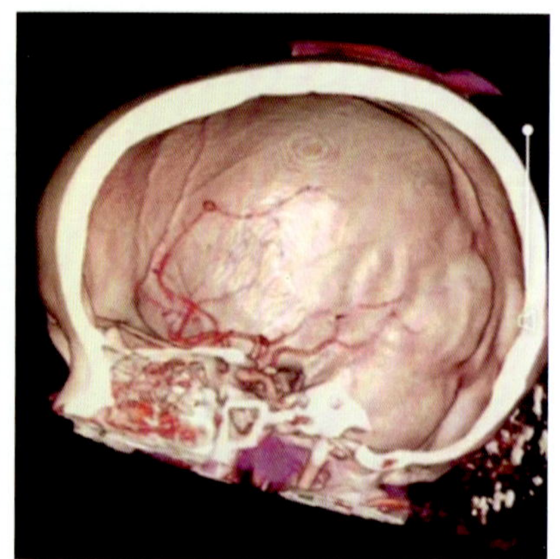

图 53-2 颅骨 3D 成像多角度观察动脉瘤位置

【手术方案】

左侧大脑前 A3 段动脉瘤夹闭术

制定入路依据及策略：

1. 取左侧额部马蹄形切口，长约 18cm，切开头皮，头皮夹止血，剥离头皮，钻颅，铣开颅骨，骨窗大小约 4cm × 5cm（图 53-3）。架显微镜，悬吊硬脑膜，瓣状剪开硬膜翻向中线侧，悬吊剪开的硬膜，剪开蛛网膜，用水冲洗蛛网膜下腔。沿大脑镰经纵裂缓慢分离，神经内镜辅助下，可见动脉瘤位于 A3 部，大小约 3mm × 3mm，分叶状，分别指向前下方和后方。

2. 进一步暴露 A3 段，临时阻断载瘤动脉，充分分离并暴露动脉瘤颈部，见瘤颈较宽。用两把 742 动脉瘤夹分别先后夹闭指向前下及指向后方的动脉瘤。探查动脉瘤夹闭完全、周围血管走行良好后取下阻断夹，电凝动脉瘤体部，直至动脉瘤完全缩小。用罂粟碱明胶海绵覆盖侧裂血管防治血管痉挛（图 53-4）。

3. 检查脑创面有无渗血，渗血以速即纱覆盖，清点绵片器械等无误后，严密缝合修补硬脑膜，放置引流管一根于硬脑膜外，骨瓣复位，逐层关颅。

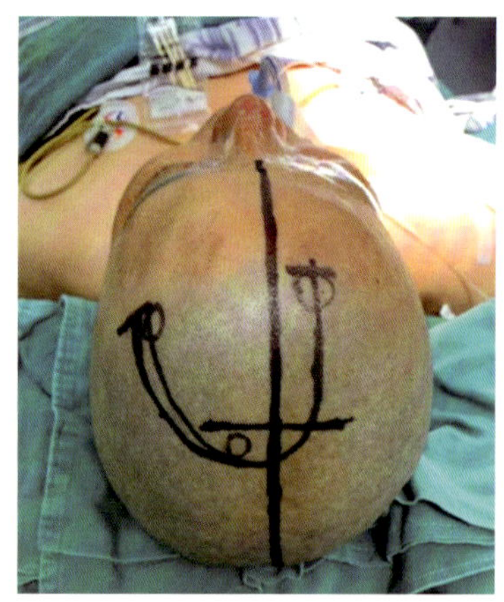
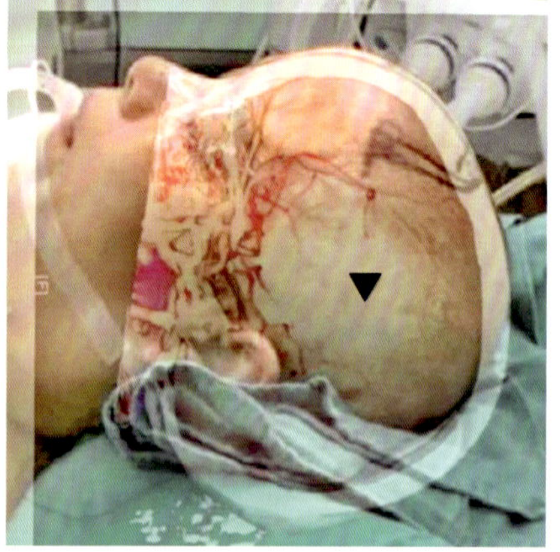

图 53-3 手术入路及切口设计

左侧额部马蹄形切口。

【术前出血风险评估】

1. 长期服用阿司匹林，术前停药 1 周，凝血功能基本正常，但术中仍需要注意止血。
2. 动脉瘤瘤颈较宽，夹闭时防止破裂出血。

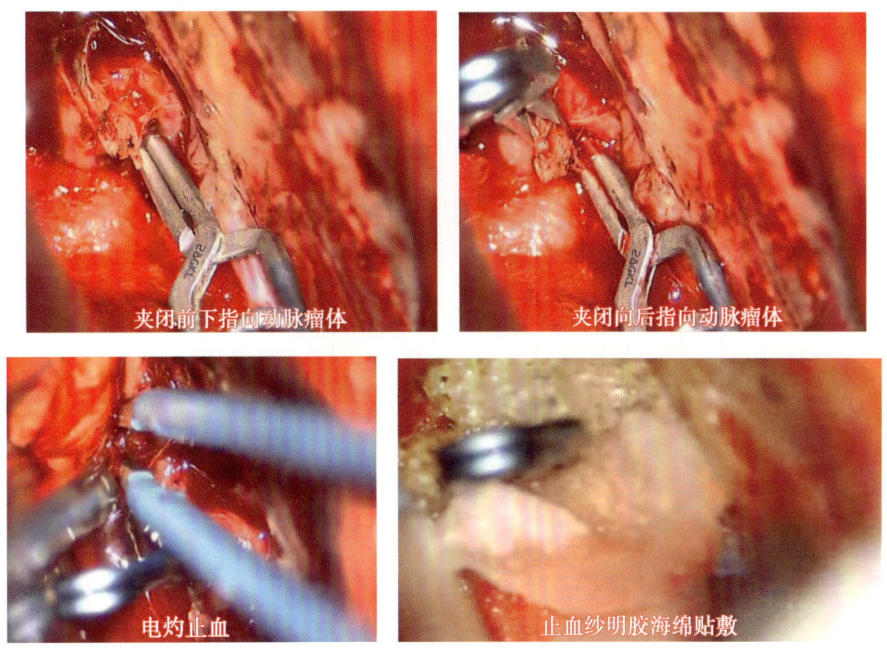

图 53-4　术中止血方法

【手术视频】

病例 53 手术视频　左侧大脑前 A3 段动脉瘤夹闭术

【术后检查】

1. 术后头颅 CT（图 53-5）

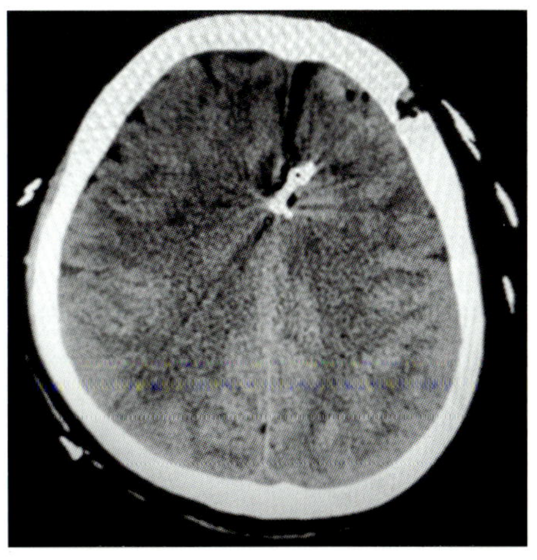

图 53-5　术后头颅 CT 提示动脉瘤夹闭彻底，无出血

2. 术后头颅 CTA（图 53-6）

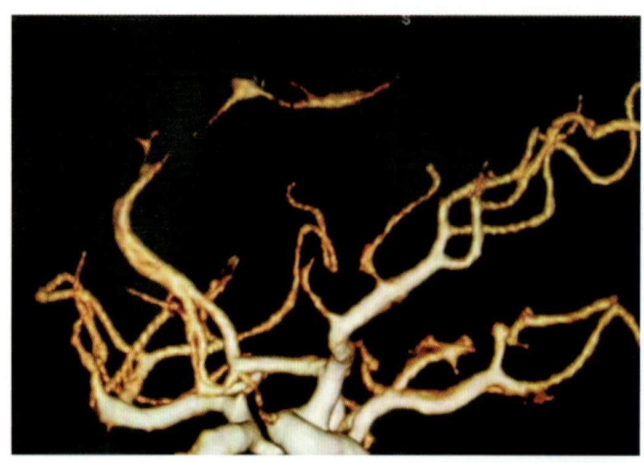

图 53-6 术后头颅 CTA 示动脉瘤夹闭完全，周围血管走行良好

【术后患者恢复情况】

患者神志清楚，无发热、头痛头晕等不适，言语流利，肢体活动良好，生活正常（图 53-7）。

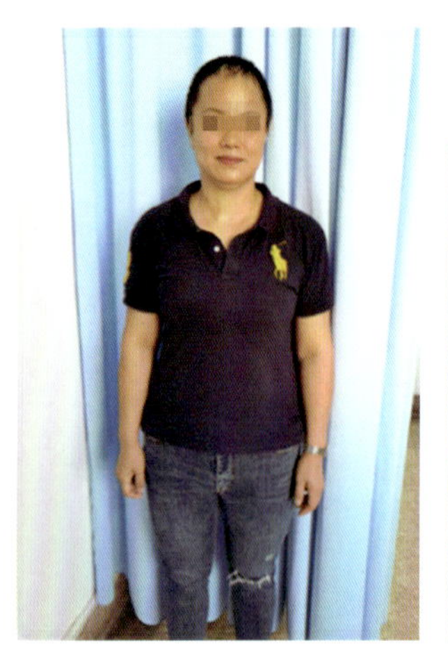
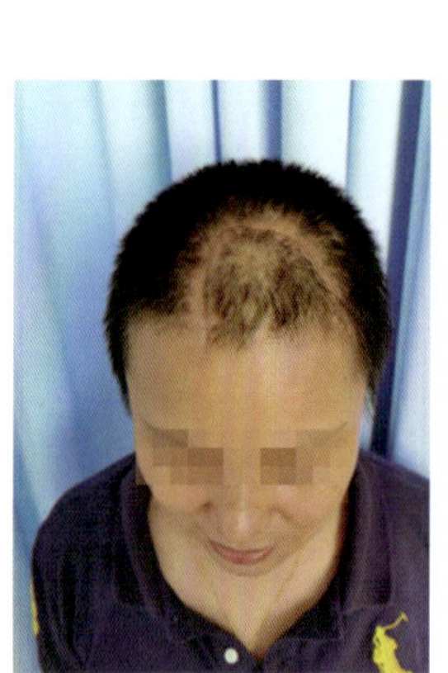
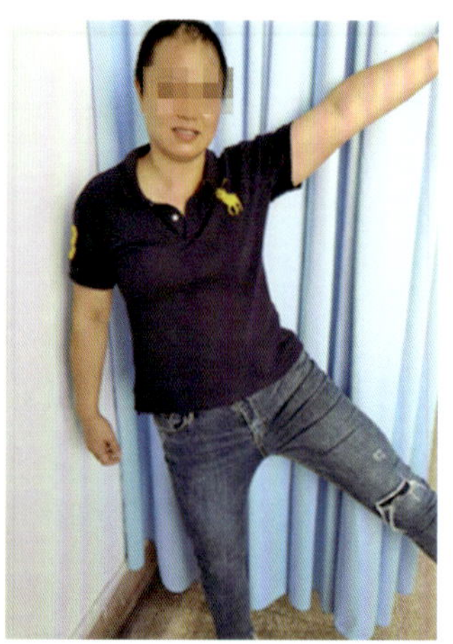
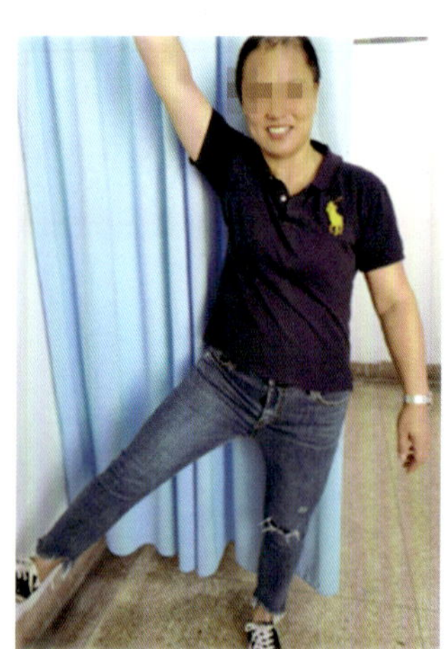

图 53-7 术后患者恢复情况
患者面部表情、肢体活动等正常。

【止血心得】

（一）围手术期止血操作规范化心得

1. 术前需要仔细询问病史，排除患者口服影响血凝的药物，如阿司匹林、氯吡格雷、华法林、利血平等。

2. 女性患者尚需避开经期进行手术。

（二）术中不同渗血情况的处理

1. 动脉出血　术中充分评估不影响功能的小动脉出血后可以调小双极功率后电灼止血，生物蛋白胶固定。

2. 静脉出血　尽量避免损伤回流静脉，如有回流静脉受牵拉出血，可用速即纱或流体明胶轻压止血。

3. 创面渗血　动脉瘤床周围的静脉出血可用生理盐水反复冲洗，也可以使用速即纱或流体明胶轻压止血，脑组织表面的小动脉出血可以调小双极功率后电灼止血，表面贴附止血纱布或者明胶覆盖。

【对共识的理解】

(一) 手术出血

手术出血主要包括术前、术中、术后颅内出血 3 个部分。

1. 术前出血的常见原因包括外伤性出血、脑血管性出血和其他颅内病变。

2. 术中出血主要原因包括手术时间较长、手术视野狭小、肿瘤包绕、血供丰富、凝血功能不良、脑动静脉畸形有多条分流短路等。

3. 术后出血的主要原因包括颅内血流动力学改变、高血压、脑肿瘤分离切除困难、血管损伤、残留瘤腔出血等。

(二) 防治原则

防治原则主要包括术前评估和术中防治。

1. 术前评估 口服药物情况、凝血功能检查。

2. 术中防治

(1) 动脉性出血：动脉性出血需要根据出血动脉供应区域、有无代偿来区别对待。大动脉出血首先应准确判断出血的位置，并防止过多血液流向深部蛛网膜下腔，此时，应用适当型号的负压吸引器尽量靠近出血点将出血吸出，以尽快确定出血的位置。动脉瘤破裂出血，将动脉瘤夹闭或孤立。如术中损伤大动脉，应采用临时阻断夹或者压迫，以棉片将出血临时止住，对出血动脉近端进行控制。大动脉破口大多数需要缝合，当破口无法缝合时，可采用各种类型的血管吻合，重建受损血管远端血流。遭遇小动脉出血时，首先应先评估动脉的供应部位及其重要性，大多数小动脉可以电凝止血。涉及重要分支血管，应尽力将这些动脉保留，可采用再生氧化纤维素压迫出血点，当确定出血可以压迫止住后，再用生物蛋白胶固定止血。

(2) 静脉性出血：静脉性出血包括静脉或静脉窦破裂出血以及由回流静脉堵塞或损伤引起的静脉淤滞性脑出血。大静脉损伤大多可以用压迫止血，在出血点用再生氧化纤维素、流体明胶或明胶海绵进行压迫，继以生物蛋白胶固定止血。静脉窦出血同样可以采用压迫止血的方式，方法类似大静脉出血的控制。静脉淤滞性脑出血通常伴有严重的出血区脑组织水肿，因而彻底止血往往需要将静脉回流淤滞区域的脑组织清除。控制静脉淤滞性出血的关键在于术中严格避免对重要回流静脉的损伤。

(3) 创面渗血：只需对明显的小动脉出血进行电凝和对静脉性出血进行必要的压迫即可控制出血，而不建议对所有小出血点进行大面积的电凝止血。创面敷以再生氧化纤维素、流体明胶、生物蛋白胶等止血材料。

(三) 止血器械的应用

神经外科常用的止血器械有双极电凝、超声刀等。

(四) 止血材料的应用

1. 再生氧化纤维 作用机制为促进血管收缩，并为血小板的黏附和聚集提供支架，可用于术中控制毛细血管、静脉及小动脉出血或者弥漫性渗血。

2. 明胶海绵 由动物明胶制成，吸水膨胀明显，可以为血液凝固提供一个良好的环境，促进血液迅速在出血部位稳定凝固，或者作为凝血酶局部给药的载体，从而达到止血的效果。

3. 流体明胶 通过连接导管注射至出血部位，并用脑棉片或纱布轻柔按压，止血完成后通过轻柔冲洗去除多余基质。适应于复杂解剖结构和不规则创面，如颅底肿瘤床、深部脑挫裂伤和血肿腔、硬膜外颅骨缘间隙等。

4. 生物蛋白胶 由纤维蛋白原、凝血酶、XⅢ因子、$CaCl_2$ 等成分组成。纤维蛋白原和凝血酶结合，模拟生理止血的最后阶段，形成稳定的纤维蛋白多聚体支架，能够网罗红细胞及其他有形成分，形成可靠的止血凝块。

5. 骨蜡 适用于暴露术野磨骨床过程中的骨创面渗血，可以有效地封堵骨髓毛细血管的渗血。

(五) 止血药物的应用

止血药物主要分为以下几类：作用于血管壁，如(酚磺乙胺)止血敏；作用于血小板，如血小板悬液；作用于凝血系统，包括血液制品，如新鲜冰冻血浆，凝血因子，维生素 K，血凝酶等；抗纤溶系统药物，如止血芳酸等。

【专家点评】

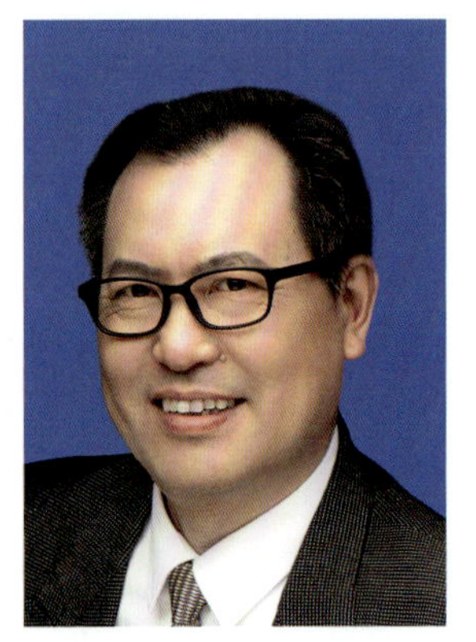

王　中　主任医师　苏州大学附属第一医院

该患者左侧大脑前 A3 段动脉瘤，动脉瘤从影像学考虑夹层动脉瘤的可能性大，直接手术夹闭和直接介入治疗都非常困难且手术后复发可能性非常大。采用直接夹闭的方法，术中显示夹闭良好，建议术中荧光造影或者 TCD 检测载瘤动脉通畅情况，有条件者需要 DSA 证实，术后必须即刻做 CTA 或 DSA 检查，明确动脉瘤及载瘤动脉情况，另外如需动脉瘤切除加直接血管搭桥手段也许是彻底治疗动脉瘤的更好方法。在止血操作上面，术前能够严格进行出血风险评估，长期服用阿司匹林实行术前停药 1 周。术中针对不同出血情况也有相应的处理，特别是静脉出血，能够合理使用止血材料进行彻底止血后缝合硬脑膜。并且对《神经外科围手术期出血防治专家共识(2018)》有很深刻的理解及运用。

病例 54

扩大经鼻内镜颅咽管瘤切除术

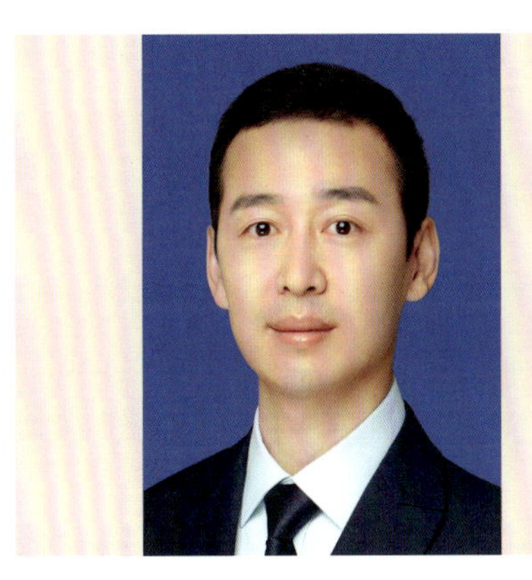

术者：周跃飞，副主任医师
空军军医大学西京医院

【病例简介】

患者，男，66 岁。

主诉：双眼视力下降、视野缺损 1 年。

现病史：患者于 1 年前开始出现双眼视力下降、视野缺损，伴肢体乏力，未予特殊注意，近 2 个月症状加重，就诊于我院行 MRI 检查“鞍上占位性病变，囊性为主，边界清楚，考虑颅咽管瘤”，收入院进一步诊治。

查体：生命体征平稳，神志清楚，心肺听诊未及异常，四肢感觉运动正常，病理征阴性。

实验室检查：血常规，血小板计数 90×10^9/L；肝肾功能正常；凝血功能：凝血酶原时间 13.8s，其余正常；肿瘤标志物无异常。

既往史：否认高血压、糖尿病病史，否认外伤史，3 年前行心脏支架置入手术，术后口服阿司匹林抗凝。

入院诊断：颅咽管瘤。

【术前检查】

术前头颅 MRI（图 54-1）

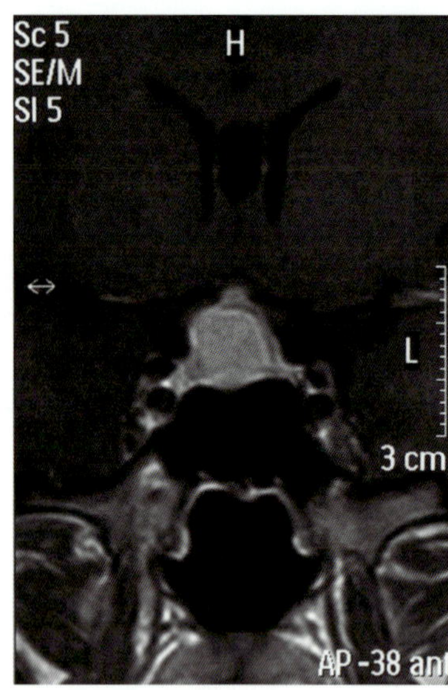

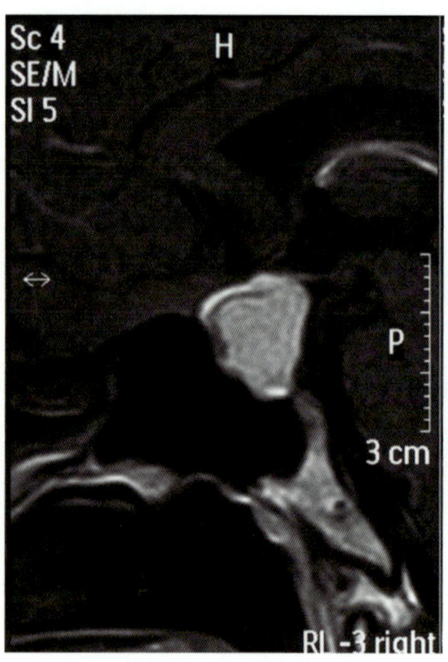

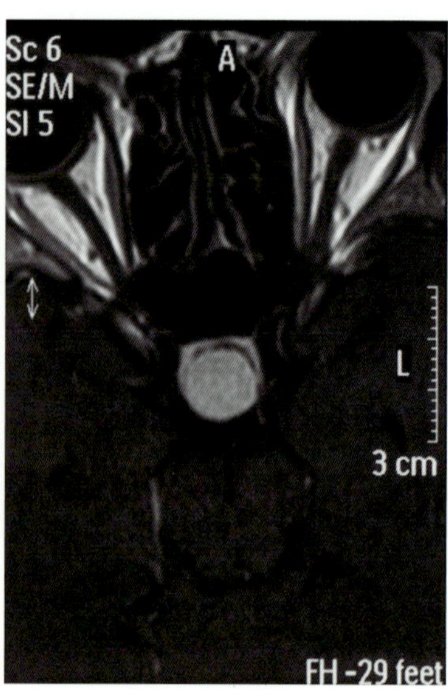

图 54-1 术前头颅 MRI

鞍上占位性病变，囊性为主，边界清楚，考虑颅咽管瘤。

【手术方案】

扩大经鼻内镜经蝶骨平台 - 鞍结节至鞍上池手术入路

制定入路依据及策略：

1. 患者系中老年男性，肿瘤完全位于鞍上，肿瘤向脚间池延伸较多，囊性变为主。
2. 肿瘤位于第三脑室外，第三脑室底向前推挤，视交叉位于肿瘤前端，肿瘤质地乏血供。
3. 蝶窦气化良好，蝶骨平台和鞍结节暴露较好，垂体位置低，视交叉下间隙大，大脑前动脉位于肿瘤前端，经鼻内镜手术入路适应证好。
4. 经鼻内镜入路，肿瘤完全位于视野前方，避免脑组织、神经和血管的牵拉，充分保护第三脑室底结构，最大限度地减少术后的并发症。
5. 本团队有丰富的扩大经鼻内镜颅咽管瘤入路手术经验。

【术前出血风险评估】

1. 肿瘤巨大，位于颅底，与大脑前动脉、视交叉和第三脑室底关系密切。
2. 肿瘤累及前循环动脉，肿瘤位置深在，出血较开颅手术难以控制。
3. 老年男性，既往心脏支架术后，凝血和血小板轻度异常。
4. 血栓弹力图未见血小板功能异常。

【手术视频】

病例 54 手术视频 扩大经鼻内镜颅咽管瘤切除术

【术后检查】

术后头颅 MRI（图 54-2）

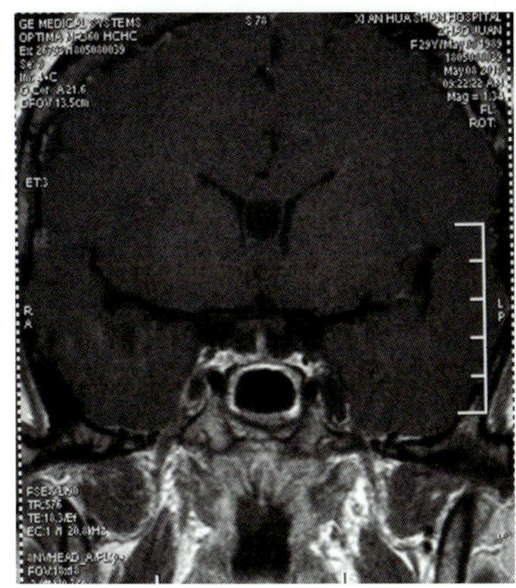
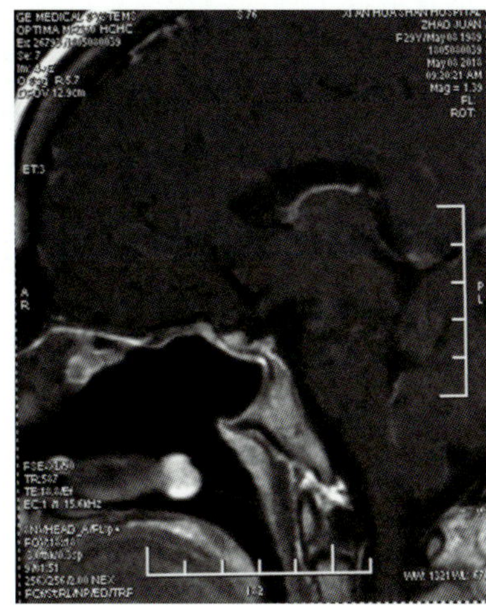
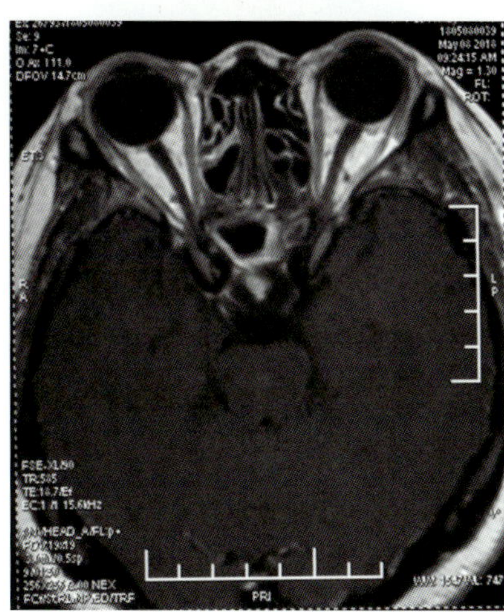

图 54-2　术后头颅 MRI 示肿瘤切除满意，无残留病灶

【术后患者恢复情况】

患者神志清楚，言语流利，肢体活动正常，双眼视力较前明显好转，无脑脊液漏和永久性垂体功能和甲状腺功能减退表现，无颅内感染，生活基本正常。

【止血心得】

（一）术中控制出血

正确理解肿瘤血供，毗邻脑组织，神经及血管走行与特点。

1. 颅咽管瘤血供不丰富，质地脆，无明显供血动脉。

2. 术前仔细读片，术中根据血管走行，直视下判断肿瘤与伴行血管的关系，采取锐性分离为主。

3. 扩大经鼻内镜手术，控制鼻腔的血供至关重要，肾上腺素棉片收缩鼻腔黏膜血管，减少术中渗血至关重要。理解鼻甲供血和蝶腭动脉血供，正确有效处理出血。

4. 鼻腔隐匿间隙出血用可吸收流体明胶止血，海绵间窦的出血用双极电凝控制，流体明胶辅助控制出血，可高效止血并获得清晰视野。

5. 细小血管出血后发生退缩时，用吸引器配合将血管吸出来，双极电凝确切止血。

6. 肿瘤表面主要采取锐性分离，减少强行推拽导致的广泛渗血；肿瘤表面的静脉渗血可以采取压迫或温水反复冲洗的方式，不必强行电灼。

7. 鞍底或斜坡骨质表面出血多可自行止血，也可以使用单极电凝或流体明胶止血。

（二）双极与吸引器巧妙搭配

1. 止血时双极尖端间断滴水降温、降低热传导损伤。双极电凝方向与血管走行可垂直、平行或反向夹持血管。

2. 双极与吸引器要配合使用，看清出血位置后确切止血，避免盲目烧灼。

3. 经鼻内径手术采用内镜专用的长柄双极进行深部止血。

（三）止血材料合理规范使用

1. 再生氧化纤维素可用于手术创面的保护，在术中止血中多用于临时压迫。有时也选与破口相近的止血材料压紧成球状，堵塞血管破口，用于小动脉或静脉破口止血。

2. 肿瘤创面较大，有广泛渗血时，应用流体明胶止血效果显著；隐匿间隙出血，流体明胶止血速度快。

【专家点评】

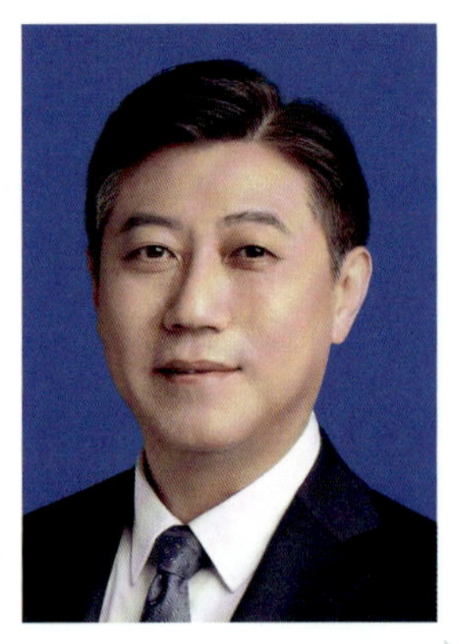

鲁晓杰 主任医师 南京医科大学附属无锡第二医院

术者呈现了神经内镜经鼻经蝶骨平台鞍结节扩大入路切除颅咽管瘤的病例介绍及手术视频。我认为有以下特点：

1. 术者术前对病例的囊性颅咽管瘤诊断是正确的。

2. 术者术前计划及手术方案是适合的。判断肿瘤对第三脑室底是推挤关系，并根据蝶窦气化良好、视交叉下间隙大、团队具有较丰富的扩大经鼻内镜颅咽管瘤入路手术的经验等因素考虑对本病例采用经鼻内镜手术入路。

3. 术前对出血的风险评估较为完善。

4. 手术视野清晰干净，出血量少。结构显露清楚，采用游离骨片精准到位打开颅底，手术结束时能回纳支撑。

5. 海绵间窦采用流体明胶处理，及时迅速止血，保持术野清晰。

6. 充分发挥内镜优势，对肿瘤显露到位，采用锐性及钝性结合进行分离，达到肿瘤全切除，且对下丘脑及周围结构良好保护。手术后 MRI 复查证实：肿瘤全切除，下丘脑结构完好。

7. 颅底修补采用带蒂黏膜瓣，贴合度好，手术后无脑脊液漏。

病例 55

内镜下促肾上腺皮质激素微腺瘤切除术

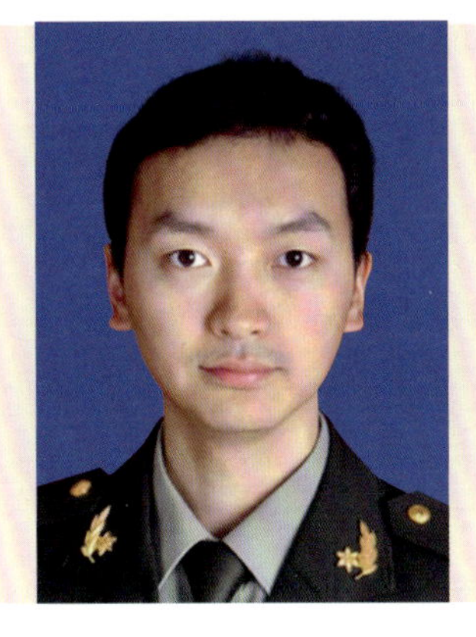

术者：李松，副主任医师
陆军军医大学新桥医院

【病例简介】

患者，女，47 岁。

主诉：头痛 10 年，发现血糖升高 5 年。

现病史：患者 10 年前无明显诱因情况下出现头痛，未予重视及治疗。5 年前体检发现血糖升高。与外院就诊查促肾上腺皮质激素（ACTH）升高，皮质醇节律紊乱。小剂量地塞米松抑制试验阴性，大剂量地塞米松抑制试验阳性。外院诊断皮质醇增多症（库欣综合征），患者为求进一步治疗来我院就诊。

查体：患者极度消瘦，非典型体征，无水牛背、腹型肥胖等表现，躯干及皮肤可见瘀斑，面部水肿潮红，双侧膝关节活动受限，脊柱压痛明显。

实验室检查：血常规，血红蛋白 90g/L，其余正常；肝肾功能，总蛋白 57.2g/L、白蛋白 28.9g/L，其余正常；凝血功能正常；激素水平详见术前检查。

既往史：患者既往有糖尿病、胸腔积液、腹腔积液、心包积液、双肾结石、左前分支传导阻滞、重度骨质疏松。

入院诊断：1. 颅内占位性病变（岩斜区、海绵窦、中后颅窝、额颞叶，左侧）脑膜瘤；2. 库欣综合征：ACTH 腺瘤？ 3. 多浆膜腔积液；4. 重度骨质疏松；5. 肾结石；6. 左前分支传导阻滞；7. 糖尿病。

【术前检查】

1. 双侧岩下窦采血联合去氨加压素刺激试验（图 55-1）

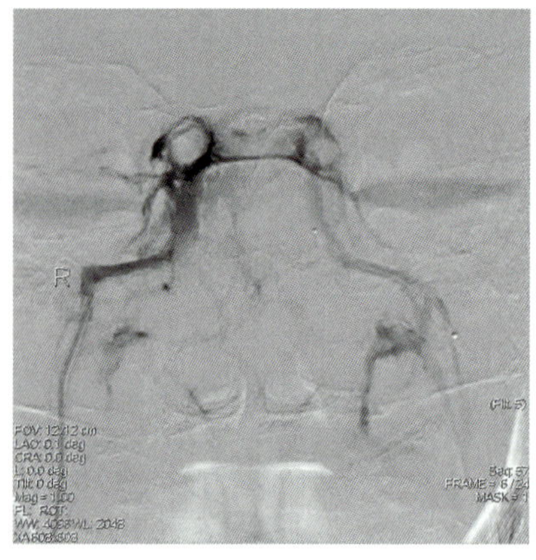
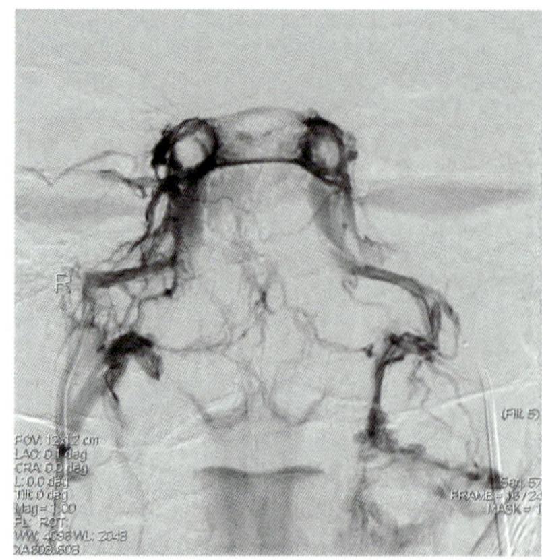
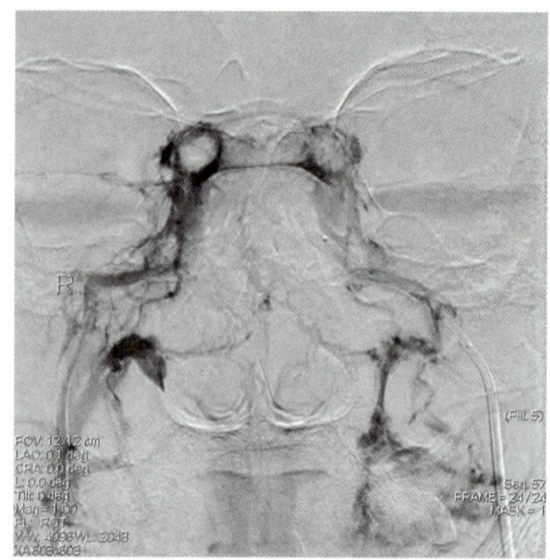

图 55-1　岩下窦 / 外周血 ACTH 比值

岩下窦 / 外周血 ACTH 比值>2∶1，考虑中枢来源；注射 DDAVP 后，岩下窦 / 外周血 ACTH 比值>3∶1，提高诊断准确性。

2. 双侧岩下窦采血泌乳素校正（表 55-1）

表 55-1　双侧岩下窦采血泌乳素校正

PRL（ng/ml）	ACTH（ng/L）	0min	3min	5min	10min
5.33	外周血	126	176.9	174.8	245
5.62	左侧岩下窦	223.8	399.4	583.4	634.4
9.32	右侧岩下窦	251.4	>2 000	>2 000	>2 000

垂体 ACTH 腺瘤，偏右侧。岩下窦 / 外周血 ACTH 比值（右侧：1.99，左侧：1.85；泌乳素校正后右侧：1.14，左侧：1.69），注射 DDAVP 后，右侧岩下窦 / 外周血 ACTH 比值显著升高 3 倍以上。

3. 术前鞍区 MRI 动态增强（图 55-2）

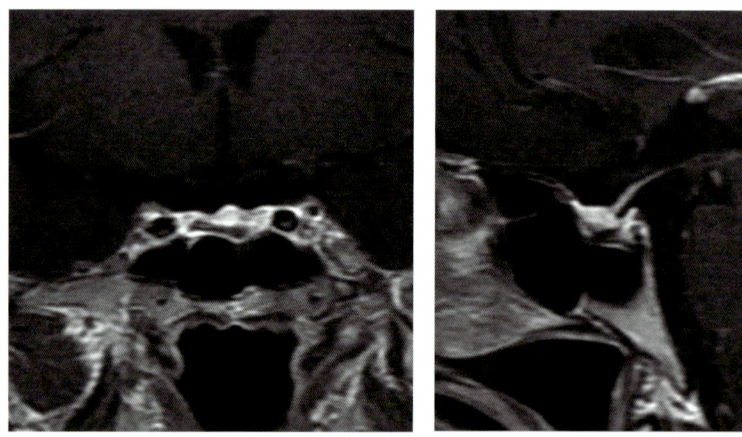

图 55-2　术前鞍区 MRI

垂体窝偏右侧后方有低信号区域，考虑右侧后方垂体 ACTH 腺瘤。

【手术方案】

内镜下促肾上腺皮质激素微腺瘤切除术

制定入路依据及策略：

1. 鼻腔阶段　推开中鼻甲，切开鼻中隔黏膜，磨除蝶窦前壁（图 55-3）。

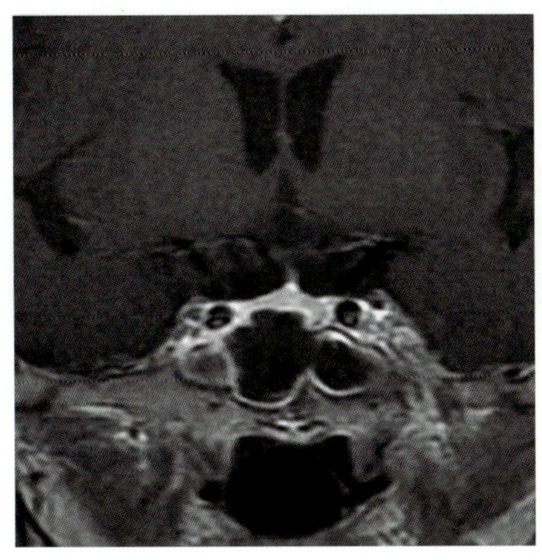
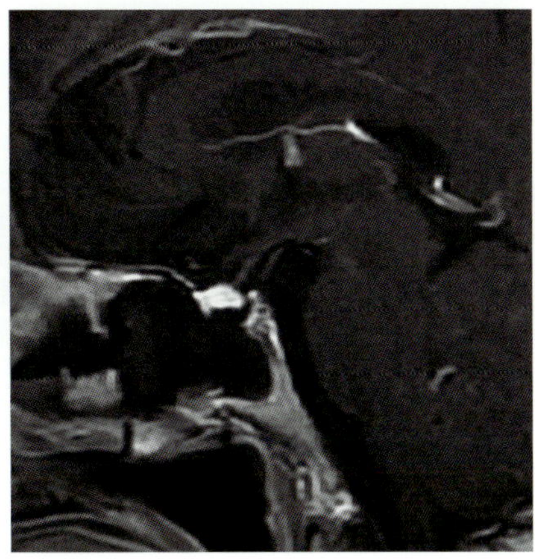

图 55-3　术后头颅 MRI
微腺瘤全部切除。

2. 蝶窦阶段　分离鞍底蝶窦黏膜，充分止血，切开鞍底。

3. 肿瘤切除阶段　扩大鞍底至前海绵间窦、后海绵间窦，双侧到达海绵窦，剪开硬膜，充分扩大。探查垂体窝，完全切除肿瘤和假包膜，瘤腔充分止血。

4. 肿瘤切除后　瘤腔填塞，重建鞍底硬膜，还原鼻中隔黏膜，处理鼻腔。

【术前出血风险评估】

1. 经鼻蝶手术无法观察内镜后方黏膜、蝶窦、海绵窦、海绵间窦等出血，将影响手术视野。

2. 微腺瘤无大腺瘤对垂体窝的压迫，导致间窦发达，包括前海绵间窦、后海绵间窦等，手术需暴露鞍底至前海绵间窦、后海绵间窦，双侧到达海绵窦。

3. 肿瘤位置靠后，瘤腔出血时操作角度不佳。

【手术视频】

病例 55 手术视频　内镜下促肾上腺皮质激素微腺瘤切除术

【术后检查】

1. 术后头颅 MRI（图 55-3）
2. 术后激素监测（表 55-2）

表 55-2　术后激素监测

	皮质醇（nmol/L）	ACTH（ng/L）
术后第 1 天（8 点）	54.1	9.83

第 1 天早上皮质醇降低到 54.1nmol/L，意味术后治愈率达到 95%。

【术后患者恢复情况】

患者术后恢复良好，神志清楚，无肢体活动障碍，头痛症状明显缓解。

【止血心得】

手术是治疗 ACTH 微腺瘤的首选方案，神经内镜为视野暴露、手术全切提供了最佳选择。鼻腔是手术第一站，由于内镜手术最重要的便是视野清晰，因此鼻腔黏膜止血对于清洁手术视野及提高手术效率至关重要。充分黏膜收缩与适当电凝是有效的止血手段，适当使用填充材料可有效避免术后鼻腔粘连。

充分开放蝶窦前壁及鞍底骨质对于建立手术通道及术中充分探查肿瘤至关重要，蝶窦黏膜通常有导静脉与骨质相连，因此剥离鞍底部分黏膜时需严密止血，高速磨钻所产生的热量及骨削能有效止血，对于一些角度不佳的地方可用骨蜡涂抹止血。

微腺瘤通常血供不多，但难点在于颅底硬膜窦出血。海绵间窦由于没有受到肿瘤压迫，微腺瘤通常面对较多的间窦出血，流体明胶可有效渗入间窦间隙，压迫后止血。充分开放鞍底硬暴露手术野是探查鞍内部分肿瘤的关键，如遇人为性静脉窦壁开放，可电凝或流体明胶压迫止血，以保证手术视野清楚。

可吸收的生物蛋白胶对术后蝶窦腔内填塞是较好选择，生物蛋白胶成胶后不但可顺应性填充蝶窦腔止血，还可提供鞍底支撑，防止脑脊液漏。

【专家点评】

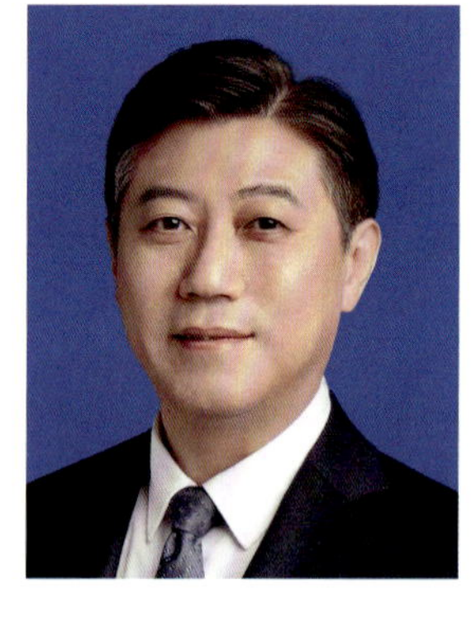

鲁晓杰　主任医师　南京医科大学附属无锡第二医院

手术者呈现了神经内镜经鼻鞍底入路切除 ACTH 腺瘤的病例介绍及手术视频。我认为有以下特点：

1. 术者术前对病例的各项检查及评估较为齐全，ACTH 腺瘤导致库欣综合征的诊断是正确的，手术前对肿瘤位置的判断手术中也证实是正确的。

2. 术者对本病例采用经鼻内镜手术适应证明确。

3. 手术视野较清晰，出血量不多，结构显露清楚。

4. 海绵间窦出血后电凝止血不满意后及时采用流体明胶反复处理，达到迅速止血。

5. 充分发挥内镜优势，对肿瘤显露到位，采用假包膜外切除达到肿瘤全切除。手术后 MRI 复查证实：肿瘤全切除，手术后激素检查下降明显。

病例 56

神经内镜辅助经鼻蝶入路促肾上腺皮质激素腺瘤切除术

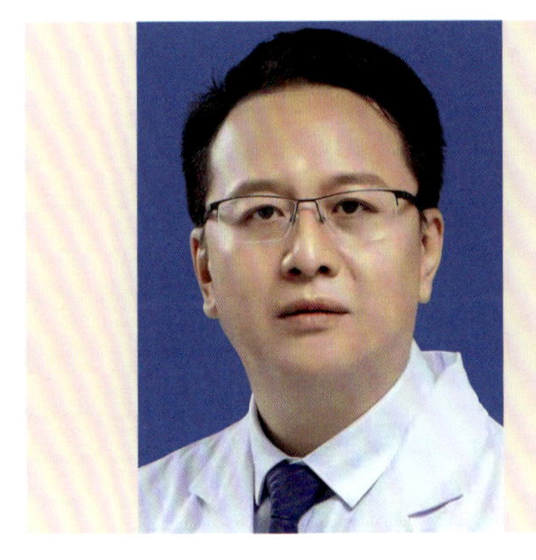

术者：马辉，主任医师
宁夏医科大学总医院

【病例简介】

患者，女，29 岁。

主诉：体重增加 1 年余，加重伴头痛恶心 20 天。

现病史：患者于 1 年前发现体重增加（具体不详），呈向心性肥胖，满月脸，皮肤多发痤疮，多毛。磕碰后易出现青紫，伴头昏，运动时加重，伴多食、口干、双下肢水肿，感双足麻木，遂就诊于解放军第五医院，考虑患者“库欣综合征”，给予输液治疗（具体不详）后出院。出院后症状未见明显好转，20 天前出现头痛伴恶心、呕吐，为求进一步诊治就诊我院，以库欣综合征收住。

查体：向心性肥胖，满月脸，水牛背，皮肤潮红，双眼睑肿胀，双手、双下肢水肿（以双踝关节处明显，呈凹陷性），双侧大腿内侧可见多个分布不均的宽大紫纹，皮肤色泽偏黑，视力正常，视野无缺损。

实验室检查：血常规正常；凝血功能正常；血 ACTH 值：159.31pg/ml；肿瘤标志物无异常。

既往史：高血压病史 1 年，2 型糖尿病 1 年，否认外伤手术史，既往无口腔及牙龈出血史，未服用抗血小板及抗凝药物。

辅助检查：垂体磁共振增强提示考虑垂体腺瘤可能。

入院诊断：ACTH 依赖性库欣综合征，垂体大腺瘤。

【术前检查】

1. 术前头颅 CT（图 56-1）

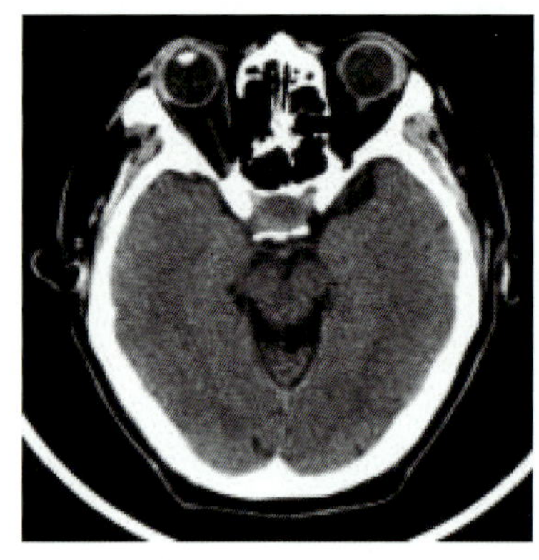
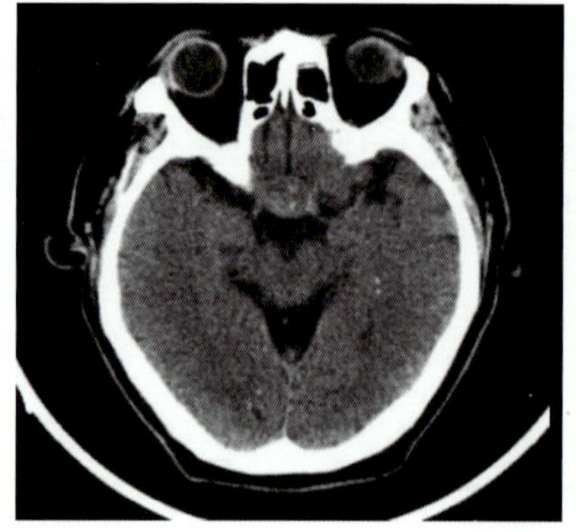
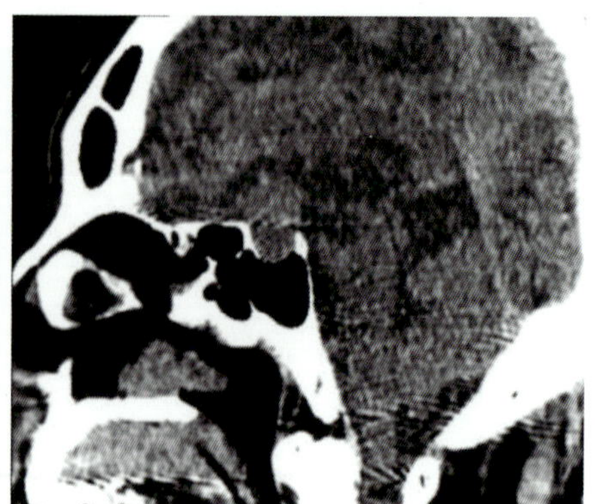

图 56-1 术前头颅 CT 示鞍区类圆形高密度病灶

2. 术前头颅 MRI(图 56-2)

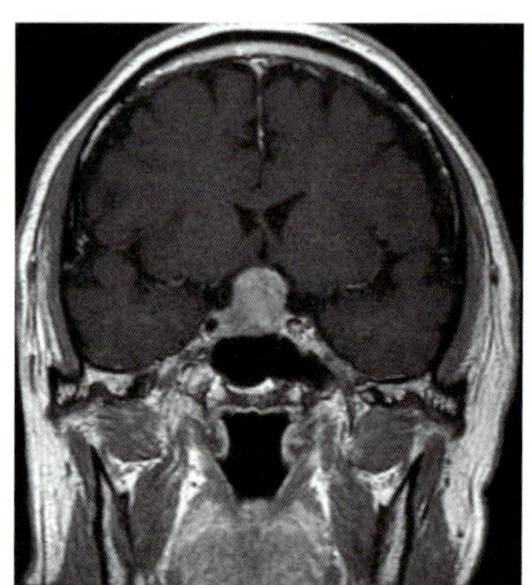
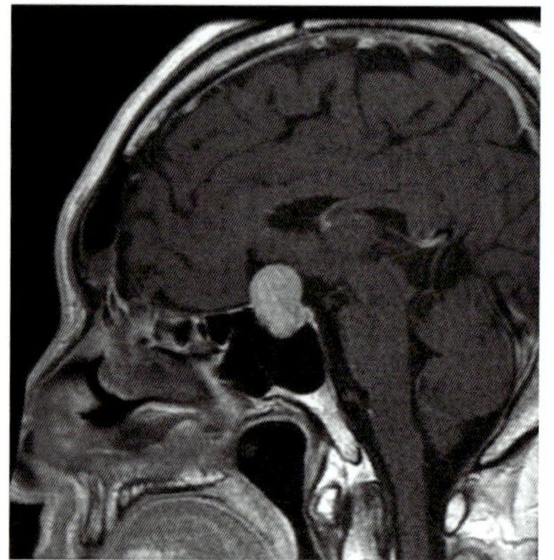

图 56-2 术前头颅 MRI 示垂体腺瘤可能

【手术方案】

神经内镜辅助经鼻蝶入路促肾上腺皮质激素腺瘤切除术

【术前出血风险评估】

1. 术中出血包括颈内动脉及其分支出血,海绵窦、海绵间窦等静脉性出血,肿瘤出血,瘤腔出血,鼻腔及蝶窦腔出血。

2. 术中止血不彻底可影响手术视野,术后出现血肿、术腔积血、蛛网膜下腔出血等严重并发症。

【手术视频】

病例 56 手术视频 神经内镜辅助经鼻蝶入路促肾上腺皮质激素腺瘤切除术

【术后检查】

1. 术后头颅 MRI（图 56-3）

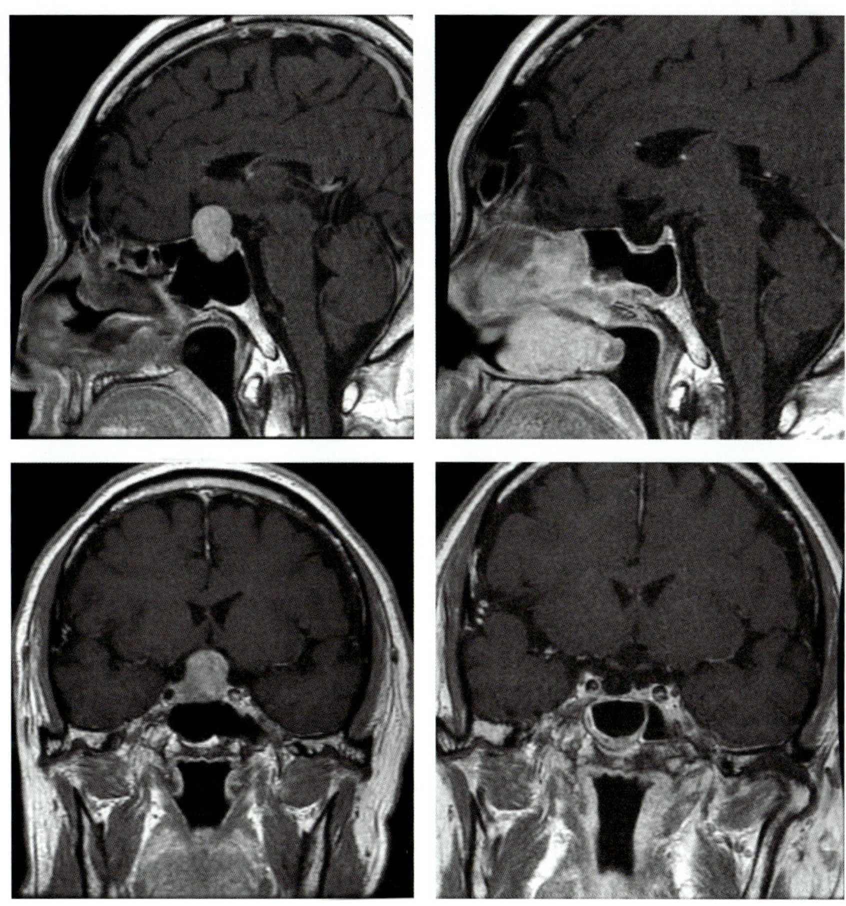

图 56-3　术后头颅 MRI 示肿瘤完整切除，无出血

2. 术后血糖及 ACTH 水平（表 56-1）

表 56-1　术后血糖及 ACTH 水平

	手术前血糖（mmol/L）	手术后血糖（mmol/L）
早餐前	8.3~10.2	7.4~8.0
早餐后	10.2~14.7	6.3~7.9
午餐前	9.4~13.7	5.6~10.7
午餐后	8.5~11.2	6.3~10.7
晚餐前	9.3~11.9	7.9~9.6
晚餐后	8.3-11.2	8.3~10.0
睡前	10.1~12	7.5~8.0
	手术前（mmHg）	手术后 48 小时（mmHg）
血压	146~166/90~100	112~146/60~98
ACTH	159.31pg/ml（7.2~63.3）	2.30pg/ml（7.2~63.3）

3. 术后 ACTH 变化(图 56-4)

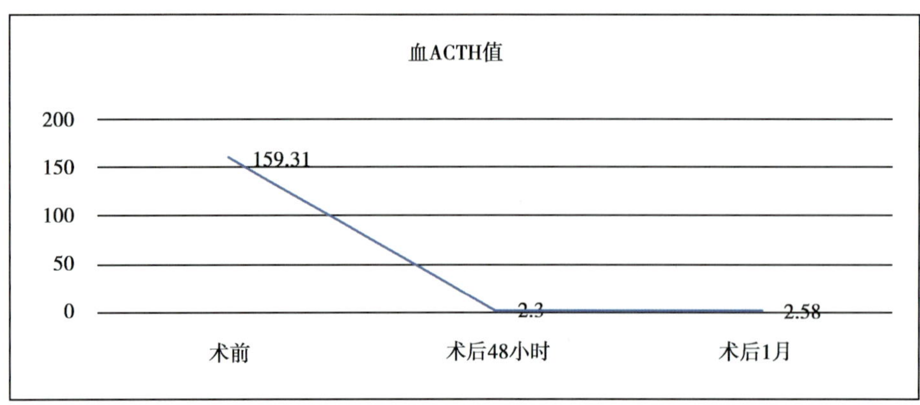

图 56-4 术后 ACTH 变化

4. 术后病理(图 56-5)

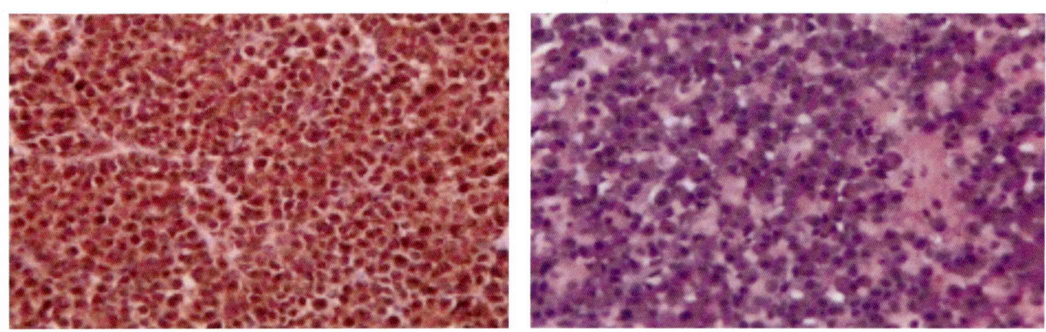

图 56-5 肿瘤组织切片

垂体肿瘤组织,瘤细胞呈卵圆形,瘤细胞大小较一致,呈腺样排列,符合垂体腺瘤(ACTH 瘤),肿瘤免疫组化结果:ACTH(+++),GH(-),PRL(-),FSH(-),TSH(-),LCA(-),Syn(+),CgA(+),CD56(+),Ki67(index 小于 2%)。

【术后患者恢复情况】

患者术后恢复顺利,神志清楚、言语流利,肢体活动正常,无发热、头痛头晕等不适,生活正常(图 56-6)。

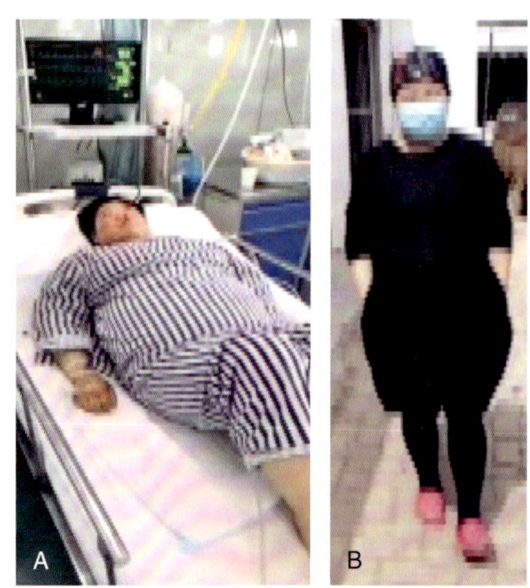

图 56-6 术后患者恢复情况

患者恢复顺利,生活正常,无神经功能障碍。A. 术后 2 小时;B. 术后 5 天出院。

【止血心得】

神经内镜下经鼻蝶入路垂体腺瘤切除手术操作空间小，渗血部位深且隐匿，术野狭窄。呈流体状态的流体明胶可以深入深部腔隙和不规则部位，根据出血部位的不规则形状进行塑形，贴附紧密，止血迅速、有效，不影响手术视野，是一种非常理想的止血材料，适合用于经鼻蝶入路垂体腺瘤切除术。

相比其他止血材料，流体明胶在瘤腔出血及海绵窦、海绵间窦出血中的止血效果出色、安全。患者没有不良反应及副作用。瘤腔出血及海绵窦、海绵间窦出血使用电凝、骨蜡封堵、止血纱止血耗时长，出血多。而流体明胶止血迅速。但流体明胶因其流体特性，在动脉性渗血及破口较大的静脉血管出血中应用效果欠佳，应使用其他方法使出血减弱，流体明胶不被出血冲刷流走时使用方可取得较好效果。

【专家点评】

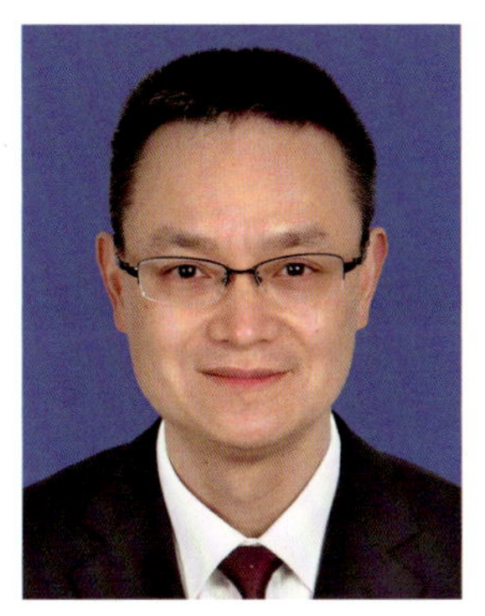

孙晓川　主任医师　重庆医科大学附属第一医院

术者采用神经内镜下经右侧鼻孔入路切除垂体腺瘤。入路选择恰当，术区暴露清晰。对鼻腔黏膜、蝶窦黏膜保护好；磨除蝶窦前壁、蝶窦分隔、鞍底骨质时操作规范、熟练。充分暴露鞍底，打开鞍底硬膜操作适当，切除鞍内肿瘤流畅，对鞍膈塌陷后切除肿瘤包膜处理恰当。使用双手操作，熟练使用棉片，切除跟鞍膈粘连稍紧密的肿瘤包膜，最终将肿瘤全切除。整个手术操作干净利落、一气呵成。

本例手术，术中在咬除鞍底骨质时出现海绵间窦渗血，术中正确使用流体明胶止血，止血迅速，效果明显。不仅让手术操作视野清晰，而且大大节约手术时间。流体明胶常常用在海绵间窦、海绵窦以及骨质渗血，止血效果无以替代。

病例 57

显微镜联合神经内镜技术枕下远外侧入路枕骨大孔区脑膜瘤切除术

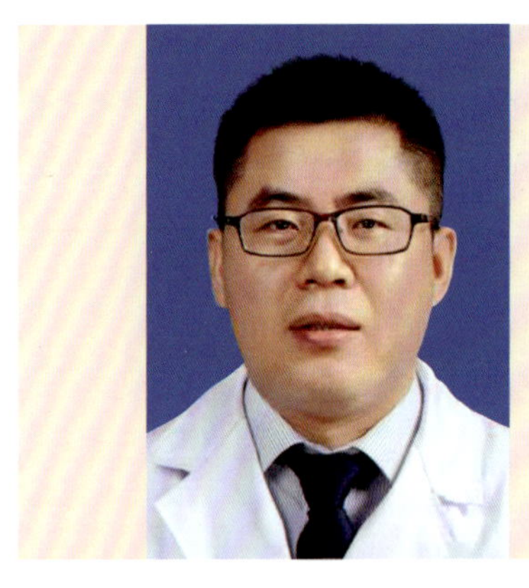

术者：吴波，主任医师
四川省人民医院

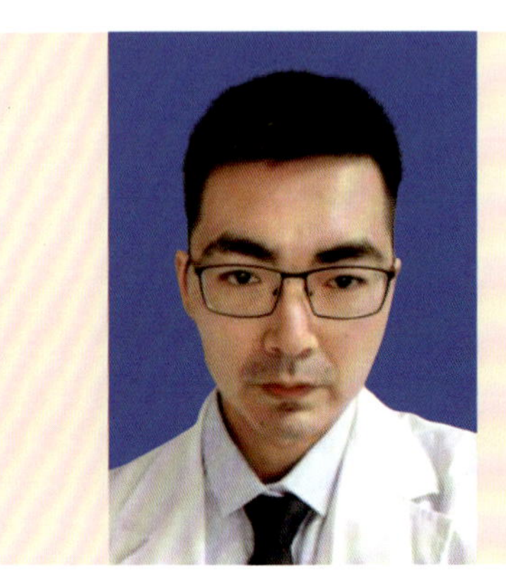

术者：刘平，主治医师
四川省人民医院

【病例简介】

患者，女，45 岁。

主诉：右侧颈部疼痛 6 月余。

现病史：患者 6 个月前无明显诱因出现右侧颈部间断性疼痛，无听力减退，无视力下降，无头晕、头痛等不适，未予重视及诊治。患者 2 周前颈部疼痛加剧至我院就诊行头颅 MRI 提示“枕骨大孔占位性病变”。患者自发病以来，精神饮食可，大小便未见异常，体重无明显改变。

查体：生命体征平稳，神志清楚，心肺听诊未及异常，四肢感觉运动正常，病理征阴性。

实验室检查：血常规正常；肝肾功能正常；凝血功能正常；肿瘤标志物无异常。

既往史：否认高血压、糖尿病病史，否认外伤手术史，既往无口腔及牙龈出血史，未服用抗血小板及抗凝药物。

入院诊断：枕骨大孔区占位病变：脑膜瘤？

【术前检查】

术前头颅 MRI（图 57-1）

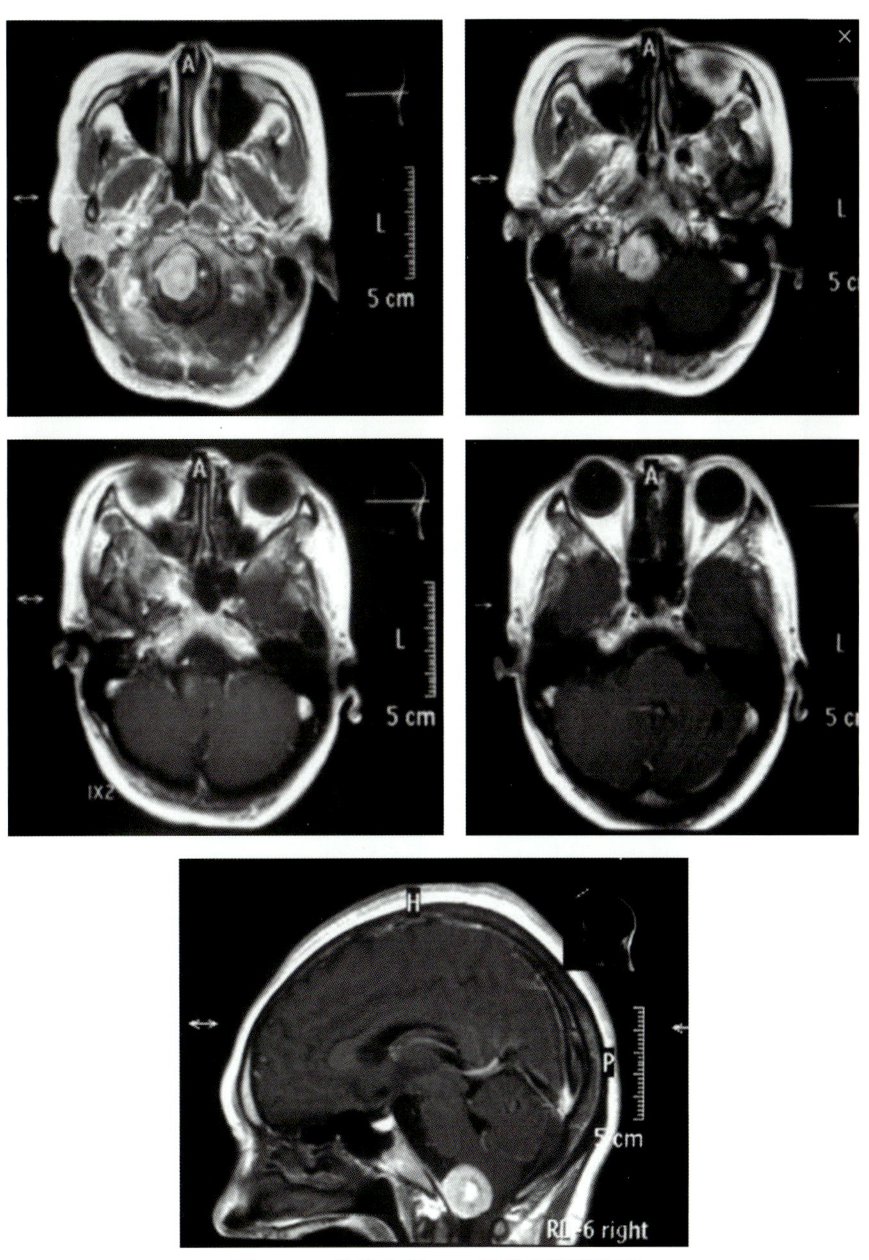

图 57-1 术前头颅 MRI 示肿瘤挤压脑干

【手术方案】

显微镜联合神经内镜技术枕下远外侧入路枕骨大孔区脑膜瘤切除术

制定入路依据及策略：

1. 选择远外侧经部分枕髁入路，显露 V3 段水平部，从 C1 横突孔到穿硬膜孔，无需分离伴行的椎静脉丛；髁后导血管走行在髁管内，沟通乙状窦远端和椎静脉丛（图 57-2）。

2. 显露寰枕关节，电凝离断髁后导血管，髁管为一解剖标识。

3. 枕下开颅 -C1 半椎板切除 - 部分乳突切除，显露乙状窦，以髁管为解剖参照磨除部分枕髁后内分；弧形切开硬膜起自横窦 - 乙状窦结合部，沿乙状窦后方向下至枕骨大孔水平，经 VA 硬膜孔内侧转折向下外方至 C1~C2 间隙。

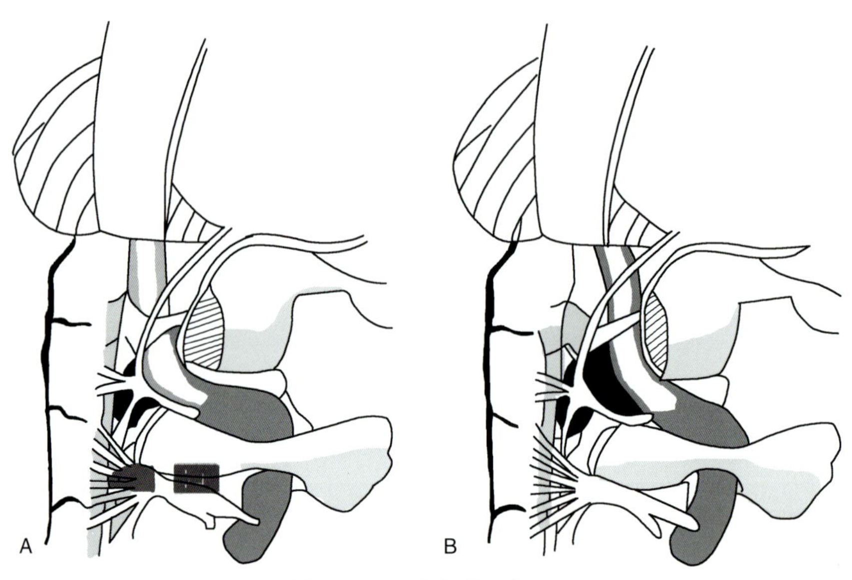

图 57-2 手术入路示意图

A. 远外侧枕髁后入路中 VA 腋下间隙显露困难（图中黑色阴影区域）；B. 远外侧经部分枕髁入路中 VA 向外上方移位增加 VA 腋下间隙显露（图中黑色阴影区域）。

【术前出血风险评估】

1. 经远外侧部分枕髁入路，开颅过程中乙状窦、髁导血管容易出血，且出血迅速，应及时有效止血，注意保护椎动脉。

2. 肿瘤位于枕骨大孔区，与椎动脉及其分支血管关系密切。

3. 肿瘤增强强化明显，血供丰富。

【手术视频】

病例 57 手术视频　显微镜联合神经内镜技术枕下远外侧入路枕骨大孔区脑膜瘤切除术

【术后检查】

术后头颅 MRI（图 57-3）

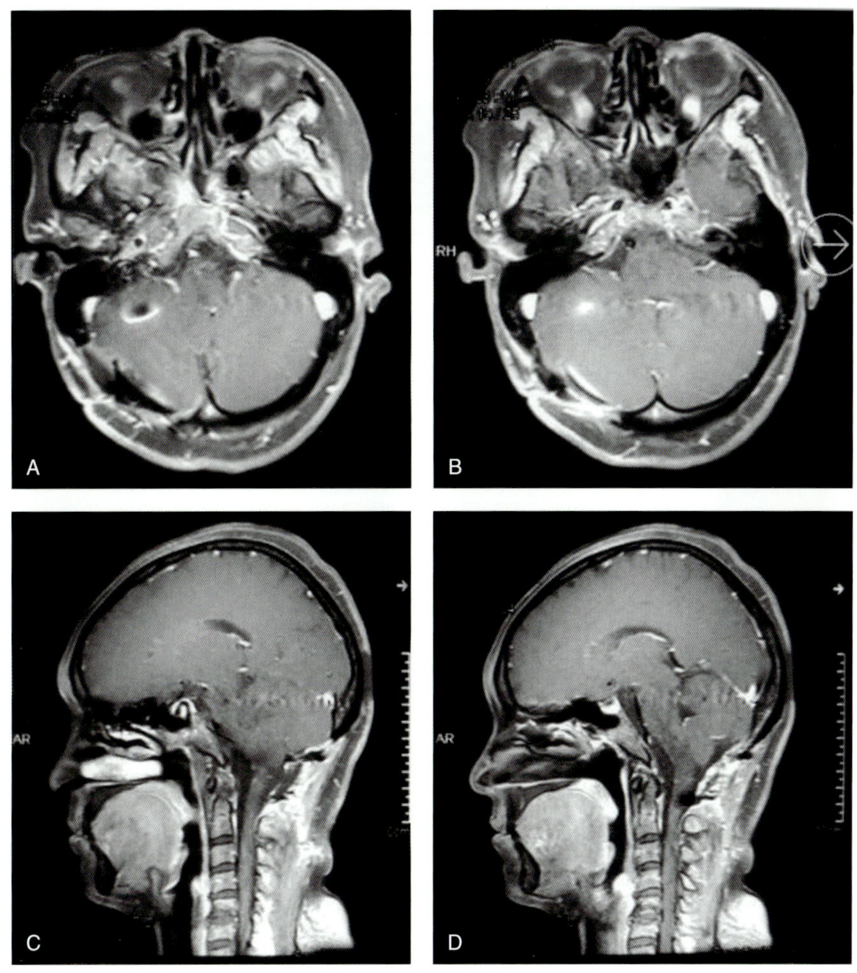

图 57-3 术后头颅 MRI

肿瘤全切,脑干及基底动脉回位,术野干净无出血(A,B:轴位;C,D:矢状位)。

【术后患者恢复情况】

患者神志清楚、言语流利、肢体活动正常,无发热、头痛头晕等不适,生活正常,舌下神经损害未加重(图 57-4)。

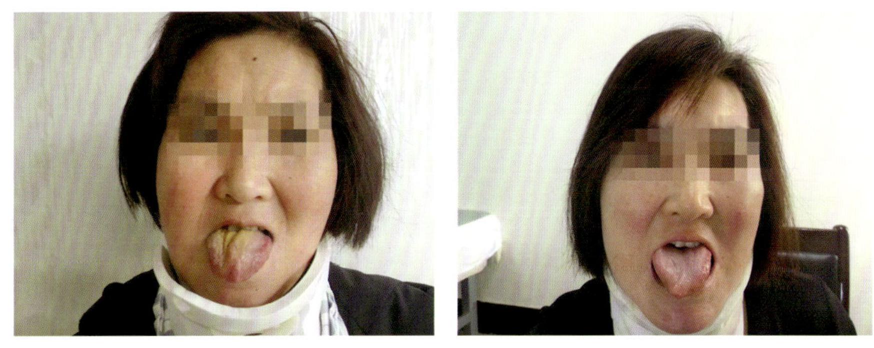

图 57-4 术后 2 个月患者恢复情况

患者言语流利、肢体活动正常。

【止血心得】

1. 远外侧入路开颅过程中注意保护椎动脉及椎动脉鞘,椎动脉伴行静脉出血应精准止血,避免过度烧灼损伤椎动脉。髁导静脉出血视情况使用明胶海绵、流体明胶等填塞压迫止血。

2. 颅底手术空间相对狭小，肿瘤周围血管及神经众多，尽量避免暴力牵拉或者不稳定操作带来的不必要出血，若碰到重要分支出血，推荐采用低温射频双极在显微高倍镜下烧灼出血口，尽量保证其血流通畅。

3. 与肿瘤紧密相贴的血管，先探查分离近端远端，判断其是供应肿瘤血管还是路过血管再进行处理。

【专家点评】

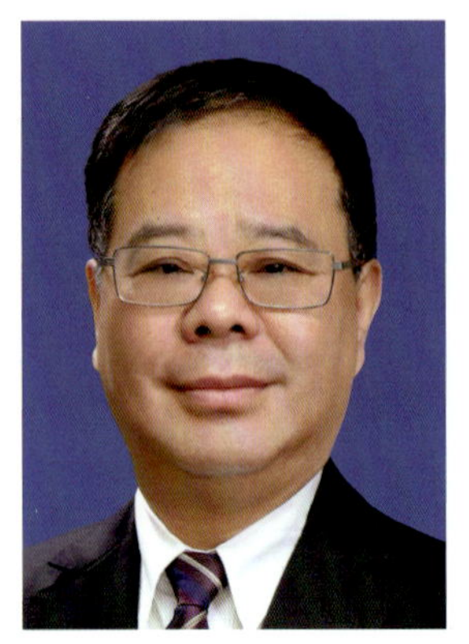

冯 华 主任医师 重庆西南医院

岩斜区脑膜瘤是颅底脑膜瘤中手术切除难度最高的肿瘤之一，常规选择远外侧入路显微手术，但对侵及幕上部分难以达到，常常导致肿瘤残留或脑神经损伤。本例率先采用显微外科技术与内镜技术结合，从远外侧入路切除幕下肿瘤主体部分，再用内镜技术经天幕缘切除肿瘤上部，有效地避免了肿瘤的残留及脑神经的损伤，是一例十分成功的病例。

本例综合了显微神经外科与内镜神经外科的优点并综合应用，成功切除了常规显微手术难以全切的肿瘤，术中手术入路、切口设计合理，显微及内镜手术技术精湛，对椎动脉显微解剖及神经组织保护效果良好，止血策略及止血材料选择合理，术野清晰，术后肿瘤切除效果满意，患者恢复良好，充分展示了“解剖可达，生理允许，技术可能”，神经外科手术原则在精准神经外科时代新的诠释。

病例 58

右侧硬膜下颞下岩前入路岩斜脑膜瘤切除术

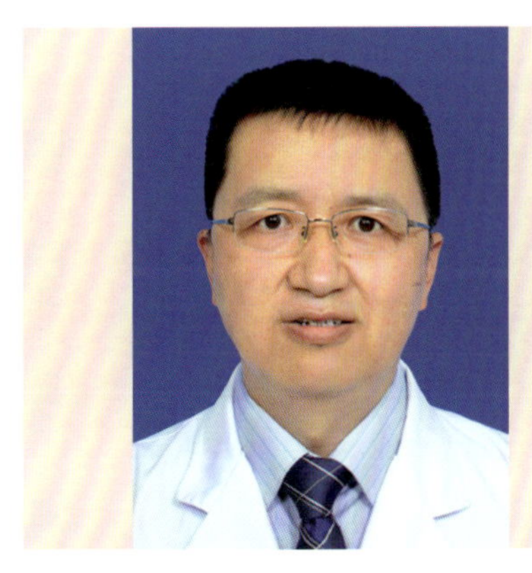

术者：陈刚，主任医师
珠海市人民医院

【病例简介】

患者，女，47 岁。

主诉：头晕、头痛 20 余天。

现病史：患者于 20 余天前无明显诱因突发头晕、头痛，无恶心呕吐，无肢体无力、肢体抽搐，无视力下降、视物模糊，来我院诊治，头颅 MRI 检查提示“右侧岩斜区脑膜瘤”。为进一步诊治入院。

查体：神志清楚，双瞳孔直径 2.5mm，等大等圆，对光反应正常，右侧面部感觉稍减退，四肢肌力 5 级，病理征阴性。

实验室检查：血常规、电解质、肝肾功能、凝血指标均正常。

既往史：否认高血压、糖尿病病史，否认外伤手术史，既往无口腔及牙龈出血史，未服用抗血小板及抗凝药物。

入院诊断：右侧岩斜区脑膜瘤。

【术前检查】

术前头颅 MRI 平扫 + 增强（图 58-1）

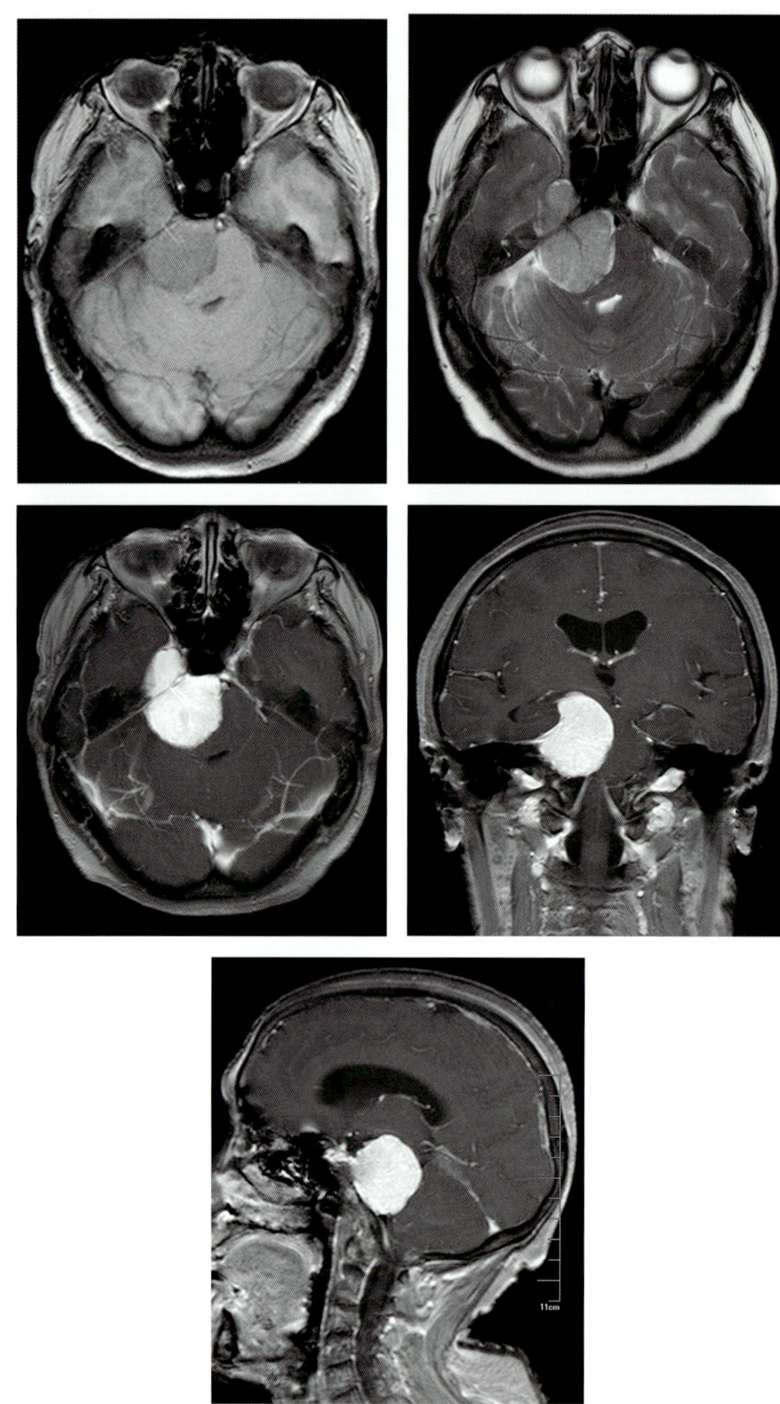

图 58-1　术前头颅 MRI

右侧岩斜区脑膜瘤，肿瘤位于中后颅窝，侵犯同侧海绵窦，脑干受压移位明显。

【手术方案】

右侧硬膜下颞下岩前入路岩斜脑膜瘤切除术

制定入路依据及策略：

1. 肿瘤的性质初步考虑为脑膜瘤；肿瘤位于右侧岩斜区，肿瘤沿斜坡、岩骨及小脑幕蔓延，跨中后颅窝幕上下广泛生长；肿瘤侵犯右侧海绵窦，脑干明显受压向左移位；肿瘤下极近内听道、外侧界位于内听道内侧；肿瘤质地硬韧，富血供。手术入路的选择：单纯颞下入路不能完全显露肿瘤的基底，而乙状窦前入路损伤大、手术时间长，因此选择右侧硬膜下颞下岩前入路（图 58-2），在单纯颞下入路的基础上磨出部分岩骨的上部，可以充分显露并完整切除肿瘤。选择右侧硬膜下颞下岩前入路，损伤小、手术时间短。

2. 术中神经电生理监测非常重要；术中腰大池置管，释放脑脊液可以减轻对颞底的牵拉。

3. 术前仔细阅片和分析肿瘤的特点、与周围的毗邻关系至关重要。制定手术的步骤和切除肿瘤的先后顺序为先切除中颅窝的肿瘤，然后在硬膜下定位术区岩骨的局部显微结构，量化磨除岩骨上部及内侧部的范围。切开天幕，切断岩上窦，显露肿瘤基底，先处理肿瘤基底，然后处理肿瘤与脑组织的界面，分块全切肿瘤。

4. 对于硬膜下颞下岩前入路，我科研究多年，有独特的手术方式。手术中以弓状隆起的最高点为参照点，在硬膜下可以准确定位手术区硬膜外位于颅底及肿瘤深部的重要神经血管结构，如岩浅大神经、岩上窦、三叉神经半月结及 v3、颈内动脉、半规管、耳蜗、内听道、破裂孔、面神经迷路段、膝状神经节。

5. 术中注意切除肿瘤时，同时保护好颞叶、脑干、动眼神经、滑车神经、面、听神经、三叉神经、后组脑神经、Labbé 静脉、基底动脉及颈内动脉等结构。

6. 肿瘤切除后，神经内镜下观察肿瘤基底，肿瘤全切，无肿瘤残留。

7. 肿瘤全切后，封闭岩骨创面以防脑脊液漏及颅内感染的可能。

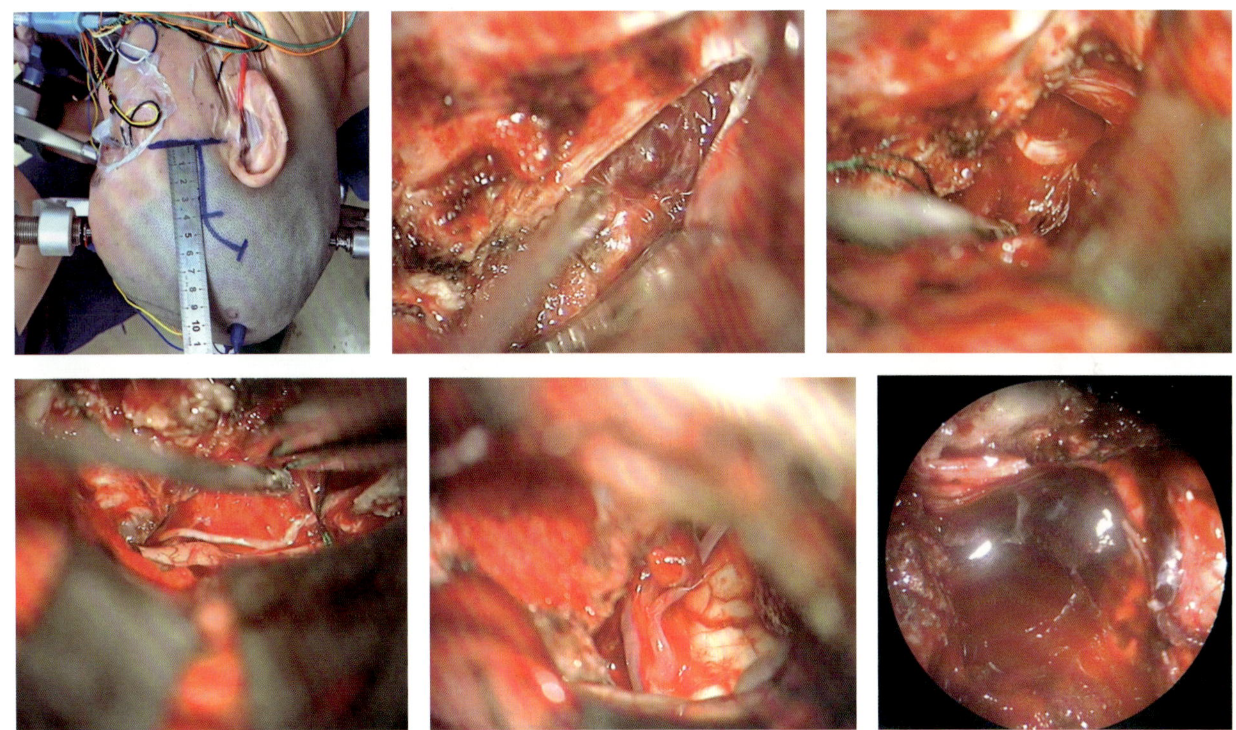

图 58-2 手术前规划，开颅切口及入路设计

采用右侧硬膜下颞下岩前入路，耳前颞顶弧形切口，术中神经电生理监测显露和全切肿瘤，重要的血管神经结构完整保留。

【术前出血风险评估】

1. 术中腰大池置管，释放脑脊液，可以减轻对颞底的牵拉，减少颞叶脑挫裂伤的发生，以及 Labbé 静脉损伤引起的梗死后出血。

2. 肿瘤位于颅底，体积大，与大脑后动脉、小脑上动脉、基底动脉、颈内动脉及海绵窦关系密切。

3. 肿瘤增强强化明显，血供丰富。

4. 注意静脉及静脉窦的保护和止血，尤其是与脑干相关的静脉及静脉窦的保护和止血。

【手术视频】

病例 58 手术视频 侧硬膜下颞下岩前入路岩斜脑膜瘤切除术

【术后检查】

1. 术后头颅 MRI（图 58-3）

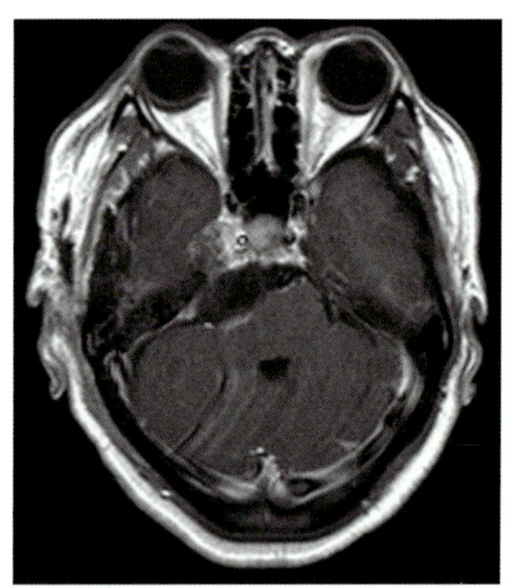
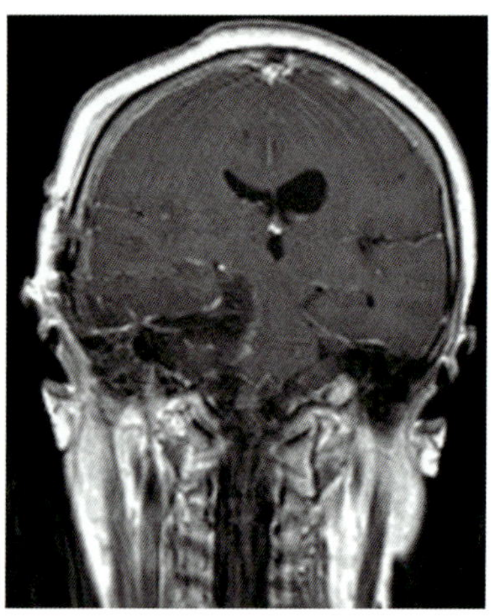
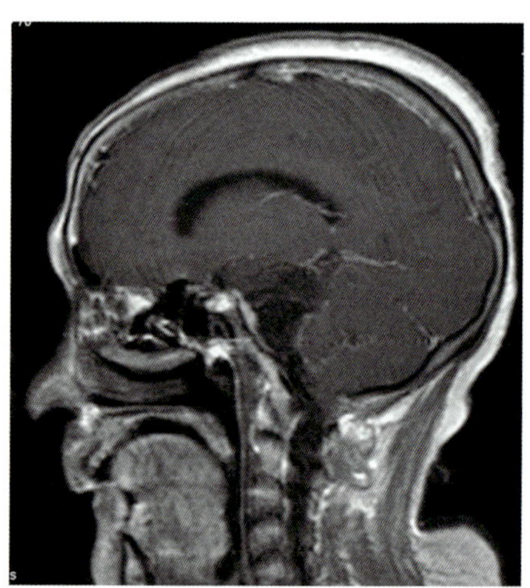

图 58-3 术后头颅 MRI 增强
肿瘤全切，脑干及基底动脉回位，术野干净无出血。

2. 术后病理 术后病理提示混合型脑膜瘤。

【术后患者恢复情况】

患者神志清楚、言语流利、肢体活动正常，生活正常（图 58-4）。

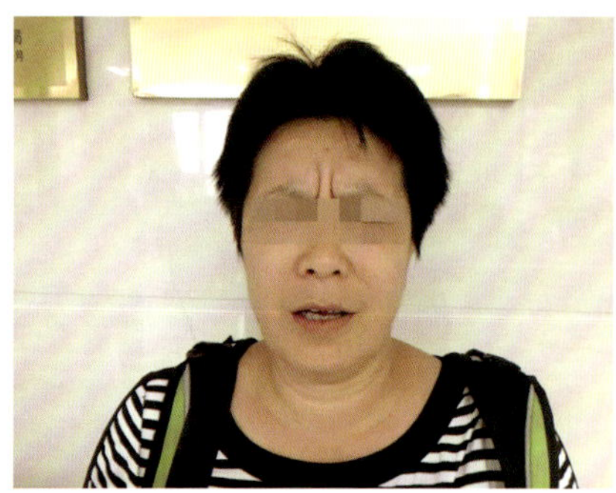
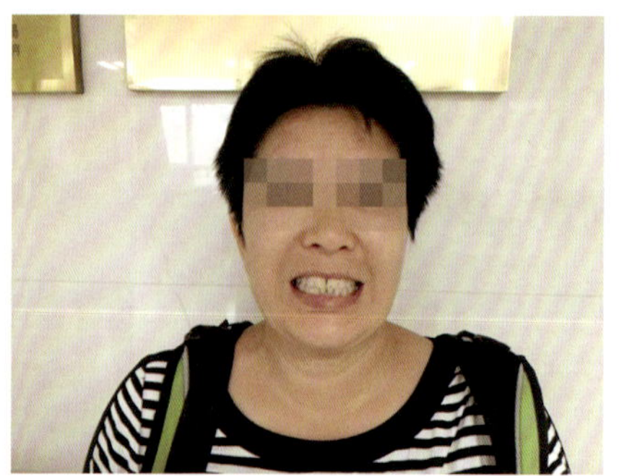

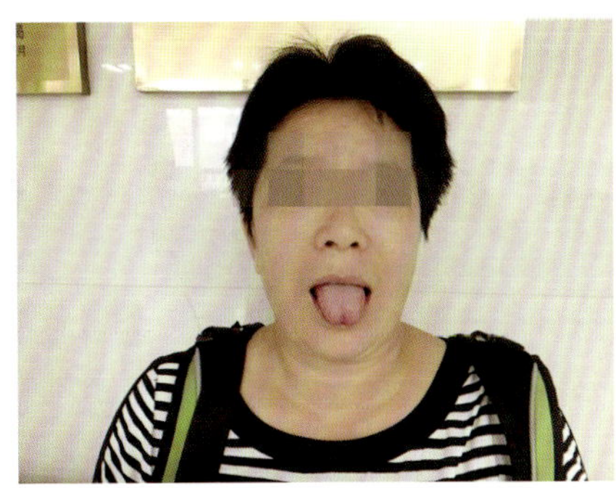
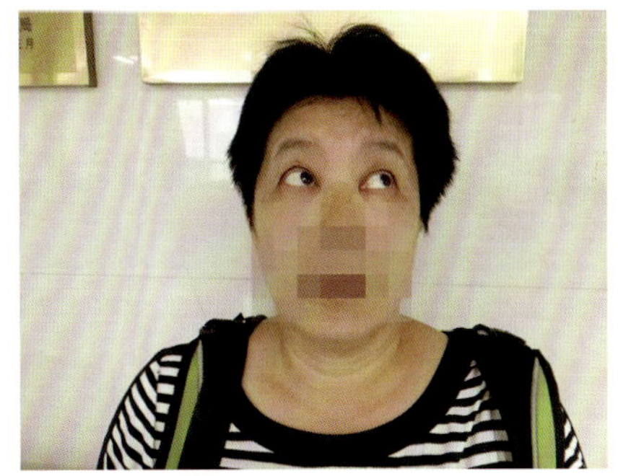
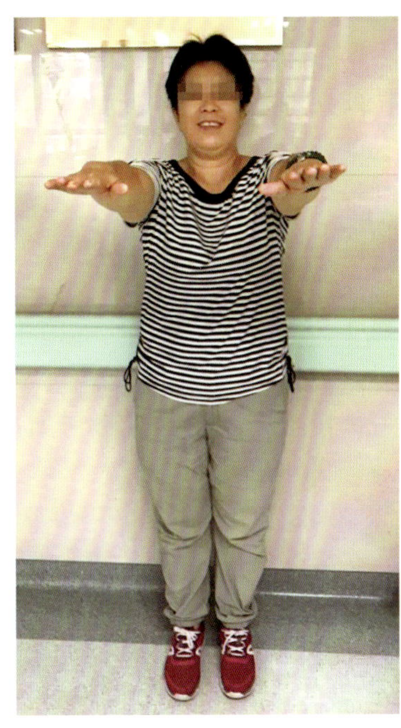

图 58-4　术后恢复情况

患者言语、面部表情、肢体活动等正常。

【止血心得】

1. 术前阅片和分析肿瘤的特点、与周围的毗邻关系至关重要，准确理解肿瘤起源，早期断基底血供，减少肿瘤分离时出血。

2. 选择合适的双极和吸引器配合使用。止血时双极尖端间断滴水降温、降低热传导损伤。动脉出血要彻底止血；静脉血特别是静脉丛的出血，宜采用明胶海绵或速即纱压迫止血。

3. 直接供应肿瘤的动脉血管，可采取直接电凝法或阻断血流后电凝和移行递增电凝法来彻底止血，血管断端可适度留长些，防治血管凝结处脱落。

4. 颅底硬膜窦出血，使用明胶海绵填塞、压迫，并用电凝烧灼明胶海绵及硬膜窦止血。

5. 细小血管出血，用吸引器配合双极电凝止血。与脑干粘连面活动性出血，采用尖头双极小功率电凝。静脉血用速即纱及明胶海绵压迫即可。

6. 速即纱在术中止血中多用于创面止血；对于小的动脉及静脉出血，使用速即纱覆盖出血部位及其血管，可以起到满意的止血效果。

7. 在肿瘤创面较大、有广泛渗血时，应用流体明胶有意想不到的止血效果。

【专家点评】

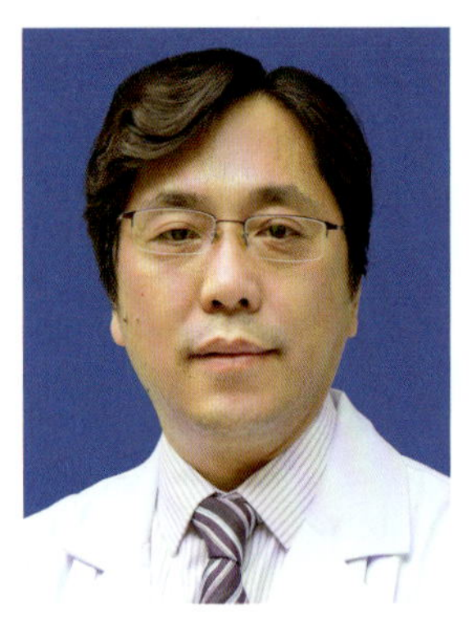

王占祥 主任医师 厦门大学附属第一医院

岩斜区脑膜瘤指的是起源于斜坡的上 2/3 部位、于斜坡以及岩骨连接位置的内侧至三叉神经半月节部位产生的肿瘤，会累及海绵窦、脑干和颅底的重要神经血管结构，并常常与脑干之间形成紧密的粘连，将基底动脉和脑神经包裹。由于岩斜区解剖结构复杂、手术显露困难，想要达到肿瘤全切除的目的，同时避免重要神经功能损伤，此类手术对术区的充分暴露和对肿瘤周围重要血管神经结构的保护有极高的要求。

本例肿瘤位于右侧岩斜区，肿瘤沿斜坡、岩骨及小脑幕蔓延，跨中后颅窝幕上下广泛生长；肿瘤侵犯右侧海绵窦，脑干明显受压向左移位；肿瘤下极近内听道、外侧界位于内听道内侧。术者对手术过程做了周密规划，巧妙使用硬膜下颞下岩前入路，充分利用岩骨磨除的空间，从而达到减少脑干牵拉以及缩短手术距离的目的；同时术中腰大池引流，释放脑脊液，增加手术空间，减轻对颞叶的牵拉，增强对 Labbé 静脉的保护，此点对于优势半球尤为重要；术中全程神经电生理监测保驾护航；肿瘤切除后联合内镜探测。以上措施，均有重要的借鉴价值。

术者对岩斜区解剖结构有充分的认识，入路选择合理，操作过程流畅，优秀的止血技术保证了术野清晰，解剖结构能够被清晰辨认；肿瘤基底部暴露好，以早期阻断肿瘤血供，使肿瘤体积缩小，质地变软，出血减少，从而提高手术的安全性。术后患者神经功能完好，影像复查达到 Simpsons Ⅱ级切除，手术取得了良好疗效，充分展示了术者对脑膜瘤及岩斜区解剖的深刻认识和娴熟的手术技巧。

病例 59

经左侧翼点入路眼动脉段大型动脉瘤夹闭术

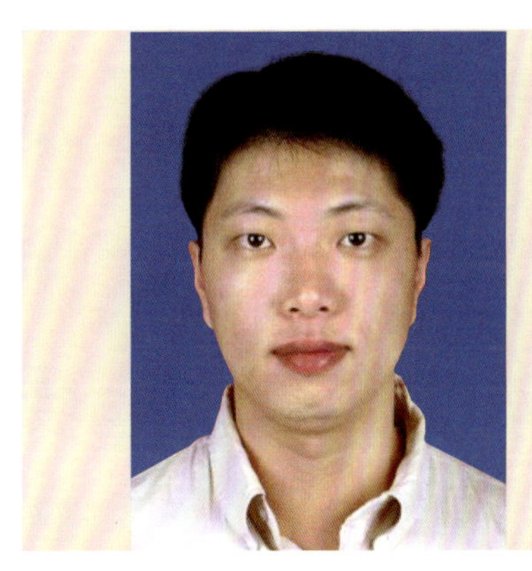

术者：陈四方，副主任医师
厦门大学附属第一医院

【病例简介】

患者，女，64 岁。

主诉：口角右偏、视物模糊 3 周。

现病史：患者 3 周前无明显诱因出现口角歪斜，伴视物模糊。不伴恶心呕吐、视物旋转等症状，我院行头颅 CT 提示“鞍上区圆形占位”，进一步行头颅 CTA 提示“左侧颈内动脉眼动脉段大型动脉瘤”，遂收入院进一步治疗。

查体：神志清楚，对答切题，言语清晰，双侧瞳孔等大等圆，直径 3mm，双侧瞳孔对光反射灵敏，左眼视力下降，四肢肌力肌张力正常。

实验室检查：未见明显异常。

既往史：患者既往体检，无高血压、糖尿病病史，否认外伤手术史，既往无口腔及牙龈出血史，未服用抗血小板及抗凝药物。

入院诊断：左侧颈内动脉眼动脉段动脉瘤。

【术前检查】

1. 术前头颅 CT 及 MRI（图 59-1）
2. 术前头颅 CTA（图 59-2）

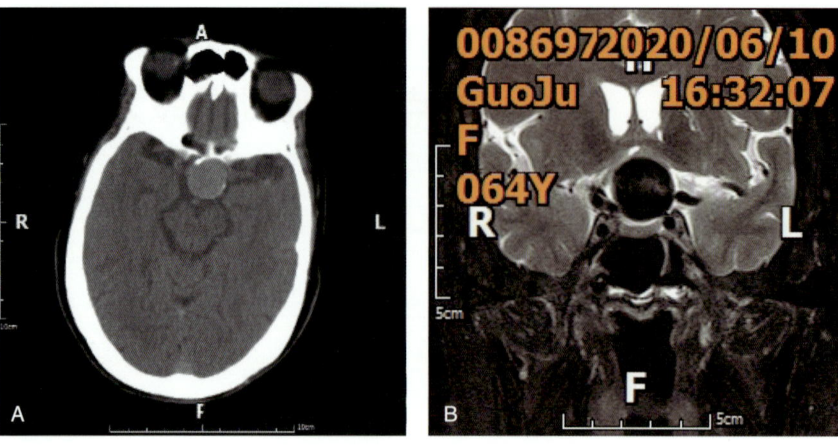

图 59-1 术前头颅 CT 及 MRI

A. CT 提示鞍上区圆形占位，可见环状钙化；B. MRI 提示鞍上区圆形占位，可见血流留空影。

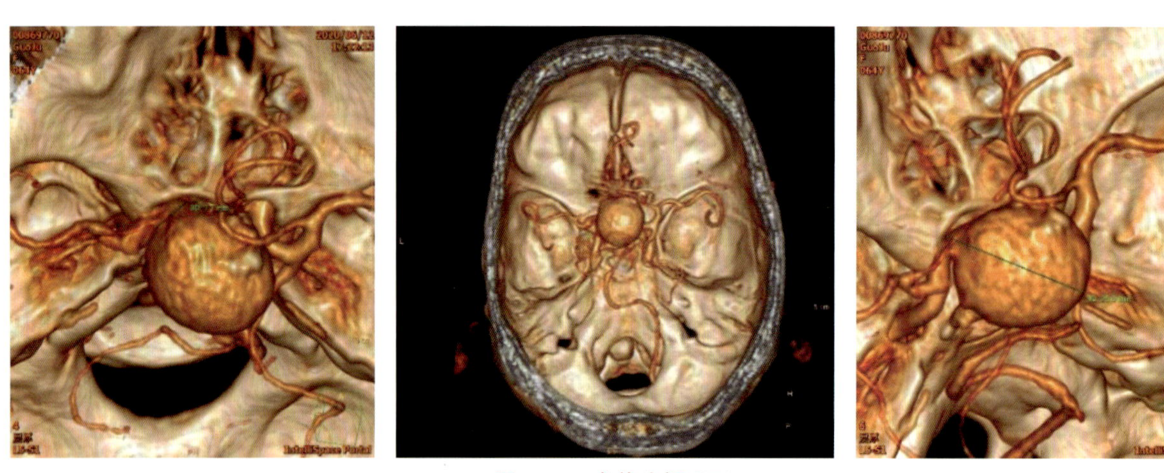

图 59-2 术前头颅 CTA

左侧颈内动脉眼动脉段大型动脉瘤，瘤体最大径 25mm。

3. 术前头颅 DSA（图 59-3）

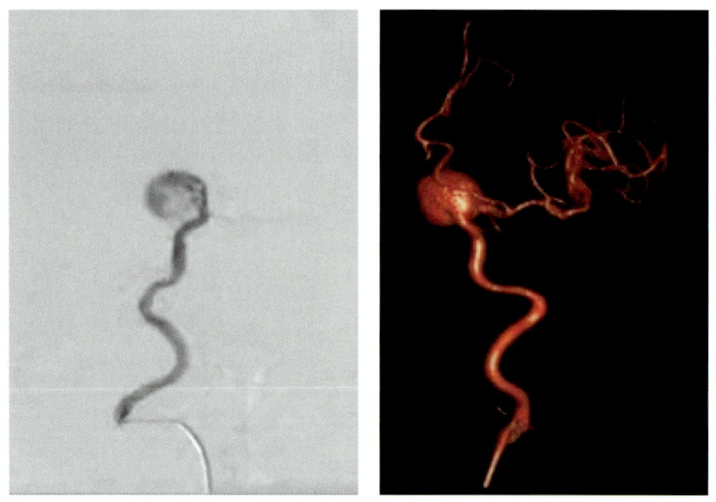

图 59-3 术前头颅 DSA

提示左侧颈内动脉眼动脉段大型、宽颈动脉瘤。

4. 术前眼底、视野检查示左眼神经纤维层厚度明显变薄，左眼视野鼻侧偏盲。

【手术方案】

经左侧翼点入路眼动脉段大型动脉瘤夹闭术

制定入路依据及策略：

1. 术前切口设计时同时备好颈部显露颈内动脉的切口，铺巾时显露该范围（图 59-4）。

2. 术中可采取压迫颈部颈内动脉的方法，达到临时阻断颈内动脉的目的，必要时可行切开、显露、控制颈部颈内动脉。术前备好可能用到的各种型号的动脉瘤夹，术中如有瘤体出血可及时选用最适合的瘤夹进行止血。

3. 备好术中可能用到的特殊止血材料，如流体明胶、生物蛋白胶、速即纱等。

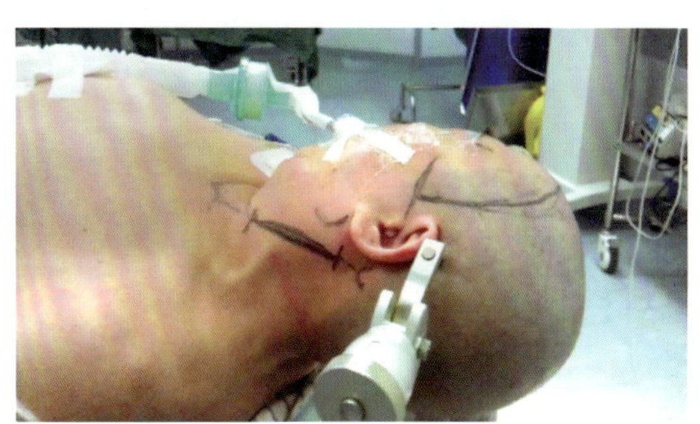

图 59-4　手术切口设计
经左侧翼点入路。

【术前出血风险评估】

1. 动脉瘤为大型动脉瘤，瘤体较大，瘤体内可见钙化，提示瘤体内血栓形成。

2. 瘤颈近心端颈内动脉受前床突遮挡，显露困难，夹闭术中如未能有效取得近端血流控制，一旦出现瘤体破裂出血，可能导致严重后果。

【手术视频】

病例 59 手术视频　经左侧翼点入路眼动脉段大型动脉瘤夹闭术

【术后复查】

术后 CTA（图 59-5）

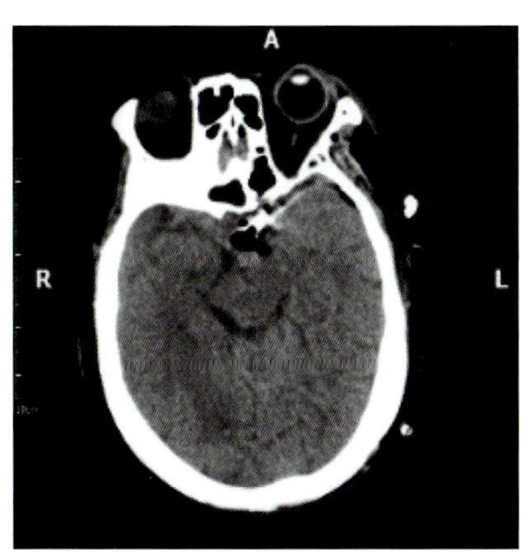

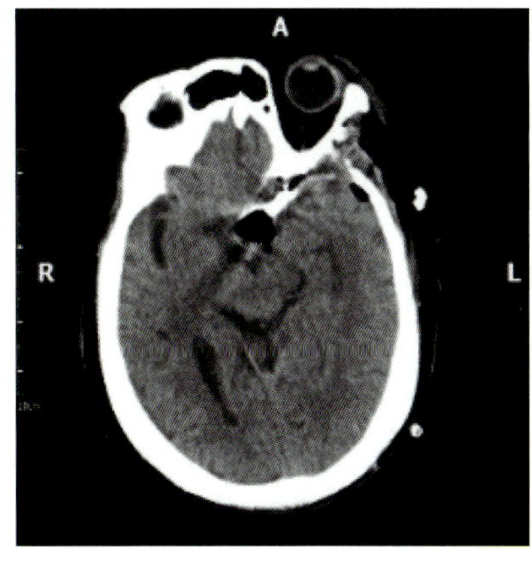

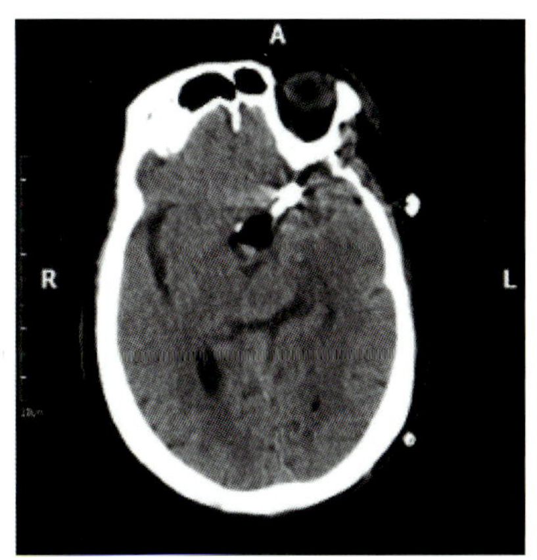

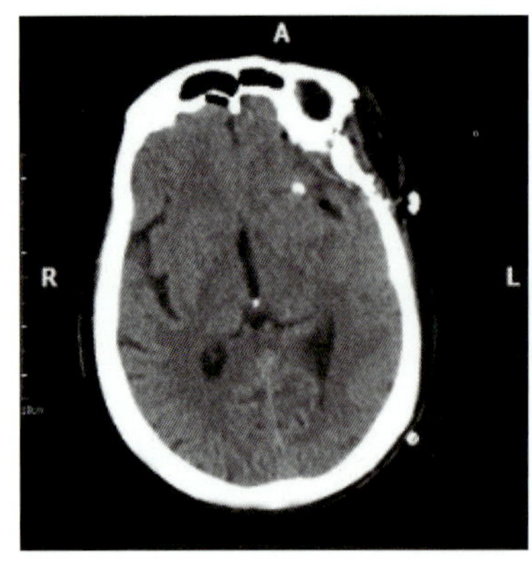

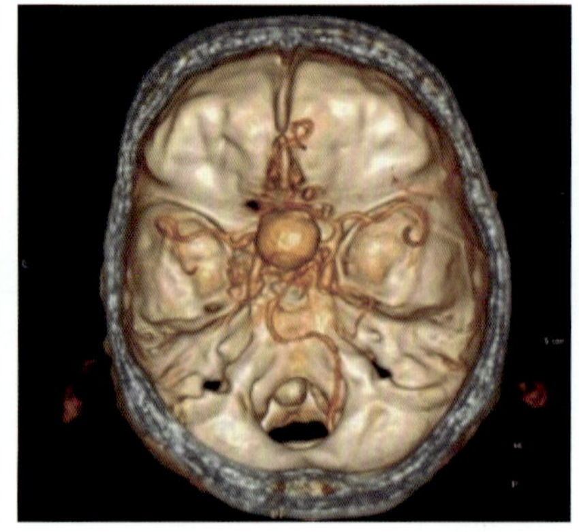
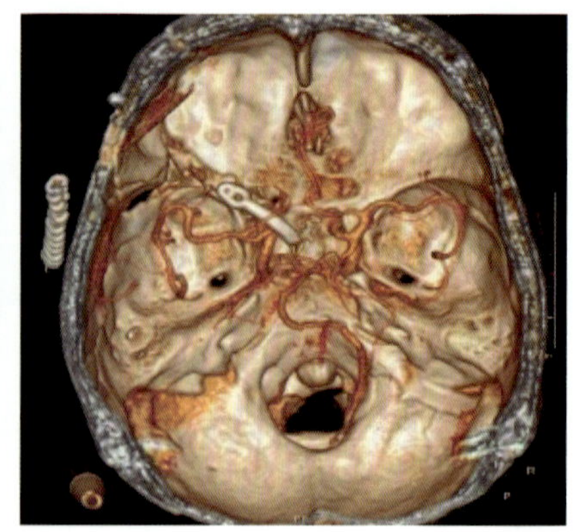

图 59-5 术后头颅 CT 检查

颅内未见出血，CTA 检查提示动脉瘤完全夹闭，颈内动脉及分支通畅。

【术后患者恢复情况】

患者神志清楚，言语流利，视力同术前，肢体活动正常，无发热、头痛头晕等不适，恢复正常生活。

【止血心得】

1. 术中出血的预防重于处理，术前需详细评估出血风险，做好应急预案，避免术中出血后仓促应对。

2. 在分离显露前床突时及咬除前床突后的海绵窦出血，应用流体明胶后以明胶海绵及棉片进行适当压迫，可以起到良好的止血作用。

【新型止血材料的应用体会】

1. 静脉出血　术中分离外侧裂过程中静脉出血，以速即纱或速即纱蘸取蛋白胶后适当压迫出血点 10~30 秒，即可有效止血，继续分离操作，避免烧灼静脉及脑组织（图 59-6）。

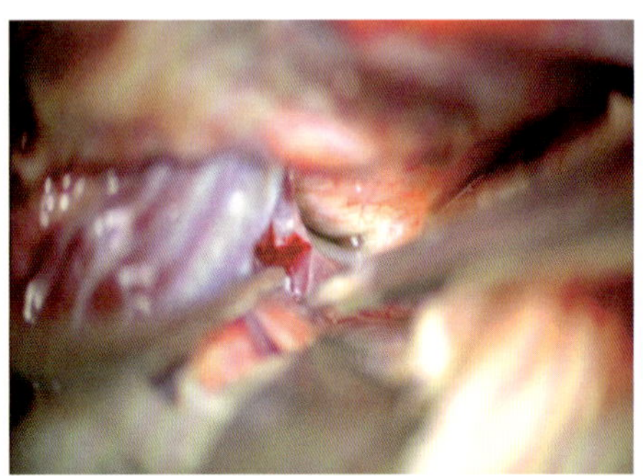
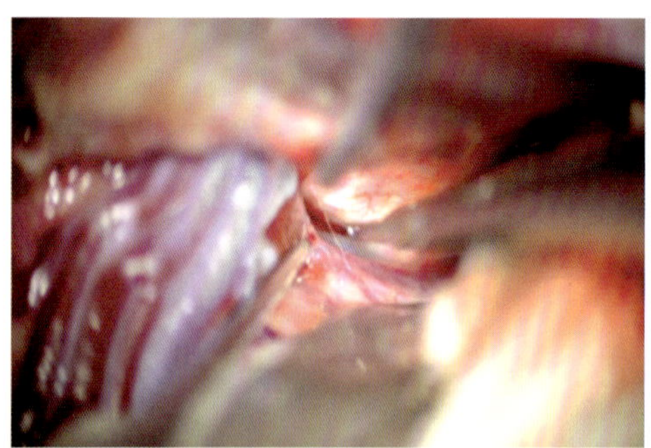
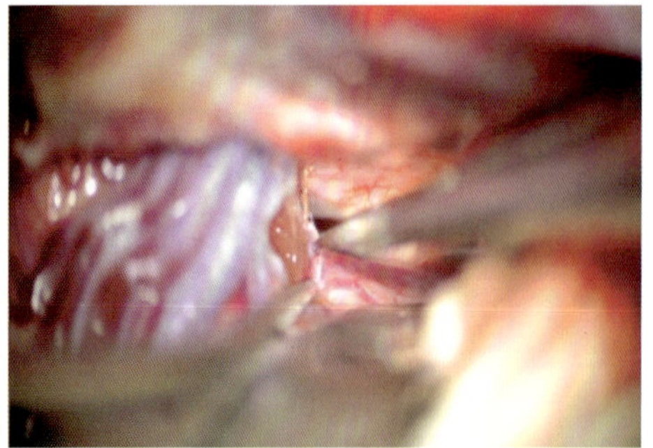

图 59-6 速即纱用于静脉出血

速即纱蘸取蛋白胶后适当压迫静脉出血点 10~30 秒，可达到良好的止血效果。

2. 动脉出血 术中根据需要，将速即纱揉成不同大小的团状备用，并将生物蛋白胶的 A、B 胶分开滴在器皿上备用（图 59-7）。

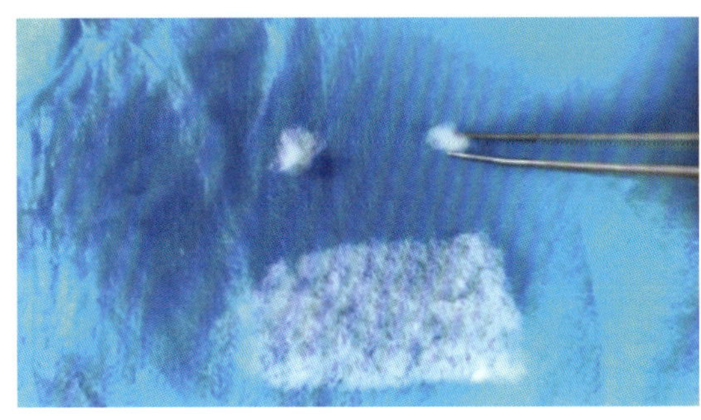
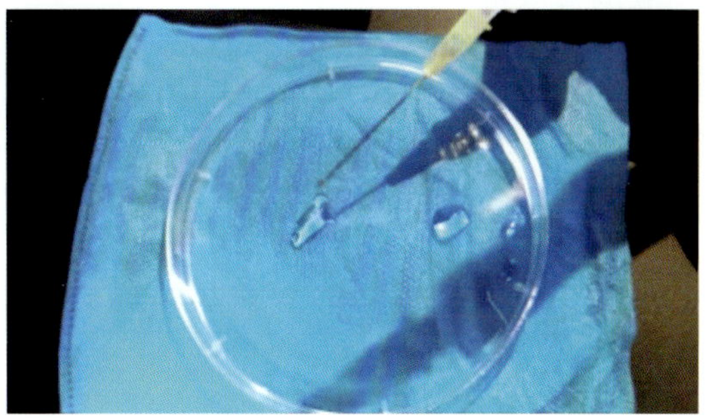

图 59-7 速即纱

揉成不同大小的团状备用，生物蛋白胶的 A、B 胶分开滴在器皿上备用。

术中如有动脉出血，可夹取速即纱分别蘸取 A、B 胶后压迫出血点 2~3 分钟，对于小的动脉出血点可取得良好的止血效果。大鼠股动脉出血止血试验见图 59-8。

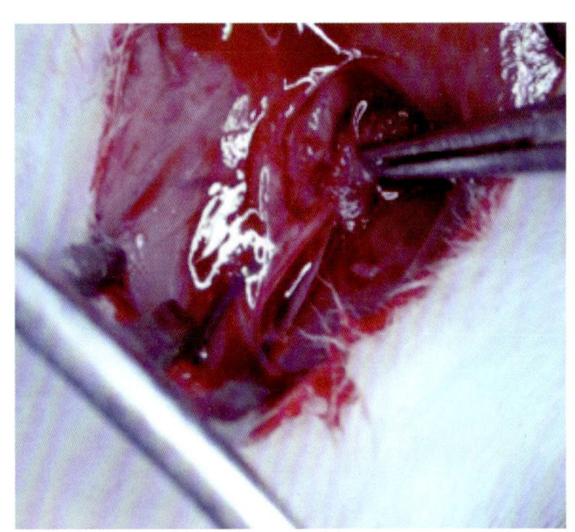
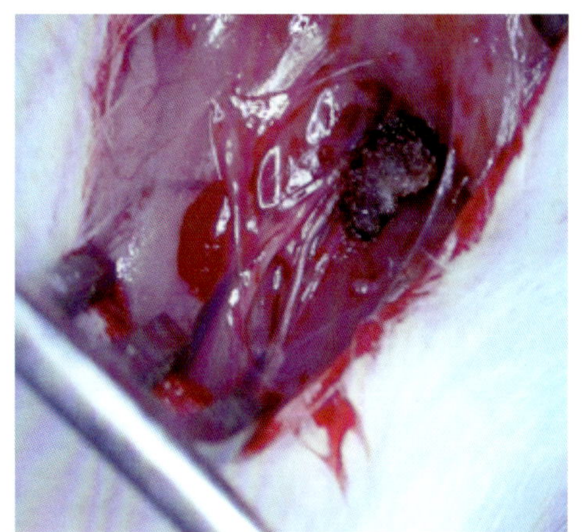

图 59-8 大鼠股动脉出血止血试验

速即纱压迫出血点 2~3 分钟，可取到良好的止血效果。

【专家点评】

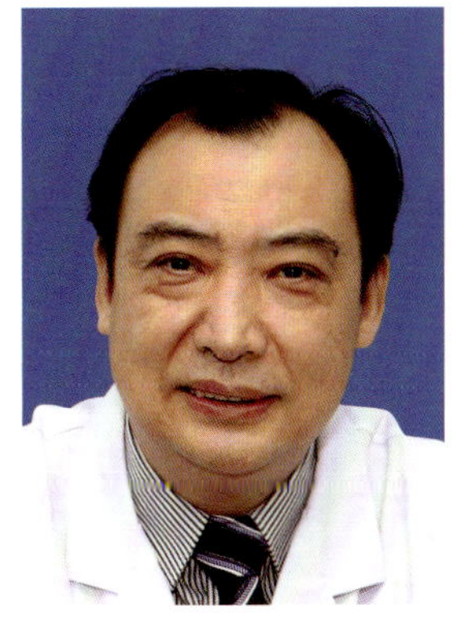

陈劲草 主任医师 武汉大学中南医院

床突上动脉瘤是临床常见的脑动脉瘤类型，显微手术夹闭困难，技术要求特别高，处理不当会产生严重并发症和神经功能损害。目前关于处理方法是开颅手术还是血管内治疗以及手术入路选择都还存有争议。所以临床个体化手术计划非常重要，值得我们关注和研究。

该病例为眼动脉段动脉瘤，动脉瘤比较大，压迫视神经，有明确的手术指征。术者有较丰富的临床经验，在病情诊断、手术指征和术中操作上都非常规范，尤其是充分考虑了病情特点，遵循以最小创伤达到最佳效果的手术治疗原则，选择了经翼点显微夹闭动脉瘤的手术方式。手术在硬膜外磨除前床突，出血采用骨蜡和流体明胶止血，止血确切，术野干净清晰，为后面的深部操作创造了条件。动脉瘤暴露充分，动脉瘤夹选用恰当，操作娴熟。

该病例非常好地结合了《神经外科围手术期出血防治专家共识(2018)》内涵，包括对血管出血和创面渗血的处理原则，对于止血技术和材料的应用也做了较好展示。

该病例诊疗思路清晰、手术策略严谨、术中操作规范，治疗结果满意。很好地展示了现代神经外科微创理念以及围手术期止血新共识。

病例 60

经额神经内镜下右侧基底节及脑室内血肿清除术

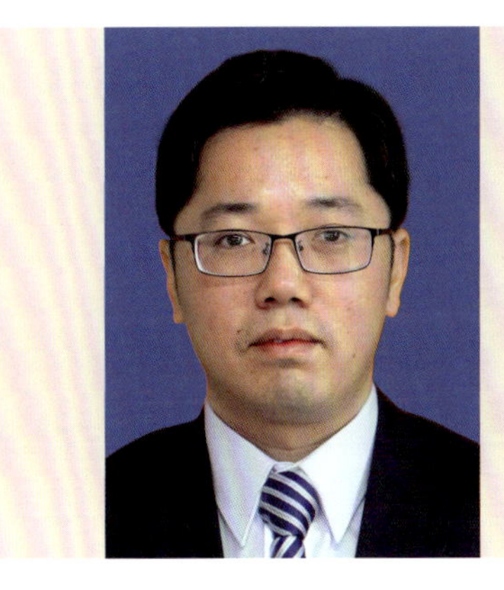

术者：陈祥荣，副主任医师
福建医科大学附属第二医院

【病例简介】

患者，男，56 岁。

主诉：突发头痛、左肢乏力后意识不清 3 小时。

现病史：患者入院前 3 小时突发头痛，呈全头持续性胀痛，伴恶心呕吐，呕吐物为胃内容物，伴左侧肢体乏力，难以持物站立，不久之后开始出现神志不清、呼之不应，无肢体抽搐。来我院就诊行头颅 CT 提示"右侧基底节出血"，收入院进一步治疗。

查体：血压 188/105mmHg，神志浅昏迷，格拉斯哥昏迷指数评分：E2+V1+M4=7 分，双侧瞳孔直径 2.0mm，对光反射阴性，刺痛四肢可见屈曲，无法定位，左侧肢体活动少，左侧巴宾斯基征阳性。

实验室检查：详见术前检查。

既往史：高血压病史 5 年，规律服药，血压未监测；1 年前因"风湿性心瓣膜病"行二尖瓣换瓣手术，服用"利伐沙班 10mg qd"至今；无口腔及牙龈出血史。

初步诊断：1. 右侧基底节出血破入脑室；2. 梗阻性脑积水；3. 高血压病；4. 风湿性心瓣膜病术后；5. 凝血功能异常。

【术前检查】

1. 血常规检查示血小板计数 201×10^9/L，无明显异常。
2. 凝血常规检查示 PT 19.5s，较正常值延长；APTT 52.9s，较正常值延长；TT 24.0s，较正常值延长；

INR 1.53，较正常值延长。

3. 头颅 CT 平扫检查（图 60-1）

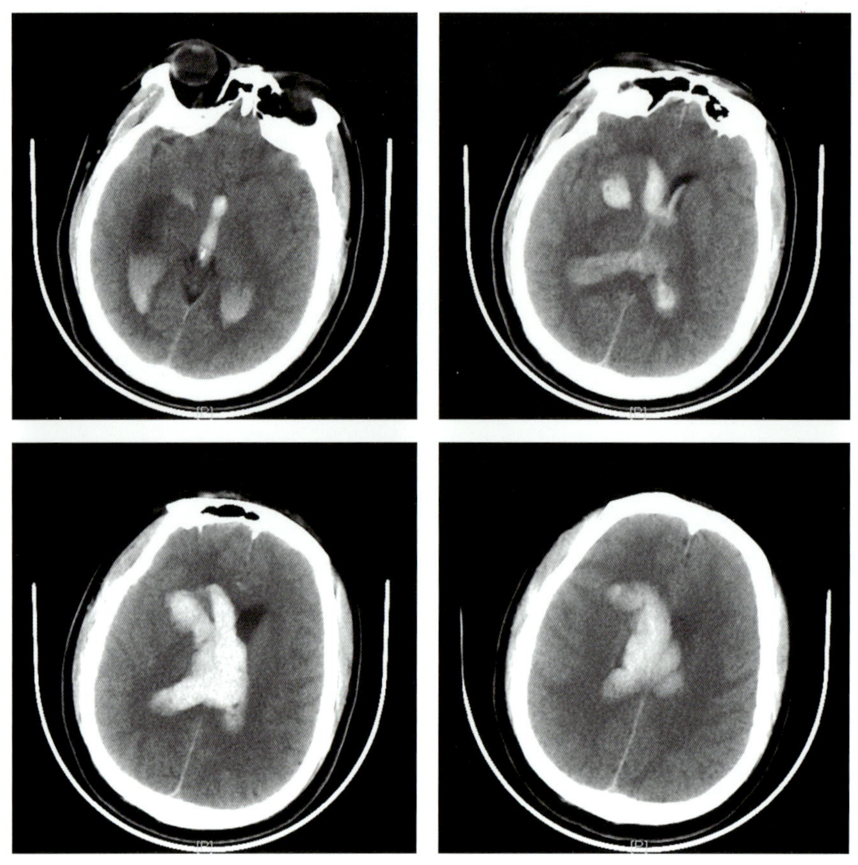

图 60-1 头颅 CT 平扫

右侧基底节出血破入脑室、脑室出血铸型；幕上脑室系统扩大，以后角最为显著。

4. 头颅 CTA（图 60-2）

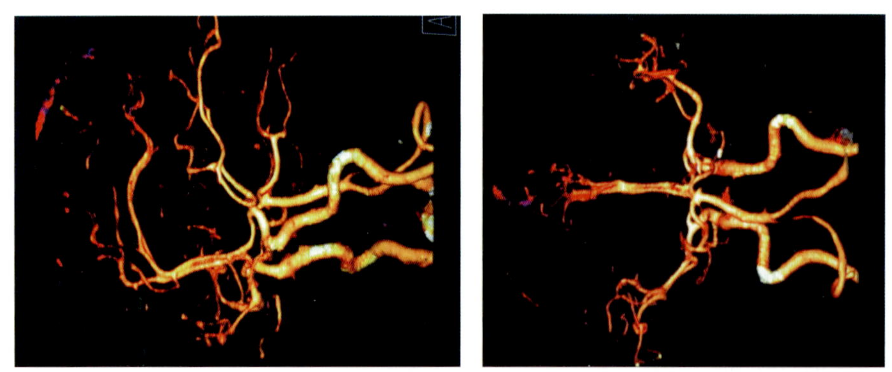

图 60-2 头颅 CTA

未见明显动脉瘤、AVM、烟雾病表现。

【手术方案】

经额神经内镜下右侧基底节及脑室内血肿清除术

制定入路依据及策略：患者右侧基底节区脑出血破入脑室，脑室内出血铸型，伴梗阻性脑积水，急诊手术指征明确，但患者长期服用抗凝药物，术中止血困难，术后再出血风险高，应采取何种手术方式值得考究，目前常用手术方式有以下几种，各有优缺：

1. 单纯脑室外引流　常用方式为经额双侧脑室外引流，该方式创伤最小，但脑室内出血铸型，血肿术中难以被引流，需术后注射尿激酶溶解，且能引流出的脑脊液有限，特别脑室体部被血块堵住，颞角的积水无法流出，故短时间内可能无法解决颅高压问题，另外无止血，术后可能再出血。

2. 内镜下血肿清除术　优势是术中能同时清除脑室内积血及基底节血肿，改善脑积水，且能直视下止血，但内镜通道损伤较大，且经通道狭小空间止血有一定技术难度，特别是在患者有长期服用抗凝药的情况下，是否会止血困难，是否会导致更严重的出血值得仔细考虑。

3. 骨瓣开颅皮质造瘘清除血肿　优势是可在显微镜下直视止血，止血操作较容易，且可同时去骨瓣减压。但该术式创伤最大，患者血肿主要位于脑室，位置深，经皮质造瘘清除难度较大，另患者尚无脑疝表现，去骨瓣减压概率不大，故基本不考虑该术式。

患者术前血压较高，出血来源为基底节区，凝血功能只是轻度异常，故考虑出血主因是高血压，辅因是抗凝药。另外利伐沙班为Xa因子抑制剂，凝血酶原复合物、新鲜冰冻血浆可纠正其导致的凝血障碍，对比前两种术式优缺点，评估风险受益比，最终决定采取采用内镜下血肿清除手术。

术前输注凝血酶原复合物 600IU 及新鲜冰冻血浆 400ml，后行“右额小骨窗开脑神经内镜下右侧基底节、脑室内血肿清除 + 右侧脑室外引流 + 左额钻孔左侧脑室外引流术”（详见手术视频）。

【术前出血风险评估】

1. 长期高血压病史，入院测得血压高达 188/105mmHg，术中易再次出血。

2. 患者长期服用抗凝药物，术前凝血筛查提示 PT、APTT、TT 延长，术中止血困难，术后再出血风险高。

3. 脑室内出血铸型，血肿术中难以被引流。

【手术视频】

病例 60 手术视频　经额神经内镜下右侧基底节及脑室内血肿清除术

【术后检查】

1. 术后第 1 天头颅 CT（图 60-3）
2. 术后 2 周头颅 CT（图 60-4）

【术后患者恢复情况】

术后意识障碍较术前改善，神志朦胧，言语含糊，对答基本切题，刺痛左侧肢体屈曲定位，肌力约 3 级（图 60-5）。

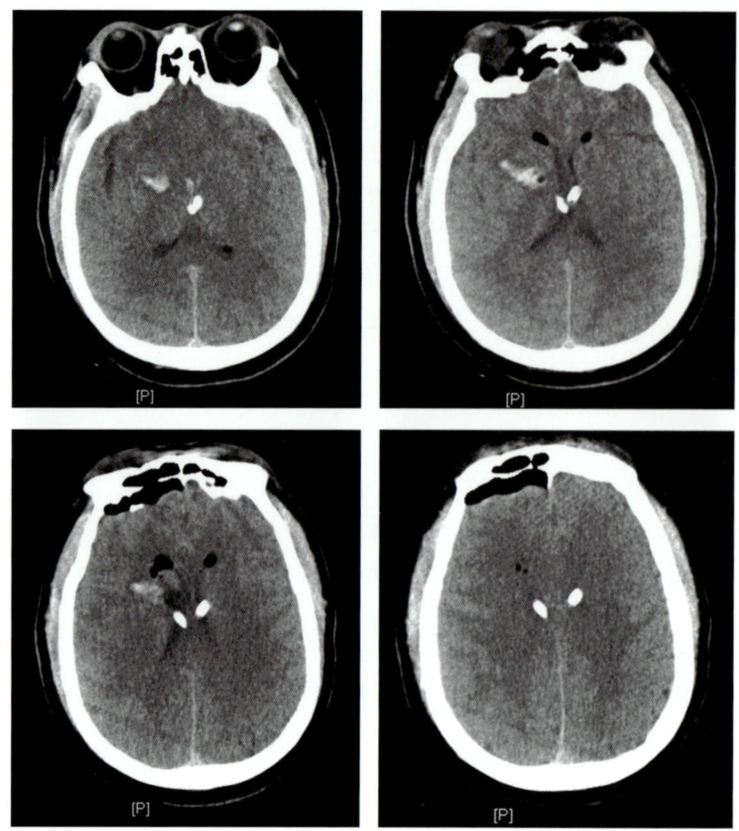

图 60-3 术后第 1 天头颅 CT

右侧基底节及脑室内血肿基本清除,脑积水改善。

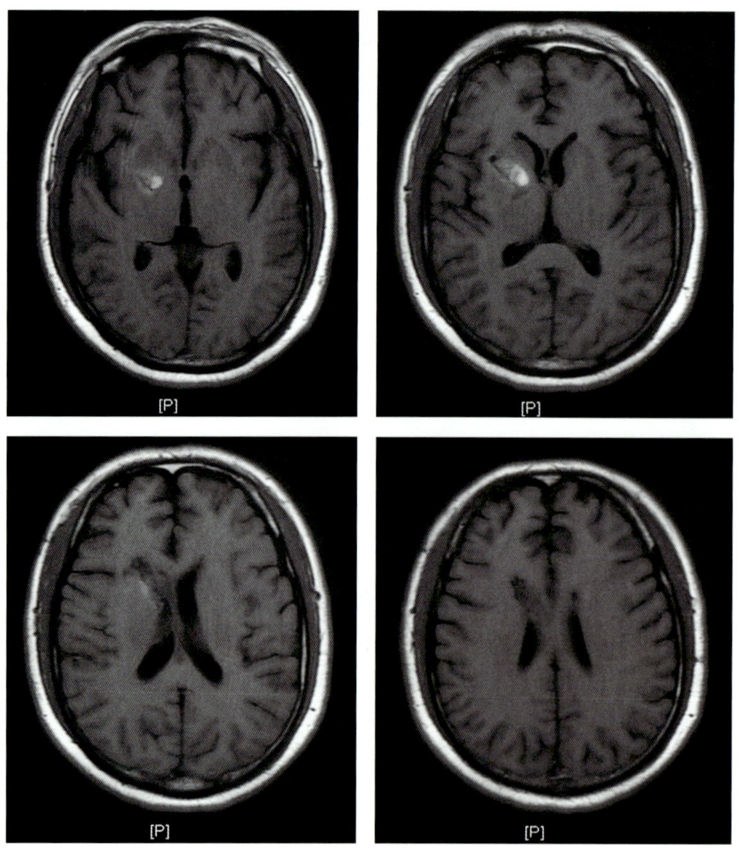

图 60-4 术后 2 周头颅 CT

右侧基底节及脑室内血肿完全清除。

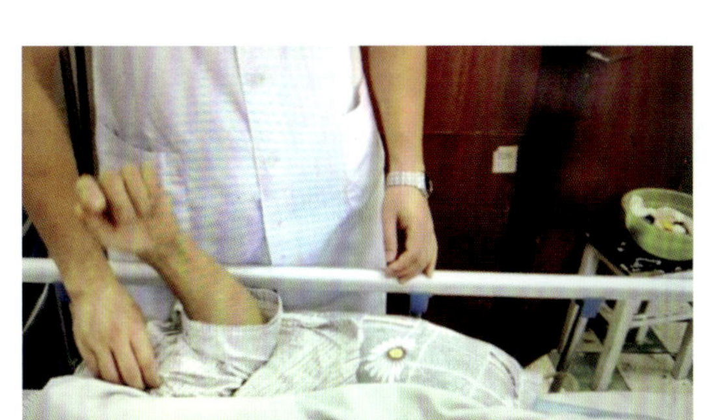
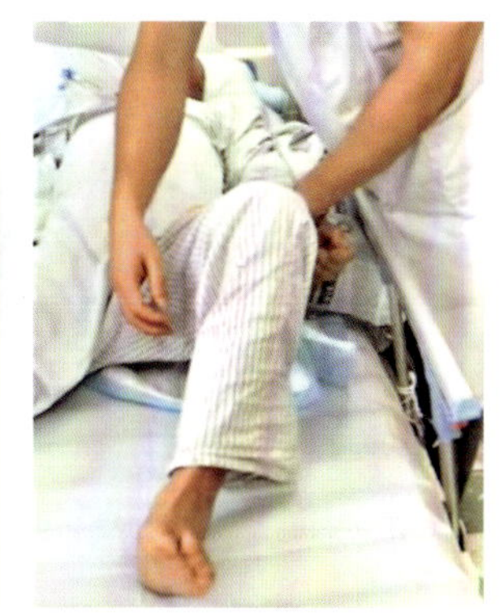

图 60-5　术后肢体活动情况

【止血心得】

1. 内镜下止血方法

明显的动脉喷血：双极电凝烧灼，可双人配合或单人筷子技术。

暗红色静脉出血：压迫为主，可应用明胶海绵、速即纱、流体明胶等。

创面小渗血：用温生理盐水反复冲洗。

2. 术中止血效果评估　麻醉师鼓肺憋气，增加静脉压，或者直接提升动脉压，观察创面渗血情况。“潜水技术”观察创面有无渗血点。关颅前对比脑组织塌陷情况可辅助评估血肿清除程度及是否再出血。

3. 止血材料的合理应用　创面贴敷速即纱，遇水后易漂浮冲走，其面上喷涂生物蛋白胶可加固。脑室壁或脑室内勿放置任何止血材料，容易导致术后感染、发热、脑积水。流体明胶应喷涂于血肿腔表面，勿充填，止血后应用生理盐水将多余的流体明胶冲洗。

4. 术后再出血的预防　术后即刻复查头颅 CT，明确血肿清除情况；术后再次复查头颅 CT，明确是否再出血。控制血压平稳：带气管插管送 ICU，持续镇静、镇痛，静脉泵降压药，保持收缩压 <140mmHg。应用止血药物及补充凝血因子：输注凝血酶原复合物 300IU，有条件者放置颅内压探头。

5. 抗凝治疗重启时机及方法　该患者为心脏换瓣术后，必须尽快重启抗凝治疗，防止血栓形成，但抗凝治疗可能导致再次出血，潜在医疗纠纷风险，故何时启动抗凝治疗，应采取何种抗凝方案值得深入探讨。

(1) 请心血管内科会诊，建议适时尽快重新启用抗凝治疗，但未提供具体方案。

(2)《神经外科围手术期出血防治专家共识（2018）》建议根据手术出血及术后 6 小时的头颅 CT 复查情况，在术后 6~72 小时重新开始肝素治疗，待出血风险控制后再开始服用新型抗凝药，术后 6 小时距离手术时间短，再出血风险高，有所顾虑。

(3) 该病例采取：72 小时后复查头颅 CT 无新发出血灶，先予半量低分子量肝素（2 500IU q12h），1 周后再次复查头颅 CT，给全量低分子量肝素（5 000IU q12h），术后 2 周，待水肿消退、无再去骨瓣减压风险、血压平稳后改服利伐沙班。

【专家点评】

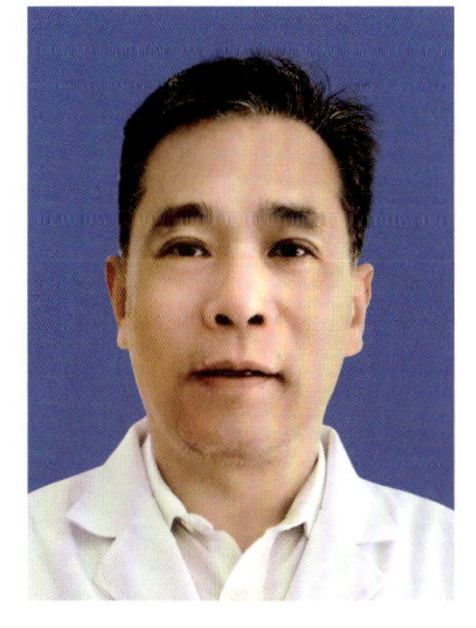

王国良　主任医师　解放军南部战区总医院

临床上长期服用抗血小板药物或抗凝药物而导致或合并颅内出血的病例并不少见，此类患者术前即存在凝血功能障碍，临床处理较为棘手。该患者服用利伐沙班已 1 年，突发右侧基底节出血破入脑室、脑室铸型、梗阻性脑积水，凝血功能显示多项指标有延长。利伐沙班是Ⅹa 因子抑制剂，主要用于预防血栓，其半衰期为 5~13 小时。服用该药后发生出血可考虑用凝血酶复合物或重组因子Ⅶa 等促凝血逆转剂。该患者发生脑出血的主因是高血压病，辅因是服用抗凝药物。根据临床症状和影像表现需急诊手术，但服用抗凝药物后术中止血困难、术后再出血风险较高，应采取何种治疗策略值得考究。术者充分评估了患者的凝血功能情况，针对具体病情和影像表现，制定了适合该患者的术前处理和手术方案。采取术前应用凝血酶复合物以促凝血逆转，同时输注 400ml 新鲜冰冻血浆以补充新鲜凝血因子。分析单纯脑室外引流、内镜下血肿清除、骨瓣开颅血肿清除等多种手术方案的利弊，采取内镜下清除脑室内和基底节血肿，同时行脑室外引流术。手术视频中显示术者操作轻柔、动作规范熟练，没有对脑室壁和血肿周边的水肿脑组织造成损伤，术中对动脉性出血应用双极电凝止血，静脉性出血以压迫为主，创面贴敷速即纱后其表面喷涂生物蛋白胶以加固止血，脑室壁及脑室内不放置任何止血材料，创面小渗血用温盐水反复冲。这些止血措施和止血材料应用得当。术后即刻复查 CT 示脑室内积血和基底节血肿清除满意，给予控制血压平稳、镇静镇痛、再次应用凝血酶原复合物。术后 72 小时复查 CT 无新发出血，先用肝素治疗，术后 2 周重启利伐沙班抗凝。围手术期抗凝药物调整合理。此病例体现了术者对《神经外科围手术期防治专家共识(2018)》深入的理解和掌握，也展示了术者扎实的内镜操作技能和内镜下止血技巧。

病例 61 经额微创锁孔入路内镜下脑出血血肿清除术

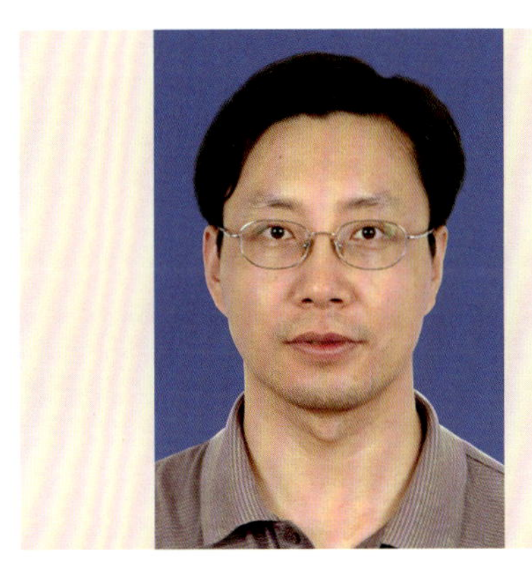

术者：崔连旭，主任医师
佛山第一人民医院

【病例简介】

患者，男，70 岁。

主诉：头痛伴左侧肢体乏力 3 天。

现病史：患者无明显诱因下出现头痛，疼痛较剧烈，伴恶心呕吐，呕吐 2 次，呕吐物为胃内容物，非喷射状，量不详，左侧肢体稍乏力，当时自测血压正常，未做特殊处理。近 3 日来，患者头痛症状仍持续不能缓解，急诊查头颅 CT 提示“右侧额叶出血，中线结构稍左偏，右侧侧脑室内积血，双侧丘脑及侧脑室旁脑缺血灶”。急诊遂拟“脑出血”收入院。

查体：格拉斯哥昏迷指数评分 15 分，E4V5M6，神志清，言语欠流利，头颅无畸形，双瞳孔直径 3mm，对光反射灵敏，双侧额纹、鼻唇沟对称，口角无歪斜，伸舌居中，颈软，无抵抗，四肢肌张力不高，右侧上下肢肌力正常，左侧上下肢肌力 2~3 级。

实验室检查：血常规，白细胞 8.52×10^9/L，红细胞 5.20×10^{12}/L，血红蛋白 154g/L，血小板 231×10^9/L，凝血功能，凝血酶原时间 12.0s，凝血酶原活动度 88%，国际标准化比值 1.04，纤维蛋白原 3.179g/L，活化部分凝血活酶时间 31.3s，凝血酶时间 18.6s。

既往史：高血压病史 15 年，血压控制不理想，血压长期波动幅度较大，2016 年因脑出血住院保守治疗，2017 年 3 月曾在某院神经外科住院康复治疗，住院期间发现低血钾，未除外肾上腺瘤，检查肾上腺 B 超未见明显异常，治疗后好转出院。1 周前在某医院就诊检查 MRI，发现肾上腺素瘤，未经进一步治疗，家属代述近日血压控制可。既往无口腔及牙龈出血史，未服用抗血小板及抗凝药物。

初步诊断：自发性脑出血——右侧额叶脑出血。

【术前检查】

术前头颅 CT（图 61-1）

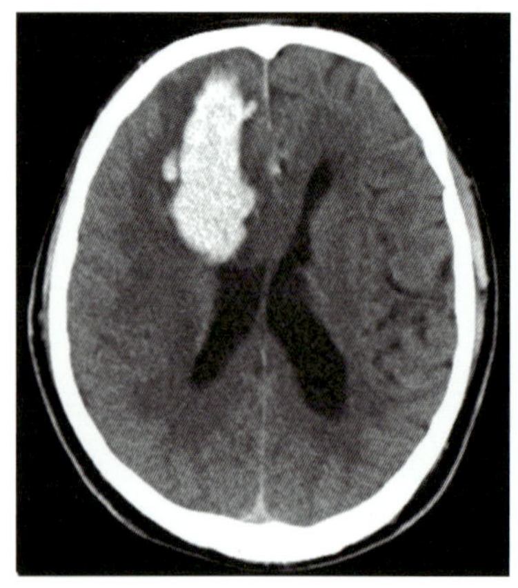
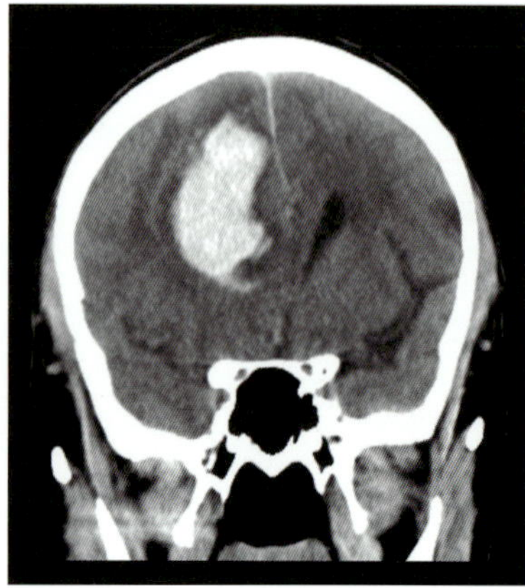
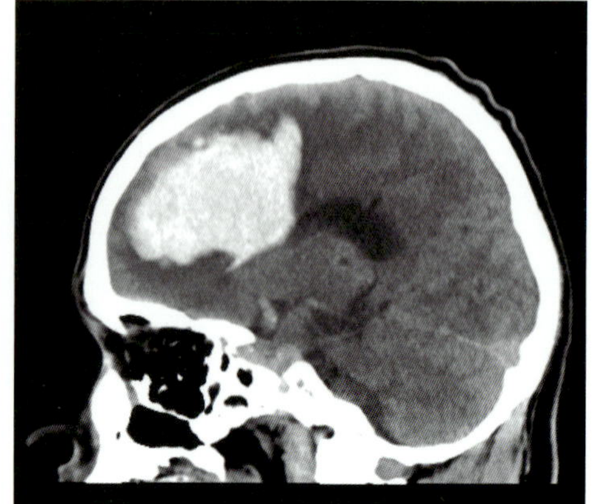

图 61-1 术前头颅 CT

右侧额叶出血，中线结构稍左偏，右侧侧脑室内积血，双侧丘脑及侧脑室旁脑缺血灶。

【手术方案】

经额微创锁孔入路内镜下脑出血血肿清除术

制定入路依据及策略：

1. 根据血肿位置，精确选择微创手术切口，切口长度 40cm 以内，骨孔直径 1.5~2.5cm。

2. 放射状剪硬膜，定位颅内血肿位置及方向后，建立内镜操作通道。通过内镜（神经内镜、鼻窦镜、膀胱镜均可）可直视下配合吸引器、双极电凝等清除血肿及止血，通过调整套管方向可探测血肿边界情况，各方向清除血肿。

3. 对于深部血肿，血肿腔中盲端部位，术者可以在内镜下确切探查，避免盲操作及凭感觉操作引起的止血不彻底，保证血肿清除更加确切、安全、有效。

4. 内镜操作建立对脑组织为缓慢钝性分离，基本不会引起过大损伤，内镜通道去除后，脑组织可自然闭合，相较传统手术，皮质损伤更小。

5. 常规闭合硬膜，还纳骨瓣，因骨瓣小，固定用钛材料使用也较少（图 61-2）。

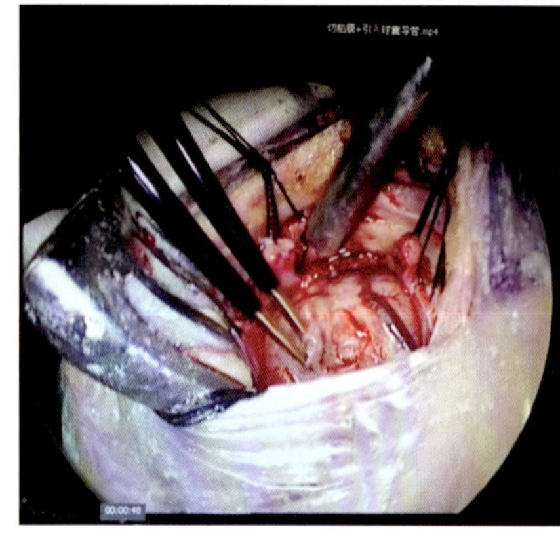
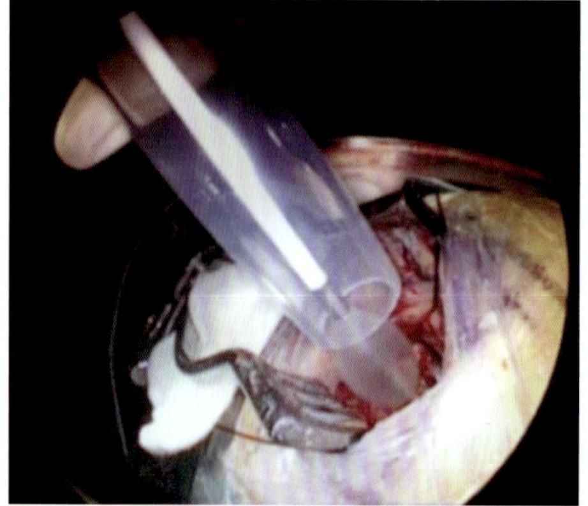

图 61-2 术中图片

血肿穿刺，球囊柔性阔开形成通道后置入透明套管。

【术前出血风险评估】

1. 患者高龄，长期高血压控制不佳，既往脑出血病史。
2. 血肿位置较深，清除血肿时已损伤脑组织，导致出血风险增高。

【手术视频】

病例 61 手术视频　经额微创锁孔入路内镜下脑出血血肿清除术

【术后检查】

术后头颅 CT（图 61-3）

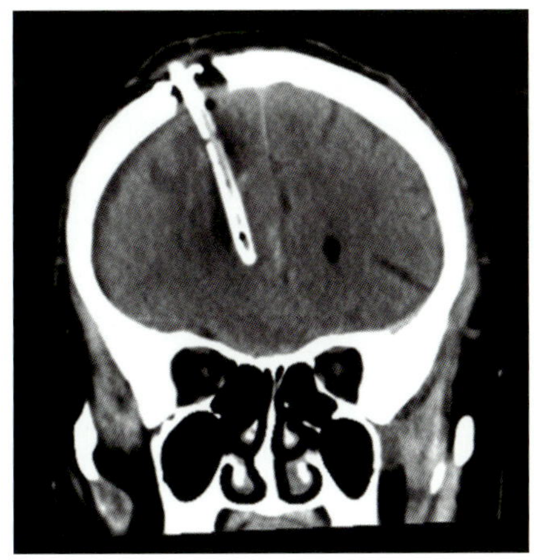
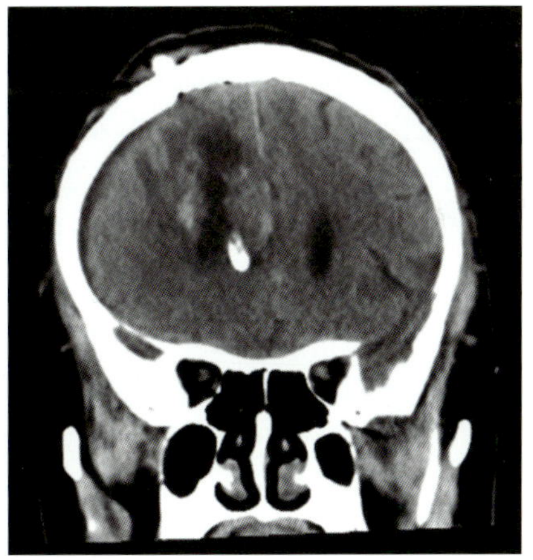

图 61-3　术后第二天头颅 CT
血肿清除满意，未见新发出血灶。

【术后患者恢复情况】

患者术后恢复顺利，神志清楚，四肢活动良好。

【止血心得】

1. 提前防范出血风险至关重要。有效控制颅内压力、减少不必要的脑暴露、调整凝血状态、注意血管尤其是静脉的保护。

2. 止血器械的应用技巧　善于利用双极电凝、单级、血管夹等。

3. 合理应用止血材料。

4. 动脉出血　应判断出血的位置，防止血液流向深部蛛网膜下腔，用吸引器靠近出血点吸血，确定出血的位置和责任血管并处理，可采用临时阻断夹或者压迫方法，显露清楚后，根据情况选择缝合、夹子、血管吻合、电凝止血等。

5. 术后并发症的预防

(1)术后静脉压升高的处理:输液量的控制、胶体输注比例适当、肌肉痉挛的控制。

(2)术后深静脉血栓的形成处理:保持足够的液体循环及灌注、高凝状态的处理、早期康复。

【专家点评】

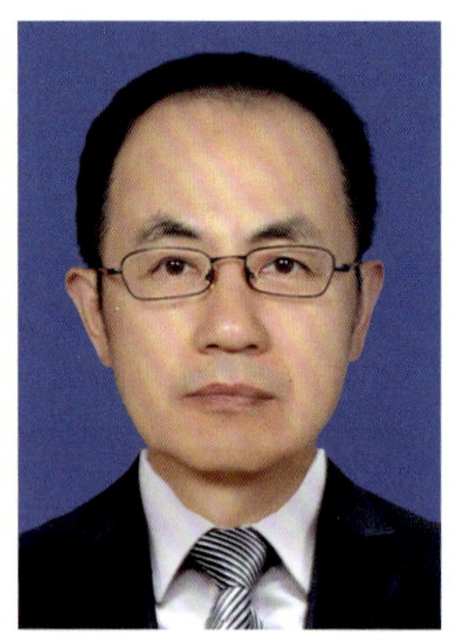

李维平　主任医师　深圳大学第一附属医院

高血压脑出血是临床常见病和多发病,但对高血压脑出血的手术治疗的选择,是大骨窗减压还是小骨窗开颅,是经皮血肿穿刺引流还是开颅血肿清除,是显微镜手术还是内镜手术,以及不同的手术入路选择都还存有争议。临床个体化手术计划非常重要,值得我们关注和研究。

该病例为老年患者,发病 3 天,结合病史首先诊断为高血压脑出血。CT 显示"右额叶皮质下血肿,血肿量大于 30ml,周边无明显脑组织水肿,中线轻度左偏。"有明确的手术指征。术者有较丰富的临床经验,在病情诊断、手术指征和术中操作上都非常规范,尤其是充分考虑了病情特点,遵循以最小创伤达到最佳效果的手术治疗原则。选择了内镜经额微创锁孔入路脑内血肿清除的最佳手术方式。

在微小骨窗开颅术中,降低颅内压、保持脑松弛对视野暴露十分重要,否则会出现皮质隧道置入工作通道困难。通过术前使用甘露醇、抬高床头 30°、外放脑脊液、过度通气达到降低颅内压的目的,该病例清除血肿效果还是很理想的。如果脑压下降理想,等待 10~15 分钟后观察术区无渗血(例如填塞的明胶海绵没有渗红),除非有特殊理由,血肿腔留置引流管不是必需的。

该病例非常好地结合了《神经外科围手术期出血防治专家共识(2018)》的内涵,包括对静脉、动脉和创面渗血的处理原则,对于止血技术和材料的应用也做了较好展示。神经内镜下对于血肿壁的小渗血,多采用止血材料(明胶海绵、速即纱、流体明胶)压迫止血;对于责任小动脉出血,必须采用确切有效的电凝止血,压迫止血难以保证可靠效果。术毕注意内镜通道的止血,术者对于不同部位和性质的血肿处理非常有经验。另外,围手术期对可能影响血凝功能的相关因素也应该特别关注,尤其是术后要重点关注维持血压平稳,这是预防手术创面再出血的重要手段。

对高血压脑出血非典型部位血肿,要充分考虑其他脑血管疾病引起的出血,术前 DSA 或 CTA 检查是必要的。老年患者血肿清除术后,要防止由于脑压下降,术中或术后出现脑塌陷,引起脑皮质和硬脑膜导静脉撕裂出血。对于脑内血肿破入脑室的患者,要预防术后脑积水。

该病例诊疗思路清晰、手术策略严谨、术中操作规范,治疗结果满意。很好地展示了现代神经外科微创理念以及对《神经外科围手术期出血防治专家共识(2018)》的理解,对基层医院和年轻医师有很好的临床思维引导和手术示范作用。

病例 62

Fisch A 型颞下窝入路经髁扩展巨大颈静脉球瘤切除术

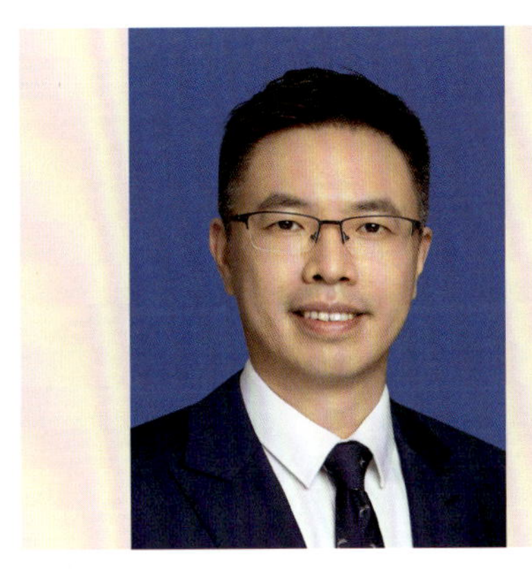

术者：黄理金，主任医师
南方医科大学第三附属医院

【病例简介】

患者，男，23 岁。

主诉：发现右侧颈部肿物半年余。

现病史：半年余前患者无明显诱因出现声音嘶哑、饮水呛咳、嗝逆，进而发现右侧颈部肿物，行磁共振 MRI 检查“颈部占位”，并行穿刺活检提示“副神经节瘤”，为进一步治疗来我院。

查体：神志清，口齿清晰、流利，双侧瞳孔等大，对光反射灵敏，右侧眼球外展麻痹，鼻唇沟对称，伸舌右偏，右侧舌肌萎缩，腭垂左偏，右侧颈部可触及质地韧、活动度差的肿物

实验室检查：血常规，单核细胞 12，其余正常；肝肾功能，总蛋白 63.8g/L、白蛋白 32.0g/L、乳酸脱氢酶 109U/L，其余正常；凝血功能，活化部分凝血酶原时间 43.2s，其余正常；肿瘤标志物无异常。

既往史：否认高血压、糖尿病病史，否认外伤手术史，既往无口腔及牙龈出血史，未服用抗血小板及抗凝药物。

初步诊断：右侧颈静脉孔区副神经节细胞瘤。

【术前检查】

1. 术前神经查体（图 62-1）
2. 术前头颈 CTA（图 62-2）

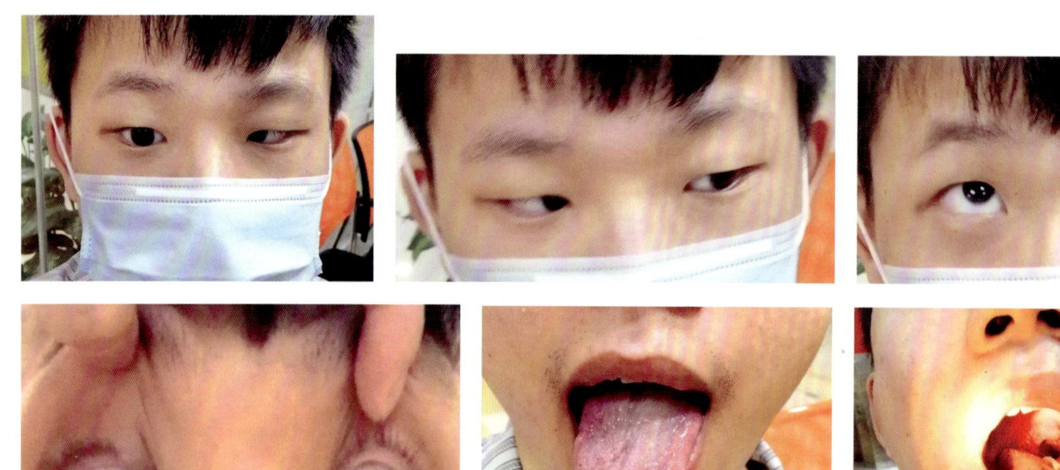
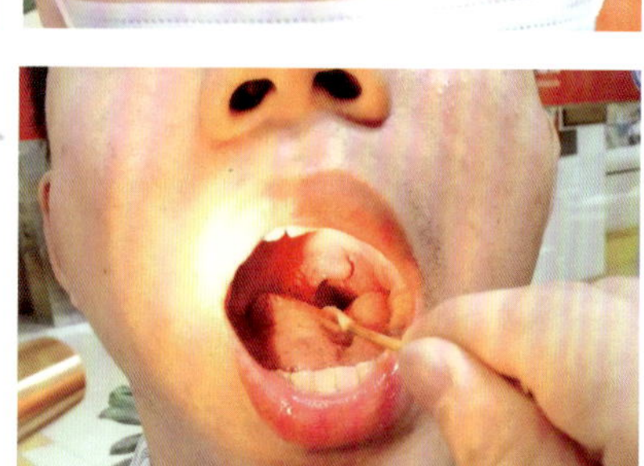
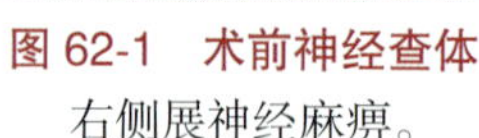

图 62-1 术前神经查体

右侧展神经麻痹。

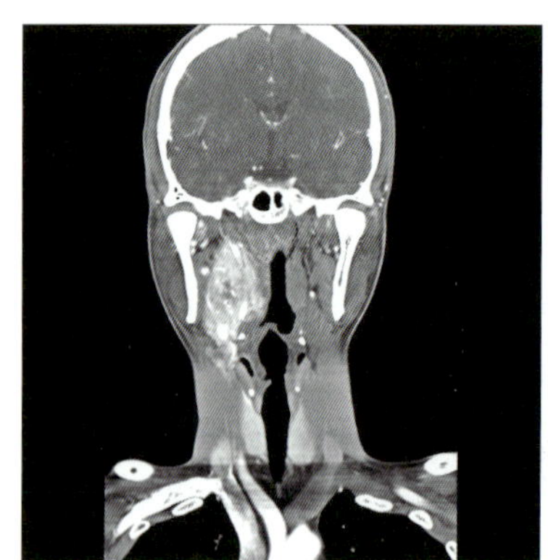
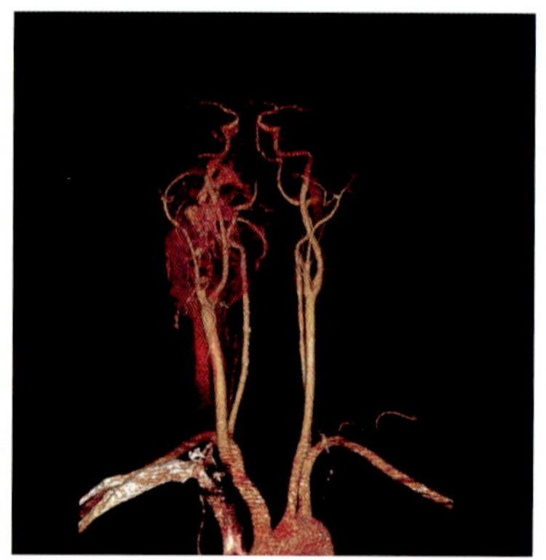
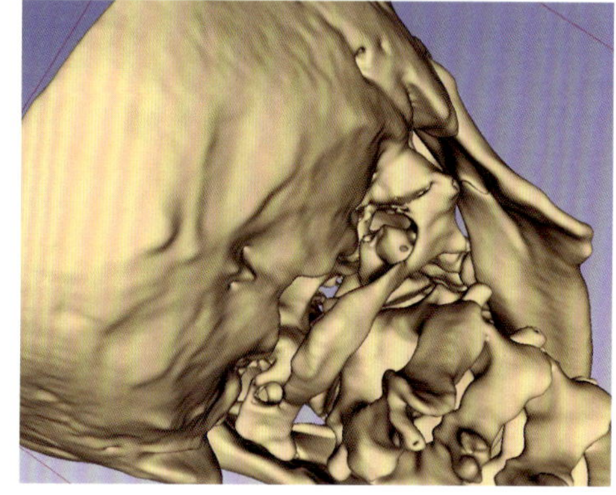

图 62-2 术前头颈 CTA

显示头颈交界富血运肿瘤包绕颈动脉，增生肥大的右侧寰枕关节以及扩大的舌下神经管。

3. 术前头颈 MRI（图 62-3）

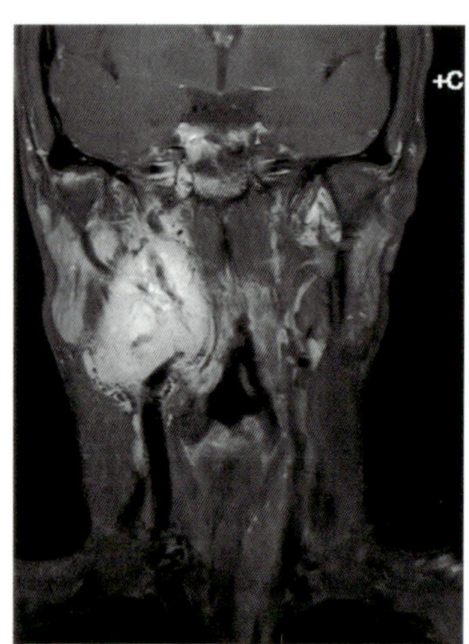

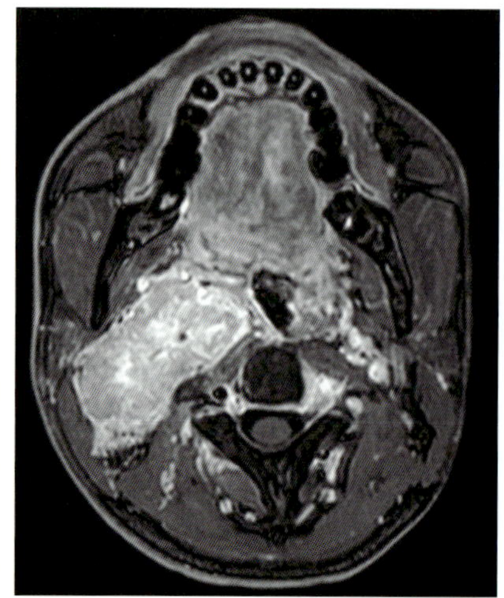
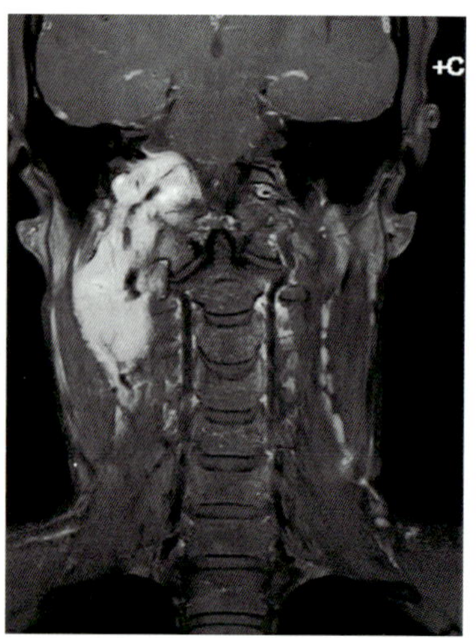

图 62-3 术前头颈增强磁共振

颈动脉被明显增强的肿物包绕，肿瘤向上经过颈静脉孔并侵及颅内，包裹椎动脉。

4. 术前全脑血管造影（图 62-4）

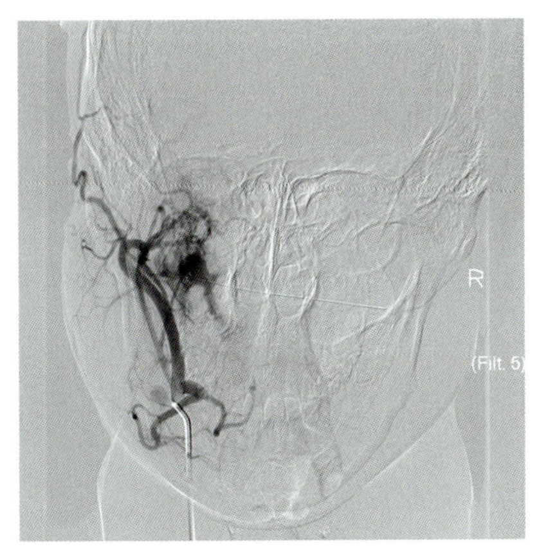

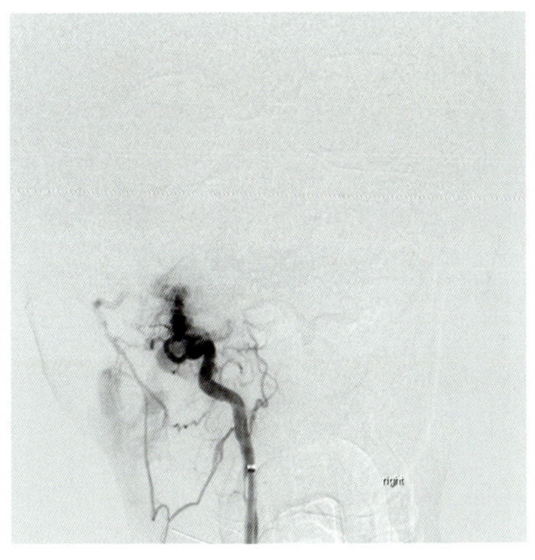
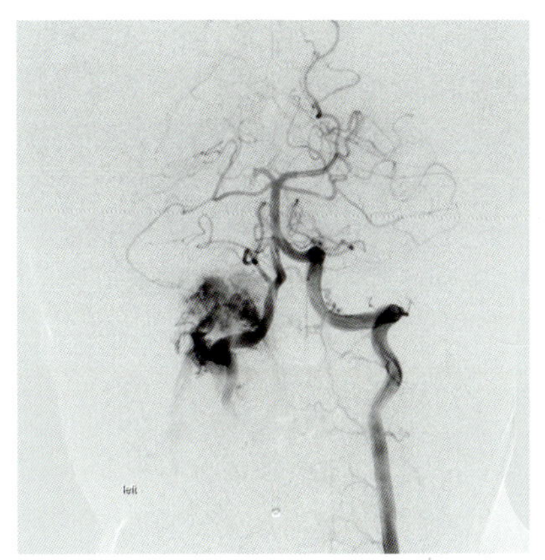

图 62-4　术前全脑血管造影

颈外动脉造影显示丰富血液供应，椎动脉造影显示右椎动脉仅供应肿瘤；左椎动脉逆行供应右椎动脉颅内段以及肿瘤。

【手术方案】

Fisch A 型颞下窝入路经髁扩展巨大颈静脉球瘤切除术

制定入路依据及策略：

1. 一期栓塞椎动脉及其供血动脉，同时右侧颈内动脉球囊闭塞试验，置入颈动脉支架，出院双抗 6 周（图 62-5）。

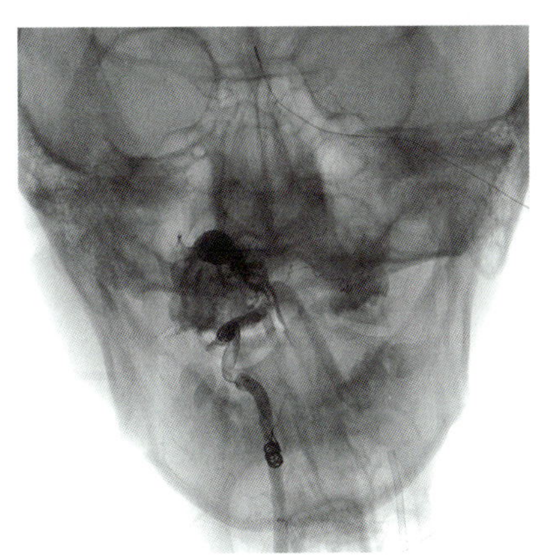
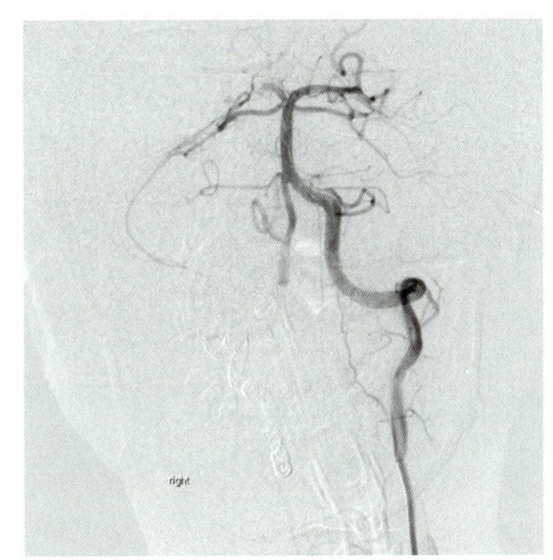
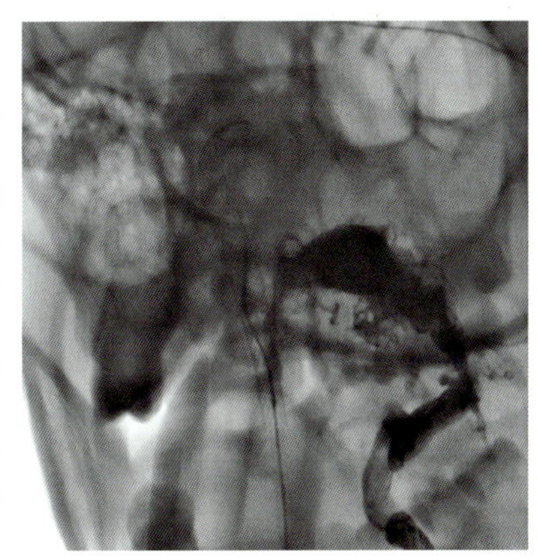

图 62-5　一期颈内动脉栓塞

栓塞左侧椎动脉及其对肿瘤的供血，右侧颈内动脉置入 Wallstent 支架一枚以保护。

2. 二期切除肿瘤。侧卧，Fisch A 型颞下窝入路经髁扩展及颈部扩展，广泛显露，保护颈动脉及肿瘤切除前去血供（图 62-6）。

3. 显露颈部肿瘤及乳突，电凝肿瘤表面的滋养血管以去血运，磨除乳突气房及面神经管，显露面神经迷路段。

4. 切除茎突，磨除面神经管下方的骨质，去除颈动脉入颅前后的骨质以完全显露包绕颈内动脉的肿瘤。

5. 切开颈内动脉外口周围的纤维组织，显露受压的颈内动脉入路段全程，及肿瘤组织。

6. 切除肿瘤的颈部部分，大部分动脉性来源血供已去除，虽仍有静脉性出血，可很容易地用明胶海绵或速即纱压迫止血。

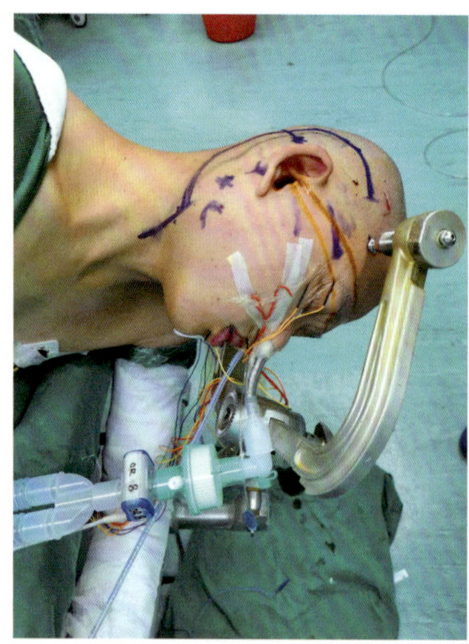

图 62-6 二期手术入路

Fisch A 型颞下窝入路经髁扩展及颈部扩展，广泛显露。

7. 切除肿瘤，保留颈静脉孔内侧壁，显露岩下窦的开口，止血纱填塞，肿瘤全切除后颅底重建。

【术前出血风险评估】

1. 患者头颈肿瘤富血运，包绕颈动脉，分离时易损伤出血。
2. 肿瘤向上经过颈静脉孔并侵及颅内，包裹椎动脉。

【手术视频】

病例 62 手术视频 Fisch A 型颞下窝入路经髁扩展巨大颈静脉球瘤切除术

【术后检查】

术后 CT 及 MRI（图 62-7）

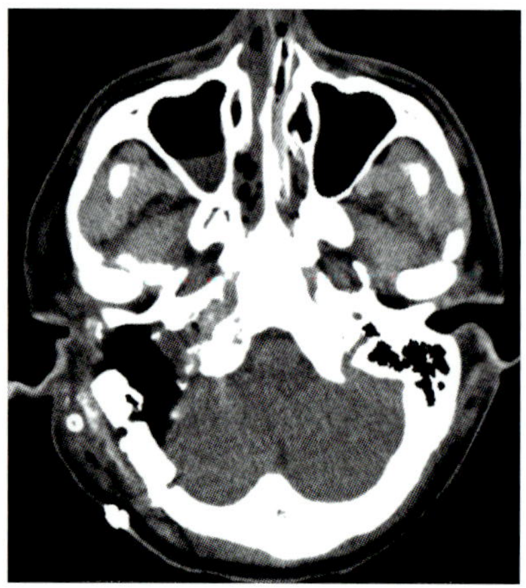

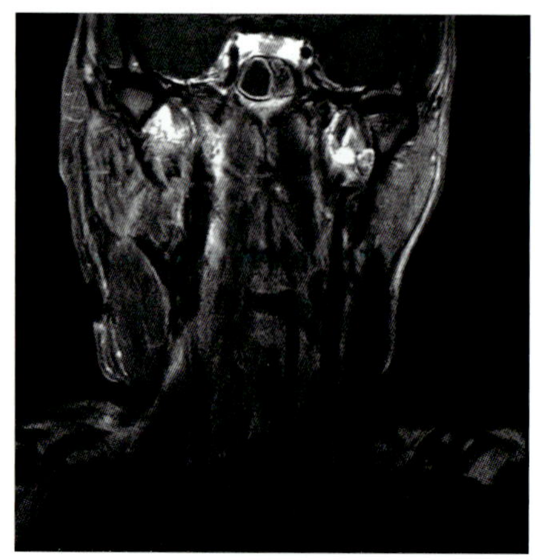

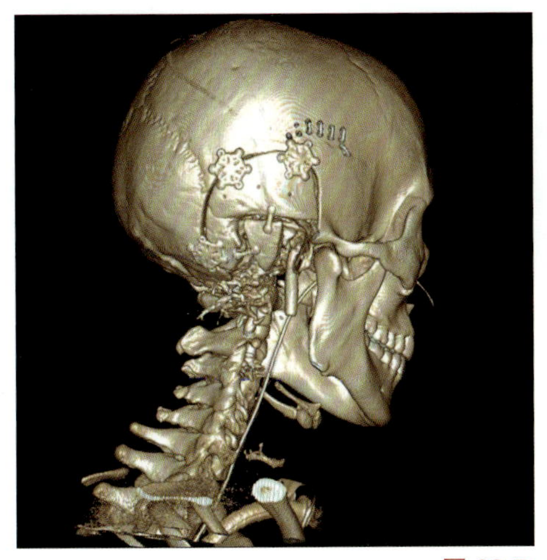

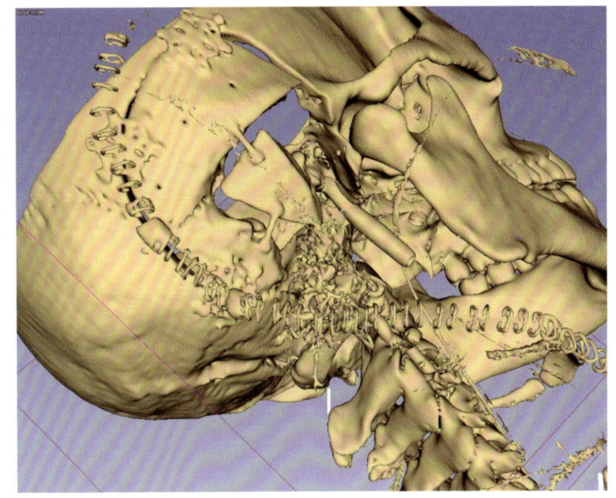

图 62-7 术后头颅 CT 及 MRI
肿瘤基本完全切除。

【术后患者恢复情况】

患者术后神志清楚，轻度面瘫，外展麻痹同术前，声嘶及吞咽障碍加重，1 个月后基本恢复（图 62-8）。

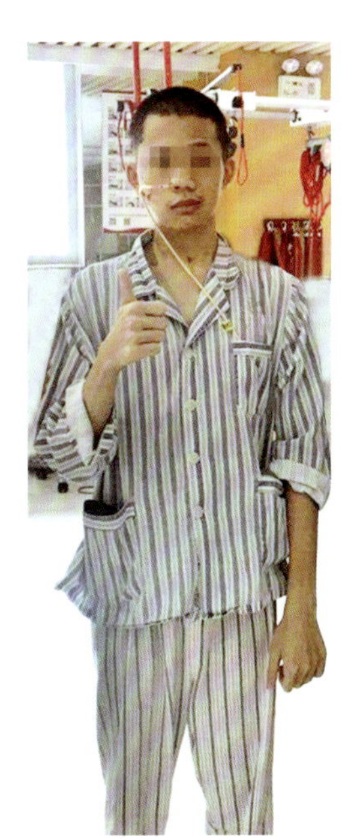

图 62-8 术后患者恢复情况

【止血心得】

1. 术前造影详细了解肿瘤的血供来源及引流静脉。
2. 介入栓塞手术不易于早期处理的血供来源（椎动脉），并通过颈内动脉置入支架完成对颈内动脉的保护（新生内膜使得分离外膜不致出血）。
3. 通过外耳道封闭、乳突切除、面神经移位、鼓骨磨除、茎突切除、枕骨髁磨除等方式移除屏障，完全显露肿瘤，同时在显露过程中逐步离断颈外动脉来源的血供，使肿瘤在切除前去血供。
4. 动脉血基本离断后才着手切断颈内静脉及乙状窦，需要离断的血管宜电凝或结扎后切断。若出血，动脉来源通过电凝或结扎止血，静脉来源用明胶海绵、速即纱或流体明胶压迫止血。

【专家点评】

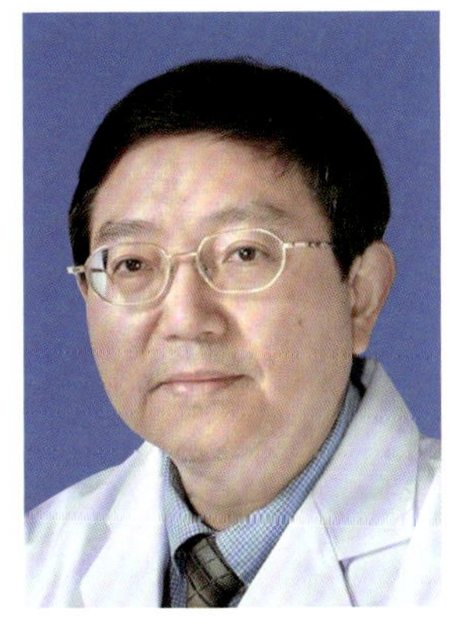

陈谦学 主任医师 湖北省人民医院

颈静脉球瘤（glomus jugulase tumor）是发生在颅底颈静脉孔及其附近的肿瘤，又称化学感受器瘤、非嗜铬性副交感神经节瘤。是颅内少见的良性肿瘤，女性多于男性，约占颅内良性肿瘤的 0.6%。由于肿瘤位置特殊、血供丰富、局部解剖复杂，常出现颅内外沟通，给手术切除肿瘤增加了难度，近年来，联合放射治疗和术前介入栓塞技术，肿瘤切除率有所提高，并发症下降。

本病例为右侧巨人颈静脉球瘤经过颈静脉孔侵及颅内，并包绕右侧椎动脉，Fisch 分级为 D 型。术前全脑血管造影显示肿瘤血供丰富，主要由右侧颈外动脉及右侧椎动脉供血，同时左侧椎动脉逆行供应右侧椎动脉颅内段及肿瘤。术者对本病例治疗做了周密的规划，分两期对该例右侧巨大颈静脉球瘤进行治疗。一期行肿瘤及右侧椎动脉栓塞，同时右侧颈内动脉置入支架以保护右侧颈内动脉；双抗治疗 6 周后，二期采用 Fisch A 型颞下窝入路经髁扩展及颈部扩展，进行肿瘤切除。术者对该病例的治疗策略规划合理，介入及手术操作娴熟，一期通过介入治疗有效地降低了肿瘤的血供，二期肿瘤手术切除过程中，入路选择合理，有效地暴露了肿瘤，止血技术娴熟，采用速即纱、明胶海绵或流体明胶有效减少了术中出血。患者术后恢复良好，展示了术者对该区域解剖的深刻理解及娴熟的介入和手术技巧。

病例 63

延髓占位性病变切除术

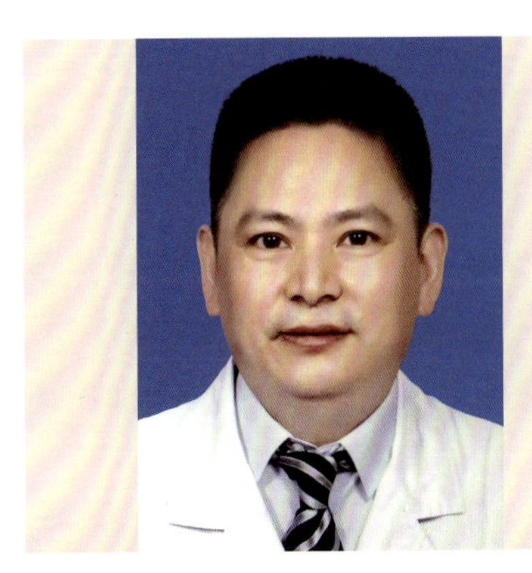

术者：屈洪涛，主任医师
南华大学附属第一医院

【病例简介】

患者，男，42 岁。

主诉：头晕、四肢乏力 15 天。

现病史：患者于 15 天前无明显诱因突发头晕、四肢乏力，无恶心呕吐，无肢体抽搐，无视力下降、视物模糊，于外院查头部 MRI 提示"第四脑室及延髓区占位"，转入我院治疗。

查体：神志清楚，四肢肌力 4 级，四肢肌张力正常，双侧巴宾斯基征阴性。龙贝格征（闭目难立征）可疑，指鼻试验、指指试验、跟 - 膝 - 胫试验不协调。

实验室检查：血常规，血红蛋白 120g/L，其余正常；肝肾功能，总蛋白 63.8g/L、白蛋白 32.0g/L、乳酸脱氢酶 109U/L，其余正常；凝血功能，活化部分凝血酶原时间 43.2s，其余正常；肿瘤标志物无异常。

既往史：既往体健，无高血压、糖尿病病史，否认外伤手术史，既往无口腔及牙龈出血史，未服用抗血小板及抗凝药物。

初步诊断：延髓占位。

【术前检查】

1. 术前头颅 CT（图 63-1）

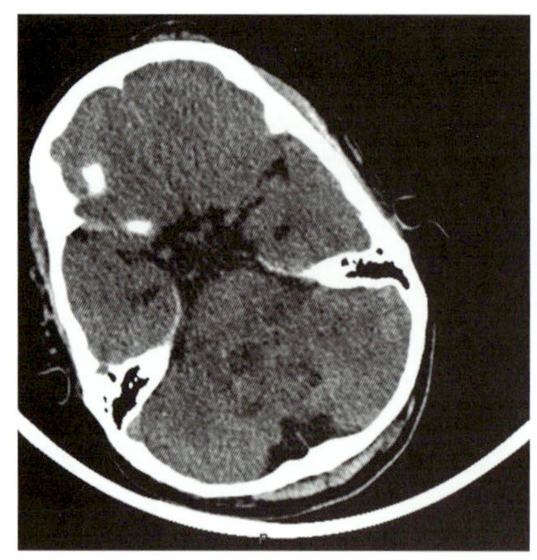
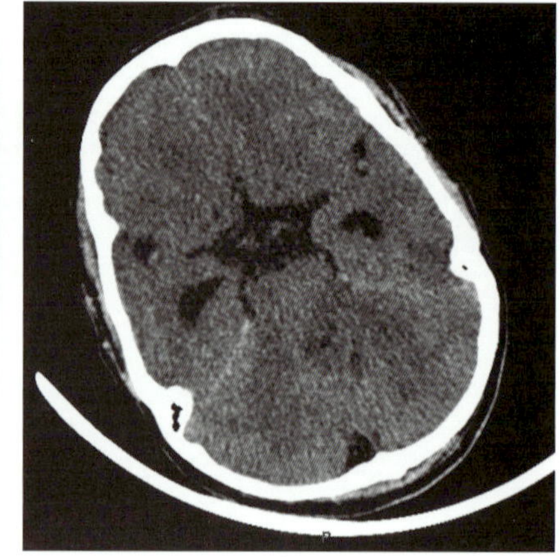

图 63-1 术前头颅 CT

示肿瘤充满第四脑室，压迫脑干移位，幕上脑室扩张。

2. 术前头颅 MRI（图 63-2）

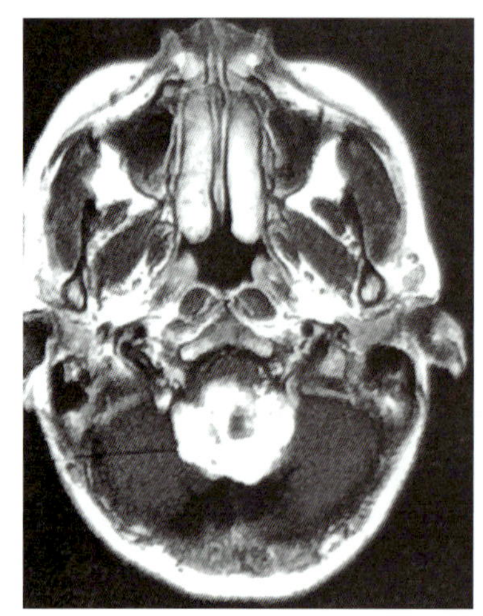
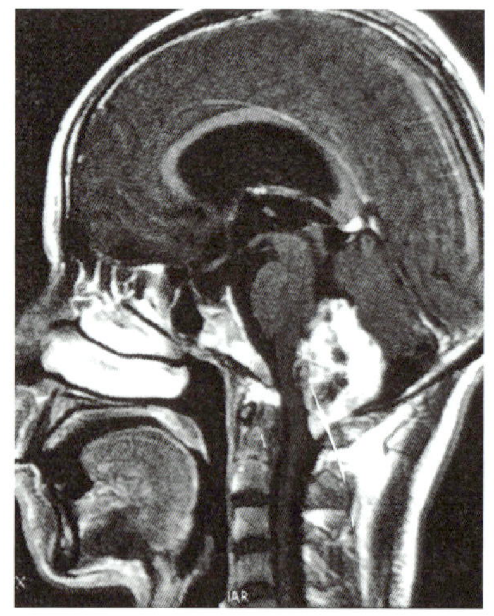
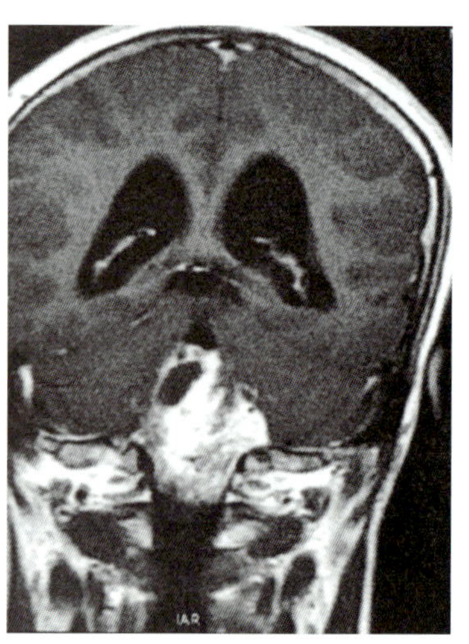

图 63-2 术前头颅 MRI

肿瘤长满整个第四脑室并挤压延髓，脑干、小脑、颈髓被肿瘤推挤移位，肿瘤强化明显，血运丰富。

【手术方案】

延髓占位性病变切除术

制定入路依据及策略：

1. 患者肿瘤位于后颅窝中线位置，拟全麻下取俯卧位行后正中入路开颅延髓占位性病变切除术（图 63-3）。

2. 开颅过程中注意保护横窦等静脉窦，防止静脉窦破裂大出血。

3. 充分暴露术野，肿瘤毗邻重要的神经血管，注意保护神经血管是手术成功的关键。

4. 术中注意分离肿瘤边界，阻断肿瘤血供，减少肿瘤出血，行肿瘤分块切除减压，最后将肿瘤附着延髓部分切除完成肿瘤全切。

5. 术中注意保护延髓，尽量减少对延髓的牵拉刺激，防止心跳骤停。

6. 术后严密缝合硬脑膜，回纳骨瓣，严密缝合肌肉及皮层。

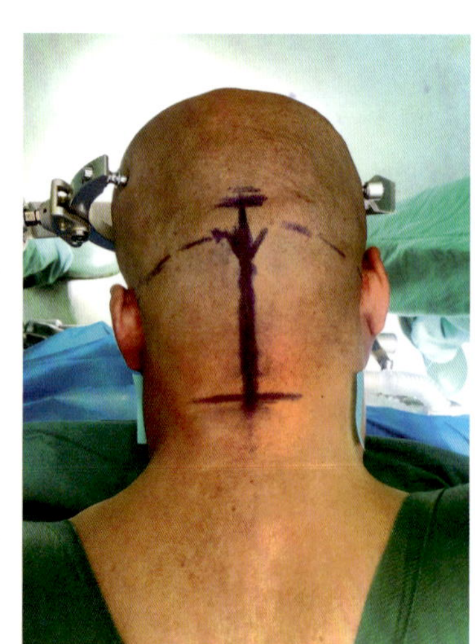

图 63-3 术前手术规划

开颅切口及入路设计：颈 3 棘突至枕外隆凸。

【术前出血风险评估】

1. 肿瘤巨大，位于颅底，与小脑后下动脉、小脑上动脉关系密切。
2. 肿瘤增强强化明显，血供丰富。

【手术视频】

病例 63 手术视频　延髓占位性病变切除术

【术后检查】

1. 术后头颅 CT（图 63-4）

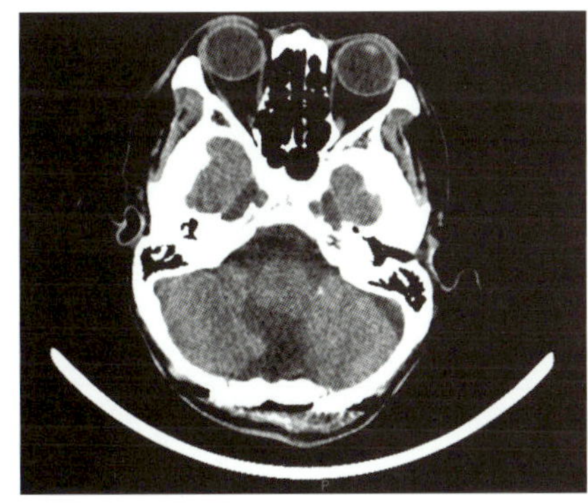
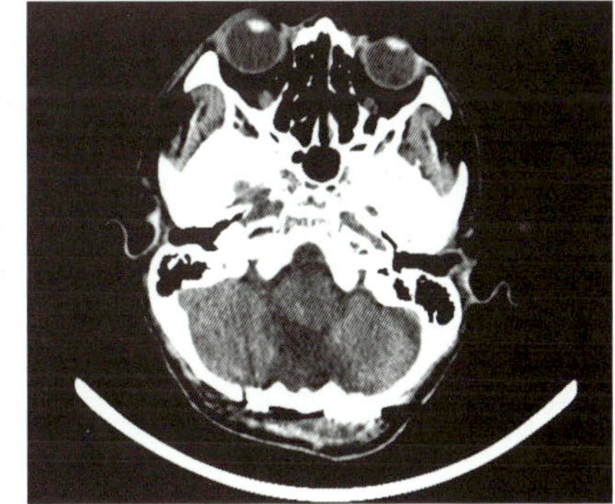

图 63-4　术后头颅 CT

肿瘤全切，第四脑室呈现，脑干回位，术野干净无出血。

2. 术后头颅 MRI（图 63-5）

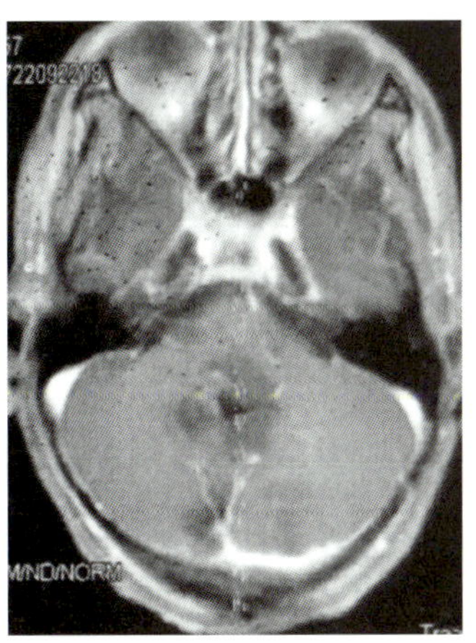
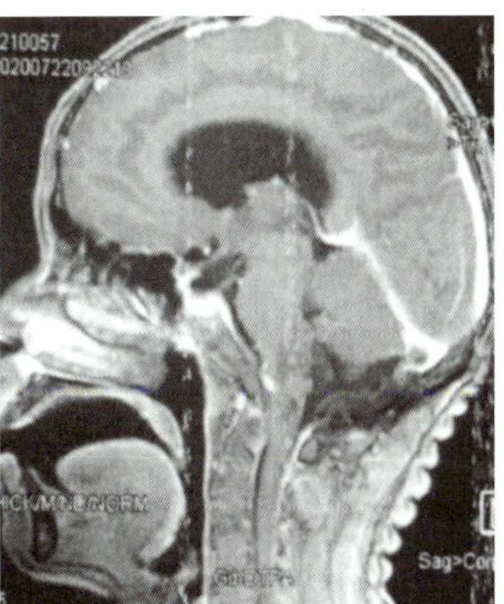
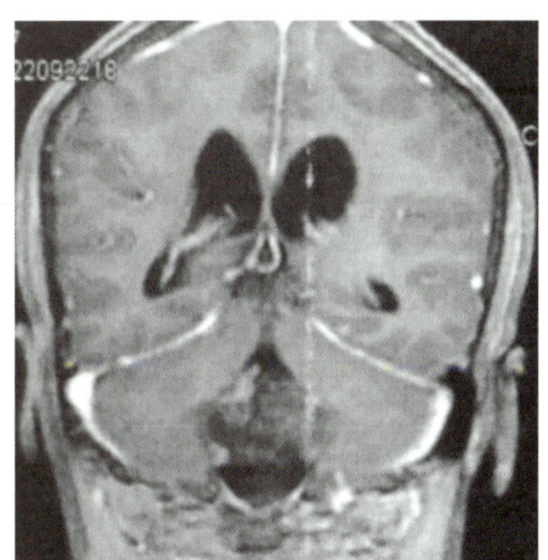

图 63-5　术后头颅 MRI

肿瘤全切，第四脑室呈现，脑干回位，术野干净无出血。

3. 术后病理（图 63-6）

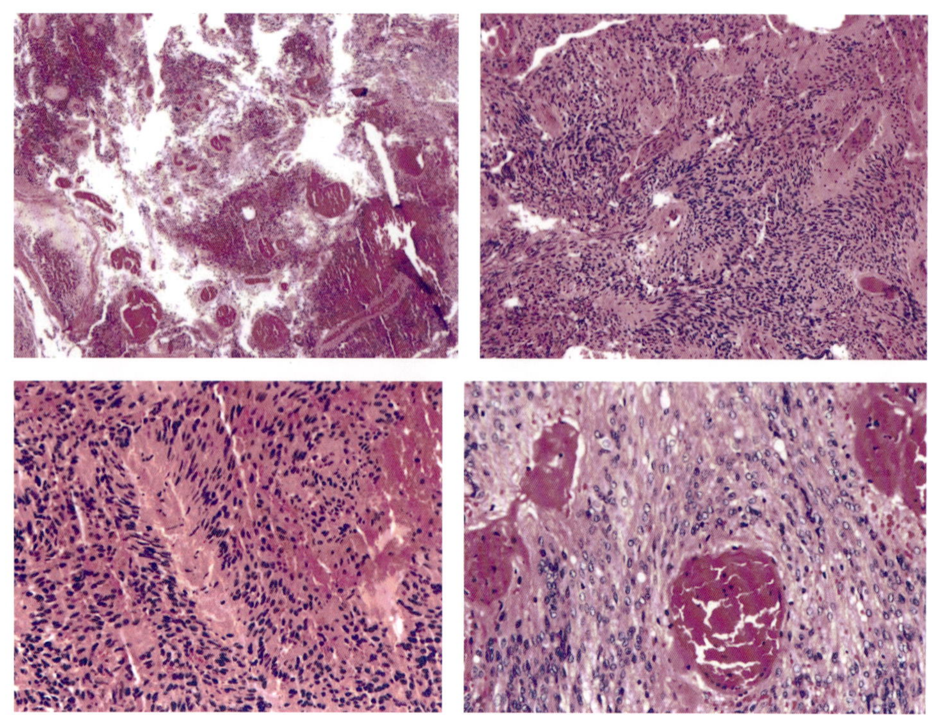

图 63-6 病理组织切片提示室管膜瘤

【术后患者恢复情况】

患者神志清楚，言语流利，面部表情、肢体活动正常，无发热、头痛头晕等不适，生活正常（图 63-7）。

【止血心得】

切除肿瘤等病变时，尽量先分离肿瘤边界，减少肿瘤血供。

1. 术中小动脉出血，可根据情况处理，可予以电凝烧灼，重要血管可予明胶海绵粒或止血纱压住破口后再予以生物蛋白胶固定，尽量缝合固定压迫的材料。

2. 大动脉出血可予止血纱覆盖，取筋膜包裹破口后以生物蛋白胶粘合固定，无法缝合固定时取动脉瘤夹固定筋膜。若颈内动脉损伤，阻断后予止血纱覆盖破口，并取筋膜包裹，生物蛋白胶粘合，同时用动脉瘤夹固定筋膜。若无法达到止血目的，需行介入血管内封堵。

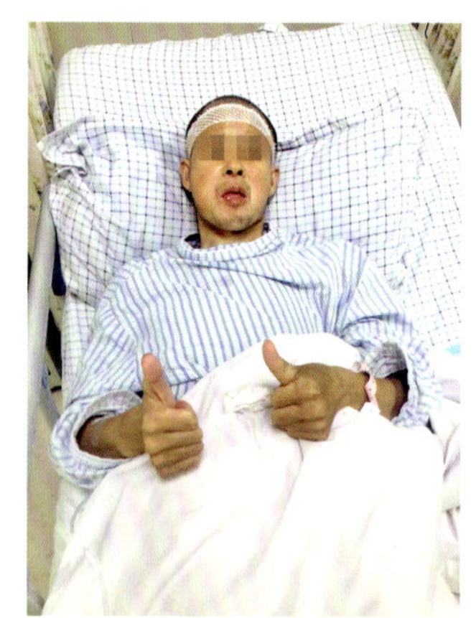

图 63-7 术后恢复情况

3. 静脉出血大多情况下予止血纱结合明胶海绵压迫止血，静脉窦撕裂出血压迫后仍出血可予以缝合止血；瘤床渗血时可先行电凝止血，并予流体明胶或止血纱覆盖创面止血。

4. 术者要熟练使用电凝止血，同时配合使用吸引器压迫止血，根据不同情况使用不同止血材料及止血方法。

【专家点评】

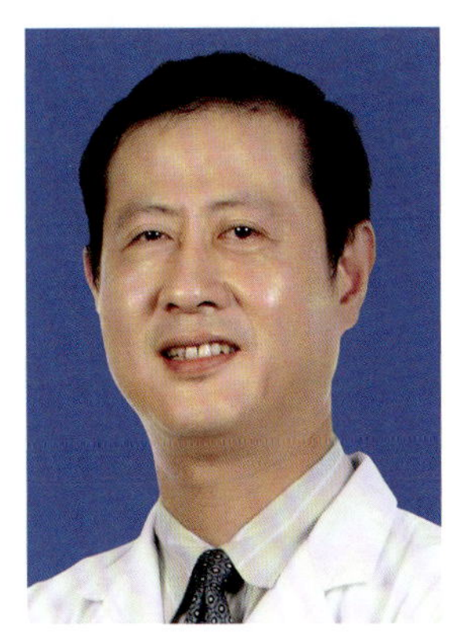

柯以铨 主任医师 南方医科大学珠江医院

后颅窝第四脑室肿瘤的手术目的包括：

1. 明确病变性质，为后续治疗提供依据。
2. 切除病变，解除占位压迫。
3. 畅通脑脊液循环通路，改善临床症状。

该病例为中年男性患者，存在肢体肌力下降（4 级）、共济运动障碍等临床表现，术前影像资料显示第四脑室内占位大，并有幕上脑室系统扩大。手术指征明确，术前分析透彻、准备充分；选择后正中入路充分显露肿瘤直视下手术，并注意到术中可能出现的问题及采取相应的处置措施，手术方案正确。

术者有较丰富的临床经验及娴熟的手术技巧，术中严格沿肿瘤边界分离，断血供、去基底，相应术区解剖清楚、术野清晰；术中采用电凝、止血材料压迫、缝扎加固等措施彻底止血，手术操作轻柔、动作规范熟练，达到了彻底切除肿瘤、畅通第四脑室脑脊液循环通路的手术目标。明确的手术指征、严谨的术前准备、熟悉的术区解剖和规范的手术操作，取得了良好的治疗效果，术者止血心得总结到位，值得学习借鉴。

病例 64

左侧枕下乙状窦后桥小脑角联合左额颞翼点入路巨大岩斜脑膜瘤一期切除术

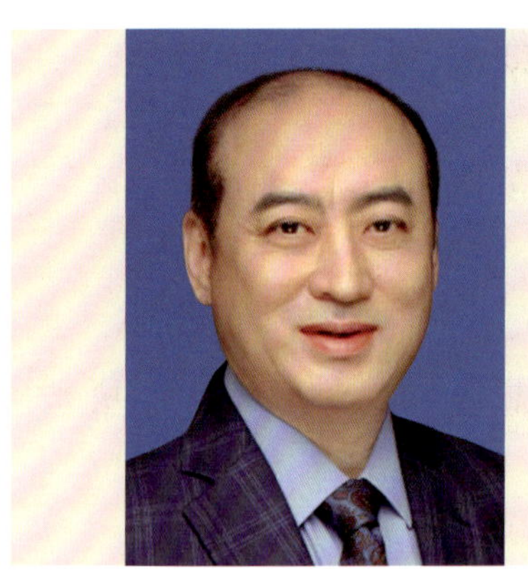

术者：张世忠，主任医师
南方医科大学珠江医院

【病例简介】

患者，女，51 岁。

主诉：头晕、头痛 1 月余。

现病史：患者于 1 个月前无明显诱因突发头晕、头痛，无恶心呕吐，无肢体无力、肢体抽搐，无视力下降、视物模糊，于香港养和医院就诊，行头颅 MRI 检查提示 “病变位于左侧中上斜坡后、岩骨内侧、鞍旁及鞍上巨大脑膜瘤”。外院医师告知肿瘤巨大，手术风险极高，建议转诊治疗。

查体：病理征阴性。

实验室检查：血常规正常；肝肾功能：丙氨酸氨基转移酶 59U/L，其余正常；凝血功能：凝血酶原时间 15.9s，其余正常；肿瘤标志物无异常。

既往史：既往有长期月经周期紊乱，经期过长，经量过多。无高血压病，否认外伤手术史，既往无口腔及牙龈出血史，未服用抗血小板及抗凝药物。

入院诊断：颅内占位性病变（岩斜区、海绵窦、中后颅窝、额颞叶，左侧）脑膜瘤。

【术前检查】

1. 术前头颅 CT（图 64-1）
2. 术前头颅 MRI（图 64-2~ 图 64-4）

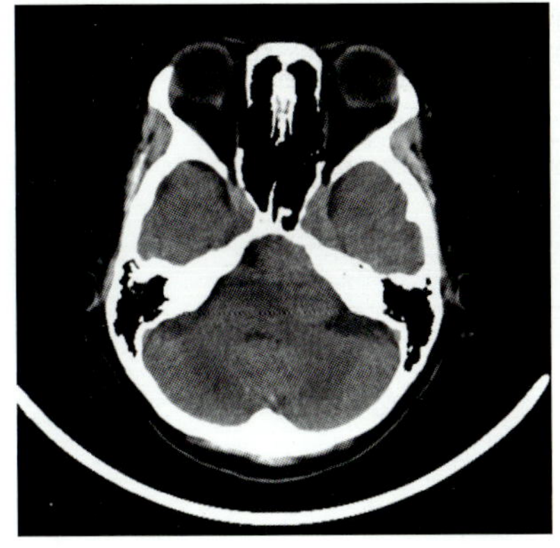
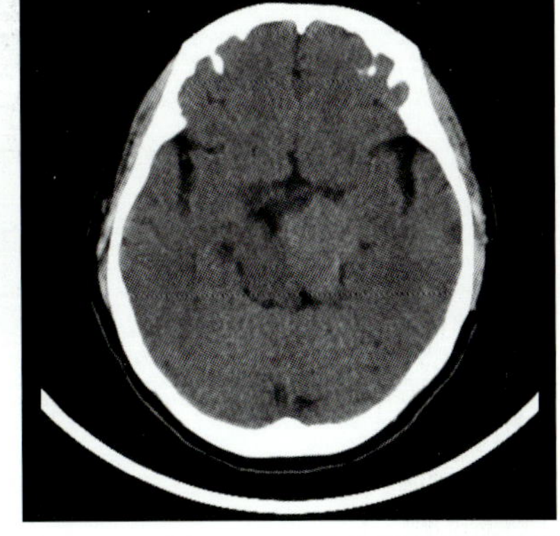
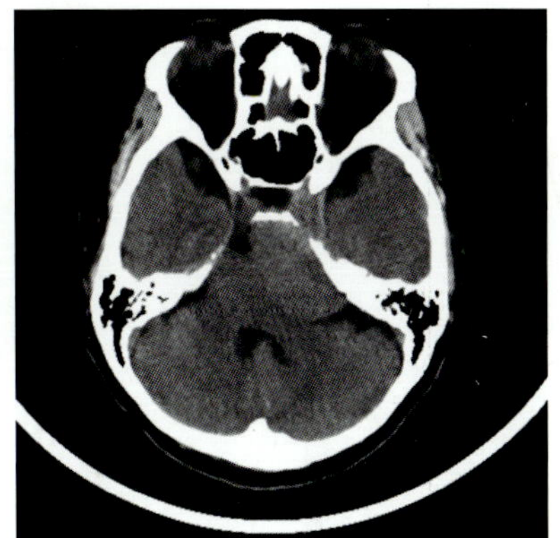

图 64-1　头颅 CT 示肿瘤压迫脑干移位

肿瘤侵犯鞍旁及海绵窦，岩骨破坏。

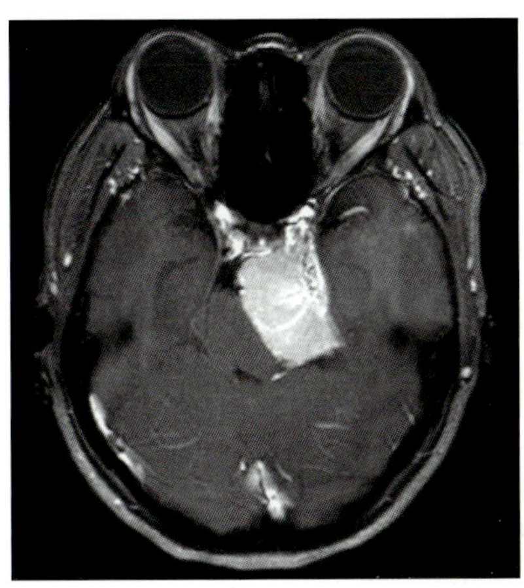
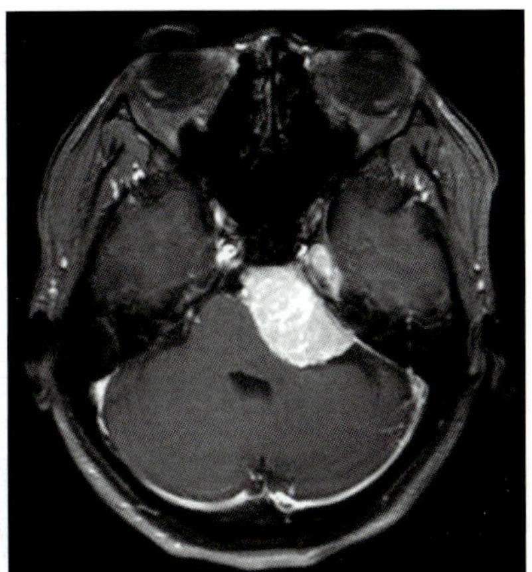
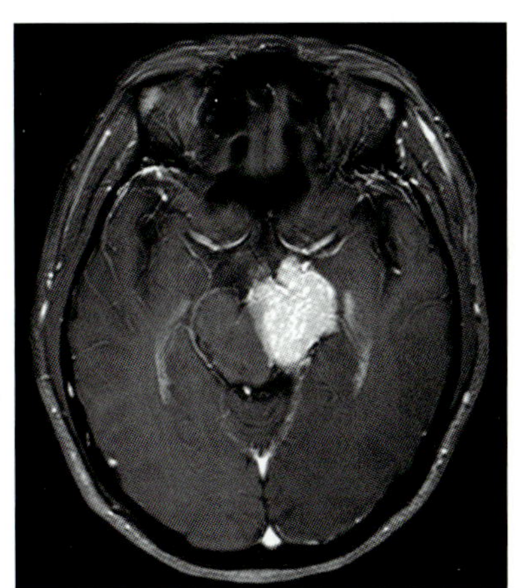

图 64-2　术前头颅 MRI 轴位

肿瘤挤压脑干及基底动脉，肿瘤侵犯岩骨，海绵窦外侧壁及颈内动脉。

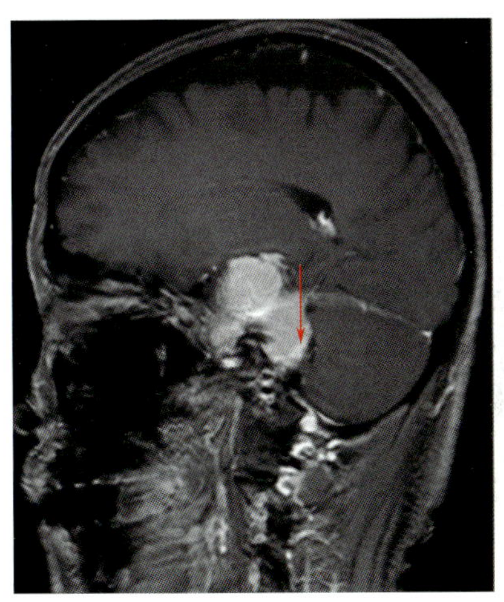
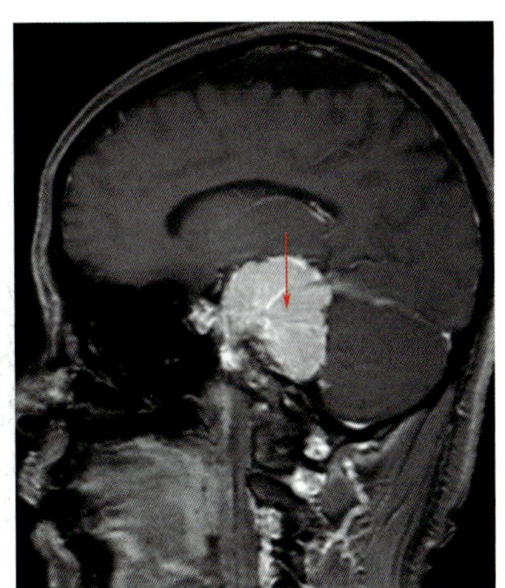
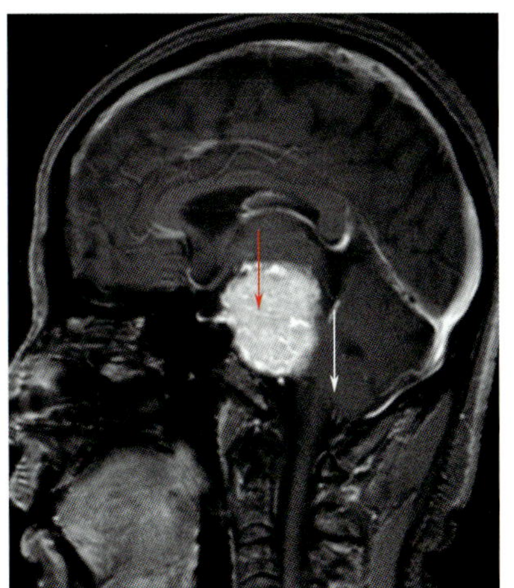

图 64-3　术前头颅 MRI 矢状位

下丘脑，第三脑室底、脑干被肿瘤推挤移位（白色箭头示脑干，红色箭头示肿瘤）。

【手术方案】

左侧枕下乙状窦后桥小脑角联合左额颞翼点入路巨大岩斜脑膜瘤一期切除术

指定入路依据及策略（图 64-5）：

1. 肿瘤前方达额颞叶，推移颈内动脉和动眼神经间隙，侧方侵犯海绵窦及中颅窝，下极达颈静脉孔上方。

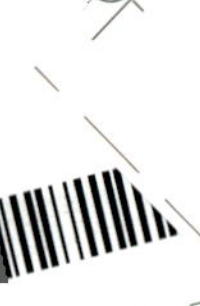

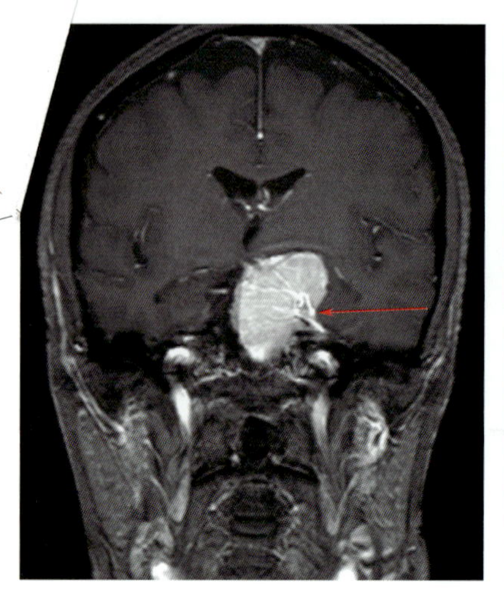
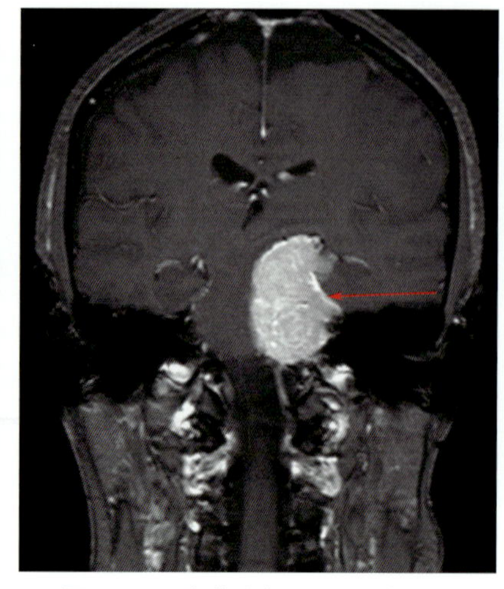
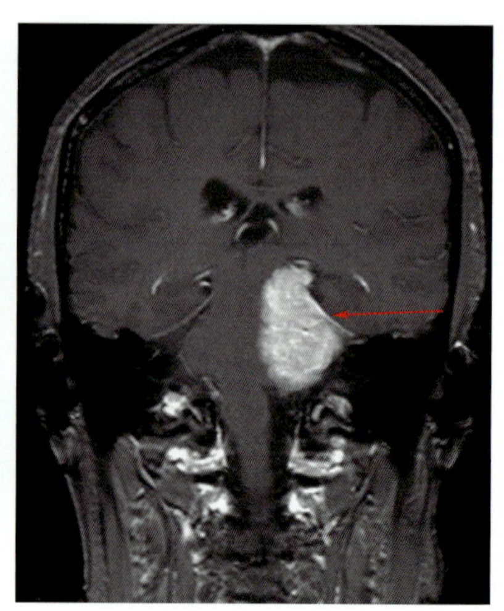

图 64-4　术前头颅 MRI 冠状位

肿瘤跨小脑幕上下生长（红色箭头示小脑）幕。

2. 术前 MRI-T_2 像显示肿瘤内部有血管流空影及低信号，提示肿瘤质地硬韧，富血供。

3. 肿瘤沿斜坡、岩骨及小脑幕蔓延，跨中后颅窝幕上下广泛生长。

4. 颞下入路难以切除内听道下部肿瘤，而乙状窦前入路因创伤大，磨除岩骨影响听力，术后易发生脑脊液漏等并发症，单一入路切除受限。

5. 本团队既往有多例枕下乙状窦后桥小脑角（cerebral pontine angle，CPA）入路联合翼点入路一期手术治疗复杂岩斜区肿瘤手术经验。

6. 第一步选择经典 CPA 入路切除幕下脑干旁及内听道区域肿瘤，同时保护好脑干、后组脑神经，面、听神经，三叉神经及基底动脉分支等结构，避免幕上肿瘤切除时对脑干的牵拉损伤。

7. 第二步翼点入路解剖侧裂，释放脑脊液，脑组织 0 牵拉，利于切除突入到额颞叶的肿瘤，且早期识别动眼神经，滑车神经，颈内动脉等关键结构。

8. 结合侧方，从颞下切除海绵窦旁及中颅窝肿瘤，确认滑车神经，大脑后动脉，无视野死角，全切肿瘤。

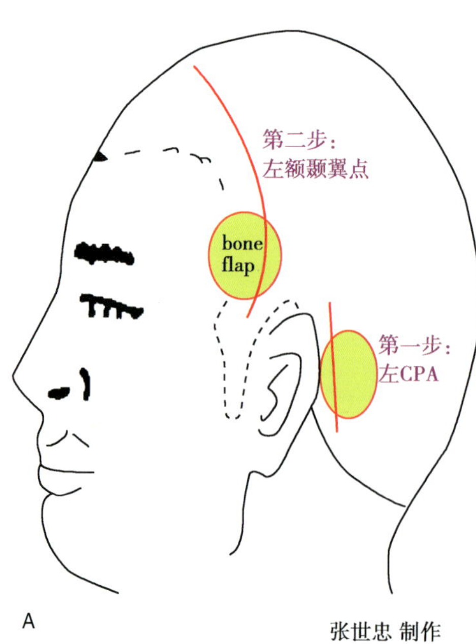

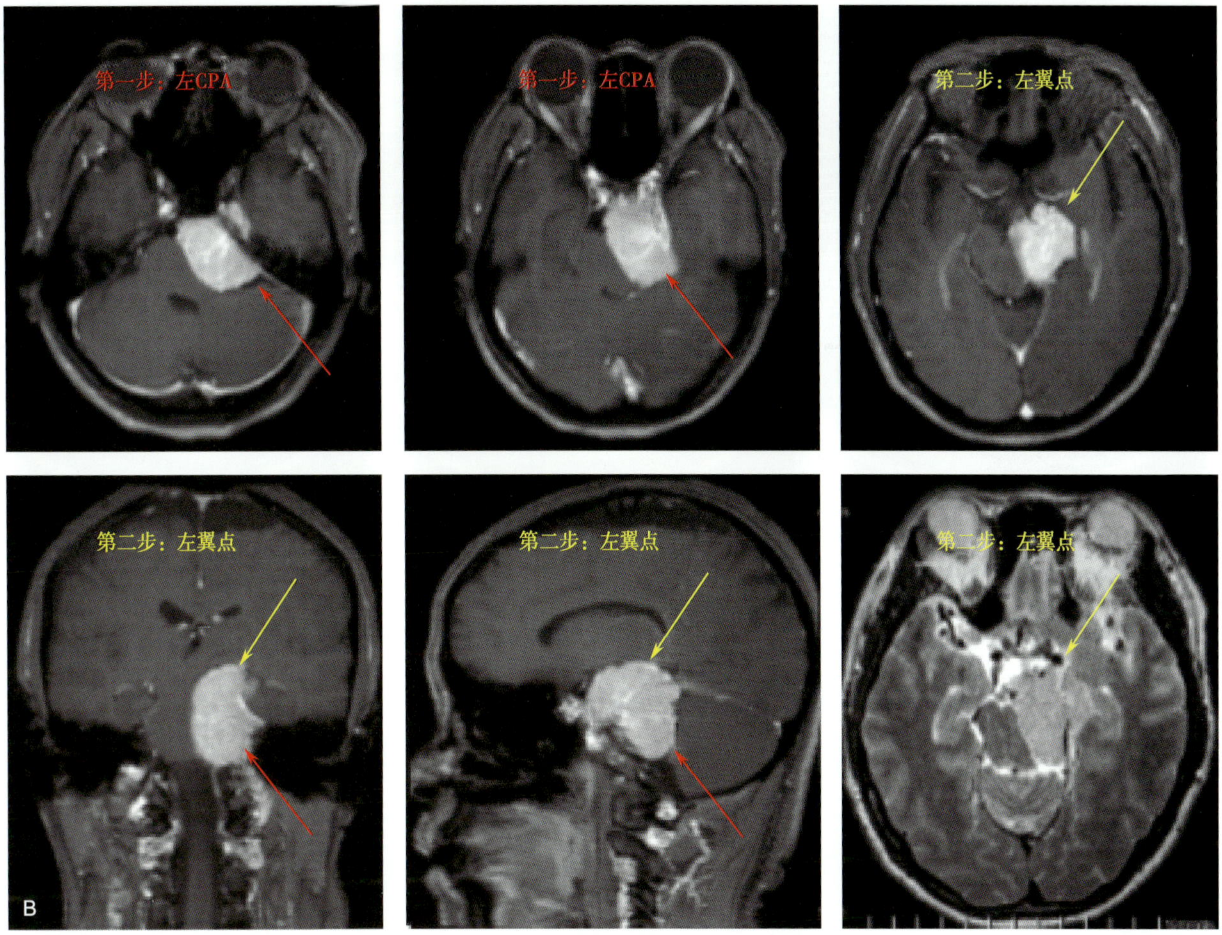

图 64-5　术前手术规划，开颅切口及入路设计

A. 左 CPA+ 左翼点联合入路切除幕上下巨大岩斜区脑膜瘤手术切口示意图；

B. 黄色箭头示左侧翼点入路，红色箭头示左侧枕下乙状窦后入路。

【术前出血风险评估】

1. 肿瘤巨大，位于颅底，与椎基底动脉及颈内动脉关系密切。
2. 肿瘤增强强化明显，血供丰富。

【手术视频】

病例 64 手术视频　左侧枕下乙状窦后桥小脑角联合左额颞翼点入路巨大岩斜脑膜瘤一期切除术

【术后检查】

1. 术后头颅 CT（图 64-6）

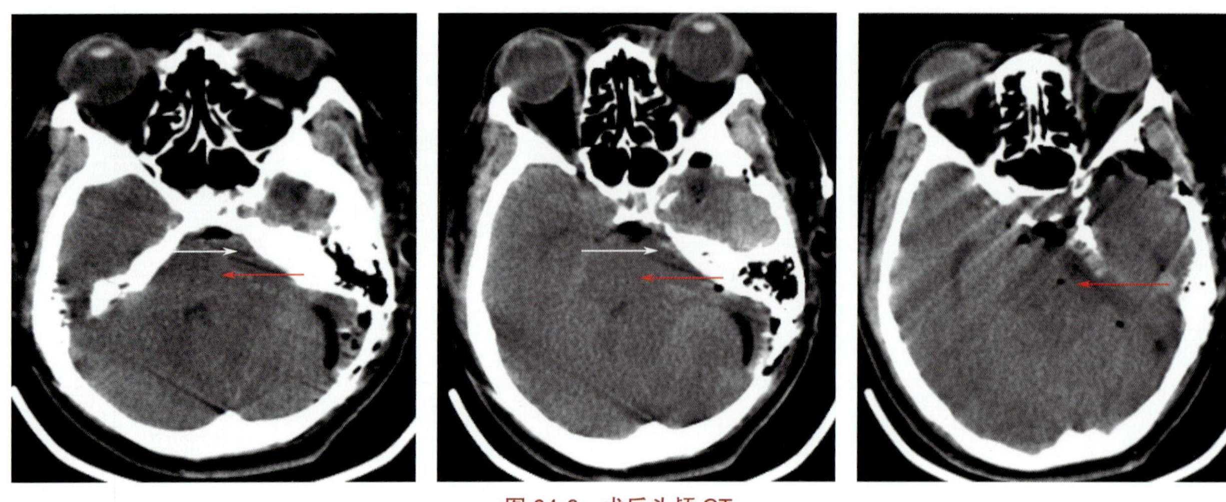

图 64-6　术后头颅 CT

肿瘤全切，脑干回位，术野干净无出血（白色箭头示肿瘤切除完整，红色箭头示脑干复位）。

2. 术后头颅 MRI（图 64-7）
3. 术后病理（图 64-8）

【术后患者恢复情况】

患者神志清楚、言语流利、肢体活动正常，无发热、头痛头晕等不适，生活正常（图 64-9）。

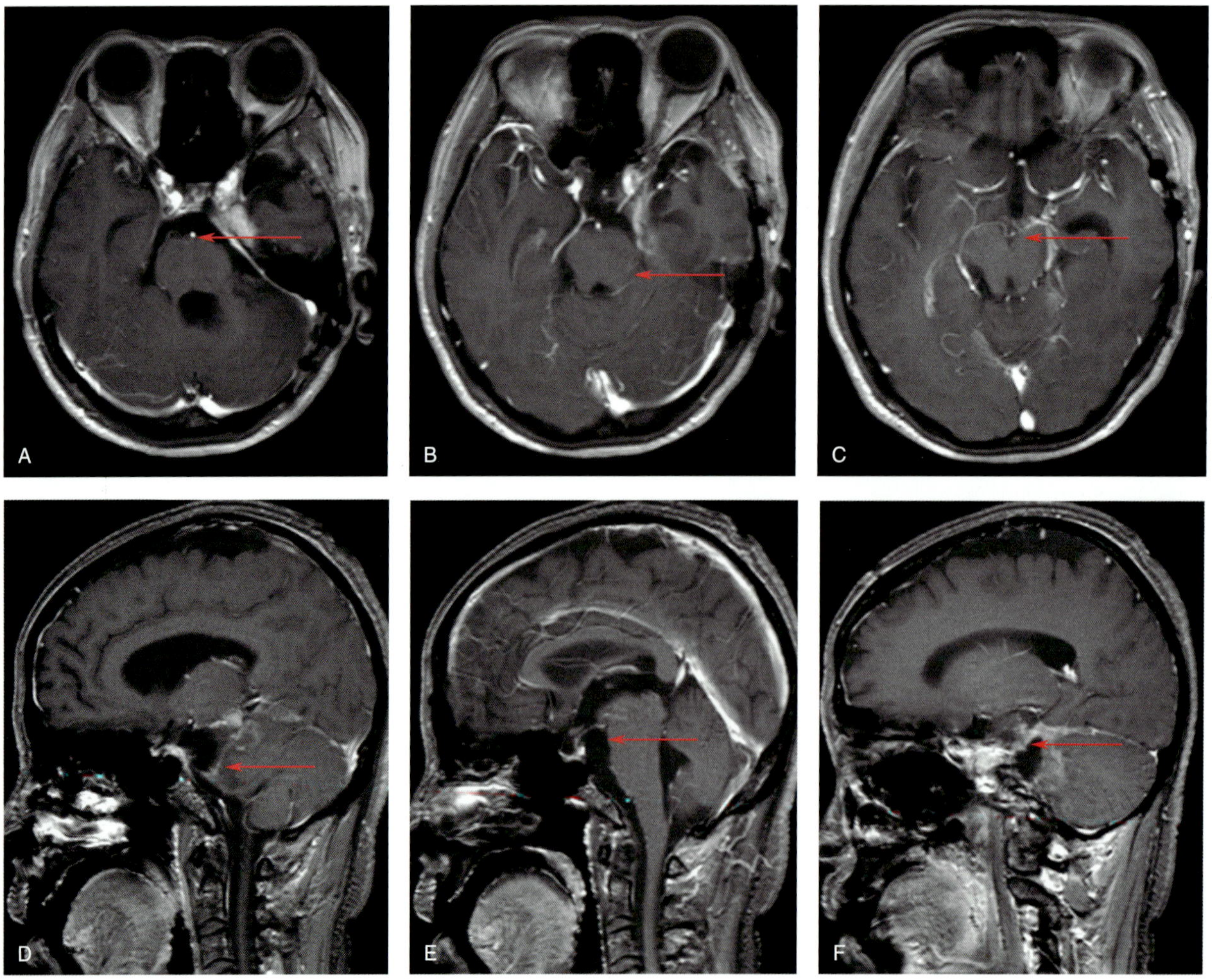

A
B
C
D
E
F

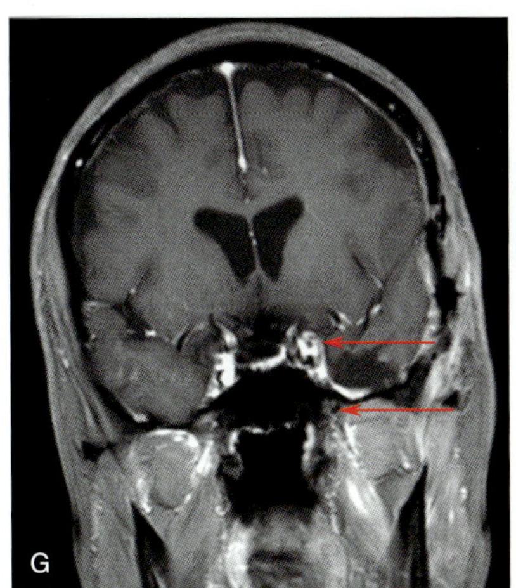

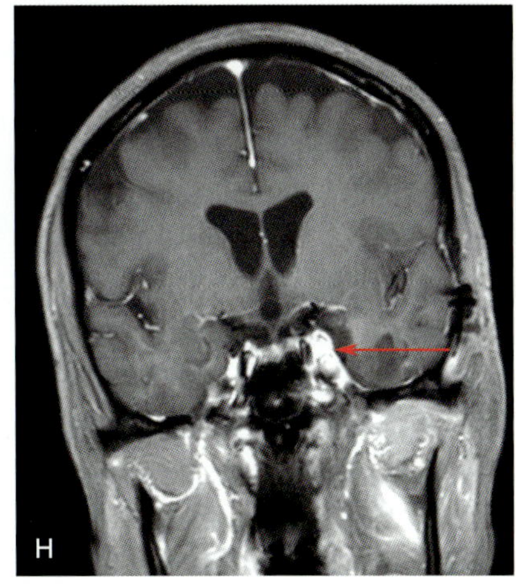

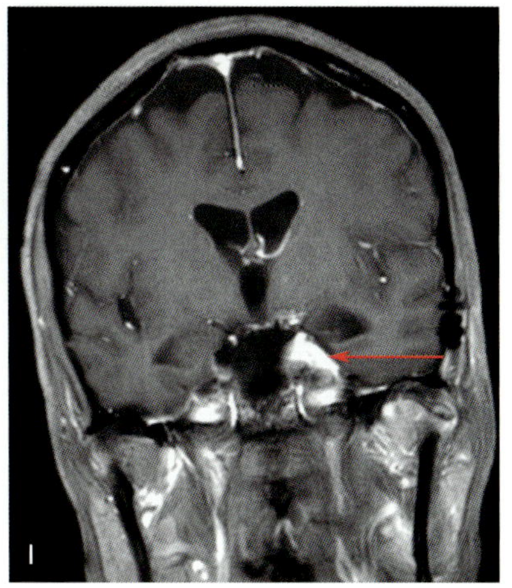

图 64-7 术后头颅 MRI

A~F：肿瘤全切，脑干及基底动脉回位，术野干净无出血；G~I：幕上下、海绵窦肿瘤全切、小脑幕强化影。

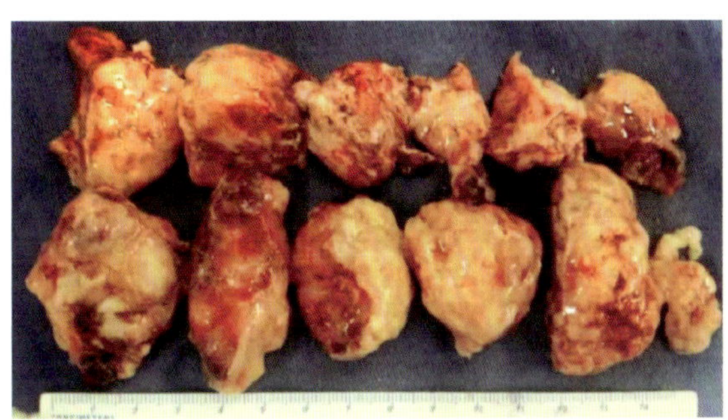
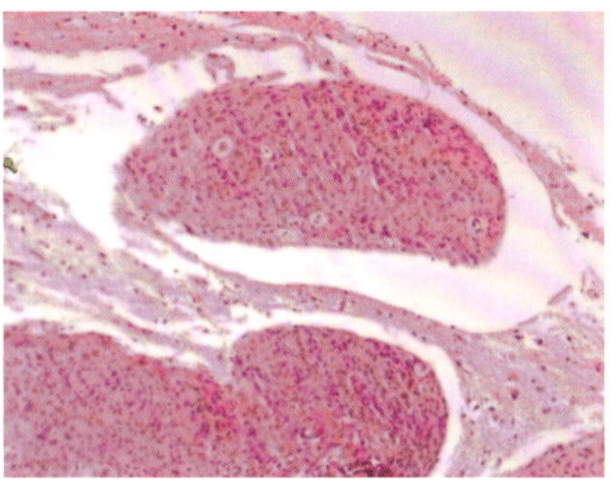

图 64-8 术后肿瘤组织及病理切片提示混合型脑膜瘤

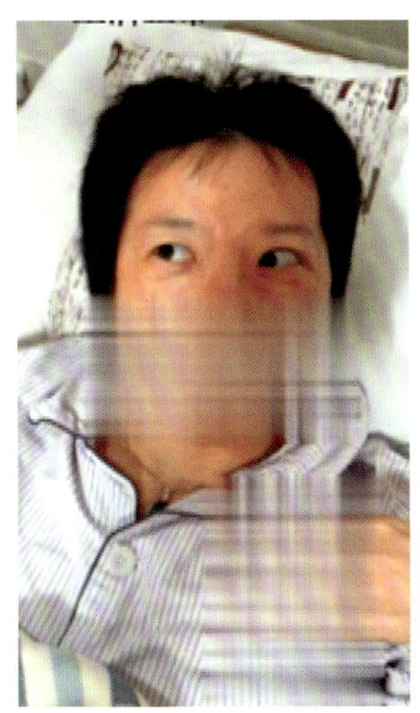
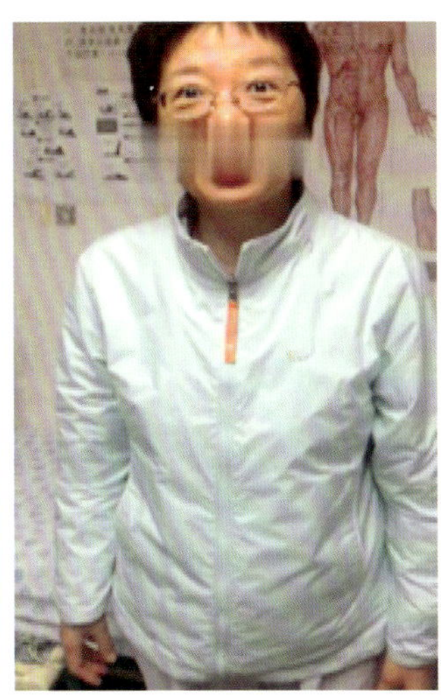
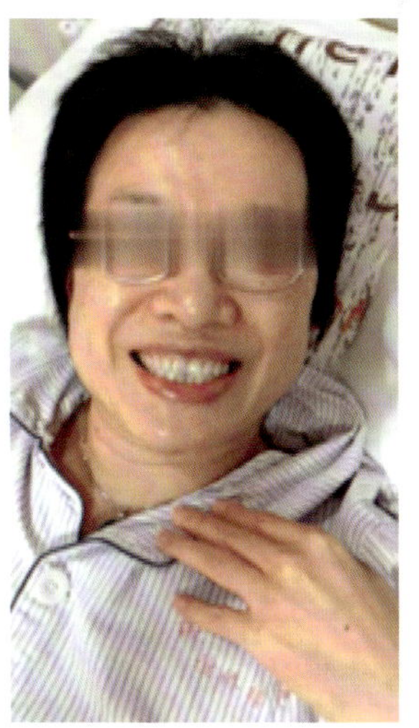

图 64-9 术后恢复情况

患者言语、面部表情、肢体活动等正常。

【止血心得】

（一）止血的重中之重——正确理解肿瘤血供，毗邻脑组织，神经及血管走行与结构特点

1. 准确理解肿瘤起源，生发中心，早期断基底血供，减少肿瘤分离时出血。
2. 术前仔细读片，术中根据血管走行，直视下判断肿瘤血供与伴行血管的关系，采取锐性分离为主。

3. 直接供应肿瘤的动脉血管，可采取直接电凝法或阻断血流后电凝和移行递增电凝法来彻底止血，血管断端可适度留长些，防止血管凝结处脱落。

4. 颅底硬膜窦出血，视情使用明胶海绵条、卷、块等填塞，压迫等辅助止血，并采取不同功率大小电凝边烧灼硬膜窦，边分离肿瘤的硬膜附着点。

5. 细小血管出血后发生退缩，用吸引器配合将血管吸出来，用功率恰当的双极电凝止血。

6. 与脑干粘连面活动性出血，采用尖头双极小功率电凝，静脉血用海绵棉条及速即纱压迫即可。

（二）止血的左膀右臂——双极与吸引器巧妙搭配

1. 止血时双极尖端间断滴水降温可降低热传导损伤，双极电凝方向与血管走行可垂直或平行或反向夹持血管。

2. 止血时选择型号适中，与出血类型匹配的双极和吸引器。

3. 双极与吸引器要配合使用，必须要用吸引器吸净看清出血位置。

4. 止血时，可用双极先夹持血管，判断是否为出血点，再踩双极踏板电凝止血，同时滴水防粘连，避免双极尖和血管粘在一起。

5. 切记双极止血不能着急，要判断出血来源。动脉出血要彻底止血，静脉血特别是静脉丛的出血，宜采用明胶海绵压迫止血。

（三）止血助推器——合理规范使用止血材料

1. 止血材料在术中止血中多用于临时压迫，有时用于大动脉或大静脉破口止血。选与破口相近的止血材料压紧成球状，堵塞血管破口，同时双极电凝中低功率烧灼。

2. 在肿瘤创面较大，有广泛渗血时，应用流体明胶有意想不到的止血效果；但切记，流体明胶使用后，务必仔细检查创面，如发现有动脉性出血，须再次双极电凝止血。

【专家点评】

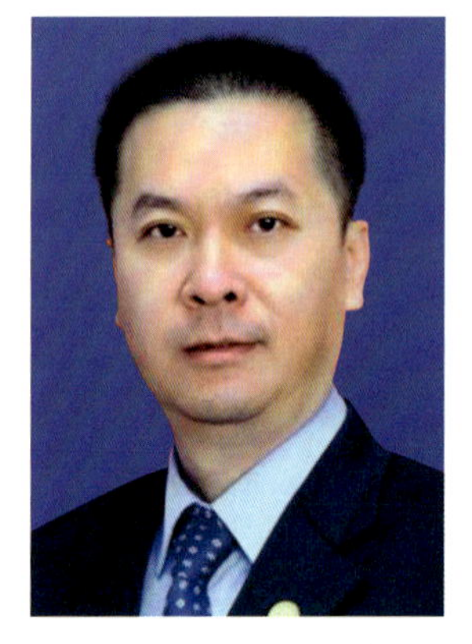

康德智　主任医师　福建医科大学附属第一医院

岩斜区脑膜瘤是起源于或累及蝶骨、岩骨、枕骨之间岩斜裂的脑膜瘤。起源是基于生物学行为，而累及则是基于神经解剖学，两者是治疗策略、手术方式选择的重要依据。根据肿瘤起源或累及的不同区域，国内外专家有不同的分型，手术入路多样（岩骨前方入路、后方入路、侧方入路）。若肿瘤累及区较多，单一手术入路较难达到肿瘤一期全切，可选择联合手术入路或分期手术。

本病例起源于岩尖区，累及四个区（岩尖区、上斜坡、中颅底、海绵窦），一期安全全切肿瘤极具挑战性。术者在手术前制定了详细的手术计划，采用幕上下联合入路（左枕下乙状窦入路＋左翼点入路）。其手术体位摆放及皮肤切口设计合理，骨窗暴露范围充分，肿瘤切除策略得当。术者充分理解肿瘤血供、毗邻脑组织、神经及血管走行与结构特点，术中巧妙搭配使用双极及吸引器，合理应用止血材料，手术术野清晰，相关神经及血管保护良好，术后影像复查达到 Simpsons Ⅱ级切除，术后视频资料显示，患者无神经功能缺失表现，生活正常，取得良好治疗效果，展示了术者科学的决策和娴熟的显微操作技巧。

病例 65

颈前入路颈 4~5、颈 5~6、颈 6~7 椎间盘切除椎间植骨融合内固定术

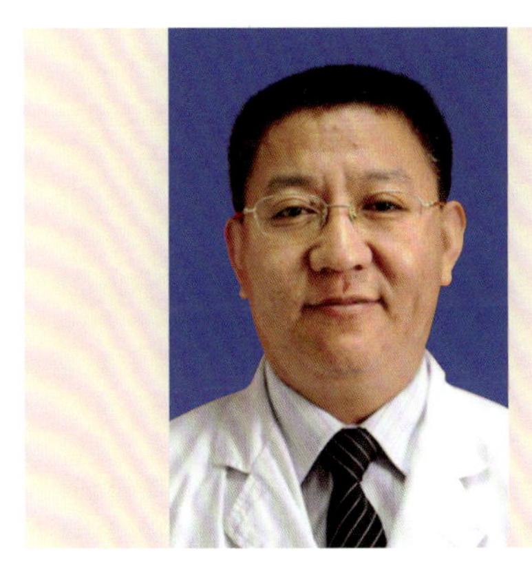

术者：江玉泉，主任医师
山东大学齐鲁医院

【病例简介】

患者，女，67 岁。

主诉：头颈部外伤后上肢无力 5 天。

现病史：患者 5 天前因外伤不慎伤及头颈部，出现双上肢无力伴麻胀感，被急送至当地医院，行颈椎检查示“颈椎间盘突出、颈椎骨折伴颈髓损伤”，在当地医院给予神经营养、消肿、颈托固定等治疗。现患者为求进一步治疗来我院就诊。

查体：神志清，精神可，头颅无畸形，双瞳孔等大等圆，对光反应灵敏。颈软，无抵抗。心肺腹部无明显异常，右上肢肌力约 4^- 级，左上肢肌力约 4 级，右前臂肌力 3 级，右侧肢体感觉减退，余病理反射未引出。

实验室检查：血常规正常；肝肾功能：白蛋白 36.0g/L、尿酸 448μmol/L，其余正常；凝血功能：活化部分凝血酶原时间 41.1s，其余正常；肿瘤标志物无异常。

既往史：高血压病史 20 年，口服硝苯地平控制血压。曾有胸部外伤，遗留陈旧性肋骨骨折。既往无口腔及牙龈出血史，未服用抗血小板及抗凝药物。

入院诊断：颈椎间盘突出症。

【术前检查】

1. 术前颈椎 MRI（图 65-1~ 图 65-3）

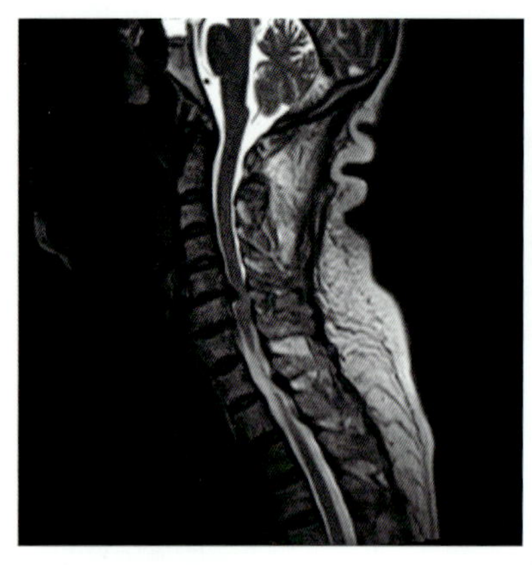
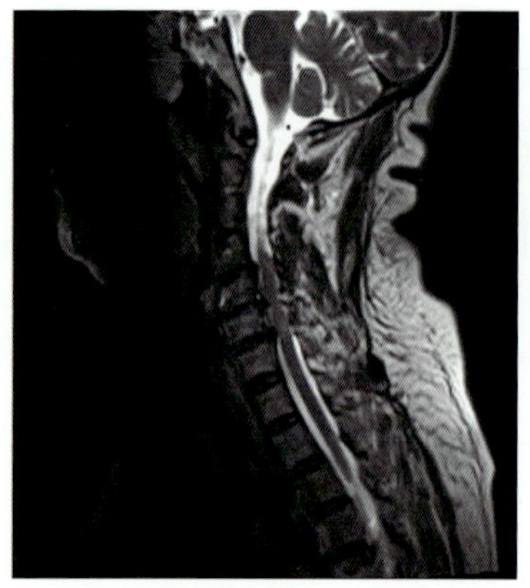
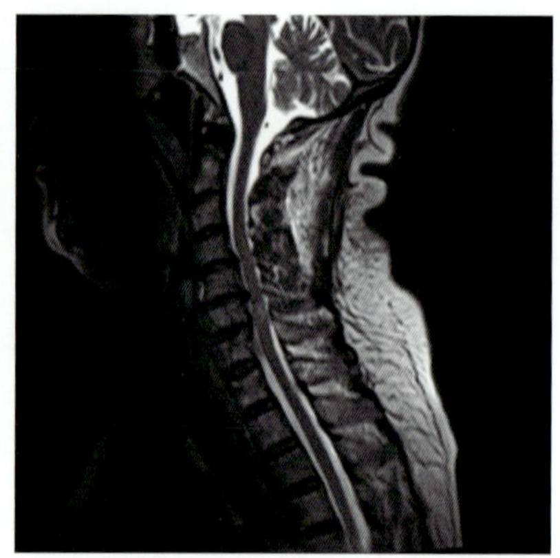

图 65-1 术前颈椎 MRI T_2 相矢状位片

颈 4~5、颈 5~6、颈 6~7 椎间盘突出，颈髓受压，椎管狭窄。

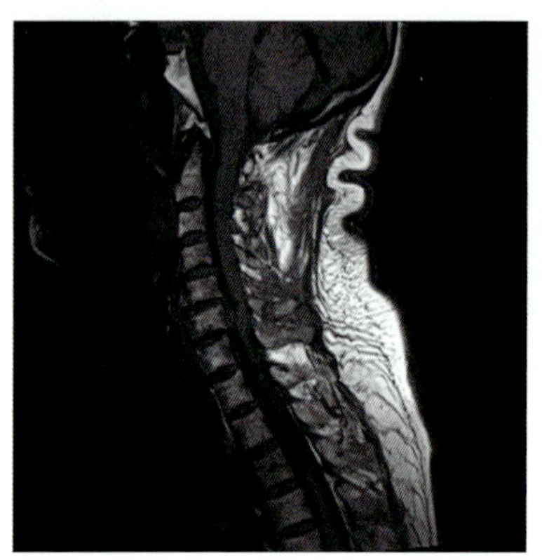
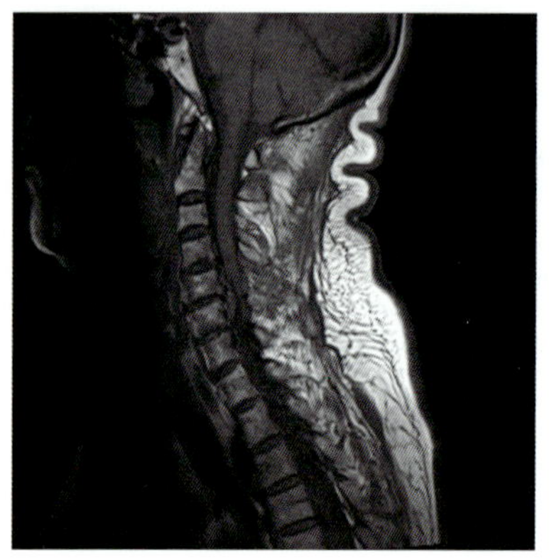
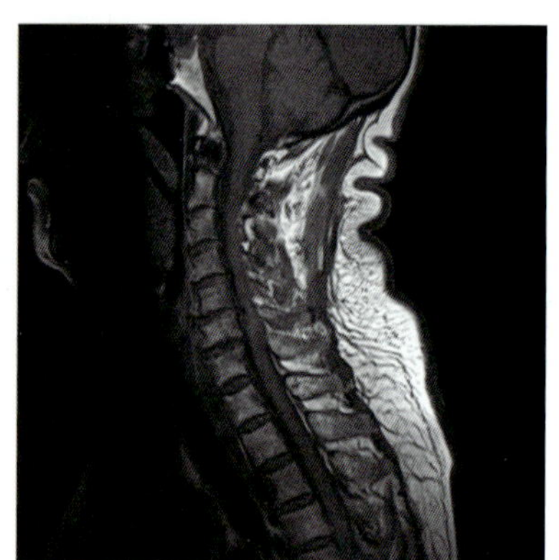

图 65-2 术前颈椎 MRI T_1 相矢状位片

颈 4~5、颈 5~6、颈 6~7 椎间盘突出，颈髓受压，椎管狭窄。

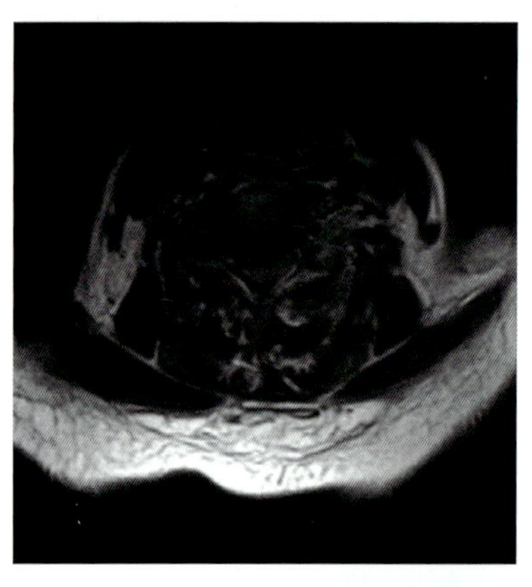
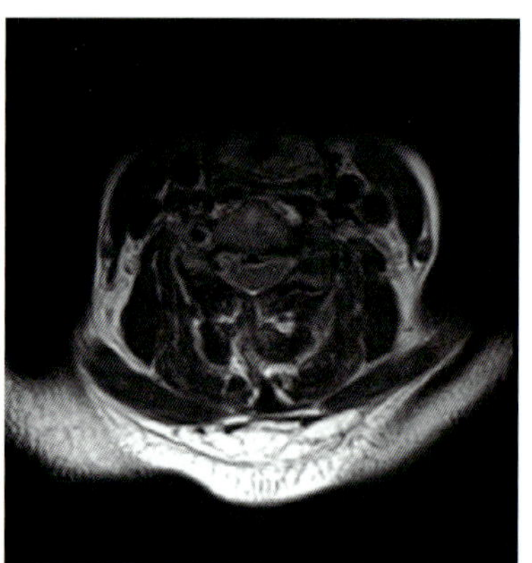
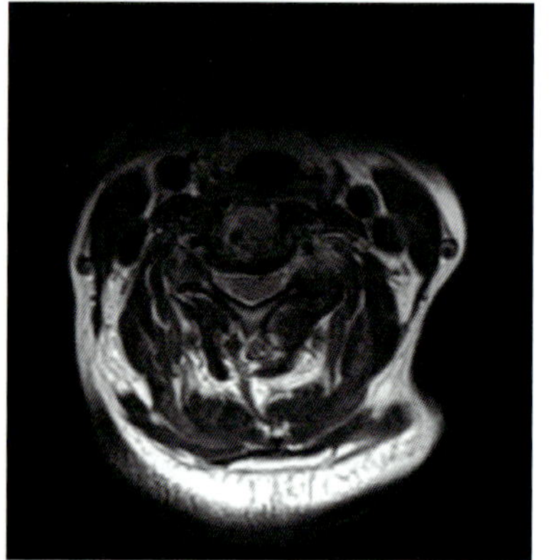
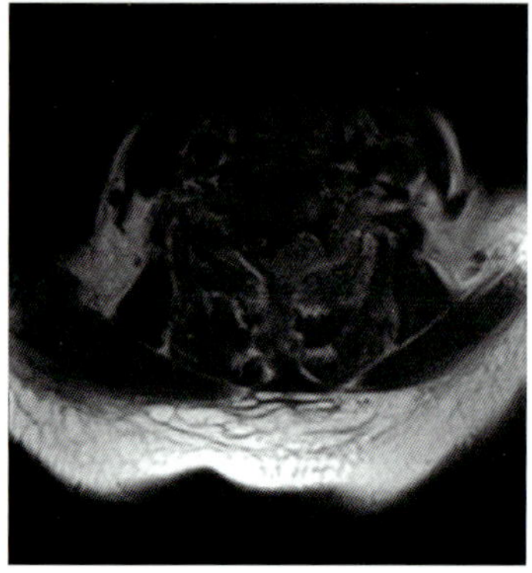
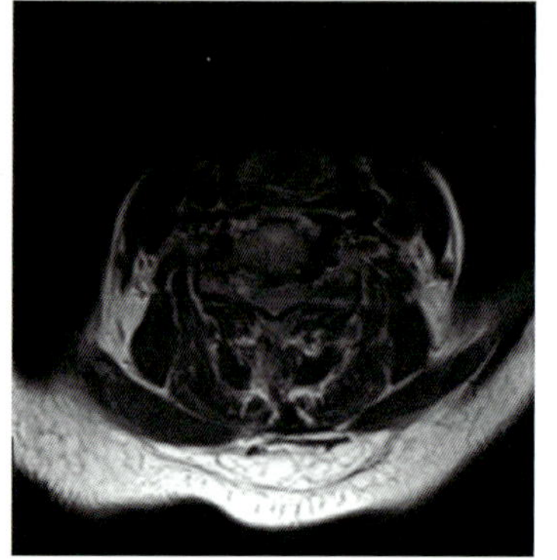

图 65-3 术前颈椎 MRI T_2 相轴位片

可见颈椎间盘突出，以右侧为重，颈髓受压，椎管狭窄。

2. 术前颈椎 CT（图 65-4）

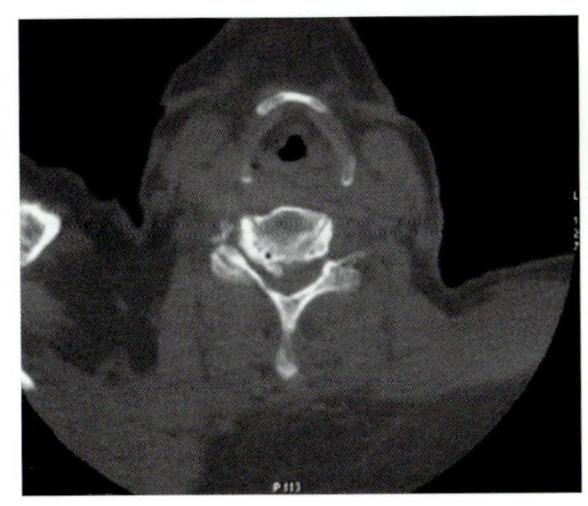
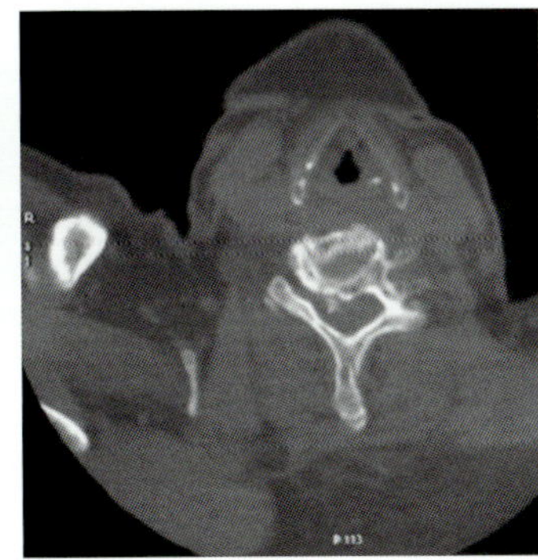
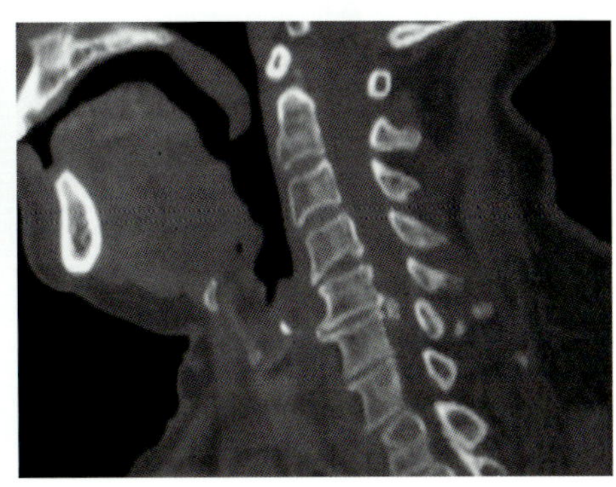

图 65-4　术前颈椎 CT 轴位及矢状位片

可见颈椎曲度变直，椎间高度丢失，前后缘骨质增生，颈 5~6 椎间隙后缘有骨化。

【手术方案】

颈前入路颈 4~5、颈 5~6、颈 6~7 椎间盘切除椎间植骨融合内固定术

制定入路依据及策略：

1. 仰卧位全麻下颈前入路显微手术。

2. 应用磨钻磨除椎体后缘增生的骨质，清除椎间盘及后纵韧带，充分显露硬膜囊，硬膜囊膨隆是减压充分的标志。

3. 止血技术的综合应用　应对于可见的出血用双极电凝止血，深处不可见的出血可采用填塞明胶海绵或应用流体明胶。

4. 注意仔细分离硬膜与后纵韧带，避免硬膜损伤及脑脊液漏。

【术前出血风险评估】

1. 该患者颈椎突出节段较多，手术创面易出现渗血。

2. 转磨增生骨质易造成出血风险。

【手术视频】

病例 65 手术视频　颈前入路颈 4~5、颈 5~6、颈 6~7 椎间盘切除椎间植骨融合内固定术

【术后检查】

1. 术后颈椎正侧位片（图 65-5）

2. 术后颈椎 MRI（图 65-6）

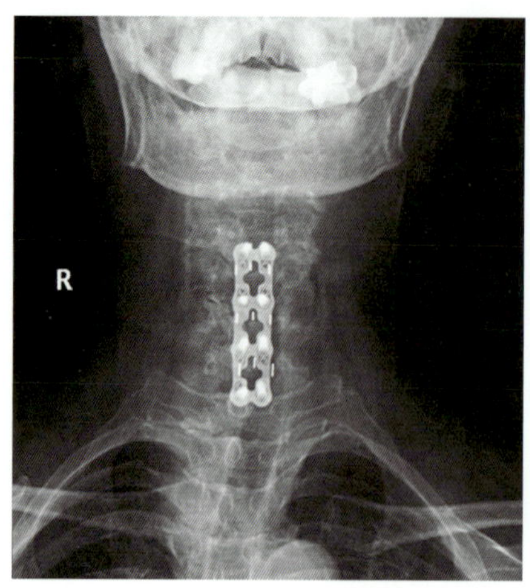

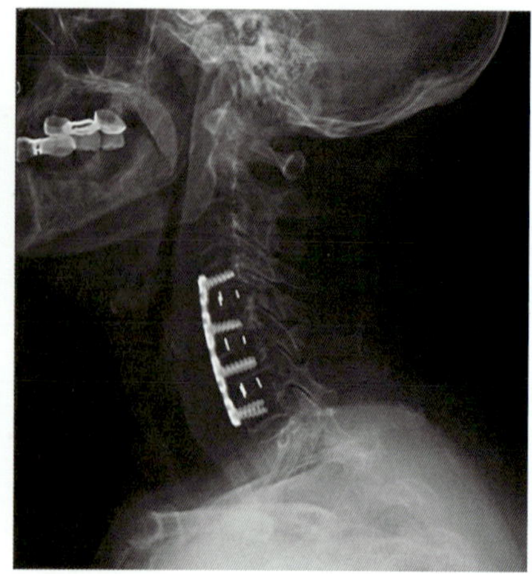

图 65-5 术后颈椎正侧位片

可见 Cage、钛板钉位置良好。

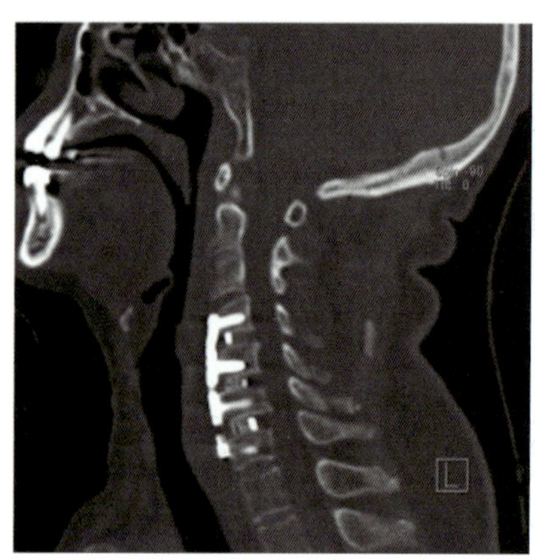

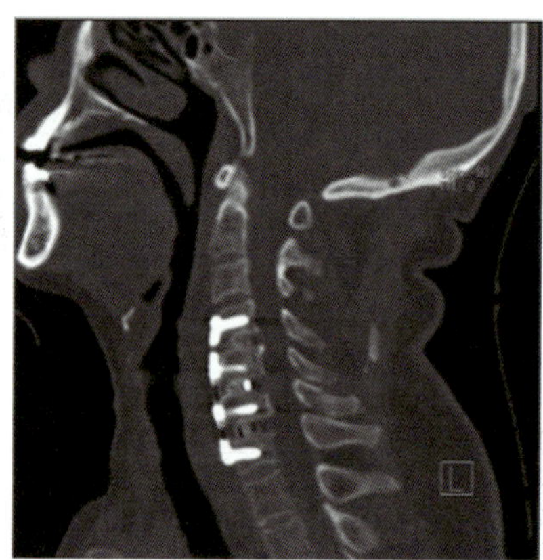

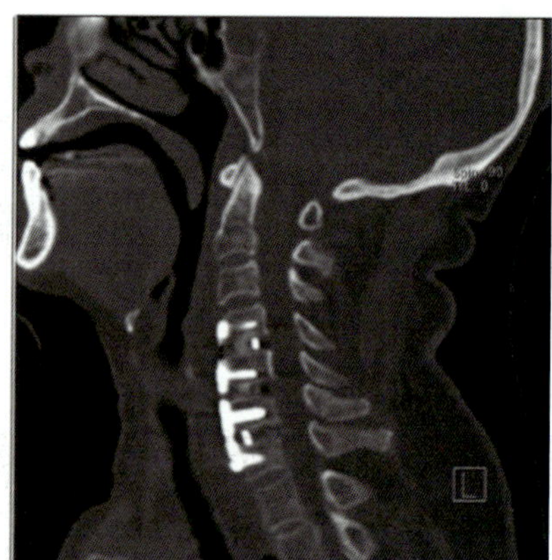

图 65-6 术后颈椎 CT 矢状位片

可见 Cage、钛板钉位置良好，椎体后缘增生骨质已磨除。

3. 术后颈椎 CT（图 65-7）

【术后患者恢复情况】

患者术后肢体活动正常，麻木症状消失，大小便正常。

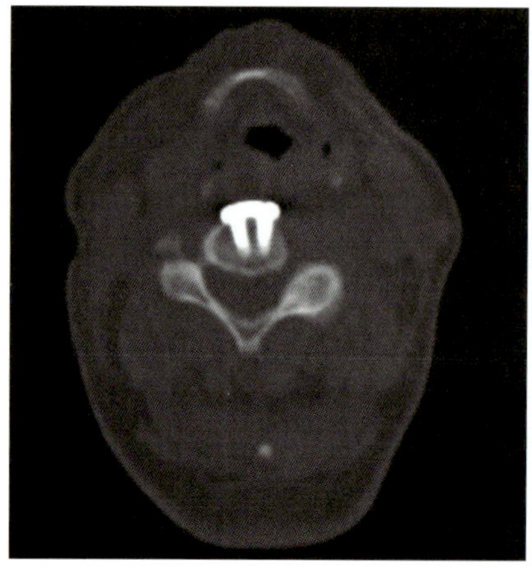

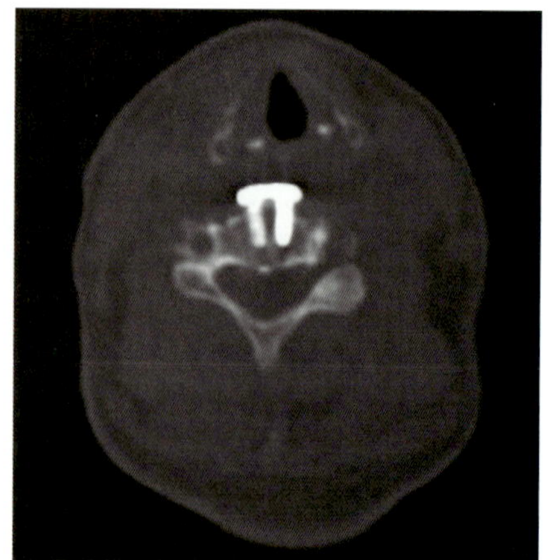

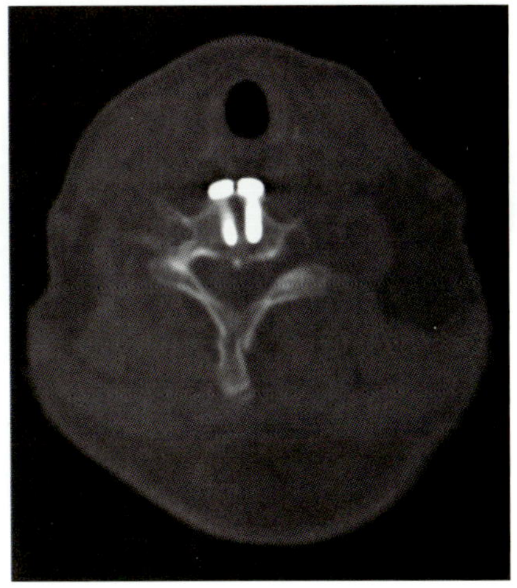

图 65-7　术后颈椎 CT 轴位片

可见钛板正中、螺钉内聚，均位置良好。

【止血心得】

（一）围手术期止血操作规范心得

1. 手术操作与止血器械的应用技巧　本手术显露过程是沿着胸锁乳突肌与气管食管间隙分离，此间隙为疏松结缔组织，容易分离，如遇横行动脉分支需要切断时仔细游离电凝或结扎，以防术中或术后出血。显露椎体前缘后，由于可能损伤椎旁颈交感神经，应尽量避免应用单极止血，建议应用双极电凝止血；椎体后缘的增生骨质的磨除选用较大直径的金刚砂磨头仔细磨除，以防损伤深部的硬膜及静脉和神经。后纵韧带宜用钝圆头剥离钩挑起后仔细切开，以防损伤硬膜，硬膜外软组织可应用双极小点流量电凝止血。

2. 止血材料的合理应用　椎间隙减压后，尤其是两侧椎间孔充分减压后经常遇到硬膜外静脉丛出血，可应用明胶海绵或流体明胶止血，辅以棉片压迫，均能达到良好止血效果。

（二）对《神经外科围手术期出血防治专家共识（2018）》的理解

《神经外科围手术期出血防治专家共识（2018）》讲述了围手术期出血解剖生理学基础、危险因素与发生机制，分析了围手术期出血的临床特点，为大家深入浅出讲解了围手术期出血的防治要点。

脊髓脊柱专业组的手术，与颅脑手术相比有一些不同，但围手术期对出血的防治理念是相通的，同样可以通过止血共识对手术有较好的指导作用。纤丝的应用在脊髓脊柱组相对少一些，流体明胶的使用对脊髓脊柱手术有更好的帮助，尤其是在骨性出血及硬膜外渗血，效果更理想。好的止血材料为手术能提供更好的帮助，为患者手术安全保驾护航。

【专家点评】

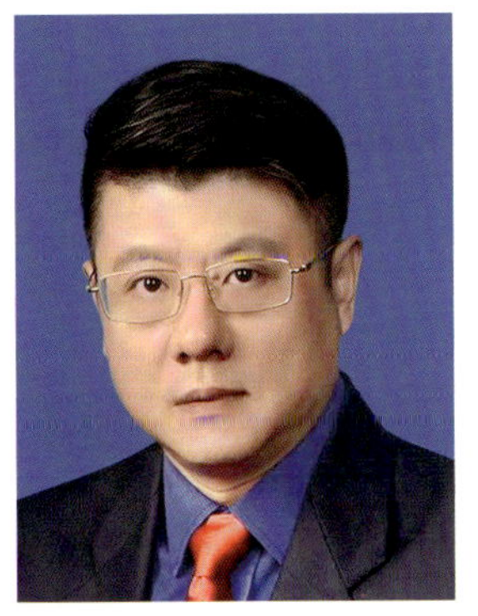

车晓明　主任医师　复旦大学附属华山医院

颈前入路颈椎前路椎间盘切除减压植骨融合术是神经外科脊柱脊髓亚专业的常用术式。术野范围不大，同时可伴有肌肉、骨质、硬膜、韧带以及静脉丛的出血，止血难度较大。患者常为老年人，经常有服用阿司匹林等药物的情况，也不利于术中的止血。术者充分考虑评估了患者情况，术中予双极电凝点击止血，避免了大片的烧灼，不但保护重要结构，同时也有利于局部止血。对于静脉丛以及骨质的出血，术者熟练地应用骨蜡以及流体明胶止血，有效且效率高。术后应用一次止血药物，既防止出血，又充分考虑患者可能存在凝血过度导致 DVT 以及其他部位血栓形成的问题。综上，术者充分领会了《神经外科围手术期出血防治专家共识（2018）》，也显示了其扎实的手术功底及止血技巧。

病例 66

胸椎椎管内硬膜外蛛网膜囊肿切除术

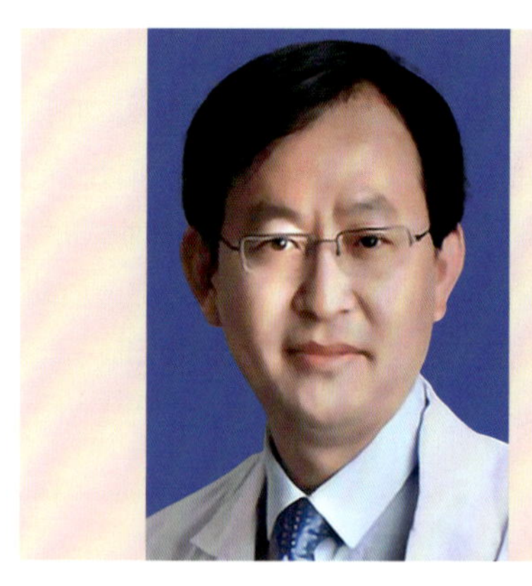

术者：包义君，主任医师
中国医科大学附属第四医院

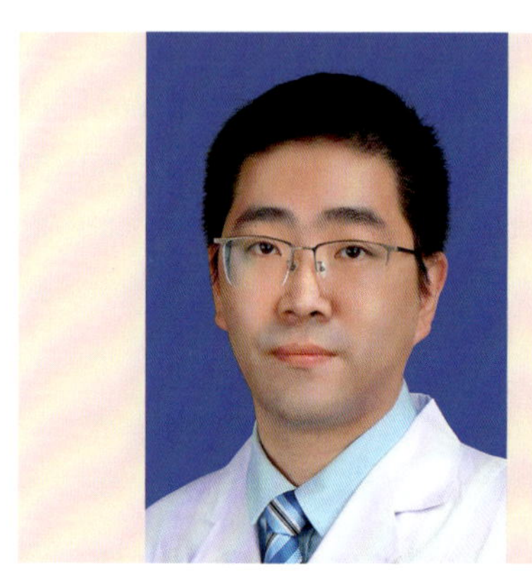

术者：于剑，主治医师
中国医科大学附属第四医院

【病例简介】

患者，男，62 岁。

主诉：右下肢无力、感觉异常 1 年，左下肢无力、感觉异常 1 月余。

现病史：患者 1 年前无明显诱因出现右下肢无力伴感觉异常，未予重视及治疗。半年前症状逐渐加重，1 个月前患者开始出现左下肢无力伴感觉异常。前往我院行胸椎 MRI 提示“胸 7-11 椎体水平椎管内硬膜外囊性占位”，收入院进一步治疗。

查体：神志清楚，心肺听诊未见异常，脐部以下浅感觉减退，双下肢肌力下降，轮椅推入病房。

实验室检查：血常规，中性粒细胞 77.6%，其余正常；肝肾功能，球蛋白 31.0g/L、丙氨酸氨基转移酶 67U/L，天门冬氨酸氨基转移酶 72U/L；肌酐 43μmol/L，其余正常；凝血功能，活化部分凝血酶原时间 43.5s，INR 1.18，其余正常；肿瘤标志物无异常。

既往史：无高血压、糖尿病病史，否认外伤手术史，既往无口腔及牙龈出血史，未服用抗血小板及抗凝药物。

入院诊断：胸椎椎管内占位性病变。

【术前检查】

术前胸椎 MRI（图 66-1~ 图 66-3）

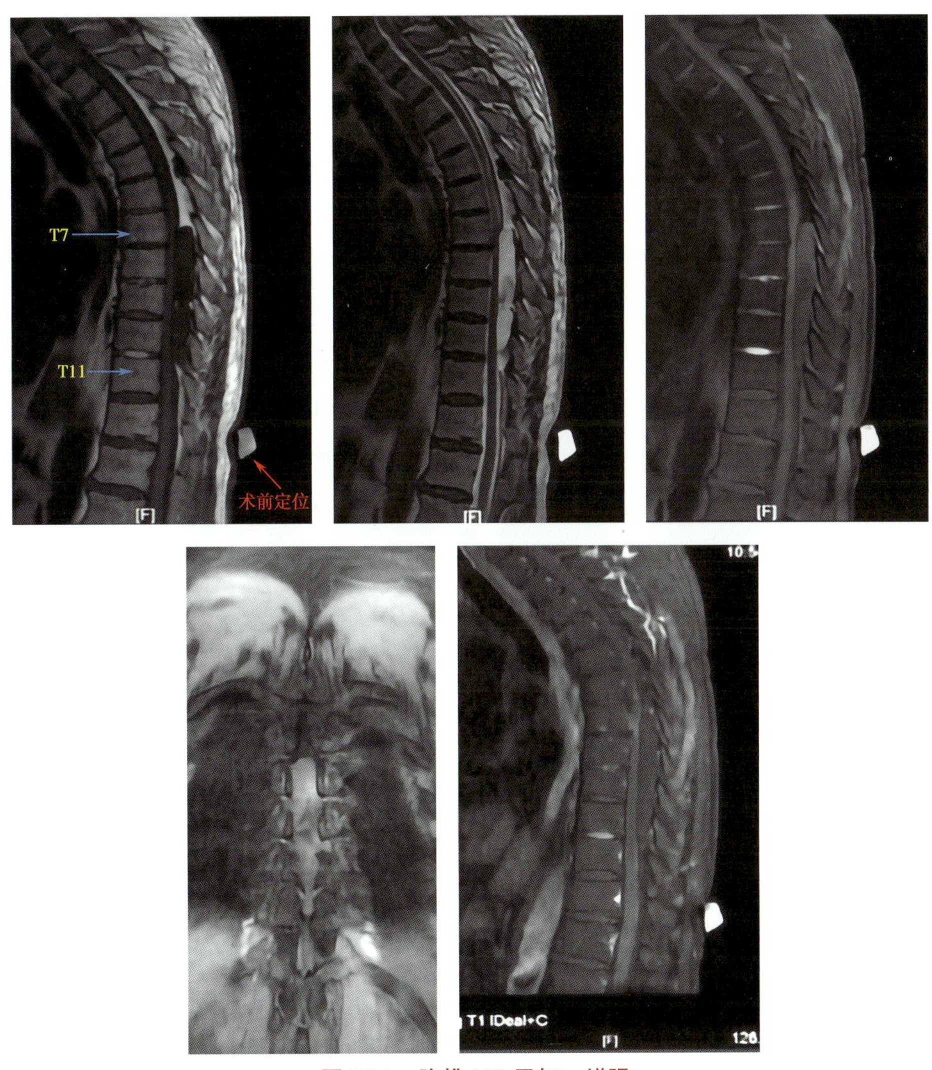

图 66-1　胸椎 MR 平扫 + 增强

胸 1~11 椎管内见长 T_1 长 T_2 囊性占位，边缘清晰，增强未见强化，病变范围约 9.4cm × 1.2cm × 1.9cm

【手术方案】

胸椎椎管内硬膜外蛛网膜囊肿切除术

制定入路依据及策略：

1. C 臂定位后取胸 7~ 胸 10 椎体棘突后正中切口，分离显露棘突及两侧椎板，磨钻磨开椎板两侧，游离取下部分椎板和棘突，可见椎管内硬膜外囊肿。

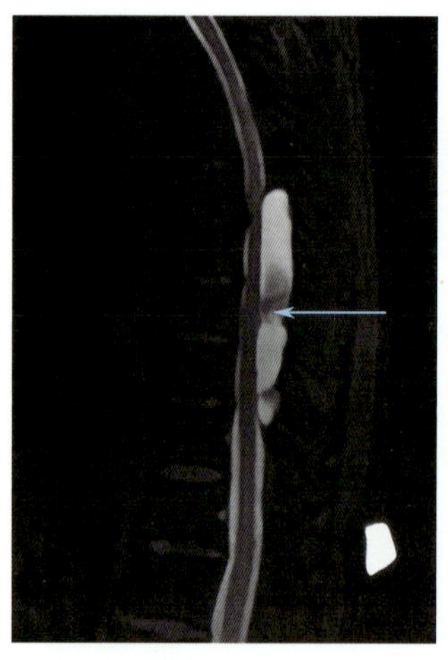
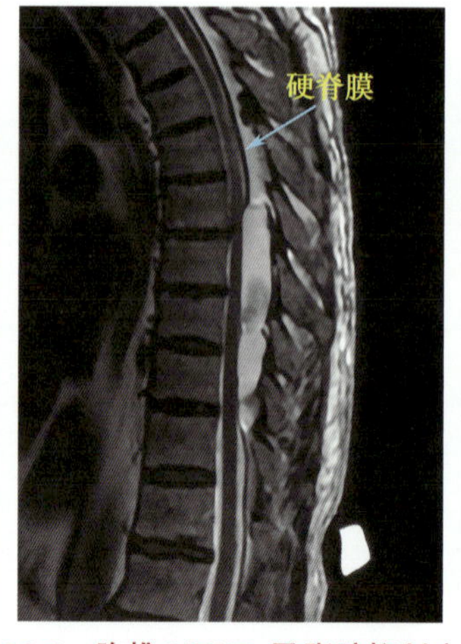

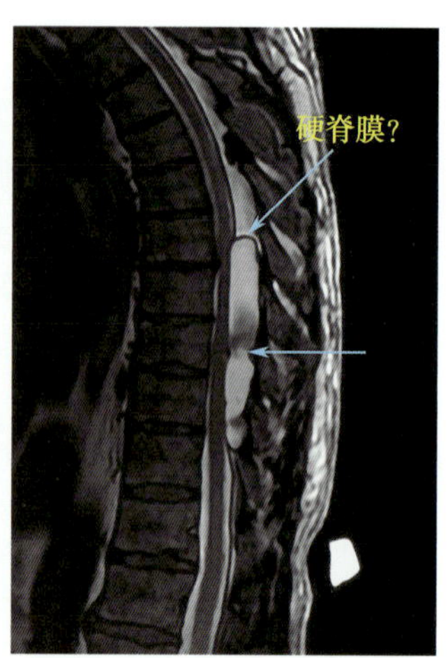

图 66-2 胸椎 MRI T_2 及脂肪抑制序列

囊性占位位于硬膜外，且有分隔。

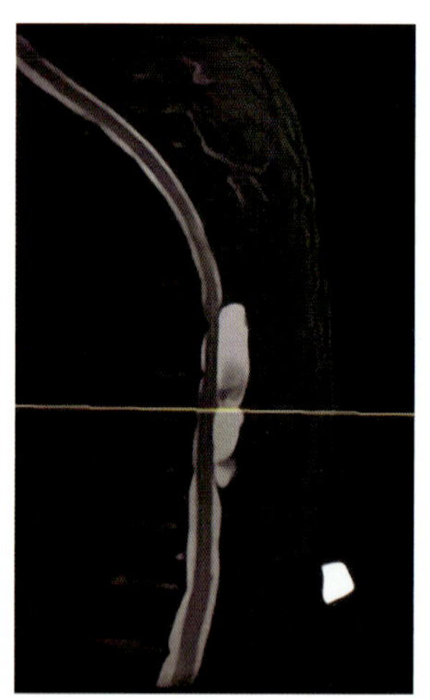
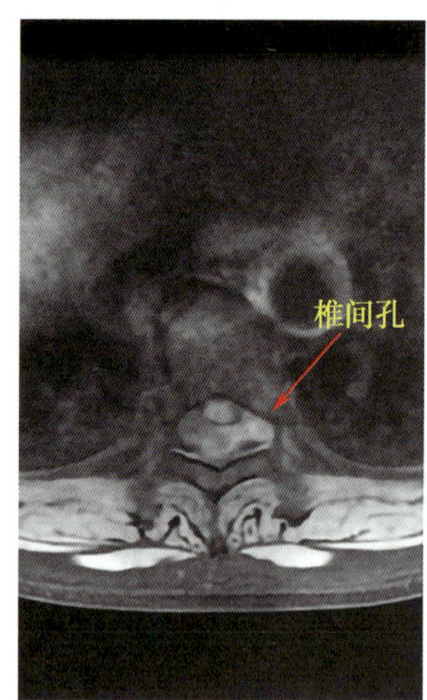

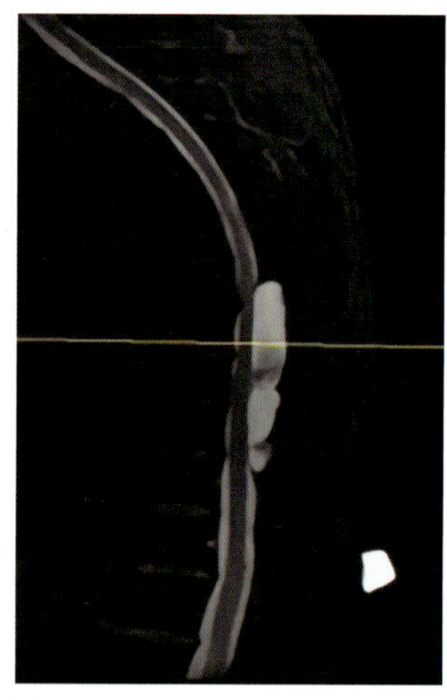
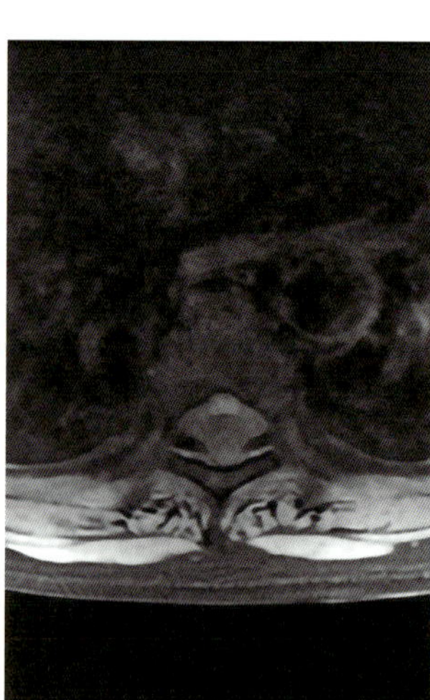

图 66-3 胸 8-9 水平

病变处硬膜囊受压，该处脊髓受压，蛛网膜下腔变窄。

2. 显露胸 7~胸 10 水平囊肿，张力较高，色白质韧似硬脊膜，局部薄弱处半透明状。剪开囊肿壁层，可见清亮脑脊液涌出，探查间右侧胸 8 水平有一长约 1.0cm 硬脊膜裂口，此处囊肿脏层缺如，可见深层的神经根，脑脊液不断涌出。左侧胸 9 水平有一长约 0.5cm 硬脊膜裂口，亦有脑脊液搏动性涌出（图 66-4）。

3. 分离囊肿脏层与下层硬脊膜，由下至上分段剪开囊肿脏层，除以上两处硬脊膜裂口外，其余硬脊膜完整。剪除大部分囊肿壁，以上两处漏口对位严密缝合修补（图 66-5）。

4. 分离囊肿壁过程中椎旁静脉丛活动性出血，均以流体明胶注入，棉片压迫止血。硬膜外以纤丝速即纱、明胶海绵止血，人工硬膜修补，还纳棘突（图 66-6）。

【术前出血风险评估】

1. 术中可能出现分离肌肉出血、椎板磨除骨质出血。
2. 术中可能出现椎旁静脉丛出血。
3. 术中可能出现囊肿壁出血。

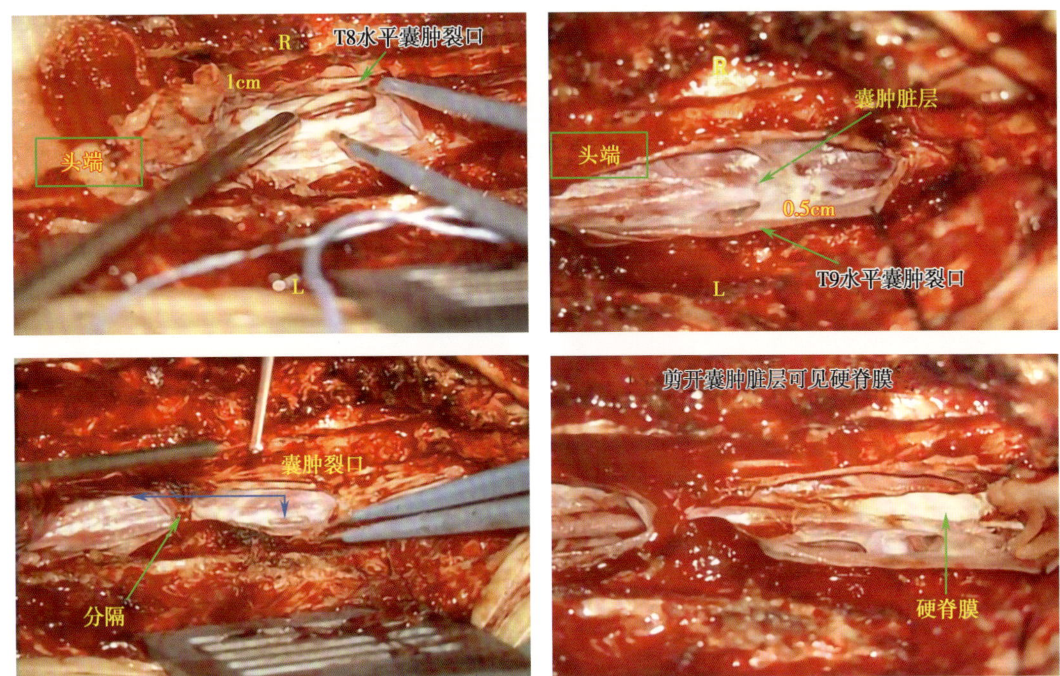

图 66-4　术中打开囊肿壁层，显露囊肿裂口及分隔

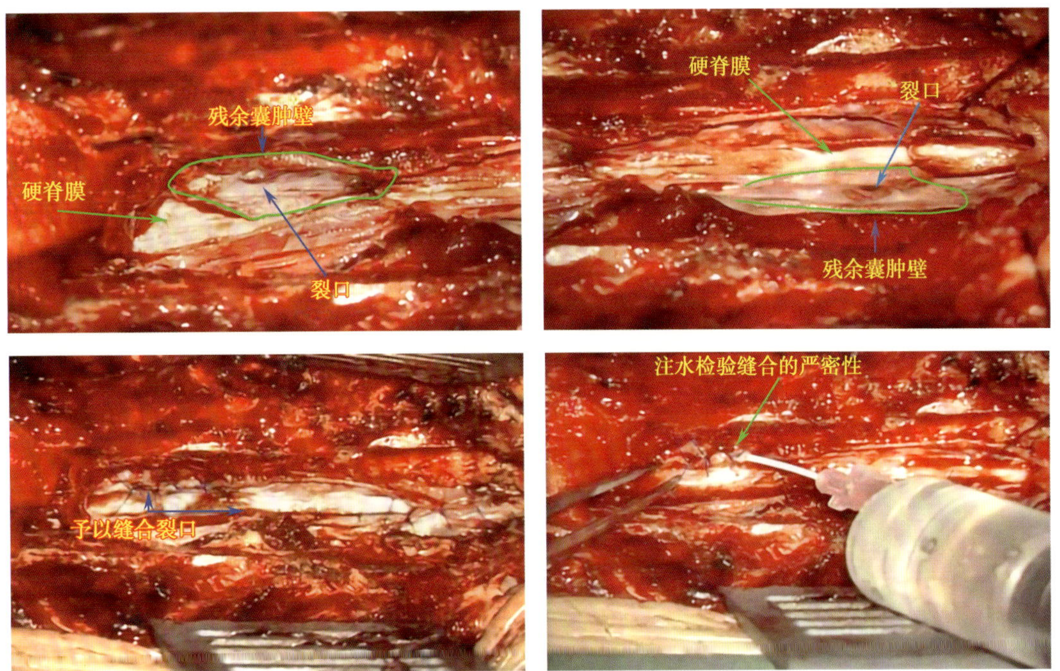

图 66-5　术中缝合修补囊肿裂口

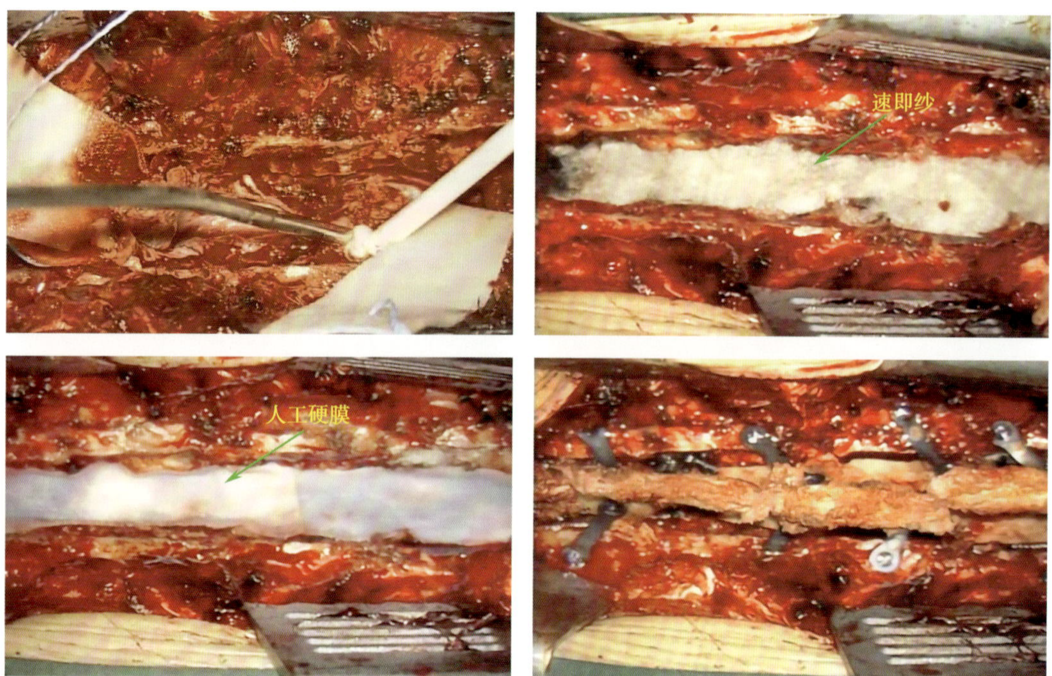

图 66-6　术中止血、还纳棘突

【手术视频】

病例 66 手术视频　胸椎椎管内硬膜外蛛网膜囊肿切除术

【术后检查】

1. 术后胸椎 MRI(图 66-7)

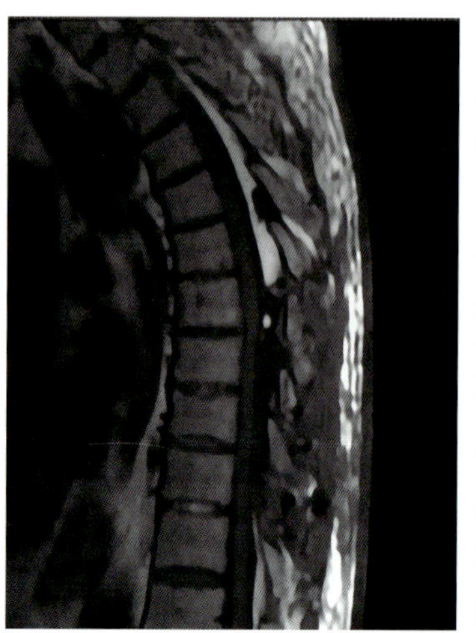
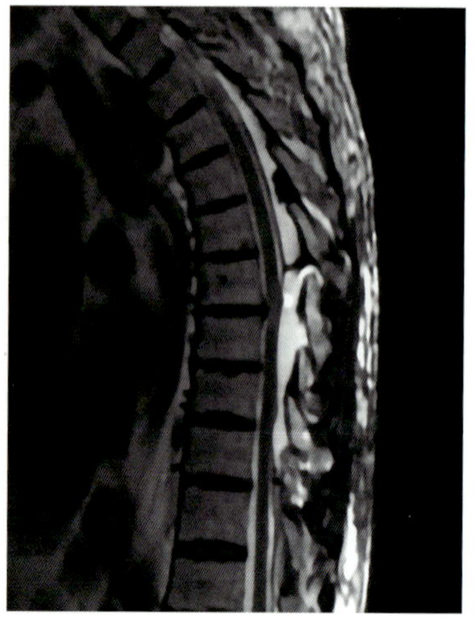

图 66-7　术后胸椎 MRI

囊肿切除满意,无新发囊肿。

2. 术后病理(图 66-8)　术后病理大体所见：胸椎蛛网膜囊肿囊壁组织一块 3.5cm×1.5cm，壁厚 0.1cm，囊壁尚光滑。

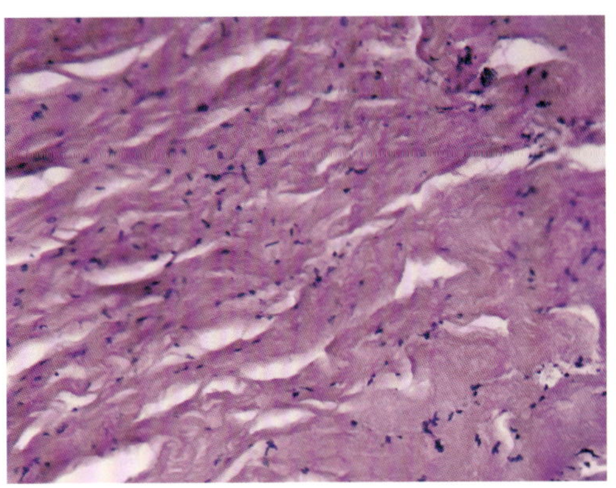

图 66-8　术后病理组织切片提示胸椎蛛网膜囊肿

【术后患者恢复情况】

患者行走自如，双下肢肌力 5 级，感觉正常，生活正常(图 66-9)。

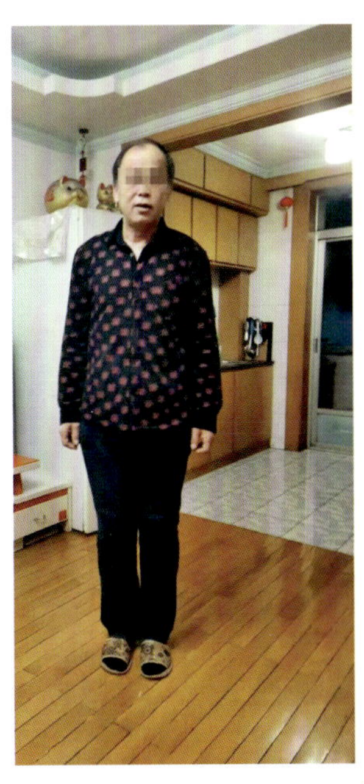
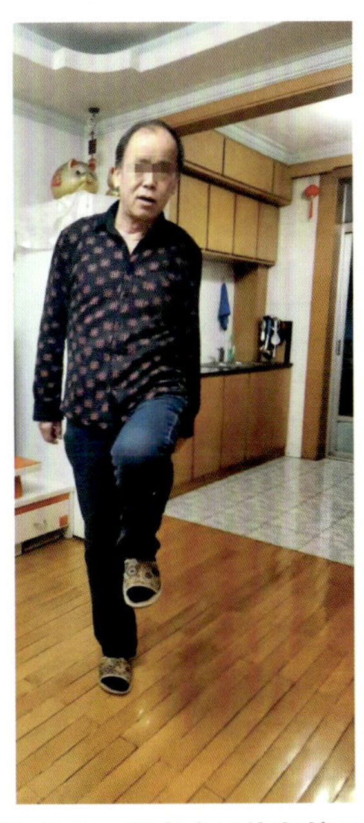
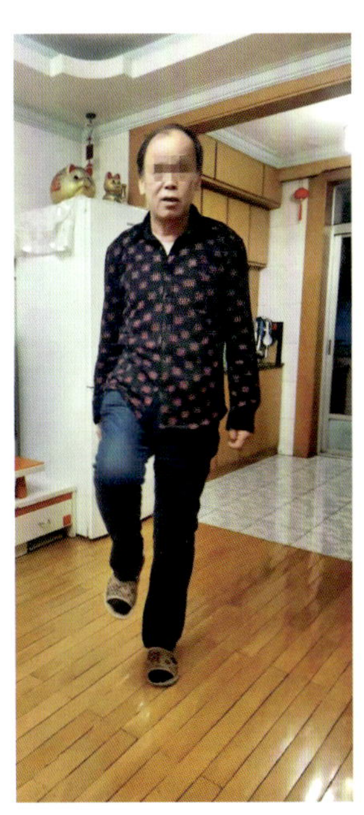

图 66-9　患者术后恢复情况

患者无神经功能障碍，下肢肌力 5 级，可正常行走。

【止血心得】

1. 术中仔细分离操作，小功率双极电凝烧灼血管至微黄，然后剪断。避免功率过大，以免血管烧焦碳化。若分离过程中血管回缩，可配合吸引器吸出，小功率双极电凝精确止血。

2. 动脉性出血以电凝为主，可以双极电凝确切止血。

3. 静脉性出血以压迫为主，可用纤丝速即纱、明胶海绵、棉条等暂时压迫止血，纤丝速即纱可达到永久止血目的。

4. 止血时，需配合吸引器，避免盲目电凝，判断确切出血位置，双极电凝精准点式止血。

5. 静脉丛或静脉窦出血，例如椎旁静脉丛出血，可采用流体明胶注入，脑棉压迫止血；如果明胶基质被血液饱和并仍有血液流出，表明出血未停止，可继续使用流体明胶，重复以上步骤。

6. 应用止血材料前，需配合吸引器吸引干净，判断出血位置，放置止血材料后，仍需观察有无血液流出，以判断是否止血。

【专家点评】

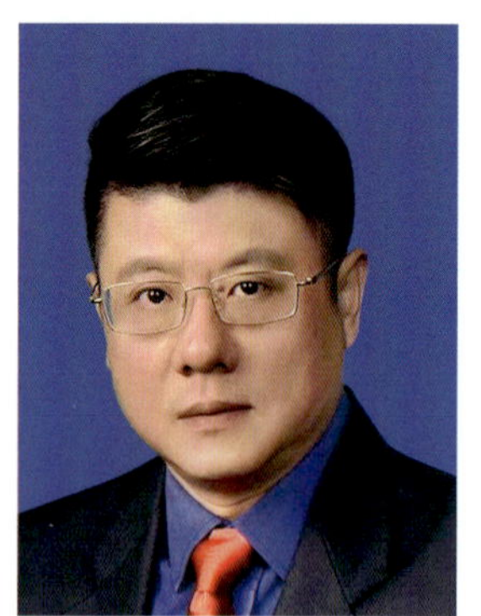

车晓明 主任医师 复旦大学附属华山医院

硬脊膜间囊肿处理的难度大，关键在于寻找漏口并有效地封闭，同时分离囊壁，重建硬膜的完整性。在分离囊肿壁过程中椎旁静脉丛活动性出血，会对止血造成困难，包括术后节段长产生的硬脊膜外压迫，这都需要术中充分的止血及术后止血管理。本例中术者面对这些情况处理得心应手，术中应用流体明胶注入，棉片压迫止血。硬膜外以纤丝速即纱、明胶海绵止血，显示术者充分领会了《神经外科围手术期出血防治专家共识(2018)》，也展示了其扎实的手术功底及止血技巧。

病例 67

后路关节间撑开复位及关节间融合技术治疗寰枢椎脱位

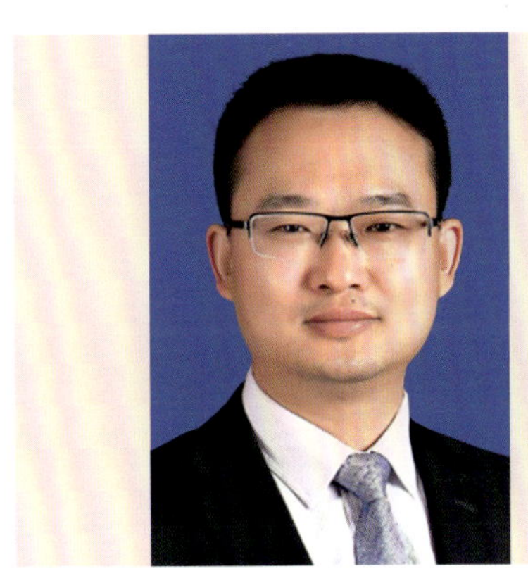

术者：王先祥，副主任医师
安徽医科大学第一附属医院

【病例简介】

患者，男，年龄 35 岁。

主诉：双上肢麻木半年，加重 1 个月。

现病史：患者半年前无明显诱因下出现双上肢麻木，无眩晕、恶心、呕吐，无声音嘶哑、饮水呛咳。患者未予重视及治疗，近 1 个月来上肢麻木症状加重，故前来就诊。

查体：神志清楚，精神一般，查体合作，正常步态，颈项短，四肢无畸形；双上下肢近远端肌力正常，咽反射、吞咽反射正常，霍夫曼（Hoffmann）反射阴性，肱二头肌、肱三头肌反射正常，膝反射正常，巴宾斯基征阴性。

实验室检查：血常规、肝肾功能及凝血功能均无异常。

既往史：否认高血压、糖尿病及高血脂病病史，否认外伤手术史，无口腔及牙龈出血史，目前未服用抗血小板及抗凝药物。

入院诊断：寰枕畸形。

【术前检查】

1. 术前颈椎过伸过屈位 X 线片（图 67-1）
2. 术前颈椎 MRI（图 67-2）

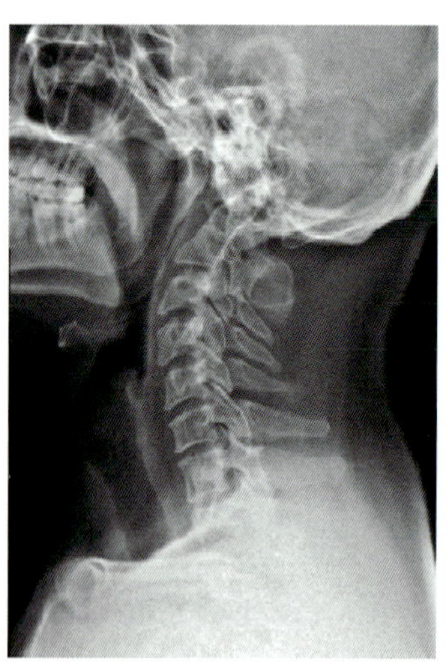
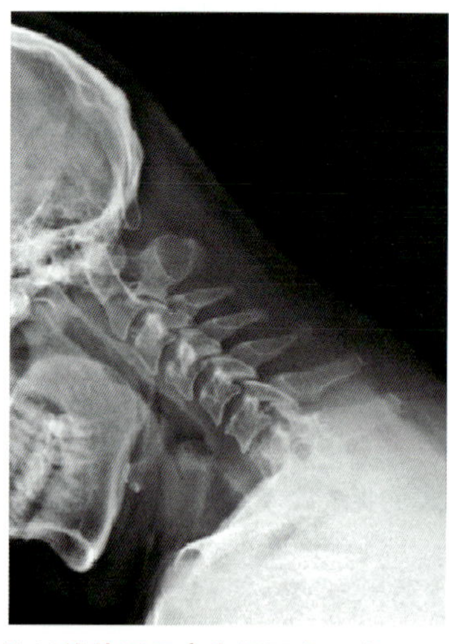

图 67-1 术前颈椎过伸过屈位 X 线片显示寰齿间距（ADI）间隙增大，颅底陷入

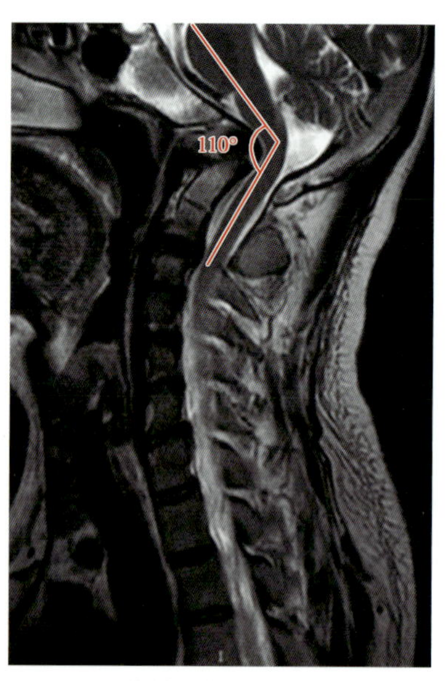

图 67-2 术前颈椎 MRI 显示脑干明显受压，脑干颈髓角达到了 110°

3. 术前 CT（图 67-3、图 67-4）

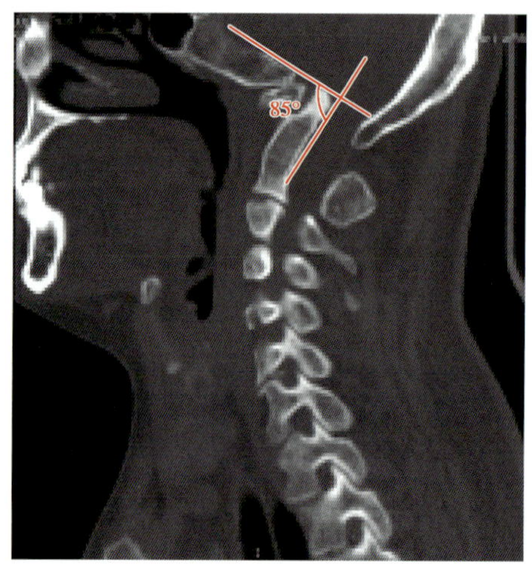

图 67-3 术前三维 CT

颅颈交界区发育畸形结构紊乱，颅底陷入，寰枢椎脱位，斜坡枢椎角达到 85°。

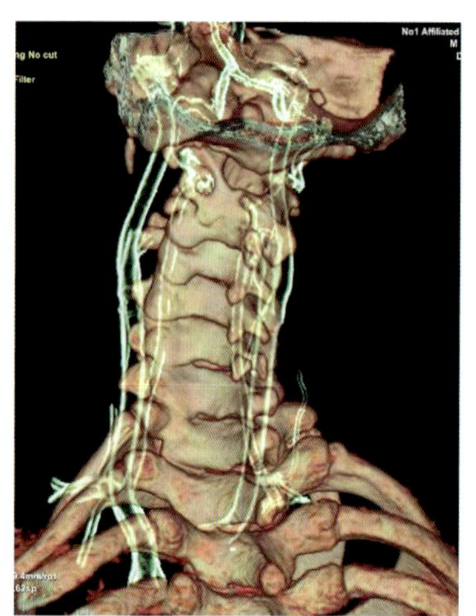
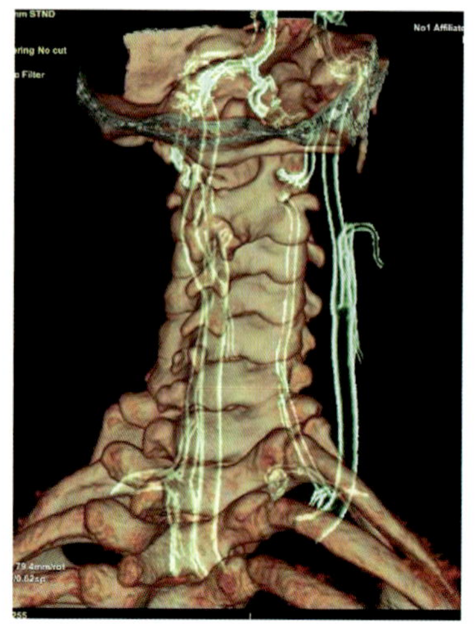

图 67-4 术前三维 CT 和椎动脉成像提示椎动脉高跨，椎弓根变细，置钉困难

【手术方案】

后路关节间撑开复位及关节间融合技术治疗寰枢椎脱位

制定入路依据及策略：术中在颅骨牵引后头架固定，保持额眉角 20° 左右。沿颈后正中线分离，减少肌肉出血。显露枕骨鳞部，电刀紧贴颅骨表面分离肌肉，减少出血机会。显微镜下磨除枕骨大孔后缘骨质，分次电凝并切断 C1/2 关节表面静脉丛，减少出血，此处出血有时较多，可用流体明胶和明胶海绵压迫。沿 C 椎弓根骨皮质表面向关节面方向分离，减少椎动脉损伤的风险，显露并保护双侧椎弓脉。双侧 C2 横突孔内静脉出血可用流体明胶或明胶海绵压迫止血。

再显露 C1/2 关节腔，插入铰刀后打断关节腔前方韧带，置入关节扩展器扩展关节，置入适合的关节间融合器。透视复位良好，再置入 C2 椎弓根螺钉、枕骨板上连接棒型枕颈固定。

此类手术，术中出血基本为静脉丛出血，用明胶海绵或流体明胶等压迫止血即可，避免反复电凝，一方面效果不佳，另一方面避免热传导造成椎动脉痉挛或神经热损失。

【术前出血风险评估】

1. 颈 1、颈 2 间隙静脉丛丰富，术中操作易引发出血。
2. 术前三维 CT 和椎动脉成像提示椎动脉高跨，椎弓根变细，置钉困难，易引起椎动脉损伤出血。

【手术视频】

病例 67 手术视频　后路关节间撑开复位及关节间融合技术治疗寰枢椎脱位

【术后检查】

1. 术中 X 线片（图 67-5、图 67-6）

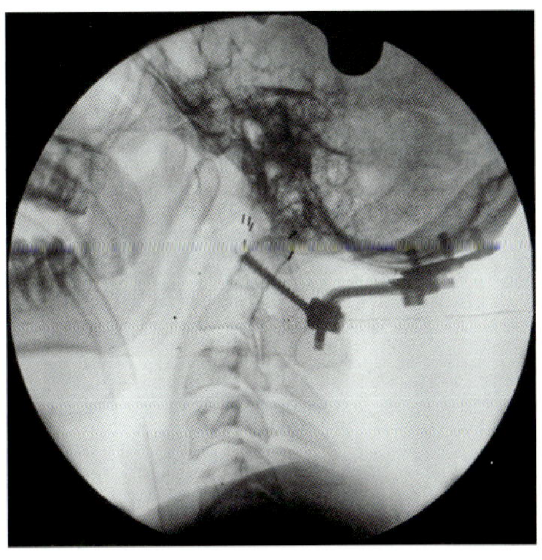

图 67-5　术中 X 线片显示 C2 椎弓根螺钉、CAGE 位置良好

2. 术后头颅 MRI（图 67-7）

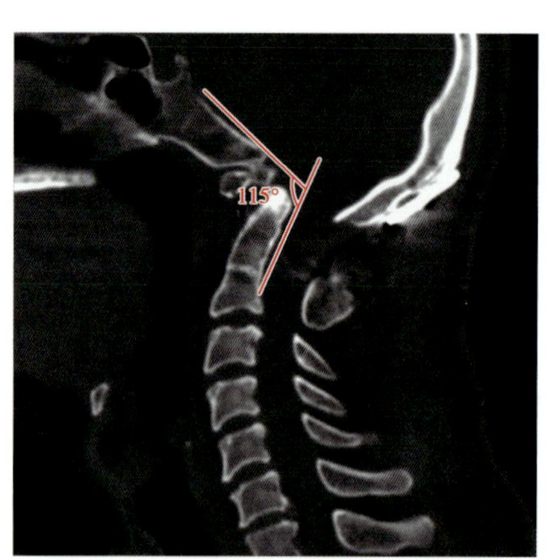

图 67-6 术后三维 CT

显示齿状突位置明显下移，斜坡枢椎角由术前的 85° 增大到 115°。

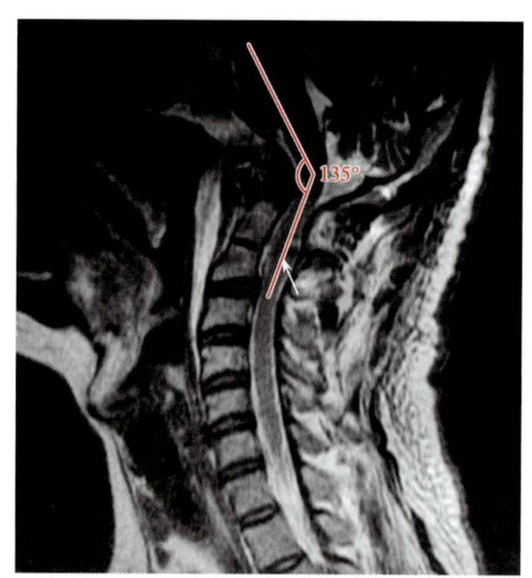

图 67-7 术后 MRI

提示脑干受压明显缓解，脑干颈髓角由术前的 110° 增加到 135°。

【术后患者恢复情况】

患者术后神志清楚，语言流利，双上肢麻木症状较术前稍缓解，无呼吸困难、无饮水呛咳等并发症（图 67-8）。

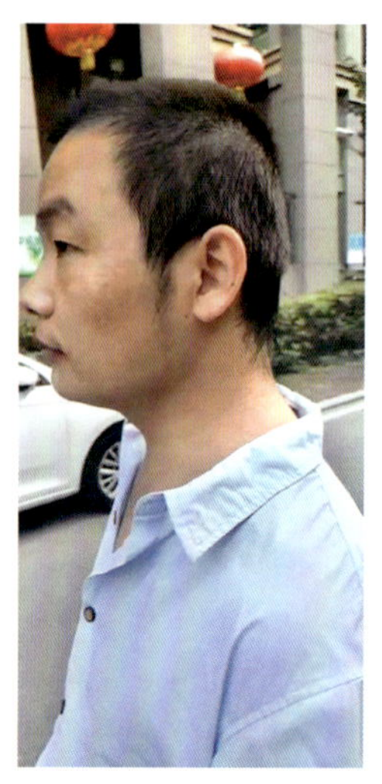
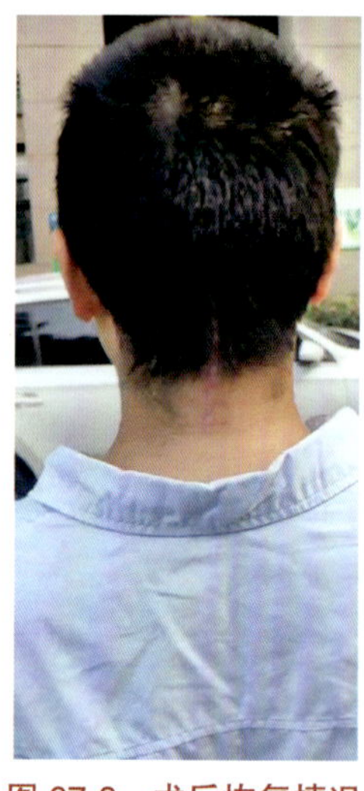
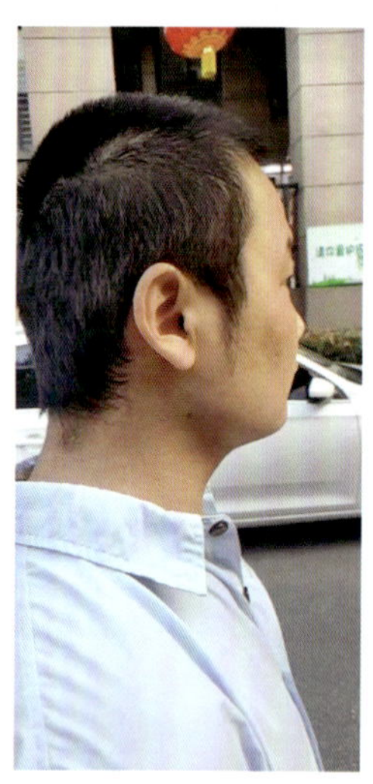

图 67-8 术后恢复情况

【止血心得】

1. 规范手术，手术显露过程中，避免损伤颈 1~ 颈 2 静脉丛。
2. 术中置入螺钉时保护椎动脉，防止椎动脉损伤大出血。
3. 术后 24 小时可用止血药物进行止血。
4. 术中不同渗血情况的处理，脊柱手术止血特点

（1）骨质断端出血以骨蜡封闭为主。

（2）静脉丛出血，双极电凝不佳，常需要使用流体明胶、明胶海绵等压迫止血。

【专家点评】

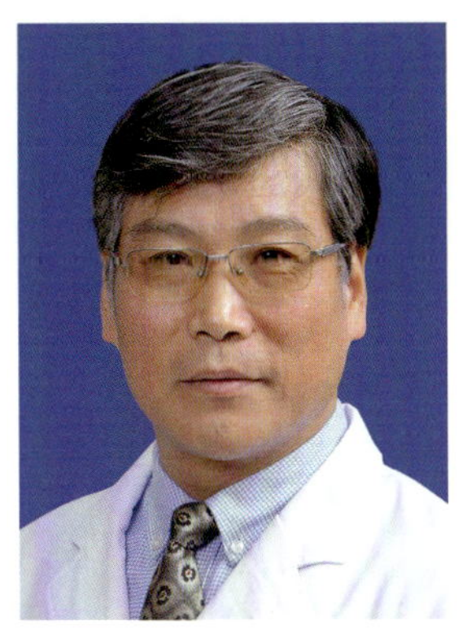

于如同　主任医师　徐州医科大学附属医院脑科医院

后路关节间撑开复位关节间融合枕颈固定治疗寰枢椎脱位是近年来新兴的技术，也是枕颈融合手术将来的趋势。但由于这类患者多存在颅底凹陷、椎体分节不全等骨性结构的发育异常，以及椎动脉迂曲高跨等异常，包括王先祥主任提到的静脉丛出血以及对应的止血方法等。对于颈1-2 间侧方关节的显露以及关节面的撑开，颈 2 椎弓根螺钉的置入带来很多困难，手术风险大，手术技术要求高。王先祥主任这例患者诊断明确，手术方式选择正确，术中止血技术运用良好，手术效果好，体现了较高的水平。

病例 68

神经内镜下经鼻海绵窦鞍区肿瘤切除术

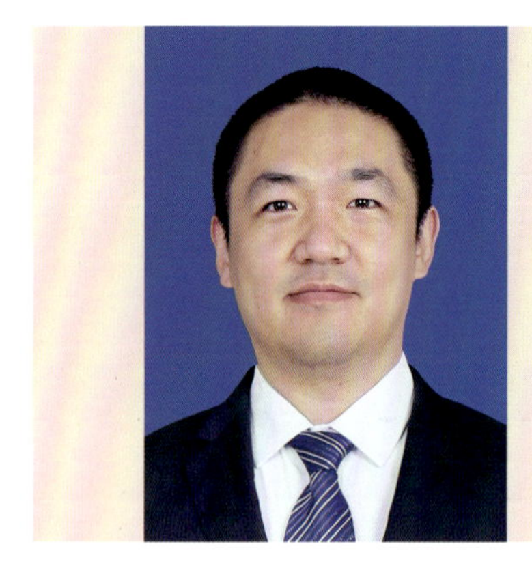

术者：衡立君，副主任医师
空军军医大学唐都医院

【病例简介】

患者，男，34 岁。

主诉：发现肢端肥大面容 1 个月。

现病史：患者 1 个月前无明显诱因发现肢端肥大面容，无头痛、头晕，无恶心呕吐，无视物模糊及视野受损，无泌乳，无性欲减退，无嗜睡，无肢体活动受限。就诊于当地医院行头颅 MRI 检查提示“鞍区占位性病变，考虑垂体瘤”。未予治疗，症状无缓解。患者为求进一步治疗遂来我院。

查体：嘴唇增厚、鼻唇隆起、眉弓和颧弓高突、下颌增大前突。发音低沉、手脚粗大肥厚、皮肤粗厚，油样皮肤、多汗、体毛粗糙。神经系统查体未见异常。

实验室检查：血常规正常；肝肾功能：总蛋白 60.6g/L、白蛋白 30.1g/L，其余正常；凝血功能正常，肿瘤标志物无异常。

入院诊断：1. 鞍区占位性病变（垂体腺瘤）；2. 肢端肥大症。

【术前检查】

1. 术前头颅 CT（图 68-1）
2. 术前头颅 MRI（图 68-2）
3. 术前激素检查（表 68-1） 患者术前 PRL、GH 及 IGF-1 升高。

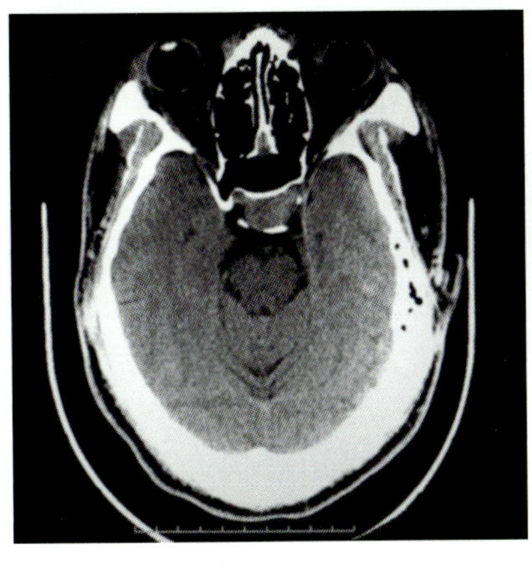
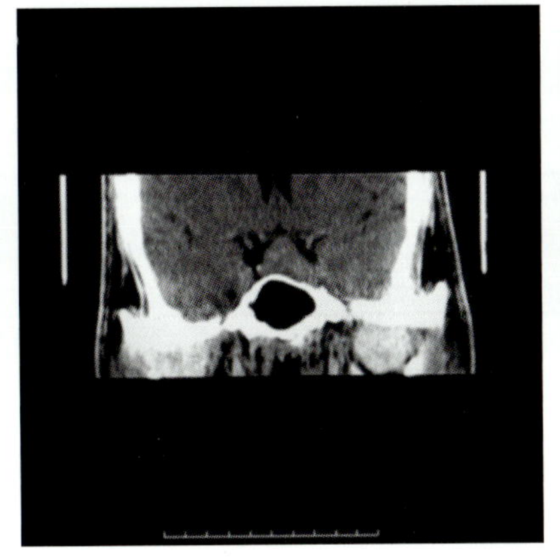
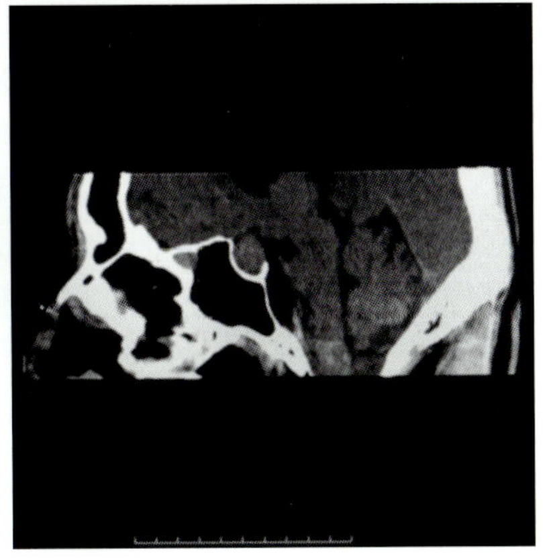

图 68-1　头颅 CT

鞍区占位，考虑垂体腺瘤，肿瘤向左侧生长明显。

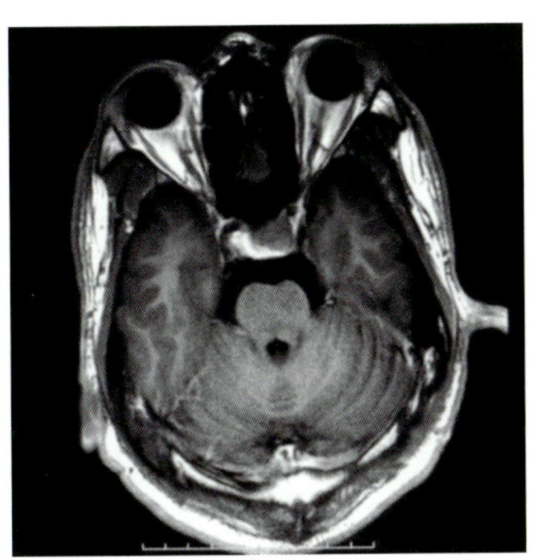
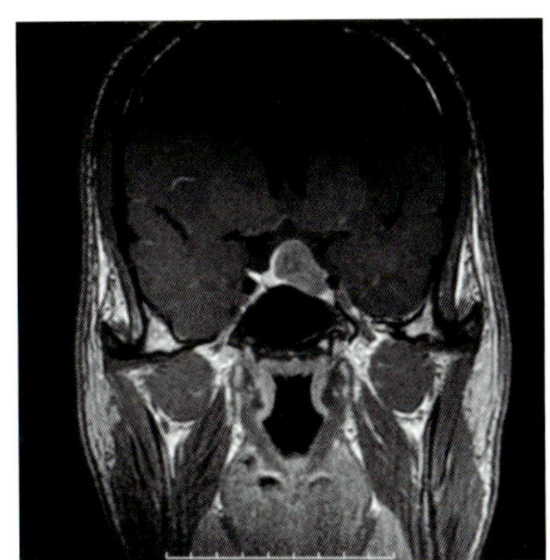
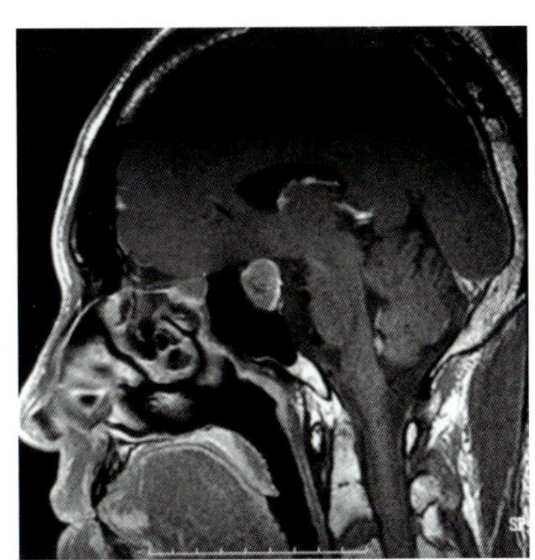

图 68-2　头颅 MR 增强

鞍区占位，肿瘤向左侧生长明显，与左侧海绵窦内侧壁及颈内动脉关系密切。

表 68-1　术前激素检查

项目名称	术前	参考值	单位
PRL	443.10	54~340	uIU/ml
LH	4.05	1.1~25	uIU/ml
FSH	7.38	1.5~20	uIU/ml
TSH	1.320	0.3~4.5	uIU/ml
IGF-1	597.9	77~257	ng/ml
GH	38.15	0.05~5	ng/ml
OGTT（GT）	38.86	-	ng/ml

【手术方案】

神经内镜下经鼻海绵窦鞍区肿瘤切除术

制定入路依据及策略：

1. 肿瘤位于鞍区，等 T_1、长 T_2 信号，生长激素及泌乳素升高，结合患者体征考虑泌乳 - 生长激素细胞腺瘤可能，肿瘤主体向左侧生长，与左侧海绵窦内侧壁关系密切。

2. 鞍区占位手术方案可选择翼点开颅、显微镜经鼻手术及神经内镜下经鼻内镜手术三种手术方案，神经内镜下经鼻蝶窦手术入路切除鞍区及鞍旁病变具有抵近观察、近距离照明、充分放大等优势，有利于直视下切除肿瘤，进而提高切除程度及内分泌缓解率。

3. 研究表明 93% 的无功能性腺瘤和 83% 的功能性腺瘤组织学证实有海绵窦内侧壁浸润。切除海绵窦内侧壁后 97% 的功能性腺瘤在未经辅助治疗的情况下出现完全生化缓解。显微镜在切除海绵窦内侧壁视野及操作受限，因此本例患者使用扩大经蝶窦入路。

4. 手术策略。本例患者使用扩大经鼻蝶窦入路，充分显露左侧海绵窦前壁，打开海绵窦前壁后，止血剂止血，锐性游离垂体下动脉，将海绵窦内侧壁从顶壁附着处离断，并电凝附着处，假包膜外完整切除肿瘤、左侧海绵窦内侧壁，保护颈内动脉及左侧垂体下动脉；鼻内打结阔筋膜缝合加带蒂鼻中隔黏膜瓣修补颅底缺损。

【术前出血风险评估】

1. 患者术前凝血指标均正常。

2. 鞍区占位病变与左侧海绵窦内侧壁及海绵窦段颈内动脉关系密切，术中可能伤及颈内动脉，造成灾难性后果。

3. 分泌生长激素的垂体腺瘤，首次手术强调最大安全切除，术中切除左侧海绵窦内侧壁时需控制海绵窦静脉出血及避免损伤颈内动脉、垂体下动脉。

【手术视频】

病例 68 手术视频　神经内镜下经鼻海绵窦鞍区肿瘤切除术

【术后检查】

1. 术后 3 天头颅 MRI（图 68-3）

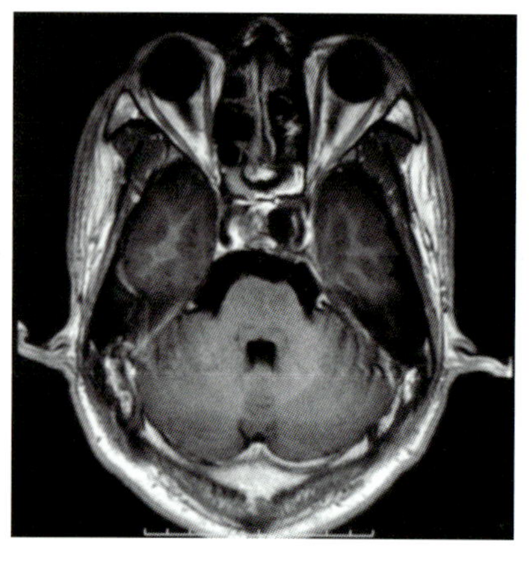
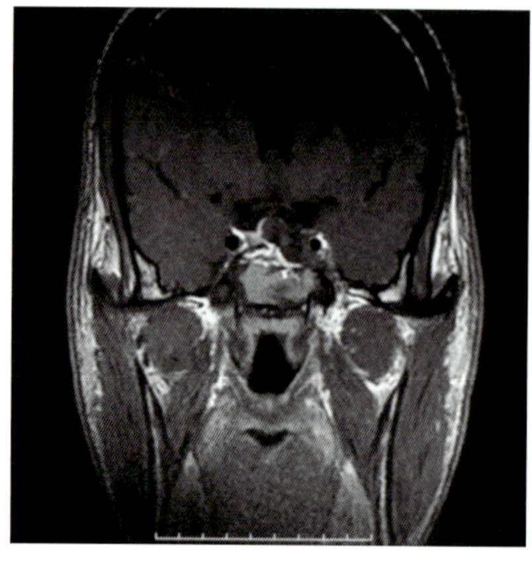
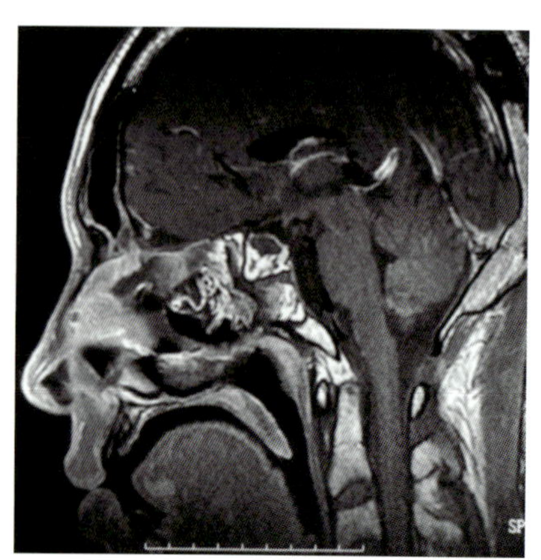

图 68-3　头颅 MRI
术后肿瘤切除完全，术野无出血。

2. 术后病理　术后病理提示(图 68-4):垂体腺瘤,倾向泌乳、生长(稀疏颗粒)激素细胞腺瘤。Syn(+)、CK(+)、Ki-67(+,局部约 3%)、CAM5.2(+)、p53(+,个别细胞)、hGH(+,少数细胞)、ER-α(-)、SF-1(-)、PRL(-)、TSH(-)、FSH(-)、LH(-)。

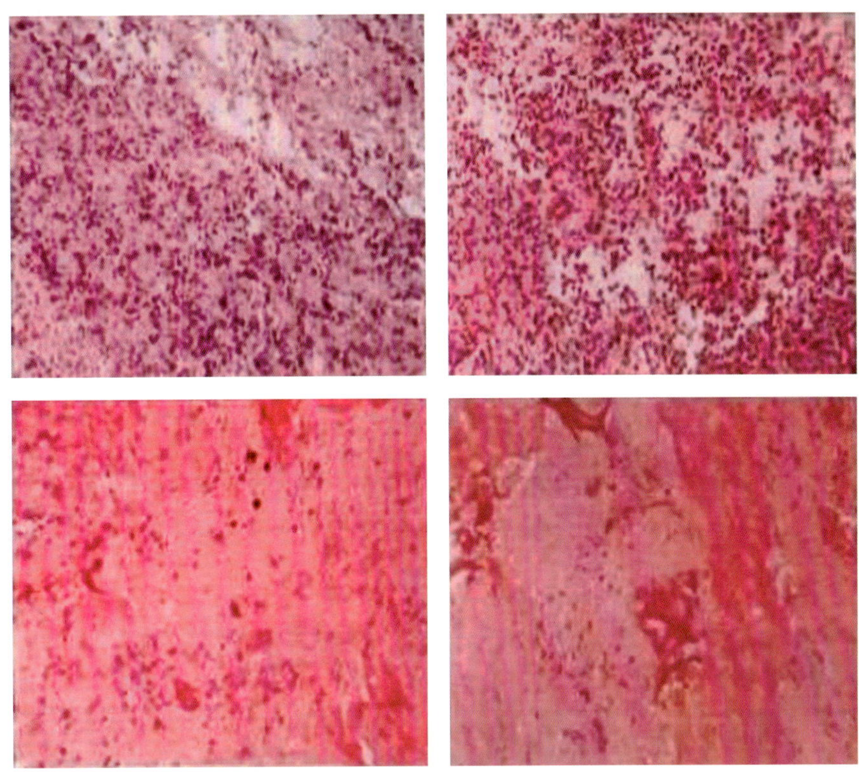

图 68-4　术后病理组织切片提示泌乳、生长激素细胞腺瘤

3. 手术前后激素对比(表 68-2)　术后患者 GH、IGF-1 及 PRL 恢复至正常值,OGTT 在进一步随访中。

表 68-2　手术前后激素对比

项目名称	术前	术后	参考值	单位
PRL	443.10	27.16	54~340	uIU/ml
LH	4.05	7.13	1.1~25	uIU/ml
FSH	7.38	8.57	1.5~20	uIU/ml
TSH	1.320	1.06	0.3~4.5	uIU/ml
IGF-1	597.9	22.41	77~257	ng/ml
GH	38.15	1.647	0.05~5	ng/ml
OGTT(GT)	38.86	5.32	-	ng/ml

【术后恢复情况】

患者术后恢复良好,神志清楚,眼球各向活动良好,无头面部麻木等,无发热及脑脊液鼻漏,生长激素恢复正常。

【止血心得】

（一）止血的重中之重——准确判断出血点，明确责任血管

1. 术前结合 CT、MRI 及多模态准确判断肿瘤与颈内动脉、海绵窦关系。

2. 海绵窦出血，头高位可减少海绵窦出血，采用流体明胶注入窦腔或明胶海绵填塞经行压迫。

3. 当手术损伤颈内动脉风险较大时术前需行颈内动脉球囊闭塞试验。术中颈内动脉破裂，破口较小可采用双极电凝止血。破口较大时可采用肌肉片压迫止血、动脉瘤夹重塑血管壁止血或内镜下近远端阻断缝合破口止血，但后两者操作难度较高。

（二）止血的左膀右臂——内镜解剖及熟练配合

1. 术前根据 CT、MRI 及 CTA 或 MRA、多模态影像技术判断病变与重要血管毗邻关系，做好术前规划，模拟手术，避免术中盲目操作损伤血管。

2. 熟练的神经内镜解剖是最根本的基础，确保 ICA 的充分和完全暴露不仅可以通过增加解剖自由度来防止损伤，而且可以在损伤时允许更大范围和更直接的处理动脉损伤，术中 Doppler 对判断 ICA 走行有重要帮助。

（三）止血的助推器——合理规范使用止血材料

在切除侵袭海绵窦肿瘤时，不可避免地需要处理海绵窦及海绵间窦出血，应用流体明胶会有较好的止血效果。因其膨胀系数低，故可减少占位效应相关并发症。

【专家点评】

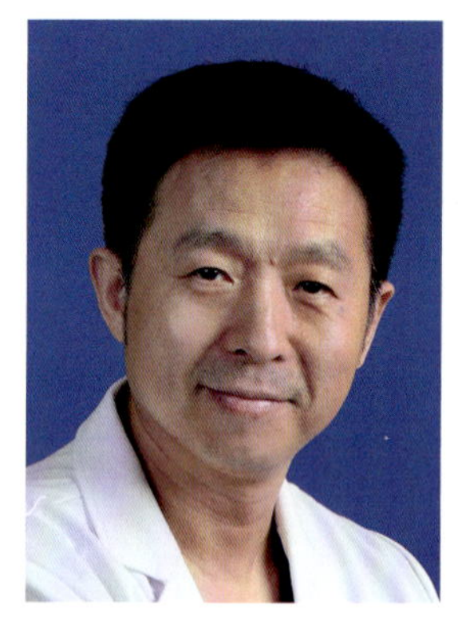

陈　革　主任医师　首都医科大学宣武医院

内镜经鼻手术涉及出血止血环节包括：鼻黏膜出血控制，海绵间窦及海绵窦出血的处理，双侧颈内动脉的保护，垂体上下动脉的保护，鞍膈上颅内动静脉的保护。术者在鼻腔阶段小心保护好黏膜并控制好黏膜出血，既最大限度保护嗅觉功能，同时又使整个手术过程术野清洗干净。鞍底原位骨瓣的磨除注意保护了双侧海绵窦段颈内动脉。利用流体明胶快速有效地控制了海绵间窦出血，先肿瘤内减压，再仔细沿肿瘤与正常垂体边界在内镜下全切除了肿瘤，分离肿瘤与鞍膈及鞍上蛛网膜界面轻柔、耐心、细致，避免了鞍上血管的损伤，对于功能性腺瘤为确保全切肿瘤最后将假包膜一并切除，同时注意保护好双侧的垂体下动脉以保留垂体功能。颅底重建过程耐心地将脂肪组织缝合固定在鞍底硬膜上，以提前制备的鼻中隔黏膜瓣修补重建鞍底。整个手术画面清晰、术野干净，手术技术规范且娴熟，止血措施得当，重要血管均予以有效保护，是一台标准的内镜经鼻切除生长激素垂体腺瘤手术范例。

对于这例术中鞍内漏是否需要鼻中隔黏膜瓣重建鞍底，且在镜下已经全部切除边界清楚的肿瘤后是否需要切除为正常垂体组织的假包膜，应该见仁见智，各有利弊。